U0337250

**基于 MDT 下常见恶性肿瘤的综合治疗**

总主编　刘宗文　刘剑波

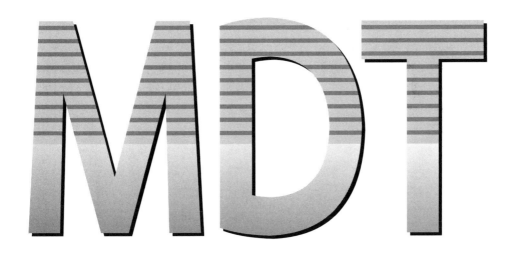

# 上腹部肿瘤

主编　袁金金　韩　娜　刘宗文

郑州大学出版社

**图书在版编目(CIP)数据**

上腹部肿瘤／袁金金，韩娜，刘宗文主编. — 郑州：郑州大学出版社，2023. 9
（基于 MDT 下常见恶性肿瘤的综合治疗／刘宗文，刘剑波总主编）
ISBN 978-7-5645-9660-6

Ⅰ. ①上… Ⅱ. ①袁…②韩…③刘… Ⅲ. ①腹腔疾病 - 肿瘤 - 诊疗
Ⅳ. ①R735.5

中国国家版本馆 CIP 数据核字(2023)第 059418 号

**上腹部肿瘤**
SHANG FUBU ZHONGLIU

| | | | |
|---|---|---|---|
| 策划编辑 | 陈文静 | 封面设计 | 苏永生 |
| 责任编辑 | 吕笑娟 | 版式设计 | 苏永生 |
| 责任校对 | 张 楠 | 责任监制 | 李瑞卿 |

| | | | |
|---|---|---|---|
| 出版发行 | 郑州大学出版社 | 地 址 | 郑州市大学路 40 号(450052) |
| 出 版 人 | 孙保营 | 网 址 | http://www.zzup.cn |
| 经 销 | 全国新华书店 | 发行电话 | 0371-66966070 |
| 印 刷 | 河南瑞之光印刷股份有限公司 | | |
| 开 本 | 787 mm×1 092 mm 1 / 16 | | |
| 本册印张 | 16 | 本册字数 | 372 千字 |
| 版 次 | 2023 年 9 月第 1 版 | 印 次 | 2023 年 9 月第 1 次印刷 |

| | | | |
|---|---|---|---|
| 书 号 | ISBN 978-7-5645-9660-6 | 总 定 价 | 1 288.00 元(全五册) |

本书如有印装质量问题,请与本社联系调换。

# 作者名单

主　编　袁金金　韩　娜　刘宗文
副主编　杨家梅　王海莉　张　芳　赵文超
　　　　张钰浩
编　委　（按姓氏笔画排序）
　　　　甘兰兰　代雪霞　匡　菁　刘蒙蒙
　　　　祁　凯　肖　洒　张钟予　张彦彦
　　　　范　喆　姜　珊

# 前 言

随着社会经济的发展及生态环境的变化,我国人民群众的健康状况也在悄然发生改变。世界卫生组织(WHO)发布的《2022年世界卫生统计》报告,全球范围内,癌症(泛指恶性肿瘤)仍是导致人类死亡的主要原因之一。在健康人转变成肿瘤患者的过程中,通常会有多种影响因素,其中最主要的就是健康人体内的正常细胞受到内因或外因影响,转变为不受人体免疫系统控制的无限增殖的细胞,而这些无限增殖的细胞就是肿瘤细胞。

《"健康中国2030"规划纲要》强调以人民健康为中心,落实预防为主,强化早诊断、早治疗、早康复。虽然目前有关肿瘤的病因仍不清楚,但是,肿瘤的三级预防对降低肿瘤发生率、提高患者生存率至关重要。肿瘤三级预防中的一级预防,即病因预防。现代医学认为肿瘤是一种生活方式病,从衣、食、住、行等方面预防或者避免人们接触可引起肿瘤发病的原因,有利于降低肿瘤易感人群的发病率,但是这些预防手段并不能从根本上杜绝肿瘤的发生。

大多数早期肿瘤是可以治愈的,这就涉及肿瘤三级预防中的二级预防,即做到早发现、早诊断、早治疗。这不仅要求人们自身定期进行体检,以便早期发现疾病或疾病的潜在风险,进而做到早期干预;也要求医务人员对肿瘤高危或易感人群实施动态监测,发现可能存在的早期肿瘤,尽快治疗,提高治愈率。

然而在日常的临床工作中,很多患者就诊时已是中晚期,或者是经过一系列的治疗后出现复发和转移。这些患者通常症状重、治疗难、预后差。对于已经确诊恶性肿瘤的患者不得不提到肿瘤三级预防中的三级预防,即对已经患有恶性肿瘤的患者进行积极有效的治疗,一般采取多学科综合治疗的方法。实际上,综合治疗就是当下盛行的多学科综合治疗协作组(multidisciplinary team,MDT)。主要通过手术治疗、放射治疗、化学治疗、靶向治疗、免疫治疗等方法,预防肿瘤复发、进展,降低肿瘤致残率、致死率,延长患者的生存时间,提高患者的生存质量。但即使是综合治疗对于某些肿瘤,特别是中晚期肿瘤,效果也是非常有限,所以肿瘤的治疗任重而道远。

基于上述原因及目的,结合参编作者多年来治疗肿瘤的临床工作经验,我们组织编写了"基于MDT下常见恶性肿瘤的综合治疗"丛书。丛书规范了多学科治疗的流程,首先是从临床医生获取的患者实验室检查、影像学、病理检查等一线资料,通过这些检查结果判断出肿瘤准确的位置、大小、是否有转移,结合临床症状和体征,对患者病情进行系统的分析判断。接下来邀请相关科室专家从不同学科、多个角度为患者制订出使患者最大程度受益的个性化治疗方案。

本套丛书共包含五个分册,即"头颈部肿瘤""胸部肿瘤""上腹部肿瘤""下腹部肿瘤""淋巴瘤、间叶组织肿瘤、癌痛",分别对各部位肿瘤的病因病理、临床表现、诊断等进行介绍,结合学科前沿动态,重点从MDT的角度对治疗手段进行讲解。本套丛书兼具科学性、系统性、实用性,对肿瘤科医生具有一定的指导作用,对肿瘤患者及其家属也具有参考价值。

第一分册:《头颈部肿瘤》。

本分册内容涵盖临床中常见的头颈部肿瘤,如鼻咽癌、口腔癌、口咽癌、喉癌等,同时包含常见的颅内恶性肿瘤,如胶质瘤、脑膜瘤、脑转移瘤等,对不同肿瘤的流行病学、检查项目、临床表现、分期及治疗选择等进行全面阐述,同时对近年来的应用热点如靶向、免疫治疗等做了详细介绍。本册结合头颈外科、放疗科、肿瘤内科、病理科、影像科等学科的不同特点,以MDT的形式为大家带来全面的诊疗思路,期待本分册能使我国头颈部肿瘤患者获益,以实现肿瘤控制与器官保留并举的目标。

第二分册:《胸部肿瘤》。

临床中最常见的胸部肿瘤包括肺癌、食管癌、乳腺癌和胸腺肿瘤。在多学科综合治疗的思维下,本分册主要对胸部肿瘤的临床表现、实验室检查、肿瘤分期及适宜的治疗方法等问题进行综述,并从放射治疗计划到化学治疗方案等方面进行详尽阐述。本分册以肿瘤的MDT为切入点,整合放疗科、肿瘤内科、肿瘤外科、影像科、病理科等学科的理论基础和临床实践经验,以及各个学科的前沿研究成果,内容由浅入深,适合各层次肿瘤相关的医务工作者阅读。

第三分册:《上腹部肿瘤》。

本分册主要讨论上腹部恶性肿瘤的综合治疗,重点总结临床及科研经验,对胃癌、肝癌、胰腺癌的流行病学、病因病理、临床表现、诊断等进行介绍,治疗方面重点论述了放射治疗、化学治疗、外科治疗及靶向治疗等,并从MDT的角度进行综述。此外,对上腹部肿瘤患者的护理和营养支持等研究进展进行了详细的讲解。

第四分册:《下腹部肿瘤》。

本分册主要介绍的是结直肠恶性肿瘤与泌尿生殖系统肿瘤的预防及诊疗手段,以实用性为出发点,详细介绍了结直肠癌、肾癌、上尿路上皮细胞癌、前列腺癌、膀胱肿瘤和膀胱癌、阴茎癌、宫颈癌、子宫内膜癌、卵巢癌等的预防、鉴别、诊治、相关并发症的治疗及护理,并从MDT的角度进行综述。本分册旨在让广大临床肿瘤科医生充分认识下腹部肿瘤,帮助患者了解下腹部肿瘤相关知识,具有较好的临床实用价值。

第五分册:《淋巴瘤、间叶组织肿瘤、癌痛》。

本分册全面阐述了淋巴瘤、软组织肉瘤、骨原发肿瘤、骨转移瘤以及癌痛的综合治疗,从流行病学、病因学、病理学、分子生物学、临床表现、诊断和治疗方法等方面介绍了各个疾病基础和临床研究的最新进展。本书内容丰富,参考美国国立综合癌症网络(NCCN)的最新治疗指南,依据循证医学的证据,结合本单位多年来综合治疗的体会和经验,重点论述放射治疗、化学治疗、外科治疗及靶向治疗等,并从MDT的角度进行综述。

该书是一本相关肿瘤疾病诊疗的临床指南,适合临床肿瘤医生阅读,也可供相关医学生、肿瘤患者及家属学习参考。

各位编者为本套丛书的编写付出了辛勤的努力,同时得到了郑州大学第二附属医院的大力支持,以及郑州大学出版社各位编辑的修改与建议,在此表示诚挚谢意。"基于MDT下常见恶性肿瘤的综合治疗"是目前比较系统、全面、规范的肿瘤治疗丛书,希望广大临床肿瘤科医生共同努力,给予患者合理和规范的治疗,使更多的肿瘤患者从中获益。我们坚信"道阻且长,行则将至;行而不辍,未来可期!"但由于编者水平有限,书中难免存在不足之处,期望广大读者给予批评指正。

编者

2023 年 8 月

# 目 录

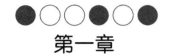

第一章

# 胃 癌

## 一、流行病学

胃癌(gastric cancer)是指发生于胃黏膜上皮的恶性肿瘤,是最常见的恶性肿瘤之一。胃癌是危害人类健康最常见的恶性肿瘤,约占全部恶性肿瘤的9%。近40年来,胃癌的发病在世界范围内有明显下降的趋势,胃癌患病率仅次于肺癌,全世界每年新发病例数超过75万,死亡人数达60余万。不同国家和地区间胃癌发病率及死亡率存在着很大的差别。全球范围内高发地区有东亚、东欧及南美,其中发病率以韩国最高,日本次之,在北美洲、大洋洲、北欧、东南亚和南亚发病率较低。胃癌发病在人群中的分布以中老年男性发病率最高,非贲门癌的男女发病比例约为2∶1,贲门癌的男女性发病比例高达6∶1,高发年龄为50～70岁。胃癌是我国最常见的恶性肿瘤,胃癌死亡率在我国居恶性肿瘤之首,但地区差异明显。胃癌死亡率通常在35岁以下较低,40岁以后迅速上升,多集中在55岁以上,占总死亡的70%。据统计,我国胃癌平均死亡年龄为61.9岁,男性为61.1岁,女性为62.2岁。0～74岁累积死亡率男女合计为2.98%。胃癌死亡率男女比例为1.5∶2.5,男性高于女性。性别比值在不同年龄组显著不同。在30～35岁前,性别比值接近1.0。而后性别比值逐渐加大,在60岁时为2.0,在65岁以后下降到1.5左右,男性胃癌高于女性可能与更多暴露于某些危险因子,如吸烟有关。

## 二、病因

胃癌病因和发病机制尚未阐明,研究资料表明胃癌的发生是多因素综合作用的结果。胃癌是慢性疾病,发病过程较长且复杂。没有任何一种单一因素被证明是人类胃癌的直接病因。目前认为下列因素与胃癌的发生有关。

### (一)环境因素

不同国家与地区发病率有明显差别,提示胃癌的发病与环境因素有关,流行病学调查证实饮水中亚硝酸盐含量高的地区胃癌发病率高。腌制蔬菜、鱼、肉含有大量硝酸盐和亚硝酸盐。与胃癌发病率有关的除饮食变化外,与抽烟关系很明显,吸烟量越大,危险性越大。研究提示,某些职业暴露如煤矿、石棉、橡胶行业工人中胃癌相对高发。目前尚未找到特异性致癌物暴露与这些工人胃癌高发有关。煤矿、石棉工人将带有较多粉尘、石棉的痰液吸入胃内可能与胃癌有关。

### (二)感染因素

1.幽门螺杆菌(Hp)感染  Hp感染的致癌机制复杂,可能通过引起炎症反应,继而产生基因毒性作用。目前认为幽门螺杆菌并非胃癌直接致癌物,而是通过对胃黏膜的损伤,促进病变发展的条件因素使胃癌危险性增高。幽门螺杆菌可释放多种细胞毒素和炎症因子并参与局部免疫,如产生氨、脂多糖、尿素、毒素,导致炎症,从而抑制胃泌素分泌和壁细胞功能,导致一些疾病,如浅表性胃炎、十二指肠溃疡、胃溃疡、萎缩性胃炎等。

2.EB病毒感染  胃癌患者的癌细胞中,大约10%有EB病毒感染,在癌旁组织中可检出EB病毒基因组。它与未分化胃癌尤其是淋巴上皮样癌关系密切,在组织学上类似于鼻咽部恶性肿瘤。近来有文献报道,在具有淋巴组织样基质的胃癌中检测到EB病毒的转录RNA,然而,EB病毒感染与胃癌之间是否存在病因学关系,尚需进一步研究。

### (三)遗传因素

胃癌发病有家族聚集倾向,在胃癌患者中调查,一级亲属患胃癌比例显著高于二、三级亲属,患者家属胃癌发病率高于一般人2~4倍。

### (四)基因调控

正常情况下胃黏膜细胞增殖与凋亡受到癌基因、抑癌基因、生长因子及其受体、细胞黏附因子及DNA修复基因等的调控。

### (五)癌前期变化

指某些具有较强的恶变倾向的病变,包括癌前状态(precancerous conditions)与癌前病变(precancerous lesions),前者系临床概念,后者为病理学概念。

1.胃的癌前状态  胃癌的癌前状态是一个临床概念,系指某些具有易发癌倾向的胃肠疾病,包括慢性萎缩性胃炎、胃息肉、残胃、良性胃溃疡、胃黏膜肥厚等。

(1)慢性萎缩性胃炎  慢性萎缩性胃炎表现为黏膜固有层有炎性细胞浸润和腺体萎缩。根据腺体部分的厚度和整个黏膜厚度的关系,可分为轻度、中度和重度慢性萎缩性胃炎。明显的萎缩性胃炎肉眼和内镜下表现为胃黏膜薄而光滑,并可见明显的黏膜下血管,由于肠上皮化生常呈灶状不均衡增生,胃黏膜表面常见颗粒样隆起。

(2)胃息肉  最常见的是炎性或增生性息肉,一般很少发生癌变。腺瘤型或绒毛型息肉癌变率为15%~40%,直径大于2 cm者癌变率更高。胃息肉分为增生性息肉和腺瘤性息肉。增生性息肉占胃息肉总数75%以上,直径常在2 cm以下,癌变率0~4%,恶变的基础可能是出现了上皮不典型增生。腺瘤性息肉是由管状或乳头状结构构成的局限性不典型增生病灶。

（3）残胃 胃良性病变手术后残胃发生的胃癌称残胃癌。胃手术后尤其在术后 10 年开始，发生率显著上升。Billroth Ⅱ式胃空肠吻合术后发生胃癌较 Billroth Ⅰ式为多，与 Billroth Ⅰ式吻合相比，Billroth Ⅱ式吻合术后十二指肠液的反流程度更为严重，故其术后残胃癌的发生率远比 Billroth Ⅰ式吻合术后高。

（4）良性胃溃疡 目前认为，胃溃疡本身并不是一个癌前状态，而溃疡边缘的黏膜则会发生肠上皮化生与恶变。Hauser 最早从组织病理学证实溃疡边缘可有癌变，并提出了溃疡癌变的诊断标准：①局部黏膜层完全破坏；②溃疡边缘黏膜肌层和肌层融合；③溃疡底部胃壁高度纤维化和动脉硬化；④溃疡边缘有早期癌灶。然而，恶性溃疡也能愈合、再发、恶化，甚至反复发作，以上标准也同样适用于癌性溃疡。目前认为胃溃疡极少恶变，溃疡边缘黏膜上皮在反复炎症刺激和修复的过程中有时出现不典型增生，进而有癌变可能，但癌变率不超过 5%。

（5）胃黏膜肥厚 癌变率约为 10%，但这种疾病在我国的发病率均很低。

2. 胃的癌前病变

（1）异型增生 亦称不典型增生，根据组织形态特征和临床病理意义，胃黏膜上皮的异常，可分为两个大类：上皮增生（hyperplasia）和异型增生（dysplasia）。根据增生的程度及不典型的存在与否，上皮增生可分为单纯性增生和重度及伴有不典型性上皮增生的异型增生，具有癌前的属性，属于癌前病变。在胃癌发生的多阶段理论中，不典型增生是介于萎缩和浸润癌之间的过程。不典型增生常分为两类：低级别上皮内瘤变和高级别上皮内瘤变。当异性增生的组织浸润至黏膜固有层或穿透黏膜肌层时就可以诊断为癌。低级别上皮内瘤变发生浸润癌的危险性小，为 0~23%，高级别上皮内瘤变发生浸润癌的危险性高达 60%~85%。

（2）肠组织转化 胃黏膜肠化生是对损伤的一种反应。肠上皮化好发于胃窦部，并可逐渐向移行带及体部小弯侧扩展。分为完全型肠上皮化生（小肠型或 Ⅰ 型）和不完全型肠上皮化生（Ⅱ 型）两种类型。

## 三、病理学

根据胃癌的浸润深度、转移情况，将其分为早期、进展期胃癌。早期是指肿瘤浸润不超过黏膜下层者；进展期胃癌是指肿瘤浸润超过黏膜下层或伴有转移的中、晚期胃癌。胃癌可以发生在胃的任何部位，最多见于胃窦，其次为胃小弯，再次为贲门，胃大弯和前壁比较少。胃癌的大体形态，随病期而不同，宜将早期胃癌和进展期胃癌分开。目前国内外较多采用的仍然是 Borrmann 的胃癌大体分型。0 型：肿瘤主要沿黏膜或黏膜下播散，亦称浅表播散型。Ⅰ 型：肿瘤主要向胃腔内生长，呈息肉状，边界清楚，无溃疡，浸润不明显。Ⅱ 型：肿瘤形成明显的溃疡，溃疡边缘隆起，呈环堤样改变，浸润不明显。Ⅲ 型：肿瘤表现为明显的溃疡，边缘呈坡样，明显浸润改变。Ⅳ 型：肿瘤呈明显浸润改变，主要向黏膜下、肌层、浆膜下浸润。临床上常称之为"革囊胃"或"皮革胃"。

(一)根据浸润程度分型

1. 早期胃癌　指所有局限于黏膜或黏膜下层的胃癌,不论其是否有淋巴转移。分为三型:Ⅰ型为隆起型,癌块突出约 5 mm 以上;Ⅱ型为浅表型,癌块微隆与低陷在 5 mm 以内,有 3 个亚型,Ⅱa 表面隆起型,Ⅱb 平坦型,Ⅱc 表面凹陷型;Ⅲ型为凹陷型,深度超过 5 mm。最近我国有人提出小胃癌(癌灶直径 6～10 mm)和微小胃癌(癌灶直径<5 mm)的概念。胃癌组织的浸润深度直接影响早期胃癌的转移概率和预后,并决定了可供选择的治疗方式。微小胃癌为早期胃癌的始发阶段,体积很小。日本学者于 1978 年正式命名直径 5 mm 以下的胃癌为微胃癌,直径 6～10 mm 的胃癌为小胃癌,10 年生存率可达100%。偶尔胃黏膜活检病理诊断为胃癌,而手术切除标本经阶段性连续切片组织病理学检查未能再发现癌组织,临床上推断为一点癌。一般认为,这是微小胃癌的特殊表现,其原因可能为经钳取活检后残留癌组织被胃液消化脱落,或者受技术因素影响,残留癌组织被漏检所致。

2. 进展期胃癌　①块状型癌:小的如息肉样,大的呈蕈伞状巨块,突入胃腔内,表面常破溃出血、坏死或继发感染。此型肿瘤较局限,生长缓慢,转移较晚。②溃疡型癌:癌中心部凹陷呈溃疡,四周边缘呈不规则隆起,溃疡直径一般大于 2.5 cm,基底较浅,周围有不同程度的浸润,此型发生出血、穿孔者较多见,转移的早晚视癌细胞的分化程度而有所不同。③弥漫浸润性癌:癌细胞弥漫浸润于胃壁各层内,遍及胃的大部或全部,胃壁僵硬,呈革袋状。此型癌的细胞分化较差,恶性程度较高,转移亦较早。

(二)根据组织学结构分型

1. 腺癌　95% 的胃部恶性肿瘤为腺癌,通常所说的胃癌也是指胃腺癌。包括以下几类。

(1)乳头状腺癌　癌细胞呈立方形或高柱状,排列在纤细的树枝状间质的周围。一般分化较好,瘤细胞尚保持极向。癌灶深部常伴有明显的腺管结构。在诊断上需注意将高分化的癌与乳头状腺瘤鉴别。

(2)管状腺癌　腺管结构明显。根据分化程度可分为高分化和中分化两个亚类。

(3)高分化管状腺癌　腺管的大小和形状轻度不同,不具有复杂分支。癌细胞呈立方形或高柱状。核位于基底部,多为单层,局部可为复层。核形不规则,核膜肥厚,染色质丰富,颗粒粗大。仔细观察核的性状对于高分化腺癌与腺瘤的鉴别至为重要。

(4)中分化管状腺癌　癌灶的大部分具有腺管结构,但结构的异型性较为显著,即腺管不规则,或形成不完整的腺腔。癌细胞极向紊乱,复层排列较常见。核呈类圆形或不正形,染色质丰富、粗糙、核分裂象较多。

(5)低分化腺癌　呈髓样癌实性细胞巢或小巢状及索条状排列。基本没有腺管结构,仅可见不完整的或少量小型腺管。以前称之为"单纯癌"者,大部分属于此型。黏液组织化学染色证明,多数瘤细胞质内含有黏液。核一般比较小,呈类圆形或不正形,染色质丰富,核分裂象多见。

（6）黏液腺癌 肿瘤组织含有大量细胞外黏液，或在腺腔内，或形成大小不等的黏液结节，由纤维间质分隔，癌细胞"漂浮"在黏液物质中，癌细胞分化较低者呈印戒细胞样，分化较高者呈柱状，形成腺管或乳头。与印戒细胞癌相比，其预后较好。

（7）印戒细胞癌 癌细胞呈小巢状或索条状排列，具有较强的弥漫性浸润倾向。胞质内含有大量黏液，核位于细胞一侧，核形不规则未分化癌；应与低分化腺癌区别。在组织形态及功能上均缺乏分化特征，不能确定其组织发生来源。而低分化腺癌细胞都有或多或少的黏液分泌，所以可以认为是乳腺上皮细胞来源的肿瘤，而未分化癌则不具这一特征。该型极少见。

2. 特殊类型癌

（1）腺鳞癌 同一癌灶内既有腺癌也有鳞癌成分，两种成分的量几乎相等，或者其中之一不少于1/3，两种成分可呈碰撞瘤样结构，互相邻接，但多数表现为腺癌中伴有鳞状分化的肿瘤细胞。如果在腺癌中仅含少量鳞状化生成分，则不能诊断为腺鳞癌。腺鳞癌的生物学行为主要取决于腺癌的分化程度。如鳞癌，各种分化程度的鳞癌均可见到，分化较低时，诊断比较困难。癌灶周围必须都是胃黏膜，才能诊断为胃的鳞癌。累及食管末端者，应考虑为食管的原发性鳞癌扩展至胃。最初诊断为鳞癌者，经多次切片仔细检查，多数病例都可发现有少量腺癌成分。

（2）类癌 分化良好，生长缓慢，组织来源为胃黏膜的内分泌细胞。瘤灶一般较小，境界清楚，表面覆盖以黏膜。内窥镜观察可呈息肉样外观。显微镜下，多呈小腺管、梁柱、实性胞巢等结构。核形规则，分裂象少见，一般无坏死。局部区域可有黏液分泌。免疫组化检查，特异性神经醇酶、嗜铬素及角蛋白呈阳性反应超微结构所见，胞浆内含多量高密度核心的内分泌颗粒。该肿瘤生长缓慢，转移一般限于局部淋巴结，也可到肝脏。并发转移者并不排除长期存活的可能性。类癌是一个总的名称，可由胃黏膜的任何一种内分泌细胞发生。其多种多样的分泌产物如5-羟色胺、肾上腺素、去甲肾上腺素、生长激素抑制素（so-matostain）、血管活性肠肽（VIP）、胰多肽（PP）及肠激素肽（YY）类、促肾上腺皮质激素（ACTH）、β-黑色素细胞刺激素（beta-MSH）及抗糜蛋白等提示，该肿瘤具有多种组织发生来源。结合形态特征、超微结构及免疫组化，类癌至少可分为两个亚型：第1型，由G细胞组成（即胃泌素瘤），类似于发生在胰腺和十二指肠的肿瘤。位于胃窦部，多为实性，既不嗜银也不亲银。有时与消化性溃疡有关。应注意将胃的G细胞瘤与原发性G细胞增生相区别。第2型是胃类癌中最为常见者，由肠嗜铬细胞发生。常为多发性，息肉状，分布于胃底部，非嗜银但强亲银。现已发现，它与Zollinger-Ellison综合征有关。有时还伴发其他的内分泌肿瘤，或者该瘤本身就是内分泌腺瘤病的组成部分。

（3）非典型类癌 具有明显的内分泌分化特征（形态学上的细胞形态及染状、花环象、岛状结构；超微结构观察见有多量高密度核心的内分泌颗粒；免疫组化检查显示神经烯醇酶阳性反应），但组织形态显示不典型性。其预后比普通（典型）类癌差，较腺癌好。有些不典型类癌伴有腺癌成分。

（4）小细胞癌 形态与肺的小细胞癌相似，具强侵袭性。

（5）含内分泌细胞（嗜银反应或内分泌细胞的其他特征）的腺癌 弥漫型或肠型，以前者较为多见，其生物学行为与普通腺癌无异。有人根据胃癌的生物学特性，将其分为2种，即肠型癌、弥漫型癌，其中肠型癌多属分化较高的管状或乳头状腺癌，呈局限生长；弥漫型癌分化差，呈浸润生长。

## 四、临床表现

### (一)症状

胃癌早期，临床症状多不明显，也不太典型，如捉摸不定的上腹不适、隐痛、嗳气、反酸、食欲减退、轻度贫血等，类似胃十二指肠溃疡或慢性胃炎等症状。随着肿瘤的发展，影响胃的功能时才出现较明显的症状，但此种症状也并非胃癌所特有的，常与胃炎、胃溃疡等胃慢性疾患相似。有时往往直至出现明显的梗阻、腹部扪及肿块或出现转移淋巴结时始被诊断。因此临床医师应在症状不明显时或者从一般胃病症状中，警惕有胃癌的可能，进一步应用其他有效的检查方法，以期早期发现及早期诊断。进展期胃癌除上述症状比较明显外，尚可发生梗阻、上消化道出血及穿孔。若梗阻发生于贲门部，则可出现进食哽噎感和进行性吞咽困难。如病灶位于胃窦或幽门部，可出现幽门梗阻症状，表现为食后饱胀、呕吐宿食及脱水。上消化道出血多表现为贫血和大便潜血检查阳性，有时出血量较大，表现为呕血或黑便。有大出血者并不一定意味着肿瘤已属晚期，因胃壁的黏膜下层具有丰富的动脉血供，胃癌浸润破坏黏膜下动脉时可发生大出血。胃癌急性穿孔可导致弥漫性腹膜炎而出现相应的症状。约有10%的进展期胃癌患者出现腹泻，多为稀便，症状的出现常提示胃酸低下、缺乏或不全性幽门梗阻。多数进展期胃癌伴有食欲减退、消瘦、乏力等全身症状，晚期常伴有发热、贫血、下肢水肿、恶病质。

应当强调的是，临床上有相当一部分胃癌患者没有明显的症状或出现症状的时间很短，一经确诊病情即告中晚期。因此，临床医师应重视患者细微的主诉，对有非特异性上消化道症状者，或不明原因贫血、消瘦、乏力的患者不应只给予对症治疗，而应及早进行针对性检查，以免延误胃癌的诊断。

胃部疼痛为胃癌最常见的症状，也是最无特异而易被忽视的症状。该症状出现较早，即使是早期胃癌的患者，除少数临床上无症状者外，大部分也均有胃部疼痛的症状。据资料显示，在胃癌中出现此症状者可达80%左右。初起时仅感上腹部不适，或有膨胀、沉重感，有时心窝部隐隐作痛，常被认为是胃炎、消化性溃疡等，而予以相应的治疗，症状也可暂时缓解。尤其胃窦部胃癌也常可引起十二指肠的功能改变，而出现节律性疼痛，类似消化性溃疡的症状，易被忽视。直到病情进一步发展，疼痛发作频繁，症状持续，疼痛加重甚至出现黑便或发生呕吐时，才引起注意，此时往往已是疾病的中、晚期，治疗效果也就较差。所以必须重视胃部疼痛这一常见而又不特异的症状，尤其当治疗症状缓解后，短期内又有发作，就要予以注意，不要一味等待出现所谓"疼痛无节律性""进食不能缓解"等典型症状，才考虑胃癌的可能而做进一步检查，往往已丧失了最佳治疗时机。临床上如出现疼痛持续加重且向腰背放射则常是胰腺受侵犯的晚期症状。初期可隐痛、胀满，病情进一步发展疼痛加重、频繁、难以忍耐，肿瘤一旦穿孔，则可出现剧烈腹痛的胃穿孔症状。

1. 上腹痛 上腹部疼痛,俗称"心口痛"。胃病引起的上腹疼痛,可能是消化性溃疡、慢性胃炎、胃癌、胃黏膜脱垂等。各种疾病引起的腹痛都有各自的腹痛特点,现分述如下。①消化性溃疡的腹痛多与饮食有一定关系,胃溃疡多在饭后半小时至1 h开始疼痛,然后自行缓解。十二指肠溃疡的腹痛发生在饭后3~4 h,一直持续到下次进餐才能缓解,所以把十二指肠溃疡的腹痛称为空腹痛,还可发生夜里疼痛,常在夜间10点钟左右疼痛发作。疼痛发作时,进食、饮温水、吃碱性药物可使疼痛缓解,常因受凉、饮食不当、精神紧张、服用刺激性药物引起疼痛发作。疼痛常有一定周期性和规律性,每年都有一定发作周期,与季节有关,多在秋冬交替时期或开春时疼痛发作或加重。腹痛部位在上中腹部。若溃疡穿孔,则多是饱餐后突然发生的持续性刀割样腹痛,全腹有肌紧张、板状腹、压痛、反跳痛。②慢性胃炎腹痛的诱发因素与溃疡病相同,但进食和服碱性药物不能缓解。而且疼痛无规律性,与进食无固定关系,甚至进食可使腹痛加重。慢性胃炎多数有消化不良症状。腹痛部位在中上腹部。慢性胃炎伴有胃黏膜脱垂时,腹痛多在右上腹,与体位有关,右侧卧位时疼痛加重,左侧卧位时缓解。③胃癌的腹痛特点为无规律性上腹痛,用抗酸剂和阿托品类药物无效。腹痛一旦出现就不能缓解,随病情加重,腹痛也逐渐加重,并出现消化不良、食欲减退、厌油食,甚至腹泻、消瘦等。大便潜血试验持续性阳性超过1个月。

2. 食欲减退、消瘦、乏力 这是一组常见而又不特异的胃癌表现。必须注意此症状有时可作为胃癌的首发症状而在早期即出现,且可不伴有胃痛的症状。当与胃痛症状同时出现又能排除肝炎时,尤应重视。不少患者常因在饱餐后出现饱胀、嗳气而自动限制饮食,从而导致体重逐渐减轻。

3. 恶心、呕吐等 胃窦部癌增长到一定程度,可出现幽门部分或完全梗阻而发生呕吐,呕吐物多为宿食和胃液;贲门部癌和高位胃小弯癌可有进食梗阻感。肿瘤破溃或侵袭血管,导致出血或突发上消化道大出血。胃窦部癌引起幽门梗阻时可呕吐有腐败臭味的隔夜宿食。

4. 黑便 此症状也可在早期出现,少量出血时仅有大便潜血阳性,凡无胃病史的老年人一旦出现黑便必须警惕有胃癌可能。

5. 转移症状 晚期出现上腹肿块或其他转移的患者则易出现肝大、腹水、锁骨上淋巴结肿大等症状。此时消瘦、贫血明显,终成恶病质。患者有时可因胃酸缺乏胃排空加快而出现腹泻,有的可有便秘及下腹不适,也可有发热。某些病例甚至可以先出现转移灶的症状,如卵巢肿块、脐部肿块等。

(二)体征

一般胃癌尤其是早期胃癌常无明显的体征,上腹部深压痛,有时伴有轻度肌抵抗感,常是唯一值得注意的体征。上腹部肿块、直肠前触及肿物、脐部肿块、锁骨上淋巴结肿大等均是胃癌晚期或已出现转移的体征。临床上须仔细检查这些部位,因不但有诊断意义且对决定治疗方针颇为重要。体检在早期多无特殊,晚期上腹肿块明显多呈结节状,质硬,略有压痛;若肿块已固定,则多表示浸润邻近器官或癌块附近已有肿大的淋巴结块。发生直肠前凹种植转移时,直肠指诊可摸到肿块。多数胃癌患者无明显体征,部分患者可有上腹部轻度压痛。位于胃窦或胃体部的进展期胃癌有时可在上腹部扪及质硬肿块,常随呼吸上下移动。当肿瘤严重浸润邻近脏器或组织时,肿块可固定而不能推动,多提示肿瘤已无法手术切除。伴幽门梗阻者上腹部可见胃形,并可闻及振水声。胃癌发生肝转移时,有时能在肿大的肝脏中触及结节状肿块。癌穿孔导致弥漫性腹膜炎时出现腹部压痛、肌紧张、反跳痛典型的腹膜炎"三联征"。肝十二指肠韧带、胰头后淋巴结转移或原发灶直接浸润压迫胆总管时,可发生梗阻性黄疸。胃癌经肝圆韧带转移至脐部时可在脐孔处扪及质硬的结节,经胸导管转移可出现左锁骨上淋巴结肿大。晚期胃癌腹膜广泛种植时,可出现腹腔积液,直肠指检于直肠膀胱(子宫)凹陷内常可扪及质硬的结节或肿块。肠管和(或)肠系膜广泛种植转移时,可导致部分或完全性肠梗阻而出现相应的体征。女性患者出现卵巢转移(Krukenberg瘤)时,双合诊常可扪及可推动的盆腔肿块。凡此种种大多提示肿瘤已属晚期,往往已丧失了治愈的机会。胃癌在临床上经常有副瘤综合征的表现,常见的有黑棘皮病、圆形糠疹、皮肤乳头状瘤、皮肌炎、多发性肌炎、低血糖和高血糖等。

### (三)并发症

1. 出血  约5%的患者可发生大出血,表现为呕血和(或)黑便,偶为首发症状。主要是因为癌细胞侵犯了胃黏膜,或者胃壁血管导致出血的现象,少量的出血表现为大便潜血阳性或者黑便、柏油样便。大约有5%左右的患者可发生大出血,表现为呕血或者暗红色血便,同时会伴有头昏、心慌、出冷汗、血压降低的现象。

2. 幽门或贲门梗阻  取决于胃癌的部位。如果胃癌发生在幽门部或者贲门部,会因为癌组织的侵犯,导致幽门狭窄或者贲门狭窄又出现梗阻的现象。如果出现了幽门梗阻,会表现为上腹饱胀、恶心、反胃、呕吐,经常呕吐出大量的宿食,如果出现贲门梗阻会出现进行性吞咽困难。

3. 穿孔  较良性溃疡少见。多发生于幽门前区的溃疡性癌。胃癌的穿孔比良性溃疡少见,主要表现为突发、剧烈的上腹疼痛,拍腹部平片可见膈下游离气体。

## 五、检查

1. 实验室检查

(1)胃液分析  正常胃液无色或浅黄色,每100 mL中游离盐酸0~10 U,胃癌患者的胃酸多较低或无游离酸。当胃癌引起幽门梗阻时,可发现大量食物残渣,如伴有出血,则可出现咖啡样液体,对胃癌诊断具有一定的意义。乳酸脱氢同工酶(LDH):胃癌细胞的糖酵解作用增强,因此,胃液乳酸脱氢同工酶含量升高。该方法用于诊断胃癌,阳性率为70%左右,但近期报道认为该检查可与肠上皮化生交叉提示。若血清、胃液及胃黏膜组织中同时出现LDH4、LDH5增高,则诊断符合率可望提高。锌离子测定:胃癌细胞含锌量高于正常组织,对其进行测定,可以提高其诊断率。

(2)大便潜血反应 持续性大便潜血阳性,对胃癌的诊断有参考价值。中晚期胃癌患者大便潜血阳性非常多见,必要时可经 3 d 的无肉饮食后复查证实。持续的、恒定的潜血阳性,治疗后不易转阴是为胃癌的特点。一般认为经 2～4 周的内科治疗潜血仍持续阳性是诊断胃癌的有力证据。

(3)细胞学检查 胃癌细胞表现为成簇、多种形态或重叠,出现印戒细胞;细胞内核比例增大、核膜增厚、核仁增大、核染色质不规则和颗粒大等改变。①胃脱落细胞学检查是一种简单、有效的定性检查方法。但是由于脱落细胞较少,细胞形态变化大,诊断较困难,需有丰富临床经验。胃的脱落细胞获得有下列途径:线网气囊法、加压冲洗法、胃镜刷片法。一般胃脱落细胞检查的阳性率约92%以上,早期胃癌的阳性率约75%。由于脱落细胞的检查有一定的漏误诊率,在临床上多以病理活检确诊。②胃黏膜活组织检查,胃的黏膜活检主要通过胃镜检查进行。由于活检的组织小、组织挤压变形明显诊断较大病理困难。胃组织的活检需要注意以下几点:活检要多取几个部位;取病灶的边缘区,不取坏死区;多处病灶活检的标本要分别放置并标记。

2. X 射线检查 X 射线钡餐检查是胃癌检测的一项重要手段,具有无创、价廉、高效的特性,可以获得90%的诊断准确率。X 射线钡餐检查包括单重对比造影(充盈相和加压相)和双重对比造影。单重对比造影不需要患者太多的配合,适合于体质虚弱的患者,然而对胃癌诊断的敏感性相对较低,只有75%。气钡双重造影有助于产生清晰的胃黏膜影像,可以发现早期胃癌。低张、颗粒大小不同钡剂的双重造影,有利于充分显示胃小区。数字胃肠 X 射线检查显著增加图像分辨率,能更清楚显示早期胃癌胃黏膜的改变,使得早期胃癌的诊断准确率进一步提高。数字胃肠 X 射线检查的照射量明显减低,有利于胃癌的普查。

X 射线钡餐检查不仅可以充分显示肿块型和溃疡型胃癌,对于主要向黏膜下层生长的胃癌(例如皮革胃)也有较高的诊断价值。此类肿瘤生长过程中容易侵犯破坏胃壁肌层,使病变局部胃蠕动受限,X 射线钡餐检查常可据此作出胃癌诊断。X 射线摄片前患者需要空腹、禁食、禁水,必须充分地转动身体使钡剂均匀涂布在胃黏膜表面,患者还必须能够保留住胃内的气体,因此那些活动受限制或者食管下端括约肌功能欠佳的患者不能很好地完成这项检查。胃癌的检出率和诊断准确率与检查设备、检查技术以及检查医师的经验密切相关;肿瘤大小、位置和形态也是影响检出率的因素,充盈法是胃 X 射线检查中最基本的方法,钡剂充盈的程度以立位充盈时钡剂能使胃体中部适度伸展为宜,通常所需量为 200～300 mL。充盈像主要用于观察胃腔在钡剂充盈下的自然伸展状态、胃的大体形态与位置的变化、胃壁的柔软度等,对于显示靠近胃边缘部位如大、小弯侧的病变有很重要的诊断价值。

X 射线检查上,应注意显示隆起的轮廓、高度、表面性状等,尽可能地显示其侧面观,表面不光滑或凹凸不平,对于区别良性隆起将很有帮助。

(1)浅表隆起型(ⅡA 型) 隆起高度<5 mm。以充盈相或双重相切线位显示较佳,必要时反复加压观察形态变化。双重相可显示局部胃小区破坏,黏膜呈颗粒状或结节状

隆起。除了病变高度外,其余 X 射线表现与隆起型表现相仿。

(2)浅表平坦型(ⅡB 型) 肿瘤局部无明显隆起或凹陷。双重相显示局部胃小区和胃小沟破坏与消失,胃黏膜失去正常形态,境界相对清楚。在各型早期胃癌中,此型检查技术要求最高,也最容易漏诊或误诊。低张、颗粒大小不同的钡剂混合应用,以及充足的气体是发现病灶的关键。

(3)浅表凹陷型(ⅡC 型) 肿瘤凹陷深度<5 mm。双重造影显示病灶局部胃小区和胃小沟破坏、消失、黏膜中断;局部胃轮廓突起,呈浅表或盘状腔外龛影,龛影深度不超过 5 mm,直径远大于深度,表面不规则;龛影周围黏膜轻度增粗,指状压迹少见;局部胃蠕动轻度受限。

(4)凹陷型(Ⅲ型) 其凹陷深度在 5 mm 以上,为早期胃癌最常见类型,较容易被发现。肿瘤表面高低不平,呈小结节状或颗粒样改变。边缘规则或不规则,部分呈锯齿状。切线位显示在胃轮廓上出现范围较大的浅表龛影,多为腔内龛影,直径大于深度。龛影周围黏膜中断,呈杵状或呈融合状,与进展期恶性溃疡有些类似,但程度较轻。

(5)混合型 具有上述两型以上的特征,以ⅡC+Ⅲ型较多见。直径 1 cm 以下的小胃癌可表现为隆起、凹陷或平坦型,X 射线低张气钡双重造影表现与早期胃癌相仿。

3. 内镜检查 胃镜的发展经历了硬式胃镜、纤维胃镜、电子胃镜 3 个阶段。目前,胃镜检查已成为确诊胃癌的最重要手段,在我国大型综合性医院多已配备电子胃镜,基层卫生单位也多常规开展纤维胃镜检查。电子胃镜最大的特点是在纤维胃镜的头端安装了微型摄像系统,图像能够清晰显示在监视器的屏幕上,分辨率高,便于图像保存和交流。电子胃镜的诞生不仅极大地推动了胃镜检查的广泛开展,而且为开展内镜治疗铺平了道路。胃镜检查的优点在于不仅可以直接观察病变的部位和形态,而且可以取得活检组织,定性诊断准确率极高。目前胃镜观察胃腔内部已无盲区,胃镜联合活检诊断胃癌的敏感性和特异性分别为93.8%和99.6%,诊断准确率可达97.4%。诊断率与活检数目有关,通常在病灶的边缘和中心区都应进行活检。胃癌的确诊有待于胃镜进行活组织检查。每次要多选几处,在四周分点取材,不要集中于一点,以避免漏诊。内镜下早期胃癌分为三型。

(1)Ⅰ型 隆起型(protruded type),明显突入腔内呈息肉状,高出黏膜相当黏膜厚度两倍以上,约超过 5 mm。表面凸凹不平呈颗粒或结节状,有灰白色物覆盖,色泽鲜红或苍白,有出血斑及糜烂。肿物多大于 1 cm,基底为广基或亚蒂。

(2)Ⅱ型 浅表型(superficial type),又分为三个亚型。

1)Ⅱa 型:浅表隆起型,隆起高度小于两倍黏膜厚度,呈平台状隆起。形态呈圆形、椭圆形、葫芦形、马蹄形或菊花样不等。表面不规则,凹凸不平,伴有出血、糜烂,附有白苔,色泽红或苍白。周边黏膜可有出血。内镜下应与以下病变鉴别:异型上皮增生可呈扁平隆起,但多小于 2 cm;肠腺上皮化生也可呈隆起小颗粒,多呈小苍白隆起如米粒且多发;疣状胃炎凸起顶部有糜烂如脐状凹陷,多发散。

2)Ⅱb 型:浅表平坦型,病灶不隆起也不凹陷,仅见黏膜发红或苍白,失去光泽,粗糙不平,境界不明显。有时与局灶性萎缩或溃疡瘢痕鉴别困难,有时正常胃体腺与幽门腺交界处的小弯侧也可粗糙不平,应直视活检予以鉴别。

3) Ⅱc 型:浅表凹陷型,是最常见的早期胃癌类型,黏膜凹陷糜烂,底部有细小颗粒,附白苔或发红,可有岛状黏膜残存,边缘不规则,如虫咬或齿状,常伴有出血。周围黏膜皱襞失去正常光泽,异常发红,皱襞向中心集聚,呈现突然中断或变细,或变钝如杵状或融合成阶梯状凹陷型。

(3)Ⅲ 型　凹陷型(excavated type),癌灶有明显凹陷或溃疡:底部为坏死组织,形成白苔或污秽苔,由于反复破坏与再生,基底呈细小颗粒或小结节,有岛状黏膜残存,易出血,边缘不规则呈锯齿或虫咬样,周围黏膜不规则结节,边缘黏膜改变如Ⅱc 型。

(4)混合型　有以上两种形态共存一个癌灶中者称混合型,其中以深浅凹陷型多见,其次是隆起伴浅凹陷者,其中以主要改变列在前面,如Ⅲ+Ⅱc 型、Ⅱc+Ⅲ 型、Ⅱa+Ⅱc 型等。

以上各型中,以Ⅱa、Ⅲ 型,Ⅱc+Ⅲ 型最多,占早期胃癌 2/3 以上,年龄越轻,凹陷型越多,年龄增长则隆起型增多。隆起型面积多比凹陷型大,微小癌灶多为Ⅱc 型。

小胃癌与微小胃癌的肉眼分型与早期胃癌相同,也分为隆起型、平坦型及凹陷型,我国统计小胃癌、微小胃癌占全部早期胃癌 24.1%。浅表广泛型胃癌又称胃炎样胃癌,是指癌灶面积大于 4 cm 的浅表早期胃癌,形似浅表性胃炎伴糜烂,此种癌性糜烂不规整,粗糙或呈颗粒样改变,或呈浅凹陷,黏膜剥脱发红,癌灶边缘境界不清。早期胃癌中部分为多发癌,要检出两个或更多癌灶。

4. 血管造影检查(DSA)　胃癌的术前诊断,主要依靠 X 射线双重对比造影及胃镜检查。两者都是从胃黏膜来观察、发现病灶,就其定性诊断有较高的敏感性,但做定量诊断则较粗略,可靠性不大。利用 DSA 进行胃癌的定量诊断可清楚地显示肿瘤浸润范围、深度、病灶数量、周围有无侵犯、病灶周围淋巴结及远隔脏器有无转移等情况,可为能否手术切除和切除范围提供影像学依据。

5. 放射免疫导向检查　胃癌根治术成败的关键在于能否在手术时确定胃癌在胃壁内的浸润及淋巴结转移的范围,发现可能存在的临床转移灶从而彻底、合理地切除,放射免疫导向检查使之成为可能。方法:选用高阳性反应率、高选择性及高亲和力的抗胃癌 McAb,将纯化后的 McAb 以 Iodogen 法标记 $I^{131}$。手术前用胃镜对组织进行 $I^{131}$-McAb 局部多点注射。手术时应用手提式探测器作贴近组织的探测,该探测器的大小为 12.7~25.4 cm,准直孔径 4 cm,探测的最小分辨距离为 1.8 cm,可探及 $4×10^5$ 个癌细胞,且有较好的屏蔽性。因此可探及小于 1 mm 的亚临床转移灶,如淋巴结和可疑组织。

6. 四环素荧光试验　四环素进入体内后被胃癌组织所摄取,因而可以在洗胃液的沉淀中找到荧光物质,有黄色荧光者为阳性。阳性诊断率为 79.5%。

7. 腹部 CT 检查　高质量的腹部 CT 扫描不仅可以显示胃壁的解剖分层,而且有助于显示胃癌病变范围、浸润深度、淋巴结转移、腹腔和盆腔种植以及其他脏器转移,是目前胃癌术前分期的首选检查手段。CT 扫描的质量和医生的阅片经验是影响胃癌 CT 诊断准确率的关键因素。为保证扫描质量,原则上 CT 检查前患者应空腹,检查时应先服 300~800 mL 的水将胃适当扩张,没有良好的扩张通常难以判断胃壁增厚的意义。传统的 10 mm 层厚的上腹部非增强扫描,对胃壁解剖结构的分辨力较差,难以对胃癌的胃壁浸润深度做出准确判断。

胃癌血行转移多见于肝、肺、肾上腺、骨和肾,脑转移较少见,CT 是检测这些转移灶的最佳手段。胃癌肝转移的典型表现为"牛眼征",动态 CT 增强最具诊断价值。

此外,胃癌肝包膜下转移较其他转移性肿瘤多见。CT 检查可显示胃癌累及胃壁向腔内和腔外生长的范围,邻近的解剖关系和有无转移等。胃癌的 CT 表现大多为局限性胃壁增厚(>1 cm)。各型胃癌的 CT 上均可见胃内外缘轮廓不规则,胃和邻近器官之间脂肪层面消失。

当观察到小网膜、大网膜、脾门、幽门下区淋巴结肿大时,多提示淋巴转移。如有肝、肾上腺、肾、卵巢、肺等转移,均可在 CT 上清楚显示。胃壁增厚,主要是癌肿向胃壁深层浸润所致。增厚的胃壁可为局限性或弥漫性,根据癌肿浸润深度的不同,浆膜面可光滑或不光滑,但黏膜面均显示不同程度的凹凸不平是胃癌的特点之一。平扫时胃癌病灶的密度与正常胃壁相近,偶尔在黏液腺癌时,由于病灶内含大量黏液样物质而表现为弥漫性的低密度,印戒细胞癌有时可在肿瘤内部看到弥漫性的点状钙化。胃癌形成腔内溃疡,在传统放射学上已为人们所熟知。

CT 图像可更好地显示溃疡的这一特点。溃疡所形成的凹陷的边缘不规则,底部多不光滑。周边的胃壁增厚较明显,并向胃腔内突出。在横断面图像上,有时溃疡与黏膜面的凹凸不平在鉴别上存在一定难度,利用三维成像则能较好地显示病变中央的溃疡,这是因为单纯依靠目测,较难观察和理解横断图像溃疡沿扫描 Z 轴方向中的细微变化。表现为癌性溃疡周围的环堤状隆起。依癌肿生长方式的不同,堤的外缘可锐利或不清楚;胃形态和位置不同,环堤在 CT 横断图像上的表现也不尽相同。当 CT 扫描层面与癌肿垂直时,可显示病灶的剖面像,比较容易判定环堤的隆起高度及其基底部与周围胃壁的关系;当病灶与扫描层面平行时,则应根据连续扫描层面病灶形态变化的顺序,判断癌肿的隆起与凹陷及其与周围胃壁的关系。当判定有困难时,可通过三维重建显示环堤与溃疡的关系。CT 表现为胃壁增厚基础上的胃腔狭窄,狭窄的胃腔边缘较为僵硬且不规则,多呈非对称性向心狭窄,伴周围非对称性胃壁增厚。黏膜皱襞在 CT 横断面图像上,表现为类似小山高状的黏膜面隆起,连续层面显示隆起间距和形态出现变化,间距的逐渐变窄、融合、消失标志着黏膜皱襞的集中、中断和破坏等改变。这些细微的改变,在三维图像上能够较好地再现出来。胃癌的黏膜皱襞增粗肥大,增强后多有较明显的强化,常伴有局部胃壁增厚。胃壁出现异常强化是胃癌的一个很有意义的表现。增强时机对于显示病灶有较大影响。黏膜面病灶(如早期癌)在注射造影剂后 35～45 s 即可明显强化,而侵及肌层的病变,其高峰时间则在黏膜面强化之后,一般在 50～60 s 之后出现,并且较正常胃壁强化明显且时间延长。

8. 超声内镜检查 目前有线形扫描和扇形扫描两种不同的扫描方式。扇形扫描式 EUS 能 360°旋转扫描显示胃壁的解剖层次,主要用于诊断;线形扫描式 EUS 探头需对准特定方位才能显示病灶,常用于定位细针穿刺活检。EUS 的探头位于内镜顶端的特制外套内,直径通常为 9～13 mm,常用的工作频率为 7.5～20 MHz,高频探头穿透性差,但显示的图像更清晰,用于鉴别肿瘤侵犯黏膜或黏膜下层有较高的准确率。

9.腹腔镜检查 基于 EUS、CT 等影像学技术的术前分期与进展期胃癌手术中探查情况存在一定的出入,尤其是腹膜种植在影像学诊断中常难以发现,使得术前分期往往低于实际情况。诊断性腹腔镜检查结合腹腔镜超声能够发现常规影像学检查无法显示的转移灶,为准确地进行术前分期特别是 M 分期提供有价值的信息。文献报道,腹腔镜检查能使 24%~36% 的胃癌患者避免不必要的剖腹探查,对胃癌根治性切除的预测准确率可达 50%~100%,并能为制订包括新辅助化疗在内的胃癌综合治疗决策提供重要依据。

10.肿瘤标志物 目前常用的胃癌血清肿瘤标志物主要包括酶类标志物和蛋白类标志物两大类。胃蛋白酶原(PG)是一类酶标志物,为胃蛋白酶前体,依免疫原性不同分为 PG Ⅰ 和 PG Ⅱ。PG Ⅰ 由胃底、胃体主细胞和宫颈黏液细胞分泌,而 PG Ⅱ 除由上述细胞分泌外,尚可由贲门、幽门及十二指肠 Brunner 腺产生,随着胃黏膜萎缩由幽门向贲门侧进展,血清 PG Ⅰ 水平及 PG Ⅰ/PG Ⅱ 比值随之下降。CEA、CA19-9、CA724、CA50 等为传统的蛋白酶肿瘤标志物,血清 CEA、CA19-9 水平检测诊断胃癌的敏感性分别为 19.0%~56.1% 和 50%~92%,特异性分别为 26.3%~69.0% 和 52.0%~95.0%。血清 CA724 水平检测诊断胃癌的敏感性为 31.4%~84.2%,特异性为 92.0%~95.9%,高于 CEA 和 CA19-9。血清 CA50 水平作为胃癌检测的指标,敏感性为 25.7%~70.3%,特异性为 92%~96%。随着对肿瘤蛋白水平研究的深入和免疫学技术的发展,又提出了一些新的肿瘤标志物如 CA242、MG-Ag 等,MG-Ag 诊断胃癌的敏感性为 32.1%~90.4%,特异性为 85.5%~96.8%。研究发现,几乎所有肿瘤标志物均与胃癌 TNM 分期及预后有关。胃癌治疗有效时血清肿瘤标志物水平下降,随访时血清水平升高常提示肿瘤复发或转移。上述肿瘤标志物用于胃癌诊断的敏感性与特异性均不理想,单独检测某项指标不足以用来确定胃癌诊断,联合检测较单项检测意义更大。目前临床上多以 CEA、CA19-9、CA724 测定为基础,配合以 CA125、CA242、CA50、MG-Ag 等指标检测,主要用于判断预后和胃癌治疗后随访。此外,AFP 阳性的胃癌多为胃肝样腺癌,易出现肝转移,预后较差。手术前后 AFP 水平变化与手术疗效呈正相关,因此术后 AFP 动态检测对判断此型胃癌的预后有重要意义。癌胚抗原(CEA)等肿瘤标志物也是胃癌患者术前常规的检查项目,大约 1/3 患者治疗前出现 CEA 升高,但其敏感性和特异性比较低,CEA 升高的水平与肿瘤的分期相关。CEA 与组织多态抗原(TPA)、CA19-9 和 CA50 等其他肿瘤标志物的检查可以提高对肿瘤诊断的敏感性。

11.胃癌切除标本检查 胃癌的病理学检查包括细胞学检查、胃黏膜活检、胃内镜切除标本检查、胃手术标本检查和胃癌病例的尸体解剖。现就胃手术标本检查及胃内镜切除标本检查讨论如下。

(1)胃手术标本检查

1)肉眼观察:完成切除手术后术者应立即检查标本(胃及大小网膜),观察浆膜面是否受累,并测量其累积范围。沿胃大弯侧剪开标本,如病变在胃大弯侧则沿胃小弯剪开,原则上切线勿通过病灶中央,使全部黏膜面充分展示,从黏膜侧测量记录胃大、小弯的长度,食管、十二指肠同时切除时单独测两切缘的横径,病灶的位置(病灶边缘至两切缘以及胃大、小弯的距离)、大小、浸润深度、大体类型,有无合并息肉、糜烂、溃疡等,必要时可将切缘送快速冷冻切片病理检查,若切缘阳性应扩大胃切除范围。

2)胃周围淋巴结检查:术者应将切除的淋巴结仔细分组,以利精确的病理检查。根治性远端胃切除应清扫并送检的淋巴结一般包括以下几种:①贲门右淋巴结;②胃小弯淋巴结;③胃大弯淋巴结;④幽门上淋巴结;⑤幽门下淋巴结;⑥胃左动脉干淋巴结;⑦肝总动脉旁淋巴结;⑧腹腔动脉旁淋巴结;⑨脾动脉干近侧淋巴结;⑩肝十二指肠韧带淋巴结。各组淋巴结应与大标本一起分别送检,病理医师应仔细检查标本上有无淋巴结遗忘,原则上每一个淋巴结均应切开、取材和制片。

3)检查前处理:将胃按自然状态摊平,黏膜面向上用钉或针固定在木板或纸板上,置于大口容器内,用10%甲醛溶液固定。

4)胃的取材:首先沿胃小弯取材作为背景改变的参照线。表浅的 $T_0$ 肿瘤,应以0.5 cm宽度取材一系列平行于参照线的组织,进展期胃癌应与参照线平行取材肿瘤浸润最深处。上、下断端亦应取材。

5)合并切除脏器的检查:脾、胰腺等合并切除脏器,除常规取材外,应特别在疑有浸润、转移或粘连处取材。

(2)内镜或腹腔镜黏膜切除标本检查 展平标本,用大头针钉在软木板上,用甲醛溶液固定。记录标本大小,肿瘤形态大小,用示意图表描绘标本边缘,可能使用箭头标记近侧端。标本应包括最接近病灶的切缘,间隔2 mm平行取材。

# 六、诊断与鉴别诊断

## (一)诊断

胃癌到了晚期,根据胃痛、上腹肿块、进行性贫血、消瘦等典型症状,诊断并不困难,但治愈可能性已经很小。胃癌的早期诊断是提高治愈率的关键。问题是胃癌的早期症状并不明显,也没有特殊性,容易被患者和医务人员所忽略。为了早期发现胃癌,做到下列两点是重要的:对于胃癌癌前病变者,如胃酸减少或胃酸缺乏、萎缩性胃炎、胃溃疡、胃息肉等,应定期系统随诊检查,早期积极治疗;于对40岁以上,如以往无胃病史而出现早期消化道症状或已有长期溃疡病史而近来症状明显或有疼痛规律性改变者,切不可轻易视为一般病情,必须进行详细的检查,以做到早期发现。胃癌的诊断由于其症状的不典型性、检查方法的局限性经常容易造成误诊。为了早期正确地做好诊断,需要注意下列几点。

早期胃癌没有症状,或症状轻微、时隐时现,不要轻易放弃对此类患者的检查,最好是胃镜检查。日本的经验证明,胃镜的普查和有症状患者的全面检查是早期胃癌发现的主要方法。

胃镜是胃癌的最好检查方法,其主要优点是能够发现较小的病变、可进行病理活检、定性价值肯定、早期胃癌的发现率较高。而 X 射线检查容易漏诊较小的病变,定性诊断不如胃镜检查,但肿瘤定位肯定。在小病变时,两者结合使用在术前诊断上相辅相成,对于选定切口、设计切除范围有重要临床价值。在解读经胃镜病理活检的报告时,需注意病理报告为非癌性病变时,不能排除恶性可能;病理报告为恶性时,病变为恶性。

胃镜检查的小病灶如未能证实为恶性肿瘤,可行正规抗溃疡治疗后复查。临床上可见到如下的病例:溃疡经正规抗溃疡治疗后可以愈合,但随后症状再次出现,最终证实为胃癌。因此愈合后的溃疡最好应在 1～3 个月内复查,如有症状需短期内复查。对于中年以上的患者更应重视。

### (二)鉴别诊断

1. 胃溃疡　胃溃疡与溃疡型胃癌常易混淆,应精心鉴别,以免延误治疗(表1-1)。

表1-1　胃溃疡与胃癌鉴别

| 项目 | 胃溃疡 | 胃癌 |
| --- | --- | --- |
| 年龄 | 好发于 40 岁左右 | 40～60 岁最常见 |
| 病史和症状 | 病程缓慢,有反复发作史;疼痛有规律性;抗酸剂可缓解,一般无食欲减退 | 病程短,发展快,疼痛不规律,持续性加重,食欲减退,乏力,消瘦 |
| 体征 | 无并发症时一般情况良好,上腹部可有轻压痛,无肿块,左锁骨上无肿大淋巴结 | 短期内出现消瘦、贫血,晚期可表现恶病质,上腹部可扪及包块或合并腹水及左锁骨上淋巴结肿大 |
| 实验室检查 | 胃酸正常或偏低,查不到癌细胞,大便潜血合并出血时为阳性,治疗后可能转为阴性 | 胃酸减低或缺乏,并可能查到癌细胞,大便潜血常持续阳性 |
| X 射线钡餐检查 | 胃壁不僵硬,蠕动波可以通过,溃疡一般小于 2.5 cm,为圆形或椭圆形龛影,边缘平滑,无充盈缺损 | 肿瘤处胃壁僵硬,蠕动波中断消失,溃疡面大于 2.5 cm,龛影不规则、边缘不整齐;突出胃腔内肿块可呈充盈缺损 |
| 胃镜检查 | 溃疡呈圆形或椭圆形,边缘光滑,溃疡基底平坦 | 溃疡多不规则,边缘呈肿块状隆起,有时伴出血、糜烂,溃疡底凹凸不平 |

2. 胃结核　多见于年轻人,病程较长,常伴有肺结核和颈淋巴结核。胃幽门部结核多继发于幽门周围淋巴结核,X 射线钡餐检查显示幽门部不规则充盈缺损。胃镜检查时可见多发性溃疡,底部色暗、溃疡周围有灰色结节,应当取活检检查确诊。

3. 胃恶性淋巴瘤　占胃部恶性肿瘤的 5% ,仅次于胃癌。原发性胃淋巴瘤多数属于黏膜相关淋巴瘤(MALT),其中 50%～70% 为低度恶性 B 细胞淋巴瘤。病变起源于胃黏膜下层的淋巴组织,可扩展至黏膜层而突入胃腔,随着黏膜受累而形成溃疡,也可侵犯胃壁全层,波及周围淋巴结。因临床表现与胃癌相似,常误诊为胃癌。但淋巴瘤患者发病年龄相对较低,病程相对较长,症状出现较晚,患者一般状况好于胃癌;有的患者早期出现持续高热或间歇热。少数患者伴有全身皮肤瘙痒症;X 射线检查可见黏膜皱襞增宽、黏膜结节、多发性息肉样肿块或伴溃疡、弥漫性浸润隆起等,一般难以与胃癌相鉴别。X 射线检查显示胃壁病变相当广泛但胃仍能扩张是淋巴瘤的重要特征。胃镜下观察溃疡形态对两者鉴别也有帮助,胃淋巴瘤溃疡位于粗大褶皱处,深浅不一,形态不规则,常为多发;底部呈颗粒样不平,被覆松散的灰黄色坏死物,有或无薄苔,边缘质地较软。胃癌的溃疡常较大,底部凹凸不平,覆盖污秽苔;边缘不规则锯齿状,质脆易出血;周围黏膜常呈萎缩性胃炎改变。胃镜多处活检及深部活检有助于鉴别诊断。胃癌与胃恶性淋巴瘤鉴别很困难,但其鉴别诊断有其一定的重要性。因为恶性淋巴瘤的预后较胃癌好,所以更应积极争取手术切除。胃恶性淋巴瘤发病的平均年龄较胃癌低,病程较长而全身情况较好,肿瘤的平均体积一般比胃癌大,幽门梗阻和贫血现象都比较少见,结合 X 射线、胃镜及脱落细胞检查可以帮助区别。但有时最后常需要病理检查才能确诊。

4. 胰腺癌　胰腺癌早期症状为持续性上腹部隐痛或不适,病程进展较快,晚期腹痛较剧。自症状发生至就诊时间一般平均 3 ~ 4 个月。食欲减低和消瘦明显,全身情况短期内即可恶化,胃肠道出血的症状则较少见。

5. 胃间质瘤　胃间质瘤(GIST)起源于卡哈尔间质细胞,过去所谓的胃平滑肌瘤或平滑肌肉瘤多属于此类肿瘤。多为良性或交界性,恶性者较少见。其发病年龄低于胃癌,以男性居多。多见于近端胃,生长缓慢,瘤体大者直径可达 10 cm 以上。按生长方式不同可分为腔内型(肿瘤向胃腔内黏膜下凸出)、腔外型(肿瘤向胃外浆膜下生长)和哑铃型(肿瘤双向生长)。瘤体黏膜常有溃疡形成,典型者为圆形,呈脐孔样。直径 2 cm 以下的胃间质瘤常无症状,多为内镜检查时偶然发现。随着肿瘤长大可出现腹部不适、腹痛、进食哽噎、腹部肿块及消化道出血等症状,少数患者可伴有发热、体重下降、晕厥或因肿瘤破裂而致急腹症入院。上述诸多临床表现中以消化道出血和腹部肿块最为常见,消化道出血包括呕吐、便血或大便潜血检查阳性,常因黏膜面溃疡形成所致。腹部肿块多较胃癌肿块光滑,且活动度大。

X 射线检查可见腔内型胃间质瘤于胃腔内呈边缘光滑的充盈缺损,其中央常有典型的脐样龛影;腔外型者仅见胃壁受压及推移征象。内镜下腔内型间质瘤表现为突入胃腔的球形或半球形黏膜下肿块,大小不一,有时可见中央溃疡或伴出血,其周围黏膜有桥形皱襞。EUS 能清楚地显示胃壁 5 层结构,对哑铃型和腔外型间质瘤有较大诊断价值。

CT 检查可提供极有价值的鉴别诊断信息,平扫胃间质瘤多表现为球形肿块,增强扫描显示肿瘤血供极其丰富,内部密度多不均匀,常伴有瘤体内出血、坏死、囊性变、钙化和溃疡形成。此外,胃间质瘤很少通过淋巴结转移,因此,若 CT 显示胃部肿块伴胃周淋巴结肿大时,有助于排除胃间质瘤诊断。胃间质瘤临床表现多样,其大小也存在较大差异。因其非特异的临床表现,给胃间质瘤的诊断带来困难。胃间质瘤的发现可能因消化道症状经内镜检出,但其诊断与分期基本依靠 CT 检查。胃间质瘤影像学表现多样,主要影像学诊断要点包括肿瘤与肠壁的关系,生长方式,强化特点及其他图像特征,比如钙化、坏死等。胃间质瘤生长方式包括腔外型、腔内型、内生型及混合型。较大肿瘤其内可伴坏死、液化,强化方式以明显不均匀强化居多。不同的生长方式导致肿瘤与周围组织关系不同,尤其是腔外型、混合型病变,极易导致影像学误诊。来源于间叶细胞的恶性肿瘤,约占胃肿瘤的3%,一般膨胀性生长,可向黏膜或浆膜下浸润成为球形或分叶状的肿块。胃间质瘤发现时往往体积比较大,超声胃镜可鉴别。

6. **胃良性肿瘤**　包括上皮细胞肿瘤和间叶组织瘤,前者主要为胃腺瘤,后者以平滑肌瘤为主。胃窦和胃体为多发部位,一般体积小,生长慢,多无明显临床表现,X射线钡餐下可见圆形或椭圆形的充盈缺损;胃镜下则可见黏膜下肿块。

7. **胃炎**　胃炎致胃黏膜局限性水肿,可见黏膜层呈低回声隆起,表面平整,胃壁结构清晰,蠕动正常或稍减少,重视上述征象,有助于与结节蕈伞形胃癌的鉴别。

(1)**急性胃炎**　是胃黏膜的急性炎症病变,是一种自限性疾病。病变是可逆的,病程较短。急性单纯性胃炎多因细或细菌毒素引起。

(2)**急性糜烂性胃炎**　除上述原因外,主要是某些急重症,如败血症、烧伤、脑血管病、外伤等引起的急性胃黏膜糜烂出血。腐蚀性胃炎,是由于各种原因吞服强酸、强碱或其他腐蚀剂引起消化道的烧伤、腐蚀的结果。化脓性胃炎:常因全身感染,通过血液循环,到达胃后引起的胃壁全层化脓性病变。急性胃炎症状可轻可重。细菌感染所致的急性胃炎,在进食后数小时至24 h发病,主要症状有上腹不适或疼痛、食欲减退、恶心、呕吐等,常因伴有肠炎、腹泻,因此,又叫急性胃肠炎,严重患者可有发热;由于吐泻而失水,甚至引起酸中毒和休克。上腹或脐部可有轻度压痛,肠鸣音亢进,有时不用听诊器即可听到肠鸣音。因胃黏膜有急性多发性糜烂,甚至有浅溃疡(糜烂和溃疡都是指胃黏膜破溃,糜烂只是黏膜层破溃,而溃疡破溃的深度超过黏膜层达到黏膜肌层以下),因而常以出血为主,如呕血或黑便,因此也叫糜烂出血性胃炎。

(3)**腐蚀性胃炎**　是指食管、胃的黏膜糜烂、溃疡、坏死,乃至穿孔。有咽喉、胸骨后、上腹部剧痛,并伴有咽下困难和疼痛,以及恶心、呕吐,重者发生休克。穿孔者有急性腹膜炎表现。急性胃炎的治疗,要针对病因,减少食用刺激性食物或暂时禁食1~2 d。无恶心、呕吐者可饮水或流质易消化饮食;不能进食者给予静脉输液;腹痛者给予阿托品口服或注射,亦可用热水袋做腹部热敷。如因吃不洁饮食引起或有肠炎者要给予抗生素,如氯霉素、新霉素、小檗碱等口服。有呕血者,可用冰盐水洗胃,口服止血药或静脉输入西咪替丁等。但急性腐蚀性胃炎,绝对不能饮水、进食、洗胃,应立即饮用鸡蛋清、牛奶、豆浆之类,以中和酸、碱,保护黏膜。有胃穿孔者属急腹症,应即刻请外科医生诊断,必要时做手术治疗。

(4)**慢性胃炎**　胃黏膜长期受到刺激,常服用某些对胃黏膜有刺激性或能破坏胃黏膜屏障的药物,如阿司匹林、保太松、吲哚美辛等。辣椒、芥末等有刺激或一些粗糙的食物,亦可损伤胃黏膜。慢性胃炎是指不同病因引起的胃黏膜的各种慢性炎症性病变。根据其胃黏膜的病理改变和临床症状不同,分为浅表性胃炎、萎缩性胃炎、肥厚性胃炎。浅表性胃炎包括糜烂性胃炎和出血性胃炎。还要明确胃炎存在的部位,如胃体部或胃窦部。

(5)**反流性胃炎**　或称胆汁反流性胃炎和碱性反流性胃炎。是由于十二指肠液不正常的反流至胃,十二指肠液中的胆酸破坏了胃黏膜屏障而引起的慢性胃炎。其发生原因有:①胃、空肠吻合术后,幽门括约肌被切除,失去了防止胆汁反流的结构,又因吻合口收缩功能不良、收缩时间短,或处于开放状态,致破坏性肠液反流入胃;②幽门关闭机制失调,使幽门处于开放或半开放状态,十二指肠液可以畅通无阻地反流入胃内。此类胃炎症状明显,往往表现为明显而持久的上腹痛,无规律性,进食后加剧,伴嗳气、恶心、胆汁性呕吐、食欲减退,严重者不敢进食,短期内明显消瘦。易误认为是胃癌或腹部其他疾病。有的病例常感上腹部烧灼感或烧灼痛,易误诊为胃溃疡。此种腹痛,服用碱性药物无效,进食后可加剧症状。胃镜检查可见到不同程度的胆汁反流至胃内,未做胃切除者往往见到幽门松弛,长时间开放不闭合及十二指肠逆蠕动。胃黏膜炎症较明显,以胃窦部最重,肉眼所见有充血发红,较多出现黏膜糜烂、出血。组织学所见,早期为浅表性胃炎,晚期可为萎缩性胃炎,胃液中胃酸少。胆汁反流性胃炎的治疗在饮食上宜选用易消化、刺激性小、营养丰富的食物,主要是减少胆汁反流和消除胆酸,减少黏膜损害。治疗药物有考来烯胺,此药能与反流至胃内的胆酸结合,减少胃黏膜损害,减轻症状,可防止炎症发展,并能促进糜烂和溃疡愈合。每次 2 ~ 4 g,每日 4 次口服。通常服药后 2 周见效。可连续用药 10 个月。卧床休息可减少胆汁反流,吸烟可增加十二指肠液反流,餐后吸烟危害更大,故应戒烟。

(6)疣状胃炎 是一种具有特殊性病理改变的胃炎,又称慢性糜烂性胃炎、息肉状胃炎、痘疹状胃炎。在胃镜检查时,可见黏膜上有圆形或类圆形的丘状隆起,直径 0.4 ~ 1.5 cm,中央有脐样凹陷、糜烂或仅有凹陷而无糜烂。多数病例是多发,数个到十余个,散在分布或成簇存在,病变主要位于胃窦部黏膜上。另外有一部分不是丘状隆起,而是在粗大的黏膜皱襞上,呈阶段性膨大,膨大部分顶端凹陷、糜烂,表面有渗出物,周围黏膜往往充血。疣状胃炎可伴有胃溃疡和十二指肠溃疡或十二指肠炎。组织学改变有上皮细胞肿胀变性,中性粒细胞及淋巴细胞、浆细胞浸润或黏膜上皮增生、腺管增多,固有膜萎缩或纤维组织增生,肠上皮化生或不典型增生等。

(7)胃息肉 胃息肉是指突向胃腔的黏膜隆起,为形态学描述。组织病理学上可将胃息肉分为 3 类:炎性息肉、增生性息肉和腺瘤性息肉,其中腺瘤性息肉较易恶变。胃息肉多数无症状,较大的息肉可引起上腹部不适、隐痛、饱胀。幽门附近的带蒂息肉脱垂进入十二指肠可引起间歇性幽门梗阻,甚至引起胃十二指肠套叠。息肉表面黏膜糜烂形成溃疡可引起出血,表现为黑粪和贫血,酷似胃癌。内镜下胃息肉多呈球形或半球形,个别呈分叶状,多数直径<1 cm。广基的腺瘤型息肉易与隆起型早期胃癌相混淆,且有较高的恶变倾向,直径>2 cm 者恶变率高达 40% ~ 50%。所有胃息肉均应常规活检,有时需在内镜下完整切除息肉进行病理检查以确诊。

(8)胃神经内分泌肿瘤 神经内分泌肿瘤(neuroendocrine neoplasm,NEN)是一组起源于肽能神经元和神经内分泌细胞的具有异质性的肿瘤,所有神经内分泌肿瘤均具有恶性潜能。这类肿瘤的特点是能储存和分泌不同的肽和神经胺。虽然胃肠胰 NEN 是一种少见的疾病,占胃肠恶性肿瘤的比例不到 2%,但目前在美国 NEN 是发病率仅次于结直肠癌的胃肠道恶性肿瘤。其诊断仍以组织学活检病理为金标准,然而常规的苏木精-伊红(HE)染色已不足以充分诊断 NEN,目前免疫组织化学染色方法中突触素蛋白

（synaptophysin，Syn）和嗜铬粒蛋白 A（chromogranin A，CgA）染色为诊断 NEN 的必检项目，并需根据核分裂象和 Ki-67 对 NEN 进行分级。

# 七、分期

准确地分期是制订胃癌合理治疗方案的基础，以及判断预后的可靠指标，也是比较不同治疗方法疗效和开展协作研究的基础。国际上有关胃癌分期的权威机构有 3 家：国际抗癌联盟（UICC）、美国肿瘤联合会（AJCC）和日本肿瘤协会（JCC）。目前胃癌分期主要有 UICC/AJCC 的 TNM 分期及日本胃癌研究会（JRSGC）的胃癌处理规约分期（1999 年版）两大分期系统。UICC/AJCC 分期在世界范围内被广泛采用，新版 TNM 分期中的 N 分期以淋巴结转移的数目替代了转移范围，使之更为科学、实用和更具可操作性，大量临床研究已证明了这一点。国际上有关分期甚多，几经修改现今通用的是 1988 年由国际抗癌联盟（IUCC）公布的新 pTNM 分期。p 代表术后病理组织学证实，T 指肿瘤本身，N 指淋巴结转移，M 指远处转移。然后按照肿瘤浸润深度将 T 分为：$T_1$ 指不管肿瘤大小，癌灶局限于黏膜或黏膜下层的早期胃癌；$T_2$ 指癌灶侵及肌层，病灶不超过 1 个分区的 $1/2$；$T_3$ 指肿瘤侵及浆膜或虽未侵及浆膜，但病灶已经超过一个分区的 $1/2$，但未超过 1 个分区；$T_4$ 指肿瘤已穿透浆膜或大小已超过 1 个分区。根据淋巴结转移至原发癌边缘的距离，将 N 分为：$N_0$ 无淋巴结转移；$N_1$ 指 <3 cm 内的淋巴结转移；$N_2$ 指 >3 cm 的淋巴结转移，包括胃左动脉、肝总动脉、脾动脉和腹腔动脉周围的淋巴结。M 则分为：$M_0$ 即无远处转移；$M_1$ 为有远处转移，包括 12～16 组淋巴结转移。

1. TNM 分类（第七版） 2014 年 NCCN 指南按美国肿瘤联合委员会 AJCC 的 TNM 分类（2010 年第七版）如下。

（1）原发肿瘤（T）分级

Tx：原发肿瘤无法评估。

$T_0$：无原发肿瘤的证据。

Tis：原位癌：上皮内肿瘤，未侵及固有层。

$T_1$：肿瘤侵犯固有层或黏膜下层。

$T_2$：肿瘤侵犯固有肌层或浆膜下层。

$T_{2a}$：肿瘤侵犯固有肌层。

$T_{2b}$：肿瘤侵犯浆膜下层。

$T_3$：肿瘤穿透浆膜（脏腹膜）而尚未侵及邻近结构。

$T_4$：肿瘤侵犯邻近结构。

$T_{4a}$：肿瘤侵犯浆膜（脏腹膜）。

$T_{4b}$：肿瘤侵犯邻近结构。

（2）区域淋巴结（N）分级

Nx：区域淋巴结无法评估。

$N_0$：区域淋巴结无转移。

$N_1$：1～2 个区域淋巴结有转移。

$N_2$:3~6 个区域淋巴结有转移。

$N_3$:7 个或 7 个以上区域淋巴结有转移。

    $N_{3a}$:7~15 个以上区域淋巴结有转移。

    $N_{3b}$:16 个或 16 个以上区域淋巴结有转移。

(3)远处转移(M)分级

M0:无远处转移。

$M_1$:有远处转移。

(4)组织学分级(G)分级

Gx:分级无法评估。

$G_1$:高分化。

$G_2$:中分化。

$G_3$:低分化。

$G_4$:未分化。

2. AJCC/UICC 胃癌 TNM 分期(第八版)

(1)原发肿瘤(T)分组

Tx:原发肿瘤无法评估。

$T_0$:无原发肿瘤的证据。

Tis 原位癌:上皮内肿瘤,未侵及固有层,高度不典型增生。

$T_1$:肿瘤侵犯固有层,黏膜肌层或黏膜下层。

    $T_{1a}$:肿瘤侵犯固有层或黏膜肌层。

    $T_{1b}$:肿瘤侵犯黏膜下层。

$T_2$:肿瘤侵犯固有肌层。

$T_3$:肿瘤穿透浆膜下结缔组织,而尚未侵犯脏腹膜或邻近结构。

$T_4$:肿瘤侵犯浆膜(脏腹膜)或邻近结构。

    T4a:肿瘤侵犯浆膜(脏腹膜)。

    T4b:肿瘤侵犯邻近结构。

(2)区域淋巴结(N)分级

Nx:区域淋巴结无法评估。

$N_0$:区域淋巴结无转移。

$N_1$:1~2 个区域淋巴结有转移。

$N_2$:3~6 个区域淋巴结有转移。

$N_3$:7 个或 7 个以上区域淋巴结有转移。

    $N_{3a}$:7~15 个区域淋巴结有转移。

    $N_{3b}$:16 个或 16 个以上区域淋巴结有转移。

(3)远处转移(M)分级

$M_0$:无远处转移。

$M_1$:有远处转移。

（4）组织学分级（G）分级

GX：分级无法评估。

$G_1$：高分化。

$G_2$：中分化。

$G_3$：低分化，未分化。

肿瘤可以穿透固有肌层达胃结肠韧带或肝胃韧带或大小网膜，但没有穿透覆盖这些结构的脏腹膜。在这种情况下，原发肿瘤的分期为 $T_3$，如果穿透覆盖胃韧带或网膜的脏腹膜，则应当被分为 $T_4$ 期。

胃的邻近结构包括脾、横结肠、肝脏、膈肌、胰腺、腹壁、肾上腺、肾脏、小肠及后腹膜。经胃壁内扩展至十二指肠或食管的肿瘤不考虑为侵犯邻近结构，而是应用任何这些部位的最大浸润深度进行分期。

国际抗癌联盟（UICC）及美国肿瘤联合会（AICC）颁布了第 8 版胃癌 TNM 分期系统，新版合期将单一分期系统更改为包括临床分期（cTNM）、病理分期（pTNM）以及新辅助治疗后病理分期（ypTNM）三标准综合分期系统（表 1-2 ~ 表 1-4）。

表 1-2 临床分期（cTNM）

| 分期 | T | N | M |
| --- | --- | --- | --- |
| 0 期 | Tis | $N_0$ | $M_0$ |
| I 期 | $T_1$ | $N_0$ | $M_0$ |
| I 期 | $T_2$ | $N_0$ | $M_0$ |
| II A 期 | $T_1$ | $N_{1 \sim 3}$ | $M_0$ |
| II A 期 | $T_2$ | $N_{1 \sim 3}$ | $M_0$ |
| II B 期 | $T_3$ | $N_0$ | $M_0$ |
| II B 期 | $T_{4a}$ | $N_0$ | $M_0$ |
| III 期 | $T_3$ | $N_{1 \sim 3}$ | $M_0$ |
| III 期 | $T_{4a}$ | $N_{1 \sim 3}$ | $M_0$ |
| IV A 期 | $T_{4b}$ | 任何 N | $M_0$ |
| IV B 期 | 任何 T | 任何 N | $M_1$ |

表 1-3　病理分期(pTNM)

| 分期 | T | N | M |
|---|---|---|---|
| 0 期 | Tis | $N_0$ | $M_0$ |
| Ⅰ A 期 | $T_1$ | $N_0$ | $M_0$ |
| Ⅰ B 期 | $T_1$ | $N_1$ | $M_0$ |
| Ⅰ B 期 | $T_2$ | $N_0$ | $M_0$ |
| Ⅱ A 期 | $T_1$ | $N_2$ | $M_0$ |
| Ⅱ A 期 | $T_2$ | $N_1$ | $M_0$ |
| Ⅱ A 期 | $T_3$ | $N_0$ | $M_0$ |
| Ⅱ B 期 | $T_1$ | $N_{3a}$ | $M_0$ |
| Ⅱ B 期 | $T_2$ | $N_2$ | $M_0$ |
| Ⅱ B 期 | $T_3$ | $N_1$ | $M_0$ |
| Ⅱ B 期 | $T_{4a}$ | $N_0$ | $M_0$ |
| Ⅲ A 期 | $T_2$ | $N_{3a}$ | $M_0$ |
| Ⅲ A 期 | $T_3$ | $N_2$ | $M_0$ |
| Ⅲ A 期 | $T_{4a}$ | $N_1$ | $M_0$ |
| Ⅲ A 期 | $T_{4a}$ | $N_2$ | $M_0$ |
| Ⅲ A 期 | $T_{4b}$ | $N_0$ | $M_0$ |
| Ⅲ B 期 | $T_1$ | $N_{3b}$ | $M_0$ |
| Ⅲ B 期 | $T_2$ | $N_{3b}$ | $M_0$ |
| Ⅲ B 期 | $T_3$ | $N_{3a}$ | $M_0$ |
| Ⅲ B 期 | $T_{4a}$ | $N_{3a}$ | $M_0$ |
| Ⅲ B 期 | $T_{4b}$ | $N_1$ | $M_0$ |
| Ⅲ B 期 | $T_{4b}$ | $N_2$ | $M_0$ |
| Ⅲ C 期 | $T_3$ | $N_{3b}$ | $M_0$ |
| Ⅲ C 期 | $T_{4a}$ | $N_{3b}$ | $M_0$ |
| Ⅲ C 期 | $T_{4b}$ | $N_{3a}$ | $M_0$ |
| Ⅲ C 期 | $T_{4b}$ | $N_{3b}$ | $M_0$ |
| Ⅳ 期 | 任何 T | 任何 N | $M_1$ |

表1-4　新辅助治疗后分期（ypTNM）

| 分期 | T | N | M |
|------|---|---|---|
| Ⅰ期 | $T_1$ | $N_0$ | $M_0$ |
| Ⅰ期 | $T_2$ | $N_0$ | $M_0$ |
| Ⅰ期 | $T_1$ | $N_1$ | $M_0$ |
| Ⅱ期 | $T_3$ | $N_0$ | $M_0$ |
| Ⅱ期 | $T_2$ | $N_1$ | $M_0$ |
| Ⅱ期 | $T_1$ | $N_2$ | $M_0$ |
| Ⅱ期 | $T_{4a}$ | $N_0$ | $M_0$ |
| Ⅱ期 | $T_3$ | $N_1$ | $M_0$ |
| Ⅱ期 | $T_2$ | $N_2$ | $M_0$ |
| Ⅱ期 | $T_1$ | $N_3$ | $M_0$ |
| Ⅲ期 | $T_{4a}$ | $N_1$ | $M_0$ |
| Ⅲ期 | $T_3$ | $N_2$ | $M_0$ |
| Ⅲ期 | $T_2$ | $N_3$ | $M_0$ |
| Ⅲ期 | $T_{4b}$ | $N_0$ | $M_0$ |
| Ⅲ期 | $T_{4b}$ | $N_1$ | $M_0$ |
| Ⅲ期 | $T_{4a}$ | $N_2$ | $M_0$ |
| Ⅲ期 | $T_3$ | $N_3$ | $M_0$ |
| Ⅲ期 | $T_{4b}$ | $N_2$ | $M_0$ |
| Ⅲ期 | $T_{4b}$ | $N_3$ | $M_0$ |
| Ⅲ期 | $T_{4a}$ | $N_3$ | $M_0$ |
| Ⅳ期 | 任何T | 任何N | M1 |

注释：①要达到准确的分期区域淋巴结的数目应该>16个，最好>30个。②若肿瘤累及食管胃交界部，肿瘤中心在食管胃交界部食管侧者或在胃侧2 cm之内者（Siewert分型Ⅰ型和Ⅱ型），按食管癌分期；肿瘤中心在近端胃2 cm之外（Siewert分型Ⅲ型）按胃癌分期。肿瘤中心虽在近端胃2 cm之内但未累及食管胃交界部者，按胃癌分期。③胃的神经内分泌瘤（NET）分期参照胃神经内分泌瘤的TNM分期。④本分期不适用于非上皮性肿瘤，如淋巴瘤、肉瘤、胃肠道间质瘤等。

# 八、治疗

目前综合治疗是提高胃癌患者生存率和生活质量的保证。胃癌综合治疗的基本原则：胃癌根治术是目前唯一有可能将胃癌治愈的方法。胃癌诊断一旦确立，应力争早日手术切除；胃癌因局部或全身的原因，不能行根治术也应争取做原发病灶的姑息性切除；进展期胃癌根治术后应辅以放疗、化疗等综合治疗；各种综合治疗方法应根据胃癌的病期、全身状况选择应用，而不是治疗手段越多越好；对于不能手术者，应积极地开展以中西药为主的综合治疗，大部分患者仍能取得改善症状、延长寿命之效。综合治疗的目的有以下几点：去除或杀灭肿瘤，提高患者的生存率；使原来不能手术切除的病例得以接受手术治疗；减少局部复发和远处转移播散的机会，提高患者的治愈率；改善患者的一般状况及免疫功能，提高生活质量和延长生存期。外科手术是治疗胃癌的主要手段，也是目前能治愈胃癌的唯一方法。肿瘤的治疗已经取得了很大的发展，如胃癌的手术率、手术切除率、治愈性切除率、五年生存率取得了很大的改善。虽然胃癌的化疗和放射治疗取得了一定的进步，但外科手术仍然是胃癌的主要治疗方法。目前国内早期胃癌的五年生存率在89%～95%；进展期胃癌的治愈性手术后五年生存率为37%～53%；总的胃癌五年生存率为20%～30%。人类对胃癌治疗的探索已有近140年的历史，一直以来均是强调以手术为主要的治疗方式。随着近20年来各国学者在胃癌辅助治疗领域获得了突破性的进展，使更多的辅助治疗手段被逐步接受与认可，以致形成了目前以手术为中心的多学科综合治疗模式。这种综合治疗模式可以充分发挥各种治疗手段间的协同作用，从而达到改善胃癌整体治疗效果的目的。在制订综合治疗策略时应注意做到规范、合理、多学科联合及个体化四个方面。

胃癌综合治疗主要根据疾病不同的分期予以不同的治疗模式。而规范治疗是指被医学界广泛认可的标准或成熟的治疗方式，这些治疗方式由长期的临床实践总结及大型临床研究的结论确定其有效性及安全性，可以最大限度确保患者从治疗中获益。合理治疗则是需要根据胃癌患者的自身特点，如机体功能、伴发疾病、既往治疗情况等问题选择适合该患者的治疗方式。而多学科联合是指在制订治疗策略及执行治疗的过程中，应充分重视多学科联合的作用，特别是对于疑难病例的治疗决策，应通过多学科联合会诊以决定最佳的治疗方案。个体化治疗则是针对胃癌个体的异质性，选择特异性的药物或方法进行治疗，目前在胃癌治疗领域最成功的个体化治疗的典范就是曲妥珠单抗治疗HER2阳性的晚期胃癌取得的成功。

## （一）手术治疗

1.早期胃癌的治疗　早期胃癌是指肿瘤局限于胃黏膜及黏膜下层的病变。早期胃癌中仅有约10%的病例发生淋巴结转移，总体预后良好，因而选择治疗策略时，应在强调根治的前提下，积极减少对机体造成的损害。因此，近年来，内镜手术及腹腔镜手术在早期胃癌治疗领域得到了快速的发展，并已成为规范的治疗手段。

内镜下黏膜切除术（EMR）是胃癌微创手术的巨大进步，已用于治疗早期胃癌。内镜下黏膜切除术适应证：①直径小于2 cm的隆起分化型黏膜癌；②直径小于1 cm的凹陷型胃癌，肉眼观察无溃疡或溃疡性瘢痕存在。黏膜切除术的方法是用高频电刀进行烧灼切除。术后病理检查如有癌残留时，可根据癌的浸润深度做适当处理。内镜黏膜下剥离术（ESD）是在EMR基础上发展而来的一种技术，在侵犯黏膜层和部分侵犯黏膜下层的早期胃癌中应用逐渐增多。目前推荐在有经验的医疗中心开展探索。

对于淋巴结阳性的早期胃癌病例,作为标准胃癌根治术的胃大部分或全胃切除加清除胃周第二站淋巴结(D2)仍然是合理的治疗选择。而对于部分高龄、体质较差的早期胃癌病例可以选择切除范围或淋巴结清除范围缩小的手术方式。对于术后病理检查发现淋巴结转移的早期胃癌病例应予以辅助化疗。

2. 进展期胃癌的治疗 进展期胃癌淋巴结转移率高,术后容易复发及远处转移从而导致治疗失败。因此,必须强调以手术为中心的多学科综合治疗的应用。其中,根治性的手术切除是进展期胃癌综合治疗的核心问题,而合理的辅助治疗在此基础上可以显著地改善其整体治疗效果。由于近年多个前瞻性研究结果的更新或发表,D2 根治术的疗效得到了欧美的肯定,将其作为西方有经验、有资质医院进行胃癌手术的标准术式。目前无论是亚洲还是欧美,D2 手术已经成为进展期胃癌的标准术式。

胃的发生及系膜韧带形成:胃来自内胚叶,属于前肠的梭形囊状膨大部分,紧靠原始横膈。胃背侧腹膜发育成为网膜囊,并向左侧推进,使胃大弯转向左侧,胃小弯及十二指肠则转向右侧。因而使胃由纵轴逐渐旋转,其长轴头尾方向变成左上斜向右下的斜位方向而固定。在旋转过程中,与胃同步的胰体、胃及十二指肠同步的胰头,逐渐融合,形成完整的胰腺。正由于旋转前的胰头及胰体尾分属于十二指肠及胃两个源自前肠的不同部分,因此其血供也源自不同的系统,淋巴引流系统又与血管系统有关,因而这就构成做胃扩大根治术时须同时切除胰体、胃及脾的解剖学基础。随着各脏器的发育,使两侧呈对立面的模样构造逐渐失去相互可动性而融合,如升、降结肠系膜均各自与其对立着的浆膜面融合,成为左、右 Toldt's 筋膜。此融合筋膜是肠管与肾脏各血管间的分离层,做胃癌扩大根治术,当行脾、胰与腹后壁肾脏之间的游离时,这是一个重要的层次。网膜囊后壁为背侧胃系膜向左塌陷过程中覆盖在胰、左肾和左肾上腺表面的部分,此部系膜与腹后壁相融合形成 Toldt's 筋膜。背侧胃系膜的尾端,其腹侧部相当于网膜囊的前壁从胃大弯向下悬垂与腹侧部相移行构成大网膜。网膜囊的开头是向左方倾倒,位于右侧的一端开口为网膜孔,右半呈小囊状者(称网膜囊前庭),左半侧呈大的囊状,其中间狭窄部分称为网膜囊峡部,其上方者为胃左动脉,下方者为肝动脉,后者有肝总动脉在胰腺上缘的位置发出与通过。其前后壁的浆膜互相融合,以及有时出现像围绕胃后动脉所形成的皱襞等。了解这些皱襞浆膜、血管位置走行与网膜囊的关系对胃癌根治切除(整块切除)有重要意义。

胃左静脉和胃右静脉收集小弯侧血液分别回流入门静脉,约有1/3 的患者胃左静脉跨过肝总动脉或脾动脉前方汇入脾静脉;胃网膜右静脉收集大弯侧右半血液,与副结肠静脉汇合成胃结肠血管"共同干",经肠系膜上静脉回流入门静脉。胃网膜左静脉和胃短静脉分别收集大弯侧左半和胃底外侧部血液经脾静脉回流入门静脉。胃左静脉食管支通过胃黏膜下静脉丛与食管静脉丛相沟通,食管静脉丛经奇静脉注入上腔静脉,从而形成门-腔静脉的侧支循环。胃壁内静脉和动脉一样形成广泛的吻合。在黏膜表面毛细血管后小静脉收纳许多细支,汇合成星状静脉,经固有膜的腺体至黏膜下层,形成二次静脉丛。最后汇集成小静脉和动脉伴行,穿出胃壁构成许多胃静脉。在胃大、小弯处分别汇入胃左静脉（胃冠状静脉）、胃右静脉、胃网膜左静脉、胃网膜右静脉、胃短静脉和胃后静脉。这些静脉均与各动脉伴行，最终从不同部位分别汇入门静脉系统。个别的静脉如胃左静脉的食管支和胃黏膜下静脉丛，可经食管静脉丛入奇静脉，与上腔静脉沟通。这乃是构成门、腔静脉发生侧支循环基础之一。由于门静脉是构成肝十二指肠韧带中管状系统的重要组成部分，对于施行胃癌根治术清扫第 12 组淋巴结有重要意义。在施行胃癌根治术时冠状静脉须加以注意，由于此静脉的主干并不与其相应的胃左动脉紧密伴行，而常有 1 cm 以上的间距，因此当提起已从远端切断的胃，沿胰腺上缘解剖时，见到冠状静脉常是即将暴露胃左动脉的标志。由于该静脉壁较薄，又不与胃左动脉紧密伴行，因此要非常注意不要因牵扯而损伤，由于该静脉常汇入位于胰腺后的脾静脉与肠系膜上静脉交界处附近，所以一旦损伤，静脉断端回缩至胰腺后，止血甚为困难。

（1）治疗前评估　治疗前评估主要包括肿瘤评估和全身状况评价两个方面。胃癌一经确诊即应进行肿瘤分期评估，准确分期有助于制订合理的治疗方案。在详细的病史询问和全面的体格检查基础之上，综合应用前述的各项检查，以明确肿瘤的部位、大小、浸润深度、病理类型，有无淋巴结转移、腹腔种植和远处转移，并对肿瘤做出初步的 TNM 分期。腹部 CT 增强扫描不仅有助于肿瘤分期，还能有效发现腹腔积液及腹腔转移灶，应常规施行。女性患者应加行盆腔 CT 扫描，近端胃癌还应同时进行胸部 CT 检查。EUS 有助于确定肿瘤 T 分期，对早期胃癌治疗方案的选择大有裨益。

（2）手术指征　凡胃癌诊断明确，术前检查无明显转移征象，各重要脏器无严重器质性病变，全身状况许可，估计能耐受手术者均应积极争取手术治疗。有时即使有远处转移，如锁骨上淋巴结、肝、肺等处孤立性转移者，经术前化疗等综合治疗后病灶缩小，患者全身情况尚能耐受手术时，亦应争取进行姑息性手术，以期缓解症状、减轻痛苦、提高综合治疗的疗效、延长患者的生存期。

（3）术前准备　术前 1 d 进流质，术前晚肥皂水灌肠，或以 20% 甘露醇 500 mL，生理盐水 1 000 mL 口服做肠道准备。贫血患者血红蛋白<80 g/L 时可予以输血；伴幽门梗阻者术前 3 d 应以 3% 高渗盐水洗胃。手术晨禁食并放置胃管，预防性应用抗生素。迄今，外科手术在胃癌的综合治疗中占据主导地位，手术方法也逐渐趋于定型化，进展期胃癌的外科治疗主要包括标准和扩大根治手术。

最新的 NCCN 指南对胃癌手术的标准如下。①无法手术的标准：局部晚期，影像学检查高度怀疑或经活检证实的 3 或 4 级淋巴结转移；肿瘤侵犯或包绕主要大血管；远处转移或腹膜种植（包括腹水细胞学检查阳性）。②可切除的肿瘤：Tis 或局限于黏膜层（$T_{1a}$）的 $T_1$ 期肿瘤可以考虑内镜下黏膜切除术；$T_{1b} \sim T_3$，应切除足够的胃，以保证显微镜下切缘阳性（一般距肿瘤边缘≥5 cm），$T_4$ 期肿瘤需要将累及组织整块切除，胃切除术需包括区域淋巴结清扫，常规或预防性脾切除并无必要。当脾脏或脾门处受累时可以考虑脾切除术，部分患者可以考虑放置空肠营养管（尤其是进行术后化疗放疗时）。③无法切除的肿瘤（姑息治疗）：除非存在症状，否则不应当进行姑息性胃切除术，不需进行淋巴结清扫，对于有症状的患者，若适合手术且预后尚可，采用连接近端胃的胃空肠吻合旁路手术代替金属扩张支架，可考虑胃造口术和（或）放置空肠营养管。仅局部广泛浸润者较之有远处转移或第3站淋巴结有转移者更应积极地做姑息切除。

胃癌伴有出血、穿孔或幽门梗阻等并发症时,若患者全身情况允许,估计病灶能安全切除时,应争取行姑息性胃部分切除或全胃切除术。如此不仅能消除并发症的困扰,提高生活质量,而且能够减轻机体的肿瘤负荷,有利于提高术后综合治疗的疗效,延长生存期。对晚期胃癌的剖腹探查和姑息性胃切除手术均应持慎重态度。须综合分析患者全身情况、转移的类型和范围以及并发症情况,权衡利弊,合理把握手术指征。对胃癌伴广泛腹膜种植、远处淋巴结转移或多发血行转移而无上述并发症时,姑息性胃切除的价值尚不明确,此类患者目前倾向于选择以化疗为主的综合治疗,姑息性手术很少能真正缓解症状。

3. 胃癌肝转移的手术治疗　有5%~8%的胃癌伴有肝转移,胃癌肝转移的特点是多发性转移者居多,60%的肝转移为两叶转移,其中40%伴有腹膜转移,同时常伴有广泛的淋巴结转移或其他部位的远处转移。有关此类患者的治疗仍存在诸多争议,可供选择的治疗方式包括根治性胃切除联合肝切除术、姑息性胃切除术以及非手术治疗。目前认为,对肝转移灶局限于1个肝叶内,无远处淋巴结转移和其他脏器转移,无腹膜种植,胃癌原发灶可行根治性切除,患者全身情况良好能耐受手术者,宜选择根治性胃切除联合肝切除术。原则上肝切除术应在D2术式根治性胃切除的基础上施行,避免行姑息性胃切除联合肝切除术。不适于施行上述根治性手术的患者,姑息性胃切除虽然能减少出血、穿孔、梗阻等并发症的发生,但不能改善患者的预后。

4. 胃癌腹膜种植的治疗　腹膜种植出现在胃癌晚期,意味着较差的预后,很少见长期生存的报道。腹膜切除联合术中腹腔温热灌注化疗是目前治疗腹膜种植的重要手段,并有了一些长期生存的经验。对于无远处转移和腹膜后广泛淋巴结转移的病例,手术切除肉眼可见的肿瘤以后辅以腹腔温热灌注化疗清除残余的微小癌灶,理论上可达到根治肿瘤的目的。进行广泛的减瘤手术,尽可能地切除肿瘤,最好能清除整个腹腔内所有肉眼可见的肿瘤病灶是治疗成功的前提。腹腔脏器脏腹膜种植时可尽量切除受累脏器,壁腹膜受累时则广泛切除,治疗后的中位生存期为10~16个月。其适应证包括:①年龄<70岁,无心、肺、肾功能障碍;②腹膜转移灶能切净或残余肿瘤直径<5 mm。禁忌证包括:①肝脏、胰腺包膜转移者;②合并存在腹腔外转移或广泛腹膜后淋巴结转移者。

5. 卵巢转移的治疗　胃癌是最易发生卵巢转移的肿瘤,见于10%~20%,女性胃癌病例,好发于年轻妇女,常有月经异常或不规则阴道出血等症状。临床上胃癌原发灶不大,症状不明显,而以卵巢肿大为唯一症状误诊为卵巢肿瘤患者并不少见。胃癌卵巢转移时,若原发灶和转移灶均能切除时应尽量一并切除,若进行子宫和附件切除反而会促进肿瘤迅速播散而加速患者死亡。根治性胃切除术后出现卵巢转移者,若无腹膜种植或其他部位的远处转移,应积极争取行卵巢切除术。

6. 胃癌根治术　胃癌绝对的根治性手术要求胃、十二指肠切缘距肿瘤边缘3 cm以上且无肿瘤残留,淋巴结转移度<20%(淋巴结转移度指阳性淋巴结数/切除淋巴结总数),腹腔灌洗液和骨髓的细胞学检查阴性。胃癌根治术的淋巴结清扫用D表示,根据所清扫的淋巴结组站将其分为4级。

D1:清扫胃周淋巴结(第1站淋巴结)。

D2:D1+第7、第8、第9、第11、第12和第13组淋巴结,有些学者将清扫第2站基础上增加第12、第13和第11P组淋巴结的清扫称为D+2。

D3:D2+第10和第11组淋巴结+脾切除+胰体尾切除。

D4:D2+第16组淋巴结或D3+第16组淋巴结。

目前将D2根治术定位为标准根治术,D3为扩大根治术,D4为超扩大根治术。

(1)根治性胃切除术　根治性胃切除应为首选治疗方法,是获取治愈的基本手段。传统上胃癌的术式分为3类:根治性切除术、姑息性切除术和胃肠内引流术。理论上根治性切除术应蕴含以下要求:①完全切除原发癌灶;②彻底清除胃周围转移淋巴结;③消除腹腔游离癌细胞和微小转移灶。临床上依据手术的彻底性,将根治性手术分为3类:A级、B级和C级。A级手术是指:①D>N,即手术清的淋巴结站别超越已有转移的淋巴结站别;②切除标本距离切缘1 cm范围内无癌细胞浸润。有关D>N的问题,常以术后病理检查的淋巴结系数作为判断标准。淋巴结系数系指阳性淋巴结数与送检淋巴结总数的比值,淋巴结系数<0.2可认定为D>N。须注意,按照UICC分期要求胃癌根治术后送检淋巴结总数不得少于15个,否则无法确定肿瘤的N分期。通常D2根治性远端胃切除术清扫的淋巴结数应不少于25个。若术中清扫淋巴结站别与转移淋巴结的站别相等(D=N),或切除标本距离切缘1 cm范围内有癌细胞浸润者则定义为B级手术,其疗效较A级手术为差。手术切除范围或淋巴结清除范围小于癌浸润或淋巴结转移的范围(D<N),无论是原发灶还是转移灶切除不够均为C级手术,本质上属于姑息性手术。

根治性手术的切缘是胃癌手术中很重要部分。保证手术切缘阴性是根治性手术的标准之一。胃癌的切缘与肿瘤的浸润距离有关,不同的肿瘤大小、类型、生长方式的浸润距离是不同的。这里的浸润是包括肿瘤的沿组织间隙的扩散,肿瘤侵犯胃壁的血管、淋巴管、神经。多数研究显示,中高分化腺癌内生为主,局限性肿瘤一般不超过3 cm;低分化癌、未分化癌、黏液腺癌、印戒细胞癌,溃疡型、浸润性生长者,浸润距离较长,可达到3~5 cm。因此临床上对第一种情况,需要选择3~4 cm切缘;对第二种情况采用5~6 cm切缘。在手术过程中,避免切缘阳性主要通过直接观察和冰冻病理检查。标本切下后,应及时检查标本看切缘是否满意,如肿瘤边缘清楚且距离超过2 cm以上即可;如肿瘤边界不清楚、距正常组织边缘小于2 cm,应进行术中冰冻病理检查,确定切缘是否阳性。切缘无肿瘤残余是胃癌根治术的基本要求。切缘是否有癌累积与患者的预后密切相关,切缘阳性意味着更差的预后。无论采用何种手术方式,都应以保证上、下切缘无肿瘤残留为首要原则。有研究显示,胃癌术后吻合口复发患者上切缘距肿瘤平均3.5 cm,无吻合口复发者为6.5 cm。因此,胃癌根治术中切缘通常应距肿瘤边缘5~6 cm以上。然而,肿瘤沿胃壁浸润的距离与肿瘤部位、病理类型以及生物学行为有关。幽门对胃癌的扩展可能具有屏障作用,因此幽门下3 cm切断十二指肠通常能保证下切缘阴性,若肿瘤浸润或突破幽门,则应切除十二指肠4~5 cm;Borrmann Ⅰ、Ⅱ型癌向胃壁的浸润多较局限,通常上切缘距肿瘤边缘4~5 cm即可;而Borrmann Ⅲ、Ⅳ型癌,印戒细胞癌,未分化癌上切缘距肿瘤边缘应在6~8 cm以上;伴食管浸润的贲门癌食管切缘应距肿瘤边缘6 cm

以上为切除范围。原则上应按肿瘤的部位、生物学特性以及需要清扫淋巴结的范围来确定胃的切除范围。肿瘤位于胃窦部时,施行根治性全胃切除或根治性胃大部切除术后的生存率无显著性差异。与全胃切除相比,远端胃大部切除不仅相对安全,且通常具有更好的术后营养状况及生活质量。胃周围的 20 组淋巴结临床上又被分为四站,习惯上用 N1、N2、N3、N4 表示。胃不同部位的淋巴结分站代表不同的胃癌的淋巴结转移,文献报道早期胃癌的淋巴结转移为 3.3%～34%,国内报道的多在 10% 左右;不同类型的进展期胃癌淋巴结转移在 48%～81% 之间,其中第一站淋巴结转移占 74%～88%,10%～20% 患者有第 2 站以上的淋巴结转移。

胃癌手术根据淋巴结清扫的站数分为 D1、D2、D3、D4,其分别清扫第一、二、三、四站淋巴结。一般根治术的要求是清扫范围超过淋巴结转移范围一站,即肿瘤有第二站转移,手术清扫到第三站淋巴结。在临床上,有时根据肿瘤和机体的情况,在手术中进行选择性扩大或缩小原有大清扫范围称之为改良根治术,如在 D2 的基础上扩大清扫数组淋巴结,称为扩大 D2。

不同分期的胃癌的淋巴结转移的概率和转移的站数是不同的。临床上应根据肿瘤的大小、浸润深度、淋巴结的情况和转移的站数,选择胃癌的清扫范围。目前多数临床医生认为:Ⅰ 期的胃癌,因为没有淋巴转移,采用 D1、D2、D3 清扫的结果相同。由于在临床上无法判断分期,故多采用 D2 清扫术;Ⅱ 期的胃癌淋巴结转移至第一站,建议采用 D2 清扫术;对于 Ⅲ 期的胃癌,其淋巴结转移至第二站淋巴结,理论上应清扫第三站淋巴结,但临床上多采用扩大的 D2 清扫来代替 D3 手术。TNM 分期 Ⅳ 期的胃癌手术是姑息性手术,应根据患者的综合情况决定手术方式。新辅助治疗可以提高手术切除率,降低局部复发率的作用在很多恶性肿瘤的治疗中得以证实。中国和欧美国家在局部进展期胃癌的新辅助放、化疗中进行了有益的尝试,初步结果表明,无论是术前放疗还是化疗,都可以提高根治性切除率、局部区域控制率和长期生存率。

值得注意的是,准确的胃癌临床分期对合理选择综合治疗方案及评价预后至关重要。因此手术前必须根据各个病例的癌生物学特点、组织学类型,胃壁浸润的深度、范围、与周围脏器的关系,估计切除的可能性。同时必须根据患者年龄、全身状况以及其他主要脏器的功能代偿能力,制定全套的治疗方案。胃癌手术与其他癌瘤手术一样,必须强调无瘤手术原则,防止因手术不当,造成癌的播散。为此必须做到:①术中检查和手术操作要轻巧,避免直接搓按瘤体,这是众所周知而常被疏忽的问题。②脱落的癌细胞在创伤的组织创面更易种植生长。对已侵出浆膜面的癌瘤和切口创面,必须用纱布巾妥善地遮盖保护。若瘤体在术中无意地被切开或弄破须用纱布垫遮并包盖完善,更换被污染的手套和手术器械;同时要扩大切除范围,包括病变周围足够的正常组织,避免切开肿瘤邻近可能的脉管瘤栓。③阻断循环在进行廓清手术之前,将主病灶附近主要血管结扎,根据肿瘤的部位选择结扎胃左动、静脉,胃右动、静脉,胃网膜左右动、静脉及其伴行的淋巴结,以防术中癌细胞沿脉管播散。因而进腹后,以纱布巾或塑料切口保护圈保护腹壁切口,并使用自动拉钩牵引,以防切口污染和癌细胞种植。若有腹水需取样行细胞学检查,并探查直肠膀胱陷凹有无癌肿种植。而后需将横结肠向上牵引,于小肠系膜左侧探查肠系膜根部和股主动脉周围有无转移肿大的淋巴结。继之将横结肠和大网膜向下牵引,从右侧开始顺序探查胆囊,肝右、左叶,肝十二指肠韧带,胃底贲门部和脾脏。最后探查主病灶与胰腺及其主要血管间的关系,必要时打开网膜囊探查胃后壁。通过上述探查,全面了解癌的性质、浸润范围和淋巴结转移情况后,方才确定能否切除和制定所要施行的术式和切除范围。探查中若发现肝转移、腹膜种植并向后腹膜、胰头部、十二指肠浆膜和肝十二指肠韧带浸润,大致排除根治性手术的可能性。倘若主病灶尚可切除,应积极行姑息性胃切除术;对小范围散在的肝转移或远处少量腹腔种植也应积极施行胃切除术后合并化疗仍有延长寿命之功效;向胰头部浸润时,可结合患者全身情况和局部浸润状况、转移范围,考虑施行胰十二指肠合并切除术。但必须指出,误把炎性粘连错当为癌浸润的情况也屡见不鲜,应引以注意。若同时向腹膜和肝十二指肠韧带浸润者则无此切除指征。大面积廓清和大范围切除:大面积廓清是指将癌细胞扩散的主要路径——淋巴系统从立体面进行清扫。淋巴结虽是人体免疫的重要组织之一,但是与其他任何组织比较,它是癌细胞最易到达和固着的地方,因此,将有关区域淋巴结一次廓清是十分必要的。淋巴转移多是向相邻的淋巴结逐级转移,由近及远。

(2)远端胃大部切除术 此种术式主要适用于胃窦癌和部分早期局限性胃体癌。切除范围包括远端 2/3 ~ 4/5 的胃及部分十二指肠,全部大、小网膜,横结肠系膜前叶和胰腺被膜,胃窦癌的 D2 根治术要求彻底清扫第 1、3、4、5、6、7、8a、9、11p、12a 组淋巴结。一般选择上腹正中切口,自剑突至脐下 3 cm,并切除剑突,经镰状韧带左侧进腹。以塑料切口保护膜或纱布垫保护切口,以免肿瘤细胞种植切口。进腹后先探查肝脏、腹腔、盆腔有无转移或种植灶,再探查原发灶及区域淋巴结,以明确肿瘤的部位、大小、浸润深度、浆膜面侵犯情况以及有无邻近脏器粘连或侵犯。然后切开肝结肠韧带和十二指肠降部外侧腹膜,游离胰头和十二指肠,暴露下腔静脉和腹主动脉,探查第 13、16 组淋巴结有无转移肿大。力求对肿瘤的分期做出尽可能准确的评估,并据此确定最终手术方案。切除手术自切断大网膜在横结肠的附着部开始,将大网膜、横结肠系膜前叶和胰包膜一并剥离,完整切除网膜囊,在胰腺下缘显露胃结肠静脉共同干和肠系膜上静脉根部。自根部分别结扎,切断胃网膜右动静脉,清除幽门下淋巴脂肪组织。切断脾结肠韧带,根部结扎,切断胃网膜左动、静脉,贴近脾脏切断脾胃韧带,保留最上方 1 ~ 2 支胃短血管。切开小网膜及肝十二指肠韧带前叶,清除肝固有动脉旁脂肪淋巴组织。根部结扎、切断胃右动脉,清除幽门上淋巴结,结扎、切断十二指肠上动脉并游离十二指肠球部。沿肝总动脉向左解剖直至腹腔动脉根部,沿途结扎、切断胃左静脉,清除肝总动脉上缘和前方的脂肪和淋巴组织。切开小网膜在右膈脚的附着部直至贲门水平,根部结扎、切断胃左动脉,清除腹腔动脉周围淋巴结。继续沿脾动脉向左侧解剖清除胰腺上缘脾动脉近侧半周围的脂肪和淋巴组织,自贲门右侧沿胃小弯将小网膜向下剥离至肿瘤上方 5 cm 处,于幽门下 3 cm 切断十二指肠,距肿瘤上缘 5 ~ 6 cm 切断胃。首选 Billroth Ⅰ 式吻合重建消化道。若肿瘤下缘十分接近的十二指肠时,宜选择 Billroth Ⅱ 式吻合。

(3)近端胃大部切除术 适用于贲门、胃底和胃体上部的早期局限性癌或肿瘤。原则上仍首选上腹部正中切口,切除剑突后多能提供良好的暴露。肿瘤累及食管下端时宜选择胸腹联合切口,此切口虽然创伤较大,但能提供更好的暴露,有利于食管下段的充分切除,减少食管下端癌残留的危险。近端胃大部切除的操作程序基本上与远端胃大部切除相同,但需保留远端胃和胃网膜右血管。术中应切断左三角韧带并游离肝左叶,以利食管贲门区的显露。完全切断脾胃韧带,结扎、切断全部胃短血管和左膈下动脉的食管贲门支,彻底清扫贲门左、脾门及脾动脉旁淋巴结。通常应在贲门上 4～5 cm 处切断食管,贲门癌累及食管下端时,宜在肿瘤上方 4～5 cm 处切断食管。在肿瘤下方 5 cm 处切断胃,原则上残胃容量不应小于全胃的 1/2,否则术后易致严重的胃食管反流。以 25 mm 的管状吻合器做食管-胃端侧吻合。为防止胃食管反流,可在食管与残胃之间间置一段长约 25 cm 的顺蠕动空肠。

(4)全胃切除术 对于不符合上述胃大部切除适应证的进展期癌、全胃癌、弥漫浸润性癌、多中心癌、残胃癌,宜选择全胃切除术。切口选择同近端胃大部切除术。远端胃的解剖及淋巴结清扫同远端胃大部切除术,近端胃的游离、淋巴结清扫及食管的切断同近端胃大部切除术。

全胃切除术后消化道重建方式种类繁多,理想的重建方式应满足以下要求:①重建消化道接近正常生理通道,以保持胃肠道神经-内分泌的稳态;②代胃有较好的储存功能,以避免无胃状态下食糜排空过快;③最大限度地减少碱性反流性食管炎等术后并发症的发生;④手术操作简便,容易推广。为此,发展了 60 多种全胃切除术后消化道重建方式,但没有一种手术能很好满足上述要求。目前以经典的 Roux-en-Y 食管空肠吻合(R-Y 吻合)和间置空肠代胃术最为常用。R-Y 吻合的优点是手术简便,术后反流性食管炎发生率低。缺点是旷置了十二指肠,术后生理功能改变较大,同时代胃的单腔空肠容量小,食后易饱胀,且排空较快,不利于消化吸收。间置空肠代胃术的优点是保留了十二指肠通道,术后食物仍流经十二指肠,使食糜与胆汁、胰液充分混合,有利于消化吸收。缺点是手术操作较复杂,代胃空肠容量较小。传统的食管-空肠模式吻合术常伴有严重的反流性食管炎,原则上不宜采用。

7.联合脏器切除 联合脏器切除的目的有二:①整块切除病胃及受浸润的邻近脏器;②彻底清扫转移淋巴结。当肿瘤浸润食管下端、横结肠、肝左叶、胰腺、脾等邻近脏器,但无远处转移征象,患者全身情况允许时,一般均主张联合切除受累脏器。局部晚期癌或肿瘤根治性联合脏器切除不仅能切除肿瘤原发灶,消除出血、梗阻等并发症,而且能够延长患者生存期,提高治愈率。一组日本资料显示,779 例联合脏器切除的平均术后死亡率为 4.6%,平均 5 年生存率为 25%,10 年生存率为 18%。为保证根治性手术的彻底性和疗效,术中应遵循整块切除的原则,并严格按照 D2 根治手术的要求彻底清扫第 1 组和第 2 组淋巴结,同时避免上、下切缘癌残留。鉴于联合脏器切除常伴有较高的术后并发症率和死亡率,姑息性联合脏器切除应慎重施行。

近端胃癌脾门淋巴结的转移率约为 15%,在近端胃癌根治术中,为了彻底清扫脾门、脾动脉旁淋巴结,以往有学者曾建议联合施行脾切除或脾胰体尾切除术。近年来,有关脾在抗肿瘤免疫方面的重要作用日益受到重视。研究表明,联合脾切除不仅有较高的并发症发生率,而且通常并不能改善患者的预后。对无明确脾门淋巴结转移者合并脾切除应慎重施行。同样对脾动脉干淋巴结转移数目较少,转移淋巴结未浸润胰腺实质者,目前多主张施行保留脾胰清除脾动脉干和脾门淋巴结的胃癌根治术,或者施行保留胰腺切除脾动脉及其周围淋巴结的全胃切除联合脾切除术。联合脾胰体尾切除原则上仅适用于原发性肿瘤或转移淋巴结直接浸润胰腺实质者。

8. 胃癌复发的再手术　手术切除是治疗胃癌术后复发最有效的方法,胃癌根治术后一旦证实为吻合口或残胃复发即使侵及邻近脏器,只要有可能切除,也应积极进行手术治疗。姑息性手术后复发或伴有明显远处转移者一般不考虑再次手术。最理想的手术方式是根治性残胃全切除术,包括淋巴结清扫及联合脏器切除。姑息性切除不仅能缓解症状,也能延长生存期。因此尽管残胃复发癌的切除率很低,还是应该持积极态度,力争手术,尽可能切除复发病灶。对于其他部位的局限、孤立性复发灶亦应积极予以切除。

(1)残胃癌的手术治疗　目前,将切除 2/3 以上胃的 D2 根治术作为胃癌根治切除的标准式式,已被大多数学者所认同,并据此进一步将胃切除和淋巴结清扫范围小于标准根治术的手术定义为缩小手术,反之则定义为扩大手术。缩小手术的术式包括内镜下黏膜切除术(EMR)、内镜黏膜下切除术(ESD)、经腹腔镜胃局部切除术、腹腔镜辅助胃部分切除术以及剖腹局限性手术。其中,剖腹局限性手术涵盖保留幽门的胃部分切除术、保留大网膜和网膜囊的远端胃切除术、胃楔形切除术、节段胃切除术、远端半胃切除术以及近端半胃切除术等多种术式。扩大手术则包括淋巴结清扫范围超过第 2 站的 D2 或 D3 根治术,以及各种类型的联合脏器切除术。

(2)缩小切除手术　根治性胃切除术疗效虽然肯定,但要经受大手术,对生活质量会有负面影响,后期还有其他并发症。因此提出缩小手术范围的方法,即切除胃 2/3 取代全胃或次全胃切除;胃部分切除;保留幽门的胃切除。缩小淋巴结清扫范围是不做 D2 手术,代之以 D1 手术加 D2 选择性淋巴结切除。随着胃镜检查的普及,近年来国内早期胃癌的病例逐渐增多。根据复旦大学附属中山医院对过去 5 年来手术治疗的 2 678 例胃癌统计,其中早期胃癌占 15.3%。而在日本早期胃癌的比例高达 50%。早期胃癌治愈率极高,传统手术治疗的治愈率达 90% ~ 100%,采用传统根治手术已难以进一步提高治愈率。早期胃癌淋巴结转移率低,黏膜内癌淋巴结转移率为 1%~3%,黏膜下癌淋巴结转移率为 11%~20%。而且黏膜内癌淋巴结转移几乎均限于第 1 站,黏膜下癌虽第 1、2、3 站淋巴结转移均有发现,但仍以第 1、2 站转移为主,第 3 站转移少见。由此可见,对于大部分早期胃癌患者而言,采用传统的根治性手术可能并无必要。鉴于此,近年来日本学者就早期胃癌的手术治疗问题进行了深入的研究和探索,并完成了多种类型缩小手术方法的开发和评价,初步确立了缩小手术在早期胃癌治疗上的价值和地位。建议对于<2 cm的黏膜内癌(分化良好,无溃疡形成)采用 EMR 治疗;其他黏膜内癌及<1.5 cm 的黏膜下癌(分化良好)行缩小手术 A(D1+第 7 组淋巴结清扫),其余黏膜下癌行缩小手术 B(D1+第 7、8a、9 组淋巴结清扫);早期胃癌已有淋巴结转移时,若病灶<2 cm 可行缩小手术 B,否则应行标准的 D2 术。

有资料显示,对无淋巴结转移的早期胃癌患者实施扩大的淋巴结清扫手术可降低其生存率。因此,根据上述早期胃癌的特点,在不影响根治的前提下,有选择地实施缩小的胃癌切除手术可以降低术后并发症及死亡率,并且提高术后生活质量。胃癌的缩小切除手术是指局限性的胃切除,不清扫淋巴结或缩小淋巴结清扫范围。

剖腹局限性手术此种术式包括淋巴结清扫范围缩小的手术、胃切除范围缩小的手术及保留迷走神经功能的手术。

1) 淋巴结清扫范围缩小的手术:临床研究发现,早期胃癌施行 D1 或 D2 根治术后患者生存率无显著差别,且黏膜内癌的第 2 站淋巴结转移多定位于第 7 组淋巴结已被证实,因此对于黏膜内癌施行缩小手术 A(D1+第 7 组)能够达到与 D2 根治手术同样的效果。日本一项研究中 134 例术前判断为黏膜内癌施行缩小手术 A,术后病理证实 22 例为黏膜下癌,共 4 例发现 N1 淋巴结转移,无 N2 淋巴结转移。术后无 1 例由于胃癌复发转移而死亡,证实了该手术的安全有效。通常肿瘤浸润黏膜下层后或伴有溃疡(瘢痕)的术中才可触及,术前诊断为黏膜内癌,术中肿瘤未触知(ⅠA 期)的胃癌,适合施行缩小手术。有研究发现,术前诊断黏膜下癌,术中诊断无淋巴结转移的病例,第 7~9 组淋巴结转移的概率为 3/216(1.4%):此类患者可施行缩小手术 B。

2) 胃切除范围缩小的手术:此种术式包括胃部分切除术、胃节段切除术及保留幽门的胃切除术:缩小胃切除范时可更好地保留残胃功能,有利于改善患者术后生活质量;保留幽门的胃切除术不仅可以进一步保留胃的贮存功能,而且可以减少倾倒综合征、反流性食管炎、胆石症、残胃癌等远期并发症的发生。

3) 保留迷走神经功能的手术:此种术式保留迷走神经肝支,有利于术后胆囊收缩功能的维持,降低术后胆石症的发生率。肝支起源于迷走神经前支,行于小网膜内,随肝固有动脉走行,参与构成肝丛。在保留肝支时,第 1 组淋巴结清除受到限制,手术中清扫第 5、12 组淋巴结时也可能损伤肝丛腹腔支。从迷走神经后干分出后沿胃左动脉走行,至腹腔动脉周围进入腹腔神经丛,保留此神经可减少术后腹泻、消化吸收障碍等并发症的发生。但保留腹腔支将影响第 7 组淋巴结的彻底清扫。幽门支起源于迷走神经肝支,沿肝十二指肠韧带下行,分布于幽门。保留幽门胃切除术中保留此神经可确保幽门功能,但保留幽门支将影响清扫第 5 组淋巴结。总之,保留迷走神经功能的手术影响第 1 组或第 7 组淋巴结的清扫,应严格掌握适应证。

9. 手术并发症

(1)术后近期并发症

1) 消化道出血:胃癌术后消化道出血可分为即时性出血和延迟性出血。

即时性出血:关腹后即可发生,常因术中缝合止血不完善、缝线结扎过松、器械吻合时黏膜和黏膜下层断裂回缩而引起,多见于吻合口、残胃小弯断端。临床表现为术后胃管持续引流出鲜血或呕吐鲜血及血块,可伴有血压降低、脉搏加快等失血性休克表现。急诊胃镜检查可以帮助明确出血部位,有助于治疗方案的确定。出血量较小时,保守治疗多可治愈。通常以局部治疗为主,采用去甲肾上腺素冰盐水重复洗胃,或经胃管灌入凝血酶常可奏效,也可辅助应用全身性止血药。出血量较大,胃管吸引出新鲜血液每小时超过 100 mL 以上时,通常提示为动脉活动性出血,保守治疗常难奏效,应考虑及早内镜下或手术止血。

延迟性出血:多发生于术后1周左右,也有发生于术后2周以上。多因吻合口缝线脱落或因感染腐蚀胃周动脉所致。临床上延迟性出血远较即时性出血少见,但出血量通常很大,病情凶险,患者常在短时间内陷于休克状态。保守治疗无法控制出血,唯有当机立断手术止血方能挽救患者生命。此类患者常因出血量过大、输库存血过多而出现凝血功能障碍,导致术野广泛渗血。此时宜结合凝血功能检测结果,输注冷沉淀纤维蛋白原、凝血酶原复合物或新鲜血浆,以重建患者凝血功能。

2)十二指肠残端瘘:是Billroth I式胃大部切除或全胃切除术后早期严重的并发症之一。其病因主要包括:①十二指肠残端处理欠佳,多因肿瘤浸润而需在较低部位切断十二指肠,导致残端缝合困难,不易内翻缝合,或因十二指肠残端缝合过于紧密,导致局部血供不良,影响愈合。②空肠输入袢梗阻导致十二指肠肠腔内压升高,可造成残端破裂。③腹腔局部积液感染,术后急性胰腺炎、胰瘘等均可腐蚀十二指肠残端致其破裂。④全身营养状况差、重度贫血或严重低蛋白血症,影响组织愈合。处理方法为禁食、持续胃肠减压,使残胃得以充分休息;同时给予正规的静脉营养支持治疗,注意维持水、电解质平衡;静脉应用抑制胃酸分泌的药物,并以高渗盐水洗胃,有利于消除胃壁水肿;若患者有焦虑、失眠等症状,应给予镇静抗焦虑药物。治疗后多数患者胃动力可在3~4周内恢复,部分患者病程可持续8周以上。促胃动力药物鲜能奏效。如经3~4周正规治疗仍未恢复者,可行胃镜检查,不仅可以排除机械梗阻,有利于增强患者和家属对保守治疗的信心,同时胃镜的机械性刺激有利于胃动力的恢复。

(2)术后远期并发症

1)反流性食管炎:全胃及近端胃大部切除的患者,由于丧失贲门括约肌的功能,使胆汁、胰液、十二指肠液反流至食管引起炎症。表现为胸骨后灼痛、反流、呕吐胃肠液,偶有剧烈上腹痛,餐后以及卧位时症状尤为明显。患者常因症状严重而自动限制进食,久之终将导致消瘦和营养不良,并可导致吻合口狭窄,进一步影响患者进食。胃镜下见吻合口以上食管黏膜水肿,充血、糜烂及溃疡形成,并可有不同程度吻合口的狭窄。本病的发生与消化道重建术式有一定关系。症状不重者应采用药物治疗,包括制酸剂、黏膜保护剂和促动力药。药物治疗无效、症状持续、严重影响患者进食和营养时可考虑手术治疗。

2)营养性并发症:术后营养不良主要由胃容积缩小及消化道改道两个方面因素引起。胃切除术后摄食量减少,食物在小肠内运送过快,不能与消化液充分混合,尤其当食物不通过十二指肠,胆、胰液的分泌与进食不同步时,更易影响消化吸收,特别是脂肪的吸收。日久必将导致营养不良,出现体重减轻,明显消瘦。治疗主要采用饮食调节,少食多餐,进食高热量、高蛋白质饮食。铁或维生素B吸收障碍可导致贫血。通常食物中的高价铁,需经胃酸、维生素C等还原成$Fe^{3+}$后才能被吸收。维生素$B_{12}$须与壁细胞分泌的内因子结合才能被吸收。全胃切除术后若不补充维生素$B_{12}$,2~5年内不可避免地发生恶性贫血。胃癌根治术后饮食中应注意补充铁和叶酸,全胃切除后还需每年肌内注射维生素$B_{12}$ 1 000 mg,并随访血常规、血清铁、B族维生素和叶酸水平。骨病与胃切除术后钙吸收障碍有关,主要表现为胃切除术后数年开始出现腰痛、关节痛、四肢麻木和骨质疏松等。治疗方法主要是同时补充钙质和维生素D。

3）倾倒综合征：胃大部分切除后胃容积缩小，以及幽门括约肌功能丧失，控制胃排空的解剖结构消失，食物迅速从胃排入肠道内，可以会引起一系列的症状，称为倾倒综合征。它包括两组症状：一组是胃肠症状，如上腹胀满、恶心、腹部绞痛、肠鸣音增加、腹泻、便秘等；另一组是神经、循环系统症状，如心慌、多汗、眩晕、苍白、发热、无力等。早期倾倒综合征是指进食特别是进甜的流质（如加糖的牛奶）食物后 10～20 min 后发生以上症状。晚期倾倒综合征是发生在进食后的 2～4 h，亦称低血糖综合征。倾倒综合征的发生率，各个报道中各不相同。国外报道很高，几乎为 100%，而国内报道为 2.8%～17.4%。发生率与重建术式相关，肠袋重建者发生率低于单一空肠袢的食道空肠吻合。全胃切除术后营养状况的下降，这归因于食物摄取不足及消化吸收不良两大因素。前者主要由于食物储器的丧失、进食困难与反流性食管炎等后遗症所致。后者主要由于胃消化酶丧失、原发性或继发性胰腺外分泌功能不全、上段小肠排空过快、胆胰失同步化、上段小肠细菌过度繁殖几方面原因所致。

4）胃癌癌性狭窄或吻合口狭窄的球囊扩张成形治疗：胃癌晚期尤其是发生在胃窦者易造成狭窄，胃癌手术后吻合口缝合过多或吻合口周围炎性增生组织过多可致吻合口狭窄，吻合口区复发癌也可造成吻合口狭窄。狭窄引起食物通过障碍产生上消化道梗阻、营养障碍，直接危及患者生命，传统治疗是外科旁路手术，但给患者带来较大创伤。介入放射学的腔道球囊扩张成形术为上消化道狭窄提供了一个简单、有效、无创伤的治疗方法，现已开始广泛应用于临床。胃癌手术后瘢痕性狭窄是其理想适应证，胃癌或手术复发癌产生的癌性狭窄是其相对适应证，应用时进行动脉灌注化疗消除肿瘤或配合内支架植入治疗才能彻底解除狭窄。球囊扩张成形无绝对禁忌证。

## （二）放射治疗

胃癌根治术后局部复发或区域淋巴结转移是导致治疗失败的常见原因之一。局部或区域复发多见于肿瘤床、吻合口和淋巴引流区。作为手术的局部补充治疗，术中或术后的局部放疗（RT）有可能控制或消除术中残留的癌灶，降低局部复发率，并有可能改善患者的预后。对于局部晚期估计难以切除的胃癌，术前放疗可以使部分肿瘤降期，提高手术切除率，减少瘤床部位的复发。此外，放疗亦可作为胃癌的姑息治疗手段，用于不可切除或姑息性切除的胃癌患者，以控制局部病变、缓解疼痛等临床症状。不同组织类型的胃癌对放疗的敏感性差异较大，通常未分化癌、低分化腺癌、管状腺癌、乳头状腺癌对放疗均有一定敏感性；而黏液腺癌和印戒细胞癌对放疗不敏感，因而禁忌做放疗。通常胃癌放疗的照射野应包括瘤体或瘤床及相应的淋巴引流区域，这一区域覆盖了许多重要脏器，如肝脏、小肠和肾脏等，这些,脏器对放射线的耐受都较低，大剂量放疗可导致严重的放射性损伤和脏器功能障碍。因此，放疗剂量一般宜控制在 45～50 Gy。鉴于传统的 AP-PA 照射技术对正常组织损害较大，目前多采用三维适形放疗或适形调强放疗技术进行照射，以期在杀灭肿瘤的同时最大限度地保护正常组织。胃癌的放疗通常与化疗相结合，在放疗的同时采用 5-氟尿嘧啶（5-FU）类药物进行化疗，以增进疗效。胃癌确诊时大部分病例已属进展期，单纯手术疗效较差。

放疗(术前、术后或姑息性放疗)是胃癌治疗中的一部分。所有患者均应在仰卧位下进行模拟定位和治疗。最新的2014NCCN指南推荐采用CT模拟定位及三维适形放疗。必要时静脉注射和(或)口服造影剂可能有助于CT模拟定位。强烈推荐使用固定装置,以保证摆位的可重复性。术前放疗主要适用于局部晚期胃癌,肿瘤与周围组织有浸润或粘连,估计完全切除肿瘤有困难者。通常放疗剂量在20~40 Gy,多与化疗同步进行。迄今,有关胃癌术前放疗的前瞻性随机对照临床研究报道很少。综合3项俄罗斯研究的结果,与单纯手术相比,术前放疗可增加胃癌的切除率,提高术后生存率。需要注意的是,这几项研究在方法学上存在不确定性,因此对其结果的评价应持谨慎态度。中国医学科学院肿瘤医院一项随机临床研究显示,与单纯手术相比,术前放疗可显著提高贲门癌患者的术后生存率,两组的10年生存率分别为20%和13%。目前有关胃癌术前放疗或放化疗尚无规范方案,其疗效亦有待进一步评价。

治疗前采用EUS、上消化道内镜和CT评估肿瘤和淋巴结情况。淋巴结转移风险取决于肿瘤原发部位和胃壁浸润的范围。使用三维适形放疗和非常规照射野照射可能可以精确地对高危靶区进行照射,且剂量分布更佳。为达到这一目的,应仔细地对不同靶区照射体积进行限定和划分。对不同部位胃癌的术前和术后放疗靶区照射体积的限定详细。专家组推荐放疗剂量为45.0~50.4 Gy,每日分割剂量为1.8 Gy。重要器官如肝脏、肾脏、脊髓、心脏(尤其是左心室)和肺应尽量降低不必要的放射剂量。虽然目前还缺乏最佳的预测标准,但肺的剂量体积直方图(DVH)参数应该作为接受放化疗的胃癌和胃食管结合部癌患者发生放射性肺损伤的预测指标。DVH的最佳参数是NCCN所属机构正在蓬勃开展的一个研究领域。

1. 靶区勾画总原则

(1)术前　治疗前的诊断方法(EUS、UGI、EGD和CT)可以用来确定原发肿瘤和相应的淋巴结引流区。特定淋巴引流区内淋巴转移发生的概率与原发肿瘤的部位和其他因素相关,包括肿瘤浸润胃壁的深度和范围。

(2)术后　治疗前的诊断方法(EUS、UGI、EGD和CT)和术中放置银夹可以确定瘤/胃床,吻合口或残端,以及相关淋巴结组。残胃的治疗应该在正常组织并发症和残胃局部复发的风险之间相平衡。对应的淋巴结转移相对风险与原发肿瘤的部位和其他因素有关,包括肿瘤侵犯胃壁的深度和范围。

(3)近端1/3、贲门、胃食管结合部原发癌术前和术后治疗　近端胃或胃食管结合部原发癌,照射野应该包括远端食管3~5 cm、左半横膈膜和邻近的胰体部。高危淋巴结区包括邻近的食管周围、胃周、胰腺上、腹腔干淋巴结和脾门淋巴结区。

(4)中1/3、胃体癌术前和术后治疗　应包括胰体部。高危淋巴结区包括:邻近的胃周、胰腺上、腹腔干、脾门、肝门和胰十二指肠淋巴结。

(5)远端1/3、胃窦、幽门原发癌术前和术后治疗　如果肿瘤扩展到胃十二指肠结合部,放射野应包括胰头、十二指肠第一和第二段。高危淋巴结区包括:胃周、胰腺上、腹腔干、肝门和胰十二指肠淋巴结。术后:如果肿瘤扩展到胃十二指肠结合部,放射野应包括胰头和十二指肠残端3~5 cm。高危淋巴结区包括:胃周、胰腺上、腹腔干、肝门和胰十二指肠淋巴结。

（6）正常组织限量/保护　以三维适形放疗为推荐技术，正常组织的限量如下。肝脏:60%肝脏<30 Gy;肾脏:至少一侧肾脏的2/3<20 Gy;脊髓:<45 Gy;心脏:1/3心脏<50 Gy,尽量降低肺和左心室的剂量,并使左心室的剂量降到最低;肺（20 Gy或最多20%,10 Gy或最多40%以减少术后肺部并发症发生率）。

（7）剂量　45.0～50.4 Gy（1.8 Gy/d）。在放疗期间,对患者应密切监测,并予以积极支持治疗。为避免中断治疗或降低放疗剂量,发生急性毒性反应时应予处理。适当时预防性给予止吐药。必要时可给予抑酸剂和止泻剂。如果热量摄入不足,应该考虑给予肠外或肠内营养。在放化疗和早期恢复期间,口服和（或）静脉水化是非常必要的。术后应密切监测维生素 $B_{12}$、铁和钙缺乏情况,建议口服补充以维持足够的浓度。

（8）支持治疗　应该避免可处理的急性毒性反应导致的治疗中断或降低剂量。密切监测和积极支持治疗而尽量不要中断治疗。

放疗期间,应该至少每周1次检查患者状况,注意生命体征、体重和血常规变化。

应该预防性应用止吐药,需要时可以给予抗酸药和止泻药。

如果估计摄入热量<1 500 kcal/d,应该考虑口服和（或）肠内高营养。如果有指征,也可以放置空肠营养管或鼻饲管来保证充足的热量。术中可以放置空肠营养管作为术后支持治疗。

应该密切监测血清维生素 $B_{12}$、铁和钙水平,尤其是术后患者。因为内因子缺乏,有必要每月注射1次维生素 $B_{12}$。缺乏胃酸时铁吸收率降低。口服补充铁制剂,同时应用酸性饮料如橙汁,可以维持血清铁水平。还应该鼓励补充钙制剂。

在放化疗过程中以及早期恢复时有必要进行充分的肠内和（或）静脉补液。

关于胃癌放射治疗,最近一项系统回顾和荟萃分析显示,可切除胃癌患者联合使用放疗显著改善5年生存率,并具有统计学差异。然而,术前放疗在西方国家患者中的作用还需进行临床研究来证实。目前已有多项随机试验对可切除的胃癌患者在术前及术后放疗进行了评估。Smalley 等回顾了放疗相关的临床及解剖问题后提出了可切除胃癌的详细放疗推荐方案。两个随机临床试验对比在胃癌患者中单纯手术和手术加放疗。第一个试验是英国胃癌研究组进行的一项临床研究,入组了432例患者,随机给予单纯外科治疗或外科手术后继以放疗或化疗。随访5年,术后放疗或化疗并未较单纯手术带来更多的生存优势,但术后放疗显著降低局部复发率（单纯手术27% *vs.* 术后辅助放疗10% *vs.* 术后辅助化疗19%）。第二个试验是研究者进行的一项随机临床研究,术前放疗显著提高生存率（30% *vs.* 20% ,$P=0.009\,4$）。与单纯手术相比,术前放疗的手术切除率更高（89.5% *vs.* 79%）,提示术前放疗可改善局部控制率和生存率。

2.术前放疗　治疗选择包括术前放化疗或术后化疗。单纯放化疗应仅用于无法切除的疾病或拒绝手术的患者。围手术期化疗对胃癌的生存获益首先在具有里程碑意义的Ⅲ期 MAGIC 试验中得到了证实。该研究将使用表柔比星、顺铂和氟尿嘧啶进行围手术期化疗与单纯手术进行了比较,确定围手术期化疗可改善非转移性Ⅱ期和更高级胃或EGJ腺癌患者的无进展生存期（PFS）和总生存期（OS）。在随机对照Ⅰ/Ⅲ期 FLOT4 试验中,AI-Batran 等人以可切除的非转移性胃或 EGJ 腺癌[≥cT$_2$ 和(或)N+]患者为对象,对氟尿嘧啶、亚叶酸钙、奥沙利铂和多西他赛(FLOT)围手术期化疗与标准 ECF 方案进行了比较。在研究的 II 期阶段,265 例患者随机分组,接受 ECF 3 个术前和术后周期(n=137)或 FLOFOX(奥沙利铂联合氟尿嘧啶)4 个术前和术后周期(n=128)。结果表明,FLOFOX 组达到病理学完全缓冲(pCR)的患者比例显著高于 ECF 组(16%;95% CI 10~23 vs. 6%;95% CI 3~11;P=0.02)。此外,FLOT 组发生至少一种 3~4 级不良事件(包括中性粒细胞减少症、白细胞减少症、恶心、感染、疲劳和呕吐)的患者百分比降低(ECF 组患者为 40%,而 FLOT 组为 25%)。在试验的 II 期阶段,716 例患者随机分组,接受 FLOT(n=356)或 ECF(n=360)治疗。结果表明,FLOT 组中位 OS 较 ECF 组有所延长(50 个月 vs. 35 个月;HR=0.77;95% CI 0.63~0.94)。两组中发生严重化疗相关不良事件的患者百分比相同(ECF 组和 FLOT 组均为 27%)。因此,不再建议在此情况下使用 ECF。然而,由于 FLOT 方案的毒性相当大,专家组建议将其用于某些体能状态良好的患者。对于大多数体能状态良好至中等的患者,围手术期的首选方案为氟尿嘧啶加奥沙利铂(FOLFOX)。在 FNCLCCACcORD07 试验(n=224 例患者,25% 为胃腺癌)中,Ychou 等人报告围手术期氟尿嘧啶加顺铂化疗可显著提高可切除癌症患者的治愈率、无病生存期(DFS)和 OS。中位随访 5.7 年,围手术期化疗组患者 5 年 OS 率为 38%,而单纯手术组患者为 24%(P=0.02)。相应的 5 年 DFS 率分别为 34% 和 19%。尽管该试验由于获益低而提前终止,但专家组认为,围手术期氟尿嘧啶加顺铂是局部晚期可切除胃癌患者的可行治疗选择。

术前放疗主要适用于局部晚期胃癌,肿瘤与周围组织有浸润或粘连,估计完全切除肿瘤有困难者。通常放疗剂量在 20~40 Gy,多与化疗同步进行。迄今,有关胃癌术前放疗的前瞻性随机对照临床研究报道很少。综合 3 项俄罗斯研究的结果,与单纯手术相比,术前放疗可增加胃癌的切除率,提高术后生存率。需要注意的是,这几项研究在方法学上存在不确定性,因此对其结果的评价应持谨慎态度。中国医学科学院肿瘤医院一项随机临床研究显示,与单纯手术相比,术前放疗可显著提高贲门癌患者的术后生存率,两组的 10 年生存率分别为 20% 和 13%。目前有关胃癌术前放疗或放化疗尚无规范方案,其疗效亦有待进一步评价,主要适用于 III、IV 期胃癌估计根治性切除有一定困难的患者。术前放疗可使肿瘤细胞部分死亡和生活功能低下,使肿瘤缩小及肿瘤周围小血管及小淋巴管狭小、闭塞,减少术中转移,提高切除率,减少术中出血。一项研究中显示,对可切除胃癌患者进行术前化放疗(外照射 45 Gy 同时持续输注 5-FU)随后实施手术并在术中放疗(10 Gy)的可行性。接受术前化放疗的患者中,有 63% 获得病理学明显缓解,11% 获得病理学完全缓解。接受化疗放疗的患者有 83% 最终进行了 D2 切除术。最近的数项研究也显示,术前诱导化疗即以化放疗可以获得病理学明显缓解,使患者的生存期延长。RTOG 研究中,26% 的患者获得病理学完全缓解,分别有 50% 和 77% 的患者最终进行了 D2 切除和 R0 切除。

术前放疗时以原发灶为中心,包括病灶外 3~5 cm 的正常组织,应将第 2 站引流淋巴结包括在照射野内。由于胃是空腔器官,其位置和体位及胃容量有关,每次照射前应注意治疗时条件要和定位时一致。照射方法与剂量:常规分割或超分割治疗,高能射线照射,肿瘤量 35～40 Gy,照射 4.0～4.5 周,若为未分化癌 30～35 Gy 照射 3.0～3.5 周。放疗后 2 周手术,最迟不超过 3 周。

3. 术中放疗　术中放疗主要适用于胃癌原发灶已切除,肿瘤浸润浆膜面或伴有周围组织浸润,以及伴有胃周围淋巴结转移者。伴有腹膜种植、广泛淋巴结转移或远处转移者禁忌做术中放疗。术中放疗的优点是可给予残余肿瘤或肿瘤床单次较大剂量的照射,而其周围的正常组织可得到较好的保护。照射通常在完成切除手术进行消化道重建之前进行,放疗时应根据照射野的形状选择不同的限光筒,将照射野与周围正常组织有效隔离,照射野中若存在不必要照射的正常组织(如胰腺、肾脏等)可用铅块遮挡。照射剂量选择主要依据肿瘤残留程度而定,通常以 10～35 Gy 为宜。对于原发灶无法切除的局部晚期胃癌亦可对准原发灶及转移淋巴结做一次较大剂量照射,少数病例可获得长期生存。有关胃癌手术中放疗疗效的随机对照临床研究报道较少。一组日本研究将 211 例患者随机分为单纯手术组和手术联合术中放疗组,前者接受单纯手术治疗,后者在手术的同时加行 28～35 Gy 的术中放疗。结果显示,两组中无浆膜面浸润和区域淋巴结转移的患者术后 5 年生存率相似;而肿瘤突破浆膜面和(或)伴有区域性淋巴结转移时,接受手术中放疗者术后生存率明显高于单纯手术者;对于 $T_4$ 期肿瘤,单纯手术组无 5 年生存,而术中放疗组的患者有 15% 的 5 年生存率。由此可见,作为根治手术的补充,术中放疗可以改善局部晚期胃癌患者的预后。然而,由于术中放疗技术和设备要求均较高,操作复杂,临床上较难推广应用。SWOG 9008/INT-0116 研究显示: $T_3$、$T_4$ 和(或)淋巴结阳性的胃或胃食管结合部腺癌患者,在接受了切缘阴性的手术切除后,603 例患者随机分为观察组和术后联合化放疗组,后者给予每月 1 周期静脉化疗(5-FU+甲酰四氢叶酸),共 5 个周期,同时在第 2、3 周期联合 45 Gy 的同步放疗。以局部复发为首次复发的比例在联合化放疗组明显降低(19% vs. 29%),中位生存期明显延长(36 个月 vs. 27 个月),3 年无复发生存率(48% vs. 31%)和总生存率(50% vs. 41%,$P=0.005$)显著提高。但由于该试验纳入的病例中 90% 以上为 D0/D1 切除术,而 D2 根治术与 D0/D1 术后复发和转移模式已有不同,如美国报道常规施行 D0/D1 胃癌根治术后残胃及手术野淋巴结复发率高达 72% 之多;荷兰报道 D1 根治术后术野局部复发导致的病死率高达 36%,而 D2 根治术则降至 27%;日本、韩国和中国的临床随访资料中 D2 根治术后残胃或区域性淋巴结复发仅占 25% 左右,而以腹膜播散以及淋巴结转移为主,并不是最主要的预后影响因素。这些临床观察的结果说明,D2 根治术后局部复发并非主要的远期生存影响因素,术后放化疗是否会改善 D2 根治术后患者的远期生存有待探讨。但对于 D0/D1 术后患者,仍应采用术后放化疗。

4. 术后放疗　术后放疗适应于肿瘤切除后的瘤床及淋巴引流区的预防照射或对残留以及未能切除的病灶治疗性照射。术中放疗时应充分准确地暴露病变区,保护腹腔内重要脏器免受照射。照射野的设计采用特制的五边形限光筒,上端以向头侧倾斜 15° 插入腹腔。放射源一般采用 9～12 MeVβ 射线 20～30 Gy 为宜。如晚期原发癌无法切除,用 14～20 MeVβ 射线 1 次照射剂量至 35 Gy。放疗中要注意无菌操作,吻合口置于照射野之外。主要适应于胃癌姑息性切除有明确残留病灶或病理证实切断残留癌,定位以术中放置的银夹为准,参考手术治疗设照射野,采用仰、俯卧位。照射剂量为 40 Gy/20 次,缩野追加剂量至 50 Gy,照射 5.5 ~ 6.0 周。手术前已放疗者,术后照射剂量酌减。术后放疗一般在手术后 2 ~ 3 周开始,最长不超过 2 个月。胃癌术后辅助性放疗主要适用于伴有浆膜面浸润和(或)区域淋巴结转移的患者。术后放疗常与化疗同步进行,放射剂量为 20 ~ 60 Gy,常规分割照射。迄今,已有数个前瞻性随机对照临床试验对胃癌术后辅助放化疗的效果进行了评价。结果显示,术后放化疗可降低局部复发率,部分研究还显示出生存的益处。其中以 Macdonald(INT0116)试验最为著名,此项前瞻性多中心随机对照临床试验共有 603 例患者加入,其中可评价的病例为 551 例。结果显示,手术加放化疗组的中位生存期、3 年总生存率和无瘤生存率均显著高于单纯手术组。随访 7 年后,研究者对不同淋巴结清扫范围与生存时间进行了分析,接受 D0 和 D1 手术的患者在接受术后的放化疗后,明显提高了中位生存时间,显示了术后辅助放化疗的益处。长期随访还肯定了胃癌切除术后辅助放化疗延长无瘤生存和总生存时间,显示放化疗对生存的影响并未随时间延长而减弱。

5. 单纯放疗  适应于病理是未分化癌、乳头状腺癌或低分化腺癌,不适合已手术者以及手术后半年以上局部复发、病变局限于无远处转移者和不愿接受其他治疗的患者。采用常规或超分割放疗,剂量为 45 ~ 52 Gy,照射 5.0 ~ 5.5 周。单纯放化疗用于身体状况适合但肿瘤无法切除的患者。由于胃癌数据有限,专家组建议根据基于氟尿嘧啶的放化疗对食管癌的疗效结果进行推断。此种情况下的首选方案包括 FOLFOX 以及氟尿嘧啶加顺铂。另一种推荐方案是氟尿嘧啶类(氟尿嘧啶或卡培他滨)和紫杉醇(2B 类)。随机Ⅲ期试验表明,FOLFOX 或氟尿嘧啶加顺铂放化疗对无法切除的食管癌患者有效。一项针对Ⅱ ~ Ⅳ期食管癌患者的试验证实了 FOLFOX 联合 RT±手术的安全性和有效性。在 FFCD 9102 试验中,无论是否手术,接受基于氟尿嘧啶加顺铂放化疗的食管癌患者的生存率相似。此外,患者可能会接受氟嘧啶加紫杉醇联合治疗,已证实其对可切除胃癌有效,可达到病理学反应。主要治疗后,应重新分期以确定是否可以选择手术。可切除肿瘤患者首选放化疗后手术治疗,仍无法切除的肿瘤患者应接受姑息治疗。

6. 放疗的靶区  在胃癌放疗的设计时需考虑多项因素,如术前和术后的影像学检查、原发病灶的位置、侵犯的程度、淋巴结的情况、术中所置的标记。同时,放疗医师要注意与外科手术医师沟通,了解术中所见、可能手术不彻底的部位等。目前进行的 Intergroup 的研究中,对放射野设计的要求是根据每例患者不同的肿瘤位置和淋巴结转移情况综合考虑,以设置放疗的靶区。在术前情况下,应使用治疗前的诊断性检查(EUS、EGD、FDG-PET 和 CT 扫描)确定原发肿瘤和相关淋巴结组。在术后情况下,除使用治疗前的诊断性检查外,还应放置银夹识别肿瘤/胃床、吻合口或残端以及相关淋巴结组。残胃治疗应权衡正常组织可能发生并发症和残胃可能出现局部复发的风险。学科团队应审查影像学检查和内镜检查报告,以确保在模拟定位之前对治疗靶区和放射野边界的确定达成共识。应使用所有可获取的治疗前诊断性检查信息来确定靶区。可酌情使用影像引导以加强临床靶区定位。可根据大体肿瘤的部位对这些建议做出修改。专家组建议剂量范围为45.0~50.4 Gy,分割为每天1.8 Gy。对于一些手术切缘阳性的选择性病例,可采用更高剂量进行推量照射。

应采用CT模拟定位和适形治疗计划。酌情根据临床所需,使用静脉和(或)口服对比剂CT模拟定位以帮助确定靶区的位置。仰卧位是放疗开始时的理想治疗体位,更具稳定性和可重复性。强烈建议使用固定装置以保证摆位的可重复性。可适当采用4D-CT计划或其他运动管理技术,用于一些器官可能随呼吸大幅度活动部位的放疗。

临床环境中,对于存在风险的器官可能需要采用IMRT以减少剂量,而3D技术无法达到这一要求。设计IMRT计划时,需要仔细确定和包绕靶区。应将胃充盈和呼吸运动变化的不确定性考虑在内。在为有风险器官设计IMRT时,应注意接受低剂量至中等剂量的靶区以及高剂量靶区。特定位置的淋巴结转移相对风险取决于原发肿瘤的部位以及其他因素,包括肿瘤浸润胃壁的深度。高危淋巴结区包括:胃周、腹腔、胃左动脉、脾动脉、脾门、肝动脉、肝门、幽门上、幽门下和胰十二指肠淋巴结。可根据临床情况和毒性风险对覆盖的淋巴结区放疗野进行调整。

必须制定治疗计划,以对存在风险的器官(肝脏、肾脏、小肠、脊髓、心脏和肺部)减少不必要的RT剂量,并限制接受高RT剂量的风险器官的受照体积。应尽一切努力使心脏左心室的RT剂量降至最低。此外,对于接受同步放化疗的患者,强烈建议考虑将肺的剂量体积直方图(DVH)参数作为肺部并发症的预测指标(虽然尚未就理想标准达成共识)。NCCN成员机构正在积极制定DVH参数的最佳标准。尽管应尽一切努力使存在风险的器官RT剂量降至最低,但研究者已认识到可根据临床情况适当增加这些指南中的放疗剂量。对患者进行密切监测并予积极支持治疗处理急性毒性,对避免治疗中断或减少剂量至关重要。RT治疗期间,应每周至少一次测量患者的生命体征、体重和血细胞计数。酌情给予预防性止吐药物。此外,必要时给予抗酸药和止泻药。如果估计摄入热量<1 500 kcal/d,应考虑口服和或肠内高营养。可放置空肠造口管进行管饲或放置鼻胃管以保证充分热量摄入。放化疗期间以及恢复时,需要行充分的肠内和/或静脉补液。

已证实综合治疗可显著提高局部区域性胃癌患者的生存率。围手术期化疗是局部可切除疾病的首选方法。未达到D2淋巴结清扫的患者首选术后放化疗。

胃癌放疗靶区的设置较为复杂,根据术后局部区域失败的部位,主要放疗的目标是肿瘤床、吻合口/残端和淋巴引流区。在设计胃癌的放疗计划时,特别要注意治疗个体化,结合目前的腹部CT显示的病灶,综合考虑原发肿瘤的位置和已知的区域淋巴结转移的情况。对原发灶而言,要注意近端和远端的切缘;对位于后壁和胃窦部的病灶,要注意其与胰腺的关系;对胃窦部的病灶,还需注意其对十二指肠是否有侵犯。病灶位于胃不同的部位,其淋巴转移的方式各有其特点。近端胃和胃食管结合部,其有较高比例转移到食管周围淋巴结,甚至高达纵隔,而转移到胃幽门区、十二指肠和肝门区的概率低。对胃体部的病灶,其淋巴结转移可至各个方向,但病灶附近的大弯和小弯淋巴结更易出现转移。至于远端的胃癌如胃窦部癌,易转移至十二指肠周围、肝门部淋巴结,而较少转移到胃贲门、食管周围以及脾门附近的淋巴区域,在设野时需考虑。不同肿瘤的TNM分期,其放疗包括的范围又有所区别。总的原则是,有淋巴结转移的病例,放射野需包括肿瘤床、残胃、足够的切缘及淋巴引流区。而对病理检查报告为淋巴结阴性的病例,需要求在手术切除和病理检查标本中,至少有 10 个受检淋巴结总数,在手术切缘足够的条件下,对淋巴引流区的照射可有选择性,对残胃是否放疗需视病灶浸润深度,以及放疗可能对周围正常组织造成损伤的概率权衡而定。胃癌放疗中,由于其周围正常组织如肝、肾等耐受性低,需注意保护,如肾的保护,要保护至少 2/3 的肾功能,对小肠、脊髓、心和肺组织也需注意。胃癌靶区实例见附图 1。

7. 放疗的并发症　胃癌的放疗常与化疗同步进行,放化疗的并发症常混杂在一起,难以区分,且化疗可以加重放疗的不良反应和并发症的发生率。常见的并发症包括放射性胃肠炎、造血功能抑制、肝肾功能损害和一过性胰腺炎等。并发症较轻时可在停止放化疗后数周内自愈,严重时可导致消化道出血、穿孔、吻合口瘘和重要脏器功能衰竭。

## (三)化学治疗

1. 全身化疗　全身化疗分为:①术前的新辅助化疗,其目的是通过化疗缩小肿瘤,增加手术切除率,减少肿瘤的播散。②获得根治性切除后的辅助化疗,化疗的目的是杀灭超出术野的、腹腔种植的、肝脏转移的少量肿瘤细胞,以减少复发和转移,延长生存时间。③对肿瘤姑息性切除或未能切除肿瘤的化学治疗称为姑息性化疗,化疗的目的是杀灭或抑制肿瘤、减轻患者痛苦、延长生存期。

适应证:①早期胃癌在根治性术后一般不必术后化疗,但如果肿瘤范围较大、恶性程度较高、侵犯血管和淋巴管应化疗。②进展期的胃癌根治性术后需辅助化疗,文献报道可以提高 5 年生存率20%左右。③晚期的胃癌(包括姑息性切除后和未能切除的胃癌)需要姑息性化疗,姑息性化疗有效率30%～50%,持续时间 6～9 个月。④对中晚期胃癌可以行术前的新辅助化疗(包括介入化疗),以增加切除率,减少播散。

作为综合治疗的重要组成,化疗是当今胃癌治疗的重要手段之一,其在胃癌综合治疗中的应用受到越来越多的重视。2007 年,美国国家综合癌症网络(NCCN)《胃癌治疗指南》建议,接受根治性手术病理分期为 $T_1N_0$ 的胃癌患者应定期随访,无须辅助治疗;$T_2N_0$ 中无不良预后因素的也只需要随访;但 $T_2N_0$ 中有不良预后因素者(肿瘤细胞分化差、病理分级高、血管神经有侵犯、年龄<50 岁)需接受辅助治疗;$T_3～T_4$ 或任何 T,淋巴结阳性的患者均须接受术后辅助治疗;对临床分期>$T_2$ 或淋巴结阳性的患者接受术前辅助治疗,术后根据病理分期继续辅助治疗。对已有远处转移、不能手术的进展期患者,可以接受局部放疗并同期接受氟尿嘧啶/亚叶酸钙(5-FU/LV)治疗,以后继续应用全身化疗。而一般状况不佳或已有远处转移的晚期胃癌患者应予以挽救治疗。挽救治疗包括:①最佳支持治疗;②挽救化疗,以 5-FU 或顺铂(DDP)或奥沙利铂或紫杉类(PCT/DCT)或伊立替康(CPT-11)为基础的联合化疗;③鼓励参加临床试验。化疗作为综合治疗的重要组成部分,是当今治疗胃癌的重要手段之一。早期胃癌手术前后辅以化疗的目的在于消灭远处癌转移灶或潜在癌转移灶。进展期胃癌化疗的目的主要在于控制原发灶,使肿瘤缩小,防止转移产生新发病灶延长生存期。目前,化学药物治疗还不能治愈胃癌,但它除作为姑息治疗外,对消灭微小病灶、提高手术的效果、减少复发或转移有肯定作用。

应积极创造条件,将化疗与手术结合起来,尤其是对那些按传统观点不能施行手术治疗的胃癌患者,力争通过化疗,提高手术切除和治愈的机会。

化疗时应选择恰当的给药途径,结合每一例患者的具体情况和不同时机选择静脉给药、腹腔动脉或胃左动脉导管化疗、内窥镜下局部给药等途径。研究表明化疗效果与肿瘤细胞的数量成反比,即肿瘤愈小、癌细胞的数目越少,化疗获得成功的机会愈大。因此,化疗应尽可能在病程的早期应用,或者当以手术为主要手段除去原发灶后,立即应用化疗作为辅助治疗。化疗已经开始,如无特殊原因,不应随便停止,否则易造成耐药。化疗时应尽量采用短而强的疗程,并使用最大耐受量,若给药时间不超过 1 ～ 2 个正常细胞周期,则对骨髓细胞的毒性可明显降低。避免每天小剂量给药,这不仅因为疗效差,而且在此条件下,正常干细胞将进入细胞周期,从而使化学药物对癌细胞与正常细胞之间的选择性作用降低。在任何时间内,癌细胞群中的细胞分别处于不同的时相中。因此,联合应用不同时相的药物,通常可协同杀灭各时相的细胞,从而提高疗效。

抗癌药物的选择、剂量和用法以及相关毒性的处理比较复杂。由于预期毒性及患者的个体差异、既往治疗情况、营养状态、合并症等因素,经常需要修改药物的剂量和用法以及采取支持治疗干预措施。因此,优化应用抗癌药物,要求有一个在癌症患者中应用抗癌药物并处理相关毒性经验丰富的医疗团队。使用某些基于 5-FU 的化疗方案时,推荐同时应用甲酰四氢叶酸。姑息性化疗的目的是控制原发或转移病灶,缓解症状,提高生活质量,延长生存期。晚期胃癌是不能治愈的,但对于有症状的,体能状况评分(PS)0 ～ 2 分的患者,化疗有改善症状的姑息治疗作用。

在传统药物联合化疗治疗晚期胃癌的各种方案中,都证实对部分患者有姑息的益处,生存期不同程度延长,但尚无标准方案可循。许多研究已致力于新的靶向药物治疗,如表皮生长因子受体拮抗剂单药或与化疗药物联合治疗胃癌。氟尿嘧啶类药物替吉奥(S-1)是氟尿嘧啶口服制剂,由替加氟(FT)结合吉莫斯特(CDHP)和奥替拉西(Oxo)组成的复方制剂。替吉奥在日本广泛应用,单药有效率为 26% ～ 49%,中位生存期6.8 ～ 12.0 个月。Fumio Nagashima 分析了 1999 年 S-1 在日本上市后治疗晚期胃癌的安全性和有效性。4 177 例接受替吉奥治疗的患者中治疗相关死亡率为 0.1%,剂量限制性毒性是骨髓抑制。全组中位生存期为 8.3 个月,1 年生存率为 33%。替吉奥替代 5-FU,与DDP 联合治疗胃癌的多个 I／II 期临床试验证实,联合治疗的有效率达 36.8% ～ 71.0%。替吉奥与紫杉醇联合化疗也显示较好的疗效。卡培他滨也是新一代氟尿嘧啶口服制剂,须经三步酶代谢后转化为氟尿嘧啶,小样本临床试验显示卡培他滨单药治疗胃癌的有效率为 34%。近年来,以卡培他滨联合铂类药物治疗晚期胃癌的临床试验获得肯定的疗效。Kim 在 2002 年报道,卡培他滨、DDP 联合一线治疗晚期胃癌的有效率为 55%,中位生存期 10.1 个月,治疗相关Ⅲ ～ Ⅳ度不良反应>5%,2004 年,金懋林报道卡培他滨、DDP一线治疗晚期胃癌Ⅱ期临床结果,130 例患者中有效率为 45%,其中完全缓解率8%,无严重骨髓抑制,Ⅲ度手足综合征的发生率为 2%,Ⅲ度腹泻发生率为 1%。在晚期胃癌一线治疗的Ⅳ期临床研究证实,卡培他滨、DDP 的疗效优于 5-FU+DDP 联合治疗(41%与29%)。不同剂量的卡培他滨联合奥沙利铂或紫杉类药物的Ⅱ期临床试验的有效率为

42%～60%，Ⅲ～Ⅳ度骨髓抑制发生率为15%～41%，其中联合化疗中剂量的安全性和疗效还需Ⅲ期临床试验加以证实。铂类药物奥沙利铂（OXA，L-OHP）是水溶性铂类化合物，其DACH-铂复合物体积大，疏水性强，能更有效地抑制DNA合成OXA，与5-FU有协同作用，与DDP、CBP无交叉耐药。OXA非血液学毒性小于DDP，血液学毒性低于CBP。OXA不良反应主要是周围神经毒性。2000年以来，多项临床试验确认了OXA、5-FU联合治疗晚期胃癌的疗效，在临床应用中OXA已有逐渐取代DDP的趋势。联合化疗中应用最广泛的是FOLFOX4和FOLFOX6方案，国内、外多项Ⅱ期临床研究显示晚期胃癌FOLFOX方案一线治疗疗效为47%～50%，疾病进展时间在5～7个月，中位生存期为8～11个月。因此，FOLFOX方案安全性较好。一项有61个中心参与，筛选1 002例患者的全球多中心的随机临床试验（REAL-2）已有了研究结果。REAL-2试验是基于认证ECF方案优于其他传统方案后，探讨OXA替代DDP、卡培他滨替代5-FU的新方案。结果显示，含OXA方案优于DDP方案，含卡培他滨方案优于5-FU方案。紫杉类药物紫杉醇（TAX）、多西他赛（TXT）：在晚期胃癌中的单药有效率分别为20%～33%和17%～24%。近年来紫杉类药物联合5-FU和DPP的研究增多，多个Ⅱ期临床试验研究结果显示，TAX/TXT联合5-FU或5-FU、DDP方案的有效率达54%～64%。一项收集445例患者的全球多中心Ⅲ期临床试验（TAX325研究），比较了TCF（TXT、DDP、5-FU）方案和CF方案（DDP、5-FU）对晚期胃癌的疗效，结果显示TCF方案在疾病进展时间、1年和2年生存率、总生存期方面都优于CF方案。但TCF方案在>65岁的患者中治疗获益/风险比较差，故不宜用于老年胃癌患者.

2.术后化疗　对于术前进行了ECF方案（或其改良方案）新辅助化疗的患者，术后推荐按照MAGIC研究流程仍然进行3个周期ECF（或其改良方案）辅助化疗。但对于术前未接受ECF或其改良方案新辅助化疗的患者，术后是否应该接受辅助化疗，则长期存在争议。2008年的研究结果显示，与单独手术相比，术后进行辅助化疗的3年生存率、无进展生存期和复发率均有改善趋势。2009年研究结果显示，术后辅助化疗较单独手术可降低22%的死亡风险。胃癌的预后很大程度上取决于疾病的分期。早期胃癌（Tis，$T_1N_0M_0$或$T_2N_0M_0$）预后好，单纯手术治疗治愈率达70%～80%。但局部晚期无淋巴结转移（$T_3N_0M_0$）即使施行根治性手术后，5年生存率仅为50%。淋巴结有转移及淋巴管、血管有侵犯的患者预后更差，Ⅲ期患者5年生存率仅8%～20%。对于局部晚期的胃癌患者术后辅助化疗可以降低复发率和死亡率，已被多个临床研究所证实。化疗可采用联合方案，如ECF或FOLFOX或CF方案，日本多采用单药辅助化疗。给药途径多以口服或静脉全身化疗为主，也有同时进行术后早期腹腔内化疗。辅助化疗持续的时间尚无规范，多为6个月。ACTS-GC研究充分证明了S-1单药作为胃癌术后化疗的可行性和有效性。研究对象为接受D2以上根治术并达到R0切除的Ⅱ、Ⅲ期胃癌患者，共有1 059例患者入组。研究对象被随机分为单纯手术组（530例）或手术+S-1组（529例）。后者在术后42 d内接受S-1 40 mg/m²，每天2次治疗，服用4周后休息2周。患者对该方案表现出良好的依从性，约80%完成了半年的口服S-1治疗，65.8%完成了长达1年的治疗。2006年，研究结果显示手术+S-1组的3年总生存率为80.1%，明显优于单纯手术组的70.1%。鉴于此研究的样本量大,可信度高,日本胃癌学会将进展期胃癌术后口服 S-1 化疗作为标准治疗方案来实行。

3. 进展期胃癌的化疗及新辅助化疗

(1)适应证　进展期胃癌手术前、术中、术后;进展期胃癌非根治术,不能切除或术后复发的患者,不接受手术治疗的患者;根治术后复发不能再切除者;心、肝、肾和骨髓功能无异常的胃癌患者;一般情况较差尚能耐受化疗者。

(2)禁忌证　年迈;4 周内进行过大手术;急性病毒或细菌感染;严重营养不良、呕吐、电解质紊乱;心、肝、肾功能严重不良;白细胞低于 $3.5 \times 10^9$/L,血小板低于 $80 \times 10^9$/L;严重黄疸、消化道出血、穿孔。

(3)方法　有几种单药对晚期胃癌有肯定的疗效,这些药物包括 5-FU、丝裂霉素、依托泊苷和顺铂,总有效率为 10%~20%。有几种新药及其联合方案显示出对胃癌有治疗活性,这些药物包括紫杉醇、多西他赛、伊立替康、表柔比星、奥沙利铂、口服依托泊苷和优福定(尿嘧啶和替加氟的复合物)。一些口服药也有望用于胃癌治疗。与最佳支持治疗相比,联合化疗可以提高晚期胃癌患者的生活质量和总生存率。然而,所有这些研究样本量较小。

(4)新辅助化疗　胃癌每年死亡超过 60 万例,已经成为全世界第二大肿瘤死亡原因。大多数胃癌患者术后仍然存在较高的复发危险。研究表明,进展期胃癌术后 5 年生存率仅在 10%~49% 之间。胃癌的主要医学治疗手段仍然是外科手术,也是目前消化道肿瘤唯一可以获得治愈性疗效的方法。但大规模随机实验证明,进展期胃癌患者行全胃切除加扩大淋巴结清扫,其预后并不满意。因此探究外科手术、化疗、放疗等多模式治疗方式,对延长可切除性进展期胃癌患者生存期、提高根治性切除手术的效果具有重要的临床价值。为提高进展期胃癌患者长期生存率,寻找有效的辅助治疗手段已成为该领域研究的热点。胃癌的新辅助化疗就是近年来备受推崇的进展期胃癌手术前治疗的新方法。

长期以来,胃癌手术根治切除是治愈的唯一手段,绝大多数早期原位癌可以通过手术治疗获得治愈。可是,进展期胃癌的单纯根治术 5 年生存率低于 50%,即使是采取扩大切除范围的超根治术也未能明显提高生存率。随后进行的肿瘤生物学行为研究表明,肿瘤发展到进展期就不仅仅是局部的病变,而是全身性的疾病。因为肿瘤早期阶段不等于无亚临床转移,据统计 60% 的胃癌患者在确诊时已发生转移,所以单纯手术切除难以清除微小亚临床转移灶。这就埋下了术后复发、转移的祸根,因此进展期胃癌单纯手术的 5 年生存率很低。

从胃癌患者的临床诊疗现状分析,当确诊时已发展到 N 期胃癌的患者占 10%~20%,这中间可手术者约 30% 仅能够做非根治性手术,如姑息切除、胃肠道吻合或进行探查手术等。即使做了根治性切除手术后仍有 30% 的患者复发、转移,不能再行手术切除。因此,从治疗前景上看这些晚期患者均需要进一步进行化学治疗、放射治疗或生物学治疗。

目前的研究现状表明胃癌新辅助化疗的理论基础主要体现在以下几个方面。

在手术前给予化学药物治疗患者易于耐受,有更高的依从性。而且术前化疗是起始治疗,可使肿瘤发生后首次受到打击和杀灭,选择在这时化学治疗肿瘤没有耐药性,化学药物治疗可有效地杀灭处于增殖周期的癌细胞,使肿瘤体积缩小,减轻组织的反应性水肿,减少肿瘤与周围组织的侵犯、粘连,降低肿瘤的分期,有利于提高胃癌手术的 R0 切除率。

大量的临床研究表明胃癌患者血流中可检出游离癌细胞,80% 晚期患者血流中可检出癌细胞,尸检发现 60% 以上的胃癌患者可有血管内癌栓,手术切除肿瘤标本也常可发现血管内癌栓。这些研究说明手术切除时已有潜在血行转移的危险。术前化疗可以杀灭侵入血道游离的癌细胞,防止发生血行转移与种植。实行新辅助化疗有利于控制或减少术后复发。

解剖学研究表明胃壁内淋巴管十分丰富,肿瘤细胞经淋巴网管引流至淋巴结是最常见的转移方式,可从癌灶局部所属淋巴结逐渐向远隔淋巴结蔓延。近年来前哨淋巴结示踪技术也发现部分病例也可呈跳跃式淋巴结转移。转移的淋巴结术中表现可大可小。其中,微小的转移淋巴结在术中难以发现和手术清除,因而常常遗留亚临床微小淋巴结转移灶。这些微转移灶是手术后肿瘤复发的重要原因之一。虽然癌灶愈小手术中愈难发现,但是术前化疗对其的杀伤力却很大,因而术前化疗可以彻底杀灭微小淋巴结转移灶,减少术后复发的危险性。

胃癌除淋巴道、血行转移外,还可直接浸润种植,当侵犯至浆膜面时可由破损处进入腹膜腔,造成腹膜种植转移;手术操作造成的医源性种植转移,也是术后复发的原因之一。日本学者通过 100 例胃癌腹腔镜检查发现,在没有腹腔积液的胃癌患者中也有 27 例发现腹腔种植。术前化疗特别是腹腔灌注化疗可使这些腹腔游离的癌细胞受到杀伤,使其生物活性受到抑制,不易种植繁衍,不仅可降低中晚期患者手术后种植转移的危险,也可减少医源性种植的可能性。

化学治疗杀灭癌细胞是以一级动力学(first order kinetics)的规律,即一定量的抗癌药只能消灭一定比例的肿瘤细胞,重复给药可使肿瘤的耐药性增加,术前化疗特别是采用减少耐药发生的联合化疗可获得最大的杀伤效应。如果采用经动脉介入化疗,药物是经供血动脉给药,药物首先到达靶器官,其药物分布与静脉给药有较大的不同,不受全身血流分布的影响,高浓度的药物直接到达靶器官,瞬间的药物分布浓度可提高数倍或数十倍。如某器官的血流量为全身血流的 10%,经静脉化疗进入该器官的药物量也只占全身药量的 10%。如果以同样量的药物经供血动脉至靶器官,其局部药物的浓度可较前者提高约 10 倍,而且药物进入人体后数分钟至数小时,由于药物的再分布,药物还可以再分布至全身和局部。经动脉介入化疗,药物不经全身循环途径,捷径到达靶器官时与蛋白结合的药物也较静脉给药低得多,药物效价提高 2～22 倍,疗效可提高 4～10 倍。术前化疗取得的效果可指导术后辅助化疗选择药物和方案,从而提高术后辅助化疗的作用,也避免术后选择无意义的化疗方案。

由于新辅助化疗是进展期胃癌外科综合治疗的一个组成部分,有别于传统的辅助化疗方式,特别安排在手术之前进行。其目标有三个方面:①提高手术切除率,为部分进展期胃癌患者提供了长期生存的可能性;②通过对肿瘤周围淋巴结及血液、腹腔中的游离癌细胞的术前控制,减少了术后复发的危险;③通过术前化疗的有效性观察,避免手术后选择疗效较差的化疗药物。

结合中晚期胃癌化学治疗的现状,胃癌的新辅助化疗应当遵循以下原则:选择目前被临床证实的疗效较好的化疗药物及化疗方案,一般认为单药化疗的有效率>20%,联合用药化疗的有效率在50%左右(35%~70%)。单药治疗晚期胃癌有确实和肯定的疗效,近10年用于胃癌有效的药物主要有以下几大类:抗代谢药以5-FU及其衍生物为主体基本药;铂类以CDDP最常用;蒽环类中以阿霉素(ADM)和表阿霉素(EPI)为代表;苯醌类以MMC使用最久;拓扑异构酶Ⅱ抑制剂中的羟喜树碱(HCPT)、伊立替康(CPT-11)及依托泊苷(VP-16)最受关注;二氢叶酸还原酶抑制剂甲氨蝶呤(MTX)是老药也常使用;影响微管功能的多西他赛(Taxo-tere)有可喜疗效。以上除亚叶酸钙(LV)/5-FU类有单药用于术前化疗报告外,其他药物均参与联合新辅助化疗方案。新辅助化疗采用联合用药为主流,联合用药疗效高,短期可以见效,个体化选择联合方案,效果好,可以避免严重不良反应,手术能如期进行。术前化疗周期不宜过长,在部分患者接受新辅助化疗后,可能效果很明显。但是必须明确胃癌的治疗仍然是以外科手术为最基本、最主要的治疗,绝不能因为新辅助化疗而耽误手术治疗的时机。因此,新辅助化疗应在短期内集中给药,如3~5 d,间隔2~3周为1周期,最多采用2周期即应安排手术。注重个体化治疗原则,对于每一个进展期胃癌患者是否都要进行新辅助化疗,应当根据患者的个体情况决定,而非千篇一律。如病期的早晚(目前认为Ⅲ、Ⅳ期胃癌较为合适)、其他脏器功能能否耐受化学治疗、与患者沟通后能否获得患者的认同等因素都是决定选择胃癌新辅助化疗的重要依据。

全身静脉化疗法是一种经静脉途径输入大量无菌溶液及抗癌药物的治疗方法。全身静脉化疗包括静脉注射、静脉滴注及静脉持续输注,具体给药方式应当按患者实际情况个体化。全身静脉化疗能否使胃癌患者受益是医患共同关注的问题之一。口服化疗药物法指抗癌药物经过口服,肠道黏膜吸收后到达肿瘤组织从而起到控制肿瘤的一种治疗方法。既往的口服抗癌药物由于胃肠道反应大、治疗效果差,临床应用受到一定限制。近年来,由于抗癌药物剂型的改进重新受到外科医生的重视,特别是替吉奥(复合氟尿嘧啶,S-1)的开发,不仅毒副作用减少了,疗效也明显提高。经股动脉介入灌注化疗即经股动脉逆向插管到腹腔动脉进入胃左或胃右动脉灌注化疗药物而控制胃癌细胞的治疗方法。研究表明局部灌注抗癌药物能够在肿瘤组织内形成局部高浓度,避免全身给药化疗时药物同血浆蛋白结合而失去抗癌活性,抗癌药物经过肿瘤组织而直接进入肝脏,并在肝脏代谢,全身毒副反应轻。临床病理学发现经股动脉介入灌注化疗后切除的胃癌标本癌肿组织坏死、癌细胞增生受到抑制、癌细胞凋亡增加。因而该治疗方法不仅减少了化疗的全身反应,而且增加了化疗的疗效。术前应用可以使癌肿缩小、减少血液中业已存在的癌细胞。因此,经股动脉介入灌注化疗可以提高晚期胃癌的切除率,减少进展期胃癌术后近期复发,进而提高进展期胃癌的长期存活率。腹腔灌注化疗法该方法是根据腹腔解剖学特点而设计的一种新的选择性区域化疗,由于腹膜-血浆屏障的存在,腹膜内与血浆中的化疗药物浓度相差可达 20～600 倍之多,不但能提高局部化疗药物浓度,还增加对腹腔内游离癌细胞或腹膜转移灶的直接细胞毒作用,避免全身性的严重不良反应。加之腹腔灌注化疗法具有明显的药代动力学优势,即对经门静脉系统转移的癌栓及肝内转移性癌细胞杀灭作用强,并且对患者的细胞免疫功能的损伤较轻,因而对防止腹腔转移和肝转移,即防止术后的复发和转移有着重要的临床意义。加之操作技术简单,故腹腔灌注化疗法已成为临床上新的研究课题。

尽管,近年许多进展期胃癌的临床研究显示,新辅助化疗是一个有希望改善胃癌患者预后的方法。而且,对于最初无法切除的 N 期病例,也有较多 II 期试验报道,认为新辅助化疗后可获得手术切除,甚至 R0 切除。但是,推荐新辅助化疗作为进展期胃癌新的标准治疗,尚存在许多问题。如何选择适当的评估方法或联合检测,以识别缓解或恶化病例,是将来努力的主要方向。

新辅助化疗病例选择有待规范。其潜在可治愈性切除患者,是目前胃癌新辅助化疗的病例选择。但这不仅纳入了部分可 R0 切除的病例,也排除了部分经过治疗后可以切除的 III 期患者。实际上,新辅助化疗适宜于无法 R0 切除的所有潜在可切除性胃癌患者。因此,鉴于胃癌临床分期的局限性,如何选择适当的病例接受新辅助化疗治疗,是胃肠肿瘤学者必须解决的难题。

准确的临床分期和预后预测因子的确定,是准确选择新辅助化疗病例的必要条件。腹腔镜分期、EUS、PET-CT、腹腔脱落细胞学检查、循环肿瘤细胞的检测等均显示有助于准确术前分期,避免不必要的剖腹手术和选择适当的治疗,但准确性均有待提高。许多分子标记物显示可能有潜在的预后预测价值:二氢嘧啶脱氢酶(DPD)、胸苷酸合成酶(TS)、P53、切除修复交叉互补基因-1(ERCC1)、血管内皮生长因子(VEGF)、碱性成纤维细胞生长因子(bFGF)、IL-6、IL-8、CD4+、CD4+/WF+、尿激酶型纤溶酶原激活系统(u-PA)、胰岛素样生长因子受体-1(IGFR-1)、凝血酶受体-1(PAR-1)、缺氧诱导因子-1α(HIF-1α)、p-Akt、sCEA mRNA、survivin、黏蛋白-4(MUC4)、MMP-9、闭合蛋白-4(claudin-4)、环氧合酶-2(COX-2)和低 EGFR、内皮他丁(ES)、HER2、OPRT 表达,以及微血管密度(>32)、彩色多普勒指数(>11%)等可预测高危复发、转移患者,宜选择新辅助化疗。Fas 受体表达则可能对提出新辅助化疗治疗有价值。但有效的预测因子的确定,仍需进一步大样本的前瞻性数据。

分子靶向治疗是另一个主要的潜在发展方向。分子靶向药物依据其作用于肿瘤细胞的不同信号转换途径靶位,分为 5 大类:①干扰生长信号的自我调节,如表皮生长因子受体(EGFR)抑制剂;②抑制血管生成过程,如血管生成抑制剂;③干扰无限复制能力,如细胞周期抑制剂;④促进细胞凋亡,如蛋白酶体抑制剂;⑤抑制组织侵犯和转移过程,如基质金属蛋白酶抑制剂。胃癌的靶向治疗研究尚少,仅完成一个关于 Marimastat 的 III 期 RCT 研究,生存受益未显示统计学意义。近年的 II 期试验研究,主要集中在以西妥昔单抗为基础的联合化疗,显示疾病控制率高、耐受性好和毒性反应可接受。贝伐单抗与常用化疗方案联合,也显示有良好的效果。但是,由于可导致胃肠道穿孔,其安全性必须确立。大样本资料显示,HER2 在胃癌中的表达率约 22.1%,曲妥珠单抗和多靶点酪氨酸激酶抗体治疗已显示出较好的效果。新近完成的曲妥珠单抗的Ⅲ期试验,证实 *HER2* 阳性患者可生存受益。此外,一些有希望的潜在靶点继续不断被发现和用于研究:细胞毒性 T 淋巴细胞抗原-4(CTLA4)、MUC4、*c-Met* 癌基因(表达肝细胞生长因子受体)、MMP-9、ES 等。但是胃癌的新辅助化疗研究,仅有 2 个包含少量 GEJ 病例的食管癌的Ⅱ期试验报道。另外,为确保多中心数据资料的准确性和研究结论的可靠性,建立统一的病例报告形式是必要的。

总之,新辅助化疗已经成为一个包括胃癌在内的各种实体瘤治疗的主要部分。大部分已经进行的Ⅱ期和Ⅲ期试验证实是安全可行的,可获得显著生存改善。但仍需进一步的严格随机研究证明其有效性和解决一些诸如病例选择、有效化疗方案的选择及疗效评估等残留问题。S-1、卡培他滨、CPT-11、多西他赛(紫杉醇)、奥沙利铂等新型细胞毒性药物及分子靶向药物,可能成为将来潜在可切除性胃癌新辅助化疗和(或)综合治疗的实质进展基础。分子标记物、PET-CT 可能预测 NAC 缓解和改善个体化治疗策略的确定。

4. 化疗方案　2014 年 NCCN 指南对于胃癌化疗的推荐方案如下。

(1)术前化疗(胃食管结合部和胃贲门癌)

1)首选方案:①紫杉醇+卡铂(Ⅰ类);②顺铂+氟尿嘧啶类(Ⅰ类);③奥沙利铂+氟尿嘧啶类;④顺铂+卡培他滨;⑤奥沙利铂+卡培他滨。

2)其他方案:①伊立替康+顺铂(2B 类);②多西他赛+紫杉醇+氟尿嘧啶类(5-FU 或卡培他滨)(2B 类)。

(2)围手术期化疗(包括胃食管结合部癌,术前和术后各 3 周期)　①ECF(表柔比星、顺铂和 5-FU)(Ⅰ类);②ECF 改良方案(Ⅰ类):表柔比星、奥沙利铂和 5-FU;表柔比星、顺铂和卡培他滨;表柔比星、奥沙利铂和卡培他滨。

(3)5-FU 和顺铂(Ⅰ类)术后化疗(包括胃食管结合部癌)　①氟尿嘧啶(5-FU 静脉滴注或卡培他滨)与氟尿嘧啶为基础的联合放疗前后;②术后辅助化疗(适用于 D2 术后患者);③卡培他滨+奥沙利铂;④卡培他滨+顺铂。

(4)转移性或局部晚期肿瘤的化疗(不适宜进行局部治疗时)　曲妥珠单抗+化疗用于 *HER2-neu* 过表达的腺癌患者。顺铂+5-FU 联用(一线治疗为Ⅰ类)疗效判定标准。

1)完全缓解:可能测定的病变完全消失,未出现新病灶达 4 个月以上。

2)部分缓解:肿瘤缩小率达 50% 以上,没出现新的病灶,持续 4 周以上。

3)无效:肿瘤缩小不足 50%,增大小于 25%,无新病灶出现。

4)进展:肿瘤增大超过 25%,有新病灶出现。

(5)晚期胃癌(转移,局部不能手术切除或复发)的化疗

1)单一药物:有活性的药物包括表柔比星、丝裂霉素、多柔比星、顺铂、依托泊苷(VP-16)、氟尿嘧啶、依立替康(CPT-11)、羟基脲和亚硝基脲。单一药物的缓解率低(15%~30%)、缓解时间短及很少有完全缓解,并且对生存率的影响很小。

2)联合化疗:联合用药比单一药物的应用要广泛得多,主要因为联合化疗的缓解率及完全缓解率较高,从理论上讲,这可能延长患者的生存期。然而,氟尿嘧啶与氟尿嘧啶+多柔比星(FA)及氟尿嘧啶+多柔比星+丝裂霉素(FAM)的对照试验(1985 年)未能显示

联合用药在生存率方面的优势,反而会增加费用及毒性反应。仅仅有一半的患者有可测量的病灶,有效率在联合用药组较高。欧洲的研究将甲氨蝶呤+氟尿嘧啶+多柔比星与依托泊苷+亚叶酸钙+氟尿嘧啶进行了比较,结果显示在两组联合化疗方案间没有明显的差异。不断有关于新的联合用药方案的报道,其最初的疗效一般均高于以后验证研究和随机试验的疗效。欧洲的某些表柔比星方案看起来是有效的,但是在美国并不是常规用药。顺铂和依立替康联合用药是有效的。在四项小样本的随机试验中,药物的联合应用与最好的支持治疗相比,对转移的患者显示出延长中位生存时间约 6 个月的作用。

5. 化疗建议　NCCN 指南关于胃癌全身治疗方案的建议如下。

（1）对晚期食管/食管胃腺癌、食管鳞癌和胃腺癌推荐的化疗方案可以交换使用（除非明确标示）。

（2）化疗方案应该根据体力状态、合并症、毒性反应和 *HER2-neu* 表达状态（仅腺癌）选择。

（3）首选两细胞毒性药物联用方案用于进展期患者,因其具有相对较低的毒性。而三细胞毒性药物联用方案,可以考虑用于具有良好 PS 评分和定期评估毒性的可耐受患者。

（4）如果有证据支持毒性更低并且疗效不受影响时可以优选（如有指征）Ⅰ类方案的改良方案或使用 2A、2B 类方案。

（5）任何方案的剂量和用药方案若不是来自Ⅰ类证据,则只作为一种建议,应根据具体情况进行适当修改。

（6）允许基于是否能获得药物、临床实践中的喜好和禁忌证改变细胞毒性药物的组合及用药方案。

（7）静脉滴注 5-FU 和口服卡培他滨可互换使用（除非明确标示）。与 5-FU 静脉注射相比,应优选静脉滴注 5-FU。

（8）顺铂和奥沙利铂可以根据毒性反应互换使用。

（9）对于局限性食管胃/胃贲门腺癌,应首选术前放化疗。围手术期化疗是个选择,但非首选治疗。

（10）对于局限性胃癌,应首选围手术期化疗或术后化疗加放化疗。

（11）推荐术后化疗用于接受过 D2 淋巴结清扫术的患者。

（12）如有临床指证可行化疗诱导。

（13）完成化疗后,应该评估疗效和远期并发症。

（14）放疗实施细节请参考放射治疗原则。

（四）靶向疗法

目前 FDA 已经批准三种靶向治疗药物（曲妥珠单抗、雷莫芦单抗和派姆单抗）用于治疗晚期胃癌。使用曲妥珠单抗基于 *HER2* 检测结果。使用派姆单抗基于 MSI 和 PD-L1 表达检测。此外 FDA 已经批准原肌球蛋白受体激酶（TRK）抑制剂恩曲替尼和拉罗替尼用于治疗 *NTRK* 基因融合阳性实体瘤。曲妥单抗试验是第一项随机、前瞻性、Ⅲ期试验,对曲妥珠单抗用于 *HER2* 阳性晚期胃或 EGJ 腺癌患者的疗效和安全性进行了评估。该试验中,594 例 *HER2* 阳性局部晚期复发或转移性胃或 EGJ 腺癌患者随机分组,接受曲妥珠单抗联合化疗(顺铂加氟尿嘧啶或卡培他滨)或单纯化疗,大多数患者为胃癌(曲妥珠单抗组为 80%,化疗组为 83%)。两组中位随访时间分别为 19 个月和 17 个月。结果表明,化疗加用曲妥珠单抗治疗后,*HER2* 阳性患者中位 OS 显著改善(分别为 13.8 个月和 11 个月,$P = 0.046$)。该研究确定曲妥珠单抗联合顺铂和一种氟尿嘧啶类药物可作为 *HER2* 阳性转移性胃食管腺癌患者的标准治疗方法。在事后亚组分析中,与 IHC0 或 1+ 且 FISH 阳性的患者($n = 131$;10 个月 *vs.* 8.7 个月;HR = 1.07)相比,化疗加曲妥珠单抗使 IHC2+ 且 FISH 阳性或 IHC+ 肿瘤患者 OS 进一步改善($n = 446$;16 个月 *vs.* 11.8 个月;HR = 0.65)。Ⅱ 期 HERXO 试验对用于 *HER2* 阳性晚期胃或 EGJ 腺癌患者一线治疗的曲妥珠单抗联合卡培他加奥沙利铂进行了评估($n = 45$)。中位随访 13.7 个月,PFS 和 OS 分别为 7.1 个月和 13.8 个月,达到完全缓解、部分缓解和疾病稳定的患者分别为 8.9%、37.8% 和 31.1%。最常报告的 3 级或以上不良事件为腹泻(26.6%)、疲劳(15.5%)、恶心(20%)和呕吐(13.3%)。在一项纳入 34 例 *HER2* 阳性转移性癌或 EGJ 腺癌患者的回顾性研究中,对于初治 *HER2* 阳性患者,曲妥珠单抗联合改良 FOLFOX 方案(mFOLFOX6)的耐受性较顺铂加氟尿嘧啶方案改善。该方案的 ORR 为 41%,中位 PFS 和 OS 分别为 9.0 个月和 17.3 个月。最常见的 3~4 级毒性为中性粒细胞减少症(8.8%)和神经病(17.6%)。这些结果表明,曲妥珠单抗联合卡培他加奥沙利铂或改良 FOLFOX 对 *HER2* 阳性胃食管癌患者是具有可接受安全性的有效方案。

应在 *HER2* 阳性患者的一线化疗方案中加用曲妥珠单抗联合氟尿嘧啶和铂类药物(在联合顺铂时为 1 类;联合其他铂类药物时为 2A 类)。FDA 批准的生物仿制药是曲妥珠单抗的合适替代品。曲妥珠单抗可以联合其他化疗药物用于一线治疗,但不建议与蒽环类药物联合使用。不得在二线治疗中继续使用曲妥珠单抗。

雷莫芦单抗:在临床试验中雷莫芦单抗(一种 VEGFR-2 抗体)对经治晚期或转移性胃食管癌患者的结果令人满意。一项国际随机多中心 Ⅱ 期临床试验(REGARD)表明,一线化疗后发生进展的晚期胃或 EGJ 腺癌患者可因雷莫芦单抗治疗生存获益。在这项研究中,355 例患者随机接受雷莫司单抗($n = 238$)或安慰剂($n = 117$)。雷芦单抗治疗组患者中位 OS 为 5.2 个月而安慰剂组为 3.8 个月($P = 0.047$)。雷莫芦单抗组高血压发生率较安慰剂高(16% *vs.* 8%),但其他不良事件的发生率相似。雷莫芦单抗联合紫杉醇治疗组中性粒细胞减少症和高血压更为常见。FDA 批准雷莫芦单抗(作为单药或联合紫杉醇)用于铂类或氟尿嘧啶类化疗一线治疗后难治或发生进展的晚期胃或 EGJ 腺癌患者。对这两项试验的暴露量-效应分析表明,两项研究中雷莫芦单抗均是 OS 和 PFS 的重要预测指标,指南建议将雷莫芦单抗单药(1 类)或雷莫芦单抗联合紫杉醇(首选 1 类)作为二线或二线以上晚期或转移性胃腺癌患者的治疗选择。雷莫芦单抗联合 FOLFIRI 可作为二线或二线以上治疗的选择(2B 类)。

派姆单抗是一种 PD-1 抗体,已于 2017 年获得 FDA 加速批准,用于治疗无法切除或转移性 MSI-H 或 dMMR 实体瘤患者,这些患者经治疗后发生进展且没有令人满意的其他治疗选择。

思曲替尼和拉罗替尼:涉及 *NTRK1*、*NTRK2* 或 *NTRK3* 编码 TRK 融合蛋白(TRKA,TRKB,TRKC)的基因融合,可以使激酶活性升高,并与许多实体瘤(头颈部、甲状腺、软组织、肺和结肠)的发生有关在 2019 年,FDA 批准了第二种 TRK 抑制剂恩曲替尼,其适应证与拉罗替尼相同,并且可用于转移性非小细胞肺癌(NSCLC)、*ROS1* 阳性肿瘤的患者治疗。批准恩曲替尼用于治疗 *NTRK* 基因融合阳性肿瘤是以三家多中心单臂 I 期和 II 期临床试验的数据为基础。对于 *NTRK* 基因融合阳性肿瘤且安全性可控的患者而言,恩曲替尼和拉罗替尼诱导持久,并且缓解具有临床意义。因此,建议将恩曲替尼和拉罗替尼作为 *NTRK* 基因融合阳性实体瘤患者的二线或二线以上治疗选择。

### (五)灌注化学治疗

1. 动脉灌注化疗　动脉灌注化疗就是通过动脉给药,使药物直接灌注到肿瘤部位,明显提高抗肿瘤药物在肿瘤部位的浓度,减轻全身的毒副作用。它最早应用于晚期患者,肿瘤广泛浸润或向邻近器官转移不能手术者。近来越来越广泛地应用到各种胃癌患者。术前诱导化疗主要应用于病灶范围较大,估计不能根治切除者。可以使肿瘤缩小,明显提高手术切除率、降低复发率、延长患者的生存期;对较早期患者动脉灌注化疗可以杀伤外周肉眼见不到的癌细胞浸润,以提高术后局部控制率;对晚期不能手术的患者,动脉灌注化疗主要应用于肝脏广泛转移、侵及邻近器官、淋巴结远隔转移及腹膜转移者;对手术后复发、静脉化疗和放疗无效者,动脉灌注化疗被认为是最有效的手段之一。碘剂严重过敏,一般情况差,心、肝、肾功能严重不良,急性感染,骨髓功能低下,严重贫血或有出血倾向者不适合动脉灌注化疗。

2. 动脉灌注化疗加栓塞治疗　胃壁的坏死将导致胃穿孔、弥漫性腹膜炎。同济医科大学余小舫等通过对晚期胃癌患者胃左动脉化疗加栓塞的研究认为,胃左动脉栓塞后组织学改变可见梗死主要发生在黏膜、黏膜下层,呈灶状散在分布,而不是成片的梗死,出血也呈灶状。但炎症细胞浸润、纤维增生却是全层的,这些可能对避免穿孔起了一定作用,同时也为逐步分割、蚕食肿瘤组织奠定了基础。原发灶主要位于小弯侧胃窦体交界处至贲门区域的所有不能切除的晚期胃癌患者,均可做胃左动脉栓塞化疗。研究表明此方法可使不能切除的、相当晚期的胃癌患者获得 62.5% 的有效率,且无严重毒副作用。还可作为胃癌术前的辅助治疗措施。

3. 腹腔灌注化疗(CHPP)　胃癌术后复发,50% 以上是由于癌细胞腹腔播散种植所致,严重影响胃癌患者术后的长期生存。CHPP-M 治疗腹腔种植癌,在动物实验中早已取得成功。高热可明显损坏肿瘤组织的血供,而正常组织内的血管则不受损害,热反应可增加药物对肿瘤的作用。CHPP-M 不仅能使热和药物直接作用腹膜表面和游离在腹水中的癌细胞,以致杀死,同时用流动灌注可将腹腔的游离癌细胞排出体外。腹腔持续高热灌注化疗适应于 II ～ IV 期胃癌患者采取根治性全胃或胃大部切除术后的治疗。

抗肿瘤药物经腹腔灌注后,在腹腔形成较静脉、口服更高的浓度,充分与瘤体和腹膜接触,达到更好地抑制和杀伤效果。此外,经腹腔的吸收,药物也可部分进入肝和全身组织,从而达到局部全身兼顾的目的。作腹腔灌注化疗时,应和静脉化疗时同样,给予辅助治疗。持续性腹腔热灌注化疗(continous hyperthemic peritoneal perfusion,CHPP)是近10年出现的新方法。CHPP治疗常用化疗药物有:丝裂霉素(MMC)和顺铂(DDP),或两者相加。CHPP的加热温度为:输入温度44~52℃,输出温度42~52℃,腹腔内温度为42~43℃。持续加热时间为60~96 min。文献报道CHPP具有明显的临床价值。有控制腹水、减少局部复发、延长生命的作用。CHPP的主要不良反应有骨髓抑制、急性肾功能衰竭,少数有肝功能损害,一般于CHPP结束后2周恢复。腹腔化疗的常用药物5-氟尿嘧啶1 000~1 500 mg/次;DDP 40~60 mg/次;MMC 8~12 mg/次,卡铂300~400 mg/次,单用或两种药物联合应用。腹腔化疗的液体量为1 000~2 000 mL/次,液体量小于1 000 mL/次,容易造成药物性腹膜炎,形成粘连、导管堵塞等,同时对药物弥散也有影响。

### (六)内镜下治疗

内镜治疗学在胃癌局部治疗中占有重要地位,是胃癌手术治疗的范围,是手术切除癌灶的补充方法。经内镜导入器械清除癌灶有其指征与适应证,并不是以内镜治疗代替手术切除。作为肿瘤专业医师决定胃癌患者治疗计划与方案时应遵循综合治疗原则,熟悉各种治疗手段,根据患者个体情况包括全身状况、肿瘤局部情况、患者自身意愿,从患者最大利益出发确定治疗手段与程序,要以循证医学方法制定具体治疗计划。

胃癌内镜治疗可镜下手术切除早期癌,包括经胃镜或腹腔镜微创外科切除,本章介绍经胃镜介入治疗胃癌,包括早期胃癌与局部进展期胃癌,后者是姑息治疗,可以提高生活质量缓解症状,成为非手术综合治疗的重要组成内容,包括激光治疗、光动力治疗、微波治疗、局部注药治疗。进展期胃癌内镜下治疗主要适用于因心、肺、肝、肾器质性疾病不能耐受手术的患者,以及已有远处转移无手术指征或手术无法切除的患者。

1.微波凝固治疗　将微波针状或柱状电极插入癌组织或直接与癌组织接触进行微波辐射,使肿瘤凝固坏死,反复进行多次治疗可使肿瘤缩小或消失。设备由微波发生器、磁控连接器、同轴电缆、单极电极和微波输出功率控制装置组成,输出频率2 450 MHz,波长12 cm,输出功率0~200 W,电极分针状与柱状两种,由胃镜活检钳道导入至癌灶处,微波能量使组织急速电场变化而发热,产生蛋白凝固而达到治疗作用。适应证与其他内镜治疗胃癌相同,早期可达到根治效果,晚期为姑息治疗。治疗方法:患者准备同胃镜检查,内镜到达病灶处,从活检钳孔插入电极,针状电极可插入病灶,柱形电极接触病灶,然后进行微波辐射,功率4 080W,脉冲时间5~20 s,根据病灶大小可多点辐射治疗,辐射时注意勿使电极紧密接触病灶,辐射后如电极与凝固组织黏附,应用电解系统通小量直流电使组织发生水解,电极极易退出,不可强行撕脱,以免组织撕裂造成出血。

2.激光治疗　主要是利用 Nd:YAG 激光对肿瘤组织汽化和凝固。由于光敏剂更多的集中于肿瘤,采用光动力学疗法在光敏剂的存在和分子氧地参与下,用630 nm波长红光行肿瘤区照射,可以有针对性地使肿瘤组织发生变性、坏死。Nd:YAG激光的激活介质是掺铱(Nd)的钇(Y)铝(A)石榴石(G)单晶体,简称 Nd:YAG 激光,为固体激光器,波长1.06nm,是不可见近红外光,利用高功率热效应达到致癌作用,输出功率由20~

120W，光照部位迅速升温，胃黏膜受热温度达到60 T时即出现蛋白质变性、黏膜变白，至80 T时蛋白质凝固，对癌组织达到清除目的。由于此种激光无选择性杀伤肿瘤，对正常组织也有损伤，严重时可发生内脏穿孔。Nd:YAG激光适应证为早期癌直径小于2 cm，局限在黏膜层，隆起型，境界清楚，经影像学及超声胃镜判断无淋巴结转移者。早期多发灶及浅表广泛型不适于本法，易造成残留癌灶。局部进展期胃癌及胃食管连接部（GEJ，贲门部）癌发生梗阻者，对缓解梗阻，消除狭窄，改善症状，提高生活质量有明显效果，但属于姑息治疗，为其他治疗如联合化疗创造有利条件。Nd:YAG激光治疗各种原因引起的上消化道出血，总有效率在90%以上，治疗胃癌并发出血也是主要局部止血方法之一，胃及贲门癌根治术后吻合口局部复发不能再切除者也适用激光治疗。据统计，Nd:YAG激光治疗的并发症有出血（2%），穿孔（0.06%），狭窄（0.12%），准确掌握治疗适应证，熟练操作技术是取得疗效、防止并发症的关键。

3. 局部药物注射　在内镜直视下对癌灶局部注射抗癌药物（如油性博来霉素、甲基亚硝脲乳剂、氟尿嘧啶乳剂、活性炭吸附抗癌乳剂等）、无水乙醇或免疫制剂。通过内镜活检钳道插入专用内镜注射针，将抗癌药物注入癌组织，使癌组织坏死脱落达到治疗效果。适应证：早期胃癌因年迈、体弱或有合并症不宜手术者，进展期胃癌特别是贲门癌引起狭窄者，胃癌术后吻合口局部复发不能再切除者。操作方法：患者准备同胃镜检查，内镜到达肿瘤部位后插入注射针，隆起型癌在瘤体中心及基底部与边缘多点浸润注射，如为溃疡型癌在溃疡边缘2~3 mm处进针。针刺深度4~5 mm，每点注药量1~2 mL，每周1次，3~5次为一疗程。可用药物有无水乙醇，每点0.5 mL治疗隆起型早期癌效果好。抗癌药可单一用药，博来霉素5 mg/mL，丝裂霉素0.4~0.5 mg/mL，5-FU 250 mg/5 mL，联合用药可以5-FU 250 mg/5 mL，稀释MMC 4 mg，以此混合液局部注射，为发挥局部注射对转移淋巴结的治疗作用，可采用抗癌药乳剂（如博来霉素、丝裂霉素、5-氟尿嘧啶等）、非特异性免疫制剂，如OK-432以生理盐水稀释为5~10 IU/5 mL，每点0.5 mL。BCG、TNF、白细胞介素-Ⅱ及干扰素也可局部注射。经内镜直视下局部注射药物方法简便易行，对早期胃癌可达到根治目的，但如有癌灶残留仍可复发，本法对深在癌灶与淋巴结转移治疗效果较差，对于进展期癌主要用于发生梗阻者，局部注射药物可使癌组织坏死脱落，缓解狭窄，起到姑息治疗作用。也为配合激光等治疗创造条件。本法安全、副作用少，局部用药浓度过大时可发生溃疡，并发出血或穿孔者少见。

4. 经皮内镜下胃-小肠联合造瘘术　进展期胃癌伴幽门梗阻者可以考虑行经皮内镜下胃造瘘术，以解除长期留置胃管的痛苦。在可能的情况下同时通过幽门联合放置空肠造瘘管进行肠内营养，24 h后就可经空肠造瘘管给予要素饮食。

5. 自行扩张金属支架　胃癌进展造成的上消化道梗阻影响进食者可以通过内镜下植入自行扩张金属支架来缓解。治疗一般无严重并发症，治疗后2 d左右能进固体食物，生活质量明显改善。

（七）光动力治疗

光动力治疗技术是治癌新方法，又是一种特殊机制的抗癌药物治疗，光敏剂是抗癌作用的主体,特定波长的激光是激活媒体,使被激发的光敏剂产生抗癌作用。严格来讲光动力治疗不应列入激光治疗或内镜治疗范围,应为抗癌药治疗,但不同于一般化疗药,它具有选择性杀伤,不产生耐药,重复治疗有效,不同病理类型癌细胞均有效,对正常组织与器官无严重毒性,治疗并发症少的优点,近20年来广泛用于治疗各种癌症,已被许多国家批准临床使用。光敏剂在不断研制更新,但最普遍使用的还是HpD(血卟啉衍生物)。激发光源近年渐被半导体630 nm激光取代,因此这一技术应称血卟啉衍生物光动力治疗(HpD-PDT,hematoporphyrin derivative-photodynamic therapy)。治疗胃癌首先于1980年日本早田义博报告,1985年国内正式报告。此后有日、中及欧美10个国家开展治疗早期与局部进展期胃癌。HpD-PDT治疗胃癌的适应证:早期癌是最佳治疗对象,凡是因全身状况或患者拒绝手术者均可采用HpD-PDT,对隆起型与凹陷型均有效,由于早期胃癌深度仅及黏膜下层,光动力杀伤深度达10 mm,完全可以全部清除癌灶,特别是浅表广泛型早期胃癌其他局部治疗技术容易遗漏残留,本法有选择性杀伤作用。治疗局部进展期胃癌只要光可以照到的范围内均有治疗作用,过大过深的肿瘤一次难以获效,可以重复治疗,手术切缘残留癌及吻合口复发癌及早采用光动力治疗会得到很好疗效,对于癌灶引起严重梗阻、光导纤维不能通过者无效,对此种状况缓解梗阻不及Nd:YAG激光,在Nd:YAG激光打通腔道尚有残留癌或其他局部非手术治疗如内镜下手术、微波、药物注射后残留癌的清除HpD-PDT可以发挥治疗作用。HpD-PDT治疗方法的光敏剂被批准用于治疗胃癌的产品有:photofrin,photofrinⅡ及国产卟啉,剂量3~5 m/kg稀释于生理盐水中静脉滴注,注射前用原液做皮内试验,注药后应避光,至48~72 h进行激光照射。患者准备与胃镜检查同Nd:YAG激光,传导光纤有3种类型,最常用的是柱形光纤,其次是点状光纤,少用球形光纤。环绕四周的癌灶如在贲门部使用柱形光纤,面积小的早期采用点状光纤最佳,如为浅表面积大者采用球形光纤。点状光纤端距癌灶表面1 cm左右,光斑直径1.0~1.5 cm,根据测得输出功率密度及设定能量密度决定每点照射时间,常用输出功率密度300~400 mW/cm$^2$,能量密度200~250 J/cm$^2$,照射面积为全部癌灶,治疗后处理同激光治疗,1个月后胃镜复查判断效果。肿瘤大小对直径大于5 cm者有效率<10%,肿瘤大体类型属隆起型者有效率达79%,TGC100%,联合全身化疗可提高有效率并延长生存率,证明局部治疗与全身治疗综合措施更能使患者受益。

(八)免疫疗法

所谓免疫治疗是指通过调整机体对肿瘤的免疫反应而产生抗肿瘤效果的治疗方法。目前,用于胃癌临床的免疫治疗主要有非特异性生物反应调节治疗和过继免疫治疗两大类。胃癌患者往往有免疫功能低下,不论以何种免疫指标检测,细胞免疫功能降低均是一致的,并与病变范围、病期、病灶大小、癌灶去除与否、组织学类型及预后等密切相关。另外,无论是手术还是放疗或化疗,均对机体的免疫功能有所损害。临床上已不乏使用各种免疫治疗手段来辅助手术、放疗、化疗以恢复提高机体的免疫功能而增强治疗效果。免疫治疗的方法就免疫学机制而论,分为特异性免疫治疗和非特异性免疫治疗两类,且以后者使用为多。

1. 非特异性生物反应调节治疗　非特异性生物反应调节治疗的药物也称为免疫增强剂,是一类通过调动机体内在的防御机制,提高体内免疫活性分子的浓度和(或)增强免疫活性细胞的功能,从而增加对肿瘤的非特异免疫能力的物质。免疫增强剂多与放、化疗联合应用,在胃癌治疗中疗效较为肯定的有以下几种。OK-432 是溶血性链球菌 A 组三型低毒变异株(Su 株)制剂,经青霉素 G 处理加热 45 ℃后冻干而成,具有明显的抗癌活性。在进展期胃癌瘤体内注射 OK-432,可激活全身和局部抗肿瘤免疫反应。有报道,Ⅲ期胃癌患者术前瘤内注射 OK-432 的 5 年生存率远较对照组高,两者分别为 47.7%~83.3%和 27.5%~42.9%。一项韩国研究将 370 名晚期胃癌患者分为单纯手术组、手术+5-FU 和 MMC 化疗组以及手术+5-FU 和 MMC 化疗+OK-432 组,结果 3 组的 5 年生存率分别为 24.4%、29.8%及 45.3%,提示胃癌术后辅助化疗+免疫治疗的优越性。其他还有诸如 PS-K、卡介苗、IL-2、干扰素、胸腺肽、肿瘤坏死因子等。临床应用适应证、给药剂量和方法远未统一,其确切疗效有待于长期临床观察。

2. 过继免疫治疗　过继免疫治疗包括淋巴因子激活的杀伤细胞(LAK 细胞)、肿瘤浸润淋巴细胞(TIL)和细胞毒性 T 细胞(CTL)。LAK 细胞具有广谱杀伤肿瘤活性,在 IL-2 诱导下能显著杀伤人体多种肿瘤细胞。TIL 细胞是从肿瘤组织中分离的淋巴细胞,具有较强的肿瘤特异性和肿瘤部位靶向性,其抗肿瘤效应是 LAK 细胞的 50~100 倍。CTL 细胞是由淋巴细胞与肿瘤细胞混合培养产生,能自动寻找并特异性杀伤自身肿瘤细胞,因而具有更强的抗肿瘤活性。由于肿瘤细胞的抗原性弱,免疫系统不能识别,要通过主动免疫改变肿瘤细胞表面抗原结构来提高抗原性而促使免疫效应的增强。从理论上说来,瘤苗是最有效的肿瘤免疫抗原。若用自体活瘤细胞制备瘤苗,增强细胞免疫的作用应更好,但由于在接种部位有肿瘤生长的可能而不能将活瘤苗用于人类。制备瘤苗的一般方法为选取纯瘤组织(多取自手术标本)制成细胞匀浆后加以灭活(如加热、放射、加入化疗药物、多次冰冻-温化处理等),根据需要可加入佐剂,以提高细胞膜抗原性及避免产生封闭因子的危险。一次接种量相当于 10 个细胞,以生理盐水悬浮后注射于前臂皮内或皮下。不良反应有注射局部红肿、硬结或溃疡,全身反应较少,偶有低热。瘤苗作为综合治疗手段之一,对消灭肿瘤残余,延长生存期及改善全身症状有一定意义,但对于癌灶过大或已有转移者应用瘤苗有产生封闭抗体、促使肿瘤恶化的可能,加之制备困难,因而在临床应用颇受限制。

3. 特异性被动免疫疗法　自体或异体、异种抗瘤血清等的临床应用由于作用甚微而不良反应甚大,基本上已被放弃。单克隆抗体尚只用于诊断性实验及少量临床试验。

## 九、研究前沿

胃癌是消化道最常见的恶性肿瘤之一,其临床特点是早期诊断极其困难。恶性程度高,发展快,预后较差。近年来,随着近年来分子生物学技术的迅猛发展,以及其在肿瘤疾病研究中的广泛应用,使人们对肿瘤的认知已跨越细胞水平而深入分子水平,标志着肿瘤分子病理时代的来临。分子生物学在肿瘤研究领域的广泛应用,为肿瘤实验研究和临床诊治提供了崭新的技术和有力的工具,有助于揭示肿瘤的本质和起源,在肿瘤早期诊治和预后判断中将发挥日益重要的作用。

1. 蛋白质表达检测技术 蛋白质是基因转录和翻译表达的产物,是行使基因功能的生物大分子,随着生物学研究的进展,发现在越来越多的蛋白质,包括各种癌基因和抑癌基因产物、细胞因子、受体乃至生长因子等在细胞调控中担负重要功能。因此,检测肿瘤细胞或组织中蛋白的表达可反映基因功能状况。蛋白表达一般采用免疫学方法检测,即应用待测蛋白(抗原)相应的抗体来识别。目前几乎所有被克隆的癌基因、抑癌基因表达蛋白质已被纯化,大量的单、多克隆抗体被制备且已商品化,为这些蛋白质产物的测定提供了十分有利的条件。

(1)免疫组织化学或免疫细胞化学法 在组织切片或细胞切片上进行检测,其特点是在保持组织或细胞结构条件下进行原位分析,特异性和敏感性都较强,这是一种定性和半定量的检测方法,方法简单、成熟,容易开展。近年来,集成数十,甚至数百病例的组织芯片已广泛应用,一次检测可快速提供肿瘤组织中基因表达信息,显著提高了效率,适用于基因表达的筛查。

(2)酶联免疫吸附试验和免疫印迹 酶联免疫吸附试验(enzyme - linked immunosorbent assay,ELISA)和免疫印迹(Western blot)方法检测肿瘤细胞或血清中的蛋白质产物。ELISA 是在细胞悬液中进行,可对特定蛋白质进行定量分析。Wester blot 对组织或细胞进行分析,也可对释放至血液中的蛋白质进行检测,其敏感性和特异性均较强,亦属于半定量方法。

(3)流式细胞术(flow cytometry) 有荧光标记的抗体与细胞膜特异抗原结合,用流式细胞仪对含有不同荧光信号的细胞进行检测,该方法适合于对细胞群体进行分析。更新一代的图像细胞测量术(image cy-tometry)则可应用特定的波长的光密度进行积分而测定特定蛋白质的含量。

2. 基因表达检测技术 尽管肿瘤发病的分子机制尚未完全清楚,但公认与肿瘤相关基因的遗传学改变有关。遗传学改变主要引起癌基因激活和抗癌基因的失活。基因突变、缺失、插入、扩增、易位等常见遗传学改变在细胞癌变的过程中都可见到。从分子水平,即在 DNA 和 RNA 水平检测肿瘤基因表达的变化,可据此进行肿瘤早期诊断分型、分期和预后判断。常用检测方法主要有聚合酶链反应技术和核酸分子杂交技术。

(1)聚合酶链反应技术 聚合酶链反应技术简称 PCR 技术,是一种利用 DNA 变性和复性原理在体外进行特定的 DNA 片段高效扩增的技术,可检出微量靶序列(甚至少到1 个拷贝)。癌基因和抑癌基因的某些遗传学改变(表达增加、缺失和突变)在许多肿瘤的早期和癌前病变,甚至在良性病变阶段就可出现,PCR 技术是检测这些改变最简便和有效的手段,对某些癌基因的遗传学变化的检测几乎已达到确诊某些肿瘤的程度。例如,某些泌尿系肿瘤几乎 100% 可检测到 *CD44* 基因的异常拼接表达,而其良性病变完全没有这种异常表达;原癌基因易位导致的 *BCR/ABL* 融合基因形成在几乎所有慢性骨髓性白血病患者都可以检测到。PCR 技术不但能有效地检测基因的突变,而且能准确检测癌基因表达量,用半定量的逆转录 PCR(RT-PCR)方法检测基因 mRNA 表达较检测蛋白表达的方法更为敏感,近年发展的荧光定量 PCR 是一种全定量检测技术,较 RT-PCR 具有更高的敏感性和特异性,可用于肿瘤标志物(特异抗原)、肿瘤微转移、肿瘤残留和耐药性的检测,以此作为肿瘤早期诊断、精确分期、治疗方案制定、效果评估和预测预后的依据有极其重要的意义。

(2)核酸分子杂交技术 即基因探针技术。利用核酸的变性、复性和碱基互补配对的原理,用已知的探针序列检测样本中是否含有与之配对的核苷酸序列的技术。该技术是临床应用最早的,也是最基础的分子生物学技术,是印迹杂交、基因芯片等技术的基础。不少探针已经商品化。由于核酸分子杂交的高度特异性及检测方法的灵敏性,它被广泛应用于基因克隆的筛选、酶切图谱的制作、基因序列的定量和定性分析及基因突变的检测等。

近年来发展的 DNA 芯片(基因芯片)技术,实际上就是一种大规模集成的固相杂交技术,芯片上固定的探针除了 DNA,也可以是 cDNA、寡核苷酸或来自基因组的基因片段,且这些探针固化于芯片上形成基因探针阵列。因此,DNA 芯片又被称为基因芯片、cDNA芯片、寡核苷酸阵列等。作为新一代基因诊断技术,DNA 芯片的突出特点在于快速、高效、敏感、经济、平行化、自动化等。与传统基因诊断技术相比,DNA 芯片技术具有明显的优势:①基因诊断的速度显著加快,一般可于 30 min 内完成;②检测效率高,每次可同时检测成百上千个基因序列,使检测过程平行化;③基因诊断的成本降低;④芯片的自动化程度显著提高,通过显微加工技术,将核酸样品的分离、扩增、标记及杂交检测等过程显微安排在同一块芯片内部,构建成缩微芯片实验室;⑤因为是全封闭,避免了交叉感染;且通过控制分子杂交的严谨度,使基因诊断的假阳性率、假阴性率显著降低。DNA 芯片技术在肿瘤基因表达谱差异研究、基因突变、基因测序、多态性分析等方面应用广泛。

3. DNA 分子克隆技术(基因克隆技术) 在体外将 DNA 分子片段与载体 DNA 片段连接,转入细胞获得大量拷贝的过程称为 DNA 分子克隆(或基因克隆)。其基本步骤包括:制备目的基因→将目的基因与载体用限制性内切酶切割和连接,制成 DNA 重组→导入宿主细胞→筛选、鉴定→扩增和表达。载体(vecors)在细胞内自我复制,并带动重组的分子片段共同增殖,从而产生大量的 DNA 分子片段。主要目的是获得某一基因或 DNA片段的大量拷贝,有了这些与亲本分子完全相同的分子克隆,就可以深入分析基因的结构与功能。随着引入的 DNA 片段不同,有两种 DNA 库,一种是基因组文库(genomic library),另一种是 cDNA 文库。

4. 基因转染技术 将特定的遗传信息传递到真核细胞中,这种能力不但革新了生物学和医学中许多基本问题的研究,也推动了诊断和治疗方面的分子技术发展,并使基因治疗成为可能。目前基因转移技术已广泛用于基因的结构和功能分析、基因表达与调控、基因治疗与转基因动物等研究。

基因转染技术有磷酸钙介导的转染法、DEAE 葡聚糖介导转染法、脂质体介导转染法及电击基因转导法等。靶基因被导入细胞后,一般在转染后 48 h,靶基因即在细胞内表达。根据不同的实验目的,48 h 后即可进行靶基因表达的检测等实验。如若建立稳定的细胞系,则可对靶细胞进行筛选。转基因动物是以实验方法将目的基因导入宿主受精卵或早期胚胎细胞染色体基因组内,使其稳定整合和遗传给后代动物。它主要采用显微注射法、逆转录病毒载体感染法、精子载体法、电转移法与胚胎干细胞法。转基因动物模型的建立,推动了肿瘤在分子水平上的研究,它使人们认识到激活的原癌基因的异常表达及功能失常,是肿瘤发生的初始阶段。将癌基因与特定细胞的调控序列连在一起,可使癌基因在特定细胞中表达,研究靶细胞对不同癌基因的易感性,阐明某一癌基因对特定细胞生长、分化及功能的影响;它还可以研究多种基因的协同作用,有助于对多步骤致癌机制进行深入的探讨。分子生物学技术在胃癌临床诊治中的应用,有利于筛查肿瘤特异性标志物,用于胃癌的预防和早期诊断。

在胃癌早期,绝大多数患者几乎没有任何症状,不易获得临床诊断,当患者就诊时多数已经处于中晚期。提高胃癌疗效最关键的措施是如何早期发现和合理治疗。随着纤维胃镜的广泛使用,早期胃癌的临床检出率虽有所提高,但总体上仍然很低,应用常规手段难以达到早期发现的目的,应用肿瘤标志物检测辅助临床诊断已成为胃癌早期诊断的重要途径。肿瘤组织与正常组织比较起来,没有绝对的不同,而是具有两重性,肿瘤组织中有成千上万种蛋白质,其中绝大部分与其起源的正常组织的蛋白是相同的,这些就不会引起宿主的免疫反应,对自体是没有抗原性的,只有那些与正常组织的蛋白不同的蛋白,为肿瘤组织所特有的蛋白质才具有抗原性,是肿瘤的特异性抗原,也即肿瘤特异标志物。寻找肿瘤特异标志物无论是对肿瘤的早期诊断还是靶向生物治疗均十分关键。一种理想的肿瘤特异标志物应具有下列特点:①敏感性高,在肿瘤早期即可检出;②特异性好,能完全鉴别肿瘤和非肿瘤,同时还应具有器官特异性;③易于检测,检测方法操作简便、价廉,易于推广,且要求精密度、准确性高;④半衰期短,能反映肿瘤的动态变化,血清中浓度能很好反映瘤体大小及临床分期,可用以评价疗效、监测复发和转移。但迄今为止,尚未找到理想的胃癌特异性标志物,目前发现的肿瘤抗原大部分是肿瘤相关抗原,这与肿瘤基因的复杂性,即没有一种肿瘤是单一类型有关。

5.癌胚抗原(CEA) 作为消化道肿瘤标志物已为人们所熟悉,临床目前广泛使用。CEA 在多种肿瘤患者都有升高,但在胃肠道肿瘤的敏感性更高。胃癌各期血清 CEA 增高的阳性率为 8.0%~62.5%,早期胃癌 CEA 阳性率低,敏感性差,在中晚期胃癌中 CEA 阳性率明显增高,因此,CEA 作为肿瘤标志物用于早期胃癌的诊断意义不大。其他一些消化道肿瘤标志物如 CA19-9、CA125、铁蛋白(SF)及 CA50 在早期胃癌的敏感性和器官特异性与 CEA 相似,定期检测对胃癌治疗后疗效分析、预后判断、预测复发和转移的价值高于早期诊断。但是,这些肿瘤标志物联合检测对胃癌诊断仍有一定意义,可有效提高检测的敏感性和特异性。

# 十、预后

预后是医学术语,是指在给予治疗或不予治疗的情况下,某种疾病的发展方向,即治愈、好转、控制、恶化、死亡等情况。疾病的预后受疾病本身的自然病程、疾病发现的早晚(即疾病在被发现时的严重程度)及采取何种治疗措施等诸多因素的影响。胃癌是威胁我国人民生命健康的最严重的恶性肿瘤之一。在影响胃癌预后的诸多因素中,首先病灶的浸润深度和淋巴转移是最重要的因素,其次是治疗方法,包括手术类型、淋巴结清扫范围、综合治疗措施的应用等。其他如肿瘤的病理类型及生物学特征,患者的年龄和性别等,对预后亦有一定的影响。

要想改变胃癌的预后,最根本的途径是提高早期发现、早期诊断率。因为,在其他条件包括疾病的特性、治疗措施等相同的情况下,疾病越是处于早期,就越容易被控制,患者获得治愈的可能性也就越大。有报告表明,早期胃癌的5年生存率、10年生存率分别可以达到95%和90%胃癌患者手术后不能说彻底治愈,万事大吉了。即便对于无须术后化疗的早期胃癌术后的患者,也要进行术后随访。因为,一方面,通过手术后随访复查可以及时发现患者是否有肿瘤的转移或复发,以便采取早期的积极措施,提高治愈率;另一方面,通过随访复查,医生与患者很好地进行沟通,可以随时了解病情变化,采取相应措施,促进患者的康复。

对胃癌患者要做哪些随访工作?胃癌术后1年内,每3个月来门诊复查。第2年内,每半年随访1次。以后每年随访1次。随访还可以采取信访的方式。复查时要了解患者腹部有无肿块,肝脏是否增大,脐部状况,左锁骨上窝有无淋巴结肿大,直肠前凹能否触及肿块等。每半年做胸透和腹部B超1次,必要时做CT、胃镜等其他特殊检查,以明确是否有复发或远处转移。随访时还要注意患者的生活质量,如餐次、食量,有无倾倒综合征或胆汁反流现象,体重变化情况,是否贫血,生活起居是否正常,体力情况,能否恢复正常工作等。

注意胃癌患者的心理调节,一个人的健康,不但是指生理上的健康,还指心理上的健康,以及社会行为上的健康。患了癌症后,不但要治疗疾病本身,还要注意对心理过程的认识和调整。一个人患病后,必然产生相应的心理变化,癌症患者的心理变化更为明显。患者往往意志薄弱,情绪低沉,如果缺乏家庭的关怀,更容易产生绝望心理,放弃治疗,消极等待死神的降临。"哀莫大于心死",这样的患者在思想上失掉了生存的信念,常常过早地死去。一位患者说得好:"得了癌症,一是吓死的,二是愁死的,三是病急乱投医治死的,四才是病死的。"一个人机体上得了癌并不是最可怕的,最可怕的是精神上垮了,那这个人就无可救药了。造成恐惧、焦虑的原因主要是人们对癌症知识了解得不多,对医学发展知之甚少。其实,癌症并非绝症,大部分癌症患者可以通过多学科综合治疗得到不同程度的康复。因此,得了癌症以后,要从心理上做到接受现状,为之当为。考虑到最坏的结果,从心里接受它,然后采取积极的步骤往好的方向努力,过好生命中的每一天。一定要鼓起战胜疾病的信心,使消极心态转化为积极心态,保持乐观开朗的情绪,合理进食,适当锻炼,与家人朋友多沟通,积极配合治疗。许多病例已经证明,大多数恶性肿瘤,只要做到早期发现,早期诊断,早期治疗是可以治愈的。得了胃癌,要主动配合治疗,积极锻炼身体,提高机体的抗癌能力,乐观地对待疾病,定能取得最佳的疗效。

早期胃癌预后较好,黏膜内癌的5年生存率为96.4%,10年生存率94.2%,黏膜下癌的5年生存率93.9%,10年生存率87.8%。早期胃癌的平均5年生存率为95.2%,10年生存率为90.9%。早期胃癌主要是通过血行转移导致复发。与早期胃癌预后有关的病理因素有四,凡有下列情况者预后较差:①浸润深度超过黏膜下层的1/2,即接近固有肌层;②肿瘤深部瘤组织呈膨胀性生长浸润;③组织学为肠型胃癌;④可见静脉侵犯。

而淋巴结转移对早期胃癌的长期生存率并无明显影响,这可能是因为在手术切除时已做了足够范围的淋巴清扫。

胃癌的预后与胃癌的临床病理分期、部位、组织类型、生物学行为及治疗措施有关,而以分期对预后的影响最大,早期胃癌预后远比进展期胃癌好。就全球范围而言,胃癌根治术后的 5 年生存率 20% ~ 50%,总体胃癌人群的 5 年生存率仅 10% ~ 20%,且生存率数据存在很大的地域差异。近 10 年来,在日本和韩国胃癌总体术后 5 年生存率稳步提高,达到 60% 乃至 70% 以上。反观国内,过去 10 年来虽然在胃癌的规范化手术和综合治疗方面取得了长足的进步,也不乏根治性手术后 5 年生存率 40% 或 50% 以上的报道,但总体术后 5 年生存率仍较日、韩存在很大差距。究其原因最主要的是日本和韩国早期胃癌诊断率远较我国为高,达 45% ~ 55%,而我国早期胃癌的诊断率仍徘徊在 10% 左右。因此,欲改善我国胃癌患者的预后,其根本还是要提高早期胃癌的诊断率。鉴于目前我国尚难开展胃癌普查工作,临床医师应适当放宽上消化道钡餐造影和胃镜检查的指征,条件许可时,应积极开展胃癌高危人群的普查工作。

随着外科学技术的发展和辅助治疗手段的丰富,近年来以胃癌根治性手术为核心的个体化综合治疗方案不断得到完善。但在早期胃癌治疗模式的转换、进展期胃癌综合治疗方案的选择等诸多领域,尚未完全达成共识,循证医学的兴起为这些争议的解决提供了契机。我国胃癌病例数目虽然庞大,但是符合循证医学原则开展的多中心、大样本的前瞻性随机对照研究极为有限。未来应该充分利用国内丰富的病例资源,积极开展多中心前瞻性随机对照临床研究,不断优化胃癌的综合治疗方案。

综上所述,欲缩小胃癌诊治水平与日、韩的差距,重点在于探索符合我国国情的早期胃癌筛查方案,提高国人早期胃癌的诊断率,并根据循证医学研究成果,建立适合我国胃癌患者的诊断和治疗规范,这将是今后我国胃癌防治工作的主要努力方向。胃癌的预后取决于肿瘤的部位与范围、组织类型、浸润胃壁的深度、转移情况、宿主反应、手术方式等。胃癌发生发展是一个漫长而复杂的生物学过程,影响胃癌患者手术后预后的因素除治疗因素外,还有许多与治疗无关的因素。

1. 与胃壁的浸润程度相关　①早期胃癌预后佳,若只侵及黏膜层,术后 5 年生存率可达 95% 以上。②侵及浅肌层者,术后 5 年生存率为 50%,深肌层者为 25%。③侵犯浆膜者,术后 5 年生存率仅为 10%。

2. 与胃癌的淋巴结转移相关　淋巴结转移为胃癌转移的主要途径,它是影响胃癌患者预后的一个重要因素。胃癌淋巴结转移与生存率有显著相关,5 年生存率为如下。①无淋巴结转移者 41.1%。②第 1 站转移者 13.3%。③第 2 站转移者 10.1%,有的资料报道,第 2 站以远淋巴结有转移者其 5 年生存率为 0。

3. 与肿瘤的生长方式相关　胃癌的生长方式为胃癌生物学行为的一种主要表现,近年来受到病理学界的高度重视,根据癌组织的浸润生长方式分为三型。①团块生长:预后最好。②巢状生长:介于两者之间。③弥漫性生长:预后最差。

## 十一、预防

到目前为止,胃癌的病因尚不十分清楚。以目前对胃癌病因的研究来看,大部分胃癌是饮食、生活和环境因素长期综合作用的结果,只有弥漫型胃癌(大约10%左右)有遗传倾向。在不同地区胃癌发生的病因可能不尽相同,但就胃癌预防的措施而言,不外于两个方面:一是设法控制和排除已知的可疑致癌因素,消除或减弱生活中的致胃癌因素,降低胃癌发病率,即通常所说的一级预防;二是在一定风险的自然人群中开展胃癌普查,或对易感个体进行定期随访检查,以期做到早期发现、及时治疗,降低死亡率,即胃癌的二级预防。

### (一)一级预防

1. 注意饮食卫生　胃是人体进食和消化的重要器官,长期不良的饮食习惯很容易引起慢性胃病、胃溃疡以至发生胃癌。

经常吃过热的食物可破坏口腔和食管的黏膜,经常刺激破坏消化道黏膜可导致细胞癌变。吃饭快,食物的咀嚼不细易损伤消化道黏膜,产生慢性炎症;另外,食物团块的体积大,易对食道和贲门等消化道产生较强的机械刺激,久之会引起损伤甚至癌变。改变不良的饮食习惯,注意营养搭配和饮食卫生,多食新鲜、干净的食品,避免食用刺激食物,避免食用粗糙、坚硬、过烫、辛辣食品,避免暴饮暴食等不良饮食习惯。饮食因素在胃癌的第一级预防中占有重要地位,养成良好的进食习惯,细嚼慢咽,不吃烫食,少吃质硬粗糙的食物。每天进食盐量应低于10 g,尽量少吃或不吃盐腌、烟熏、油炸食物,如泡菜、咸肉、火腿、腊肉、熏鱼等;不吃霉变食品。冰箱的普遍使用,冷藏保持食品的新鲜,减少了对化学方法保存食品的依赖,可望进一步降低胃癌的发病率。多吃新鲜蔬菜和水果,多饮绿茶。新鲜蔬菜、水果富含具有抗氧化作用的维生素C、维生素E及胡萝卜素。绿茶中的茶多酚,对胃黏膜具有保护作用。有关通过补充维生素进行化学预防的研究结论并不一致。新鲜蔬菜、水果,尤以绿叶蔬菜和柑橘富含维生素C,绿色蔬菜含较多维生素E。维生素C可使亚硝酸还原为氧化氮,从而阻断胺的硝基反应。实验证明大剂量维生素C能直接抑制亚硝酸胺致胃癌过程。维生素E是一种重要的细胞内抗氧化剂,它抑制亚硝化的作用机制与维生素C相似。Burr报告维生素C摄入量与胃癌死亡率呈负相关,与摄取蔬菜水果多少有关。

1900年开始,发达国家电冰箱广泛而迅速普及,使食物储存、运输方式发生了根本变化,人们得以常年均匀地食用蔬菜和水果,减少了腌制食物的制备。Wmdel提出在2 ℃时硝酸盐自发转为亚硝酸盐的过程几乎完全被抑制,从而减少了亚硝酸盐的摄入量。家用冰箱的普及、肉食品添加剂亚硝酸盐使用量减少、食盐消费水平下降以及新鲜花茶水果摄入量和乳制品摄入量增多是胃癌发病率显著下降的原因之一。

根据我国胃癌综合考察报道,胃癌高发区粮食霉变比较普遍,慢性胃病患者胃液检出产毒真菌杂色曲霉占第一位,并与胃黏膜病变的严重程度及胃液氨含量明显相关,其检出率明显高于低发区。动物实验证明杂色曲霉菌、黄白霉菌毒素可诱发大鼠胃癌,某些真菌在适宜条件下可产生致癌霉菌毒素,并可促进亚硝基化合物的合成。真菌在胃癌发生发展上可能起到一定的作用。伴有弥漫性胃体炎的恶性贫血属常染色体显性遗传。遗传免疫障碍可能是胃癌发生的内因之一。免疫监视功能缺陷可增加对胃癌的易感性,当细胞免疫有缺陷时,肿瘤易发生,尤其当胃黏膜受损后,因机体免疫功能低下或有缺陷,不能及时把癌变细胞消灭在萌芽阶段,导致胃癌发生。一般认为胃癌是一种多基因遗传,但研究遗传因素在人类胃癌病因中的作用较为困难,方法学上还存在一些问题,有待于进一步探索。

盐腌、酸泡蔬菜与胃癌、食管癌发病均有联系。这类食物有下述特征:①含钠量高,一般可达 10% ~ 30%;②亚硝酸盐含量高;③维生素 C、维生素 E 等几乎被全部破坏;④pH值低,呈酸性;⑤霉菌、细胞污染严重。因此这类食品除本身对上消化道黏膜产生理化损伤外,还直接或间接地增加了人体接触亚硝酸盐水平。

2. 积极治疗胃病和清除幽门螺杆菌 幽门螺杆菌(HP)是胃内重要的致病菌,能引起慢性萎缩性胃炎、胃溃疡,并且是重要的致胃癌微生物。长期慢性胃炎和长期不愈的溃疡均需要清除胃内的幽门螺杆菌,对巨大溃疡患者可考虑手术治疗。采取适当的公共卫生措施改善卫生条件是降低 HP 感染流行的关键,治疗 HP 感染是胃癌化学预防的潜在措施。已有证据显示,治疗 HP 感染至少可使萎缩性胃炎及肠上皮化生不再继续进展,甚至可以使其发生逆转。也有一些研究发现根治 HP 可以降低胃癌的发病率。Wong 等人对我国胃癌高发区进行了一项 1 630 人参加、长达 8 年的前瞻性随机安慰剂对照研究,认为根除 HP 可以显著降低无癌前期病变人群患胃癌的危险,但不能降低人群总的患病风险。日本研究显示,在早期胃癌的病例联合采用抗 HP 疗法可以明显降低胃癌复发率。鉴于既往所有的试验对象针对的都是成年人,这些人可能已经感染 HP 数十年,HP 感染对胃黏膜损伤造成的分子改变在抗 HP 干预试验中可能已无法恢复,因此有必要进行针对青少年的干预试验。三联疗法对感染的治愈率接近 80%,然而在发展中国家再感染率很高。目前建议,至少应在一级亲属患有胃癌的人群中检测并治疗 HP 感染。环氧化酶-2(COX-2)在细胞增殖、凋亡和血管生成过程中具有重要作用,可能是危险因素诱发胃癌过程中的重要介质。研究显示,萎缩性胃炎向肠上皮化生及胃腺癌发展过程中伴有细胞内 COX-2 活性升高,吸烟、酸性环境、HP 感染均能诱导 COX-2 表达。McCarthy 等发现成功根治 HP 感染后胃黏膜内 COX-2 表达下降,此外,阿司匹林及其他非甾体抗炎药(NSAIDs)能通过抑制 COX-2 来抑制肿瘤细胞增殖。Meta 分析表明,使用 NSAIDs 与非贲门部胃癌的患病风险降低有关。

3. 避免高盐饮食损伤及受到致癌物攻击 应该减少饮食中盐的摄入量。我国传统饮食结构中盐含量过高,尤其在北方地区食盐量大,有口重的饮食习惯,这是我国饮食结构中需要纠正的。我国北方胃癌高发区明显多于南方地区,且胃癌高发区也伴有较高的原发性高血压发病率,证明高盐饮食是胃癌的一促癌因素。因此我国居民应减少食盐摄入量,避免高盐饮食。

4. 避免食品污染 食品的煎、烤、熏、炸过程中含有大量致癌性多环芳烃化合物,其主要代表是 3,4-苯并芘,冰岛过去是一个胃癌高发地区,当地居民喜食熏鱼、熏肉等食品,其中含有大量3,4-苯并芘。霉变食品是指食品受到霉菌毒素的污染。20世纪70年代后期我国胃癌流行病学综合调查发现,我国胃癌高发区居民常有食用久储霉变食物的习惯,胃癌高发区居民胃液中真菌检出率也明显高于低发区。

5. 多食牛奶、奶制品和富含蛋白质的食品　大多数的人群研究资料证实,胃癌发病与社会经济水平提高有关,提示良好的饮食构成有助于减少胃癌的危险性。一些研究表明,胃癌发病率与动物蛋白质、脂肪、奶及奶制品的消费量呈负相关,与谷类消费量呈正相关。据统计,1949—1976年日本居民动物食品消费量中奶及奶制品增长了24倍,肉、蛋类都增加了十几倍,而大米消费量却持续下降,有人认为,日本胃癌发病率逐渐下降与居民饮食结构的西方化有关。我国上海、北京等5个城市胃癌病例一对照研究也表明,肉、鱼、蛋类的摄取量与胃癌危险呈负相关。但国内外的一些胃癌高发区一般都处于落后地区,生活水平较差。一般认为,营养不平衡,新鲜蔬菜、动物性蛋白、维生素摄入较少是胃癌高发区的共同特点。为此,饮食中食物种类应尽量多样化和防止偏食,在满足热量需要和丰富副食供应的基础上,应提高蛋白质的营养水平,逐步降低碳水化合物的摄取。

6. 经常食用富含维生素的新鲜蔬菜和水果　大量科学研究证明,每天增加蔬菜和水果摄入量可降低人类癌症发生的危险性,如果每天蔬菜摄入量从150 g增加到400 g,患肺癌的危险性可降低50%;如果每天蔬菜摄入量从100 g增加到350 g,患胃癌的危险性可降低60%;如果每天水果摄入量从50 g增加到300 g,患胃癌的危险性可降低50%。国内外多项研究表明,食用大量蔬菜、水果的人群患癌比率较对照低一半。蔬菜和水果中含有防癌的抗氧化剂,例如胡萝卜素、叶酸、叶黄素、黄色素等。它们普遍存在于各种水果蔬菜中。许多流行病学资料表明,胃癌高、低发区居民新鲜蔬菜摄取量有明显差异。我国10个县调查资料表明,新鲜蔬菜消费量与胃癌死亡率呈负相关,并且差异非常显著。日本对26万人群的饮食前瞻性研究发现,食用黄绿色蔬菜量与胃癌死亡率呈负相关,经常食用黄绿色蔬菜者能明显降低胃癌危险性。

7. 戒烟与戒酒　大量科学研究证明,饮酒可增加人类患癌症危险性,尤其是口腔癌、咽喉癌、食管癌、胃癌、肝癌、结直肠癌和乳腺癌的危险性。Kato等(1992年)证实酒精能使胃癌危险性提高2倍(OR=3.1,95% CI 1.4~6.9)。我们在山东省临朐县胃癌高发区的人群研究中表明,吸烟增加胃癌的危险性,如果饮酒再加上吸烟,两者有协同作用,则患胃癌的危险性更大。

### (二)二级预防

胃癌的第二级预防是指早期发现、早期诊断和早期治疗。第二级预防的主要措施是对高危人群进行筛查,以期早期发现患者,提高胃癌生存率。在胃癌高发区进行筛查成效最为卓著,日本即是此项工作的成功范例。确定胃癌高危人群应考虑以下特征:①处于胃癌高发区,社会与经济地位低下,长期抽烟,喜食盐腌、烟熏、油炸食物;②年龄40岁以上,有上消化道症状;③有胃癌前状态,如萎缩性胃炎、胃溃疡、胃息肉、手术后残胃;④有胃癌前病变,如不典型增生、肠上皮化生等;⑤有胃癌家族史。胃癌筛查方法要求特异性强,敏感性高。初筛后进一步通过 X 射线、纤维胃镜检查和胃黏膜活检,绝大多数胃癌均可获得确诊。胃癌一经确诊,应及早争取手术治疗,术后根据病情进行恰当的综合治疗。

随着肿瘤防治工作的深入开展,目前我国早期胃癌病例亦日增多,占手术病例的10%~20%。日本是世界上开展胃癌筛查最积极的国家,目前临床上约有50%的胃癌病例属无症状的早期胃癌,胃癌的死亡率自20世纪70年代以来下降了一半以上。胃癌的预后有赖于病变的早期发现和早期手术治疗。Yanagata 及 Masuda 报告因胃癌而作切除术的533例患者,随访3年后存活率为41%,5年后仅23%。国内报告随访113例胃癌切除术患者,5年生存率为21.7%。而全国胃癌协作组分析了44个单位中经手术病理学证实的早期胃癌400例,其中微小胃癌8例,小胃癌22例,术后5年存活达89.6%。因此,胃癌的早期发现、早期诊断与治疗是提高生存率的关键。由于胃癌的病因还没有完全清楚,故实施针对病因的一级预防还有不少困难。但是如果临床上对高危人群及癌前病变进行严密的观察和随访,并且研究其预防和治疗的方法,即二级预防,那么,早期胃癌的检出率就会提高,从而使较多的胃癌患者获得治愈的机会。近二十年来,国内外学者通过不断地实践探索,对胃癌的二级预防提出了一系列行之有效的方法。当务之急是对这些方法加以推广普及。HP 作为胃癌的直接病因目前尚缺乏有力的证据。由于胃癌早期常无症状,进展期胃癌也只有一般胃病的症状,尤其在予以一般对症治疗后,症状常可缓解,以致不为人们注意,直至出现出血、穿孔、梗阻等症状往往病期已晚,失去治愈的机会。总结国内以往在出现症状来院就诊的病例中,3个月内确诊的仅29%,而一年以上才确诊的竟达33%,其余也历时3个月至1年才确诊。

在健康人群中进行胃癌普查是早期发现胃癌的重要途径,也是降低胃癌死亡率的有效措施。

1. 普查对象的选择　明确胃癌的高危险人群,对提高普查效益甚为重要。研究资料表明,胃癌高发区95%以上的胃癌死亡病例分布在仅占人口1/3的35岁以上人群中,因而应集中在该年龄组的人群进行普查。此外,应在此人群中确定高危个体,高危个体的确定与胃癌危险因素有密切关系。在胃癌高发区的胃癌中,约有75%病例为与环境因素有关的肠型胃癌,因此在确立高危个体时应与当地生活习惯、环境因素紧密联系,如是否低蛋白饮食,是否食用富含亚硝胺的不新鲜食品或霉变食品,是否喜食油炸、烟熏或盐腌食品,有无胃癌家族史等都是必须考虑的因素。当然,个体本身的临床症状也十分重要,普查资料表明经济普查出得早期胃癌中约有1/3无临床症状,大部分患者经常出现上腹不适、隐痛等症状,对有临床体征的个体要特别注意,如症状明显或有呕血、黑便、上腹肿块的个体应特别给予重视检查。但是,在确立危险因素时,应根据具体情况,制定简单易行的调查表,逐一询问,根据各个因素所占比重进行综合判断分析。此外,胃溃疡、胃息肉、胃黏膜不典型增生及萎缩性胃炎伴肠上皮化生的胃病患者,尤其是不完全性大肠上皮化生者均应列为长期随访对象,作为临床定期观察的患者。

2. 普查方法　胃肠道双重对比造影-内镜-病理检查系统,该方法由日本白壁彦夫于20世纪60年代首先开创,一直沿用至今并日趋完善。应用120%(W/V)优质硫酸钡溶液,使用 100 mm 间接摄影技术,开始用 4 片法,后逐步增多至 5 片或 6 片法,目前用 7 片法进行常规胃肠道双重对比造影检查,对可疑病例再进行精密双重对比造影,部分即可确诊;另一些可疑病例需要进行胃镜检查并做胃黏膜活检予以确诊。细川治等报告该检查系统自 1967 年至 1991 年普查胃癌发现早期胃癌比例从 58.7% 升至 72.5%,小于 1 cm直径的小胃癌比例可达到 18.1%,5 年生存率达到 83.7%。早川和雄等统计 1964 年至1991 年日本临床普查的胃癌中早癌占 45.8%;日本每年胃癌普查 500 万人次,应用该法进行普查的胃癌检出率为 0.12%。以 1985 年为例,共检出胃癌 6 240 例,其中早癌占50%,双重对比造影法敏感性为 82.4%,特异性为 77.2%,由于普查出的早期胃癌多,5 年生存率达 80%,10 年生存率达 78.5%,效果十分不错。中国医学科学院肿瘤医院秦德兴发明胃液潜血珠方法作为上消化道癌症初筛手段取得较好结果。

### (三)三级预防

胃癌的第三级预防是指采取积极措施提高生存率,促进康复。对于早期胃癌可考虑行内镜下黏膜切除术、腹腔镜胃楔形切除术以及保留功能的胃切除手术等,提高术后生活质量。早期胃癌病例应积极施行根治手术,若无淋巴结转移可不做辅助化疗;对中、晚期胃癌应加强综合治疗,提高生存率;晚期病例要努力消除临床症状,延长患者生存期,提高生存质量。

### (四)以内窥镜-病理活检为最终手段的序贯筛查分析

该法大致分为三步:即胃癌概率数学模型计算机初筛、胃液系列分析及 CEA 单克隆检测、胃镜及病理活检,以达到确诊胃癌的目的。第一步胃癌概率数学模型计算机筛查,根据当地胃癌高发的各种危险因素,选出 19 个有意义的因子建立概率数学模型,包括胃癌、癌前疾病及癌前病变三种 Logistic 回归方程,将每位受检者的资料输入计算机,进行三组病变的多组 Logistic 回归分析。结果证实,进入普查的 11 566 人中,阳性者为7 453 人,占 64%,作为初级胃癌高危人群,其正确指数为 92.78%,该人群进入第二步筛查——超微量胃液分析及 CEA 检测,应用自行设计制备的口服胶囊大小的微型胃液采集器,将一块海绵经低温处理后压入口服胶囊内,外面系一细线留置,使用时吞入胃中,停留 20 min 后拉出,可得到约 3 mL 胃液,进行微量 pH 值、总酸度、游离酸、潜血、CEA 五项内容的检测,并把 CEA 的临界值定于大于 5ng/mL,检测结果阳性者为 3 246 人,阳性率为 28%,该部分人群为第二级高危人群;进入第三步检查——胃镜及病理活检,最终查出胃癌患者 34 例,胃镜检出率为 3.8%;其中早癌 16 例,早癌比例为 47.1%。本方法在试验中又验证了漏诊率为 6%～15%,此方法已在发展中国家应用。

### (五)建立胃病专科门诊

在医院就诊的患者中应尽量减少胃癌患者的漏诊,这是早期发现胃癌患者的另一条途径。由于胃癌初期并无明显特异的症状和体征,易被误认为是胃炎、胃溃疡等慢性疾病,在医院误诊率相当高。尤其当上述疾病给予一般处理后,患者症状有所缓解,从而就更容易放松对胃癌的警惕。为了减少医院门诊工作中的延误诊断,提高早期胃癌发现率,应加强对已有胃病症状患者的检查工作,建立胃病专科门诊。凡出现胃部症状来院就诊的患者,均作为自我确定的高危人群,在医院内进行多项检查,如发现慢性萎缩性胃炎、胃溃疡、胃息肉、异型增生、肠上皮化生及间变的患者可将有关资料输入计算机,以便定期复诊随访,可提高胃癌的检出率,收到事半功倍的效果。

## 参考文献

[1] MARABELLE A, LE D T, ASCIERTO P A, et al. Efficacy of pembrolizumab in patients with noncolorectal high microsatelite instability/mismatch repair-deficient cancer: results from the phase Ⅱ KEYNoTE-158 study [J]. Clin Oncol, 2020, 38(1): 1-10.

[2] MATSUOKA T, YASHIRO M. Biomarkers of gastric cancer: current topics and future perspective [J]. World J Gastroenterol, 2018, 24(26): 2818-2832.

[3] BERGQUIST J R, LEITING J L, HABERMANN E B, et al. Early-onset gastric cancer is a distinct disease with worrisome trends and oncogenic features [J]. Surgery, 2019, 166(4): 547-555.

[4] JIN G, LV J, YANG M, et al. Genetic risk, incident gastric cancer, and healthy lifestyle: a meta-analysis of genome-wide association studies and prospective cohort study [J]. Lancet Oncol, 2020, 21(10): 1378-1386.

[5] ZHANG Y B, PAN X F, CHEN J, et al. Combined lifestyle factors, incident cancer, and cancer mortality: a systematic review and meta-analysis of prospective cohort studies [J]. Br J Cancer, 2020, 122(7): 1085-1093.

[6] HAN X, XIAO L, YU Y, et al. Alcohol consumption and gastric cancer risk: a meta-analysis of prospective cohort studies [J]. Oncotarget, 2017, 8(47): 83237-83245.

[7] ABIOYE A I, ODESANYA M O, ABIOYE A I, et al. Physical activity and risk of gastric cancer: a meta-analysis of observational studies [J]. Br J Sports Med, 2015, 49(4): 224-229.

[8] HE Z, ZHAO T T, XU H M, et al. Association between alcohol consumption and the risk of gastric cancer: a meta-analysis of prospective cohort studies [J]. Oncotarget, 2017, 8(48): 84459-84472.

[9] LIU S J, HUANG P D, XU J M, et al. Diet and gastric cancer risk: an umbrella review of systematic reviews and meta-analysis of prospective cohort studies [J]. Cancer Res Clin Oncol, 2022, 148(8): 1855-1868.

[10] PARK S H, SOHN T S, LEE J, et al. Phase Ⅲ trial to compare adjuvant chemotherapy with capecitabine and cisplatin versus concurrent chemoradiotherapy in gastric cancer: final report of the adjuvant chemoradiotherapy in stomach tumors trial, including survival and subset analyses [J]. Clin Oncol, 2015, 33(28): 3130-3136.

[11]ZHANG X,LIANG H,LI Z,et al. Perioperative or postoperative adjuvant oxaliplatin with S-1 versus adjuvant oxaliplatin with capecitabine in patients with locally advanced gastric or gastro-oesophageal junction adenocarcinoma undergoing D2 gastrectomy(RESOLVE):an open-label,superiority and non-inferiority,phase 3 randomized controlled trial[J]. Lancet Oncol,2021,22(8):1081-1092.

[12]MA J,SHEN H,KAPESA L,et al. Lauren classification and individualized chemotherapy in gastric cancer[J]. Oncol Lett,2016,11(5):2959-2964.

[13]ROHDE C,YAMAGUCHI R,MUKHINA S,et al. Comparison of Claudin 18.2 expression in primary tumors and lymph node metastases in Japanese patients with gastric adenocarcinoma[J]. Clin Oncol,2019,49(9):870-876.

[14]SLAGTER A E,SIKORSKA K,GROOTSCHOLTEN C,et al. Venous thromboembolism during preoperative chemotherapy in the CRITICS gastric cancer trial[J]. Cancer Med,2020,9(18):6609-6616.

[15]ZHAO J K,WU M,KIM C H,et al. Jiangsu Four Cancers Study:a large case-control study of lung,liver,stomach,and esophageal cancers in Jiangsu Province,China[J]. Eur J Cancer Prev,2017,26(4):357-364.

[16]WANG PL,XIAO F T,GONG B C,et al. Alcohol drinking and gastric cancer risk:a meta-analysis of observational studies[J]. Oncotarget,2017,8(58):99013-99023.

[17]ROBERTS M E,RANOLA J M O,MARSHAL M L,et al. Comparison of CDH1 penetrance estimates in clinicaly ascertained families vs families ascertained for multiple gastric cancers [J]. JAMA Oncol,2019,5(9):1325-1331.

[18]HUANG S F,CHIEN T H,FANG W L,et al. The 8th edition American Joint Committee on gastric cancer pathological staging classification performs well in a population with high proportion of localy advanced disease[J]. Eur J Surg Oncol,2018,44(10):1634-1639.

[19]SHITARA K,DOI T,DVORKIN M,et al. Trifluridine/tipiracil versus placebo in patients with heavily pretreated metastatic gastric cancer(TAGS):a randomized,double-blind,placebo-controlled,phase 3 trial[J]. Lancet Oncol,2018,19(11):1437-1448.

[20]JEONG O,PARK Y K. Effect of intravenous iron supplementation for acute postoperative anemia in patients undergoing gastrectomy for gastric carcinoma:a pilot study[J]. Ann Surg Oncol,2014,21(2):547-52.

[21]梁寒. 胃癌根治手术写真[M]. 天津:天津科技翻译出版有限公司,2013.

[22]汤钊猷. 现代肿瘤学[M]. 3版. 上海:复旦大学出版社,2011.

[23]李晔雄. 肿瘤放射治疗学[M]. 5版. 北京:中国协和医科大学出版社,2018.

[24]徐瑞华,万德森. 临床肿瘤学[M]. 5版. 北京:科学出版,2020.

[25]FUCHS C S,DOI T,JANG R W,et al. Safety and efficacy of pembrolizumab monotherapy in patients with previously treated advanced gastric and gastroesophageal junction cancer:phase 2 clinical KEYNOTE-059 trial[J]. JAMA Oncol,2018,4(5):e180013.

［26］DRILON A,LAETSCH T W,KUMMAR S,et al. Efficacy of larotrectinib in TRK fusion-positive cancers in adults and children［J］. N Engl J Med,2018,378(8):731-739.

［27］ROSANIA R, CHIAPPONI C, MALFERTHEINER P, et al. Nutrition in patients with gastric cancer:an update［J］. Gastrointest Tumors,2016,2(4):178-187.

［28］KLEMPNER S J,MARON S B,CHASE L,et al. Initial report of second-line FOLFIRI in combination with ramucirumab in advanced gastroesophageal adenocarcinomas:a multi-institutional retrospective analysis［J］. Oncologist,2019,24(4):475-482.

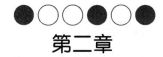

第二章

# 肝　癌

## 第一节　原发性肝癌

原发性肝癌(primary liver cancer)是指原发肝脏的肝细胞癌或者肝内胆管细胞的恶性肿瘤,是我国常见的恶性肿瘤之一,尤以东南沿海多见。

对肝癌高危人群的筛查与监测,有助于肝癌的早期发现、早期诊断和早期治疗,是提高肝癌疗效的关键。肝癌高危人群的快速、便捷识别是实施大范围肝癌筛查的前提,而对人群肝癌风险的分层评估是制定不同肝癌筛查策略的基础。在我国,肝癌高危人群主要包括具有乙型肝炎病毒(hepatitis B virus,HBV)和(或)丙型肝炎病毒(hepatitis C virus,HCV)感染、过度饮酒、非酒精性脂肪性肝炎、其他原因引起的肝硬化以及有肝癌家族史等人群,尤其是年龄>40岁的男性。目前,尽管抗HBV和抗HCV治疗可以显著降低肝癌的发生风险,但是仍然无法完全避免肝癌的发生。由我国学者研发的适用于多种慢性肝病和各种族的肝癌风险评估模型aMAP评分(age-Male-A1Bi-Platelets score),可以便捷地将肝病人群分为肝癌低风险(0~50分)、中风险(50~60分)和高风险(60~100分)组,各组肝癌的年发生率分别为0~0.2%、0.4%~1.0%和1.6%~4.0%,有助于确定肝癌的高风险人群。借助于肝脏超声显像和血清甲胎蛋白(alpha-fetoprotein,AFP)检测进行肝癌早期筛查,建议高危人群至少每隔6个月进行1次检查。通过实现社区、医院一体化筛查新模式,做到应筛尽筛、应治早治。

## 一、病理

### (一)病理分型

1. 大体分型　块状型肿瘤直径>5 cm,如直径>10 cm为巨块型。肿瘤边界清晰,癌肿块周围可有散在卫星结节。此型又可分单块型、融块型和多块型3个亚型。结节型癌结节最大直径不超过5 cm,此型又可分为单结节、多结节和融合结节3个亚型。弥漫型少见,癌结节少,分布弥漫,与肝硬化不易鉴别。小癌型单个癌结节最大直径<3 cm或相

邻2个癌结节最大直径总和<3 cm。这种小肝癌与普通肝癌有不同特点:①通常小肝癌为单个结节,膨胀性生长为主,卫星结节少见;②边界清楚,常有明显包膜,具有生长较慢、恶性程度较低、发生转移的可能性小以及预后较好等特点;③肿瘤细胞分化较好;④血清乙型肝炎表血抗原(HBsAg)及 AFP 阳性率高。

2.组织学分型

(1)肝细胞癌　占原发性肝癌的90%,多伴肝硬化。以肝内播散及血行转移为主。其组织形态如下。①小梁型:最常见,小梁宽度自几个细胞到20多个细胞不等;②假腺型:肿瘤细胞呈腺状排列;③实体型:癌细胞呈片层状或团块状生长,其间无血窦或纤维组织;④硬癌型:少见,需与胆管癌和转移癌鉴别;⑤多形态型:胞核常过度着色,无小梁及窦状结构;⑥透明细胞型:由含糖原及脂肪的透明细胞构成;⑦纤维板层型:癌细胞较大,呈多角形,有强嗜酸性颗粒状的癌细胞浆,癌细胞巢间有大量平行排列的板层状纤维基质,肿瘤常为单个结节,多见于青年,生长较慢,少见 HBV 感染和肝硬化,AFP 多阴性,切除率较高,预后较好;⑧纺锤型:细胞类似肉瘤。

(2)胆管细胞癌　占原发性肝癌不到10%,起源于胆管上皮细胞。早期就易发生肝外转移,淋巴系统转移常见。其瘤体一般较坚硬,呈灰白色,坏死不如肝细胞癌明显。镜下癌细胞分化为良好的柱状或立方上皮细胞,含中等量透明或轻度颗粒状嗜碱性胞浆。多分泌黏液,但不分泌胆汁,常富含纤维性基质。

(3)混合型　极少见,起源于肝细胞和胆管上皮细胞,具有"肝细胞癌及胆管细胞癌两者共同特征的肿瘤",其重要特点是既分泌胆汁又分泌黏液。

(4)肝母细胞瘤　由上皮和间叶细胞构成,多见于儿童。

## (二)病理诊断指南

1.肝癌病理诊断术语　原发性肝癌:统指起源于肝细胞和肝内胆管上皮细胞的恶性肿瘤,主要包括肝细胞癌(HCC)、肝内胆管细胞癌(ICC)和混合型肝细胞胆管癌(cHCC-CCA)。

(1)HCC　是指肝细胞发生的恶性肿瘤,不推荐使用"肝细胞肝癌"或"肝细胞性肝癌"的病理诊断名称。

(2)ICC　是指肝内胆管分支衬覆上皮细胞发生的恶性肿瘤,以腺癌最为多见。组织学上可以分以下几种。①大胆管型:起源于肝小叶隔胆管以上至邻近肝门区之间较大的胆管,腺管口径大而不规则;②小胆管型:起源于肝小叶隔胆管及其以下的小胆管或细胆管,腺管口径小而较规则,或可呈管腔闭合的实性细条索状。有研究显示,上述两种亚型 ICC 的生物学行为和基因表型特点也有所不同,小胆管型患者的临床预后好于大胆管型。关于 HCC 和 ICC 的分子分型的临床和病理学意义多处在研究和论证阶段,但近年来有研究显示,EB 病毒相关的 ICC 具有特殊的临床病理、免疫微环境及分子特征,预后较好,并对免疫检查点治疗有较好的获益,有望成为新的亚型;而丙糖磷酸异构酶 1 在 ICC 组织中高表达是评估术后复发风险的有用指标。ICC 的大体取材和镜下检查要求主要参照 HCC。

（3）cHCC-CCA 是指在同一个肿瘤结节内同时出现 HCC 和 ICC 两种组织成分,不包括碰撞癌。虽然有学者建议以两种肿瘤成分占比分别≥30% 作为 cHCC-CCA 的病理诊断标准,但是目前还没有国际统一的 cHCC-CCA 中 HCC 和 ICC 两种肿瘤成分比例的病理诊断标准。为此,建议在 cHCC-CCA 病理诊断时对两种肿瘤成分的比例状况加以标注,以供临床评估肿瘤生物学特性和制定诊疗方案时参考。

2.肝癌病理诊断规范 肝癌病理诊断规范由标本处理、标本取材、病理检查和病理报告等部分组成。

（1）标本处理要点 ①手术医师应在病理检查申请单上明确标注送检标本的部位、种类和数量,对手术切缘和重要病变可以用染料染色或缝线加以标记。②尽可能在离体30 min 以内将肿瘤标本完整地送达病理科切开固定。组织库留取标本时应在病理科的指导下进行以保证取材的准确性,并应首先满足病理诊断的需要。③4% 中性甲醛(10% 中性福尔马林)溶液固定 12～24 h。

（2）标本取材要点 肝癌周边区域是肿瘤生物学行为的代表性区域。为此,要求采用7 点基线取材法,在肿瘤的时钟位 12、3、6 和 9 点位置上于癌与癌旁肝组织交界处按1∶1取材;在肿瘤内部至少取材 1 块;对距肿瘤边缘<1 cm(近癌旁)和>1 cm(远癌旁)范围内的肝组织分别取材 1 块。对于单个肿瘤最大直径<3 cm 的小肝癌,应全部取材检查。实际取材的部位和数量还须根据肿瘤的直径和数量等情况考虑。

3.肝癌病理检查要点

（1）大体标本观察与描述 对送检的所有手术标本全面观察,重点描述肿瘤的大小、数量、颜色、质地、与血管和胆管的关系、包膜状况、周围肝组织病变、肝硬化类型、肿瘤至切缘的距离以及切缘情况等。

（2）显微镜下观察与描述 对所有取材组织全面观察,肝癌的病理诊断可参照2019 版《WHO 消化系统肿瘤组织分类》,重点描述以下内容。①肝癌的分化程度:可以采用国际上常用的 Edmondson-Steiner 四级(Ⅰ～Ⅳ)分级法或 WHO 推荐的高中低分化。②肝癌的组织学形态:常见有细梁型、粗梁型、假腺管型和团片型等。③肝癌的特殊亚型:如纤维板层型、硬化型、透明细胞型、富脂型、巨梁型、嫌色型、富中性粒细胞型、富淋巴细胞型和未分化型等。④肿瘤坏死(如肝动脉化疗栓塞治疗后)、淋巴细胞浸润及间质纤维化的范围和程度。⑤肝癌生长方式:包括癌周浸润、包膜侵犯或突破、MVI 和卫星结节等。⑥慢性肝病评估:肝癌常伴不同程度的慢性病毒性肝炎或肝硬化,推荐采用较为简便的 Scheuer 评分系统和中国慢性病毒性肝炎组织学分级和分期标准。

（3）MVI 诊断 MVI 是指在显微镜下于内皮细胞衬附的血管腔内见到癌细胞巢团,肝癌以门静脉分支侵犯(含包膜内血管)最为多见,在 ICC 可有淋巴管侵犯。病理分级方法:M0,未发现 MVI;M1(低危组),<5 个 MVI 且均发生于近癌旁肝组织(<1 cm);M2(高危组),>5 个 MVI 或 MVI 发生于远癌旁肝组织(>1 cm)。MVI 和卫星灶可视为肝癌发生肝内转移过程的不同演进阶段,当癌旁肝组织内的卫星结节或卫星灶与 MVI 难以区分时,可一并计入 MVI 病理分级。MVI 是评估肝癌复发风险和选择治疗方案的重要参考,应作为组织病理学常规检查的指标。

4. 免疫组织化学检查　肝癌免疫组化检查的主要目的是：①肝细胞良性、恶性肿瘤之间的鉴别；②HCC 与 ICC 及其他特殊类型的肝脏肿瘤之间的鉴别；③原发性肝癌与转移性肝癌之间的鉴别。由于肝癌组织学类型的高度异质性，现有的肝癌细胞蛋白标志物在诊断的特异性和敏感性上均存在某种程度的不足，常需要合理组合、客观评估，有时还需要与其他系统肿瘤的标志物联合使用。

（1）HCC　以下标志物对肝细胞标记阳性，有助于提示肝细胞来源的肿瘤，但不能作为区别肝细胞良性、恶性肿瘤的依据。①精氨酸酶-1：肝细胞浆/胞核染色。②肝细胞抗原：肝细胞浆染色。③肝细胞膜毛细胆管特异性染色抗体：如 CD10、多克隆性癌胚抗原和胆盐输出泵蛋白等抗体，可以在肝细胞膜的毛细胆管面出现特异性染色，有助于确认肝细胞性肿瘤。

以下标志物有助于肝细胞良性、恶性肿瘤的鉴别。①磷脂酰肌醇蛋白-3：肝细胞癌细胞浆及细胞膜染色。②CD34：CD34 免疫组化染色虽然并不直接标记肝脏实质细胞，但可以显示不同类型肝脏肿瘤的微血管密度及其分布模式特点，如肝细胞癌为弥漫型、胆管癌为稀疏型、肝细胞腺瘤为斑片型、肝局灶性结节性增生为条索型等，结合肿瘤组织学形态有助于鉴别诊断。③热休克蛋白 70：肝细胞癌细胞浆或细胞核染色。④谷氨酰胺合成酶：肝细胞癌多呈弥漫性细胞质强阳性；部分肝细胞腺瘤，特别是 B 联蛋白突变激活型肝细胞腺瘤也可以表现为弥漫阳性；在 HGDN 为中等强度灶性染色，阳性细胞数<50%；在肝局灶性结节性增生呈特征性不规则地图样染色；在正常肝组织仅中央静脉周围的肝细胞染色，这些特点有助于鉴别诊断。

（2）ICC　①上皮细胞表面糖蛋白（MOC31）：胆管癌细胞膜染色；②细胞角蛋白（cytokeratin，CK）7/CK19：胆管癌细胞胞浆染色；③黏液蛋白-1（muc-1）：胆管癌细胞膜染色。上述标志物阳性虽然可以提示胆管上皮起源的肿瘤，但在非肿瘤性的胆管上皮也可以阳性表达，需注意鉴别。

（3）cHCC-CCA　HCC 和 ICC 两种成分分别表达上述各自肿瘤的标志物。此外，CD56、CD117 和上皮细胞黏附分子（epithelial cell adhesion molecule，EpCAM）等标志物阳性表达则可能提示肿瘤伴有干细胞分化特征，侵袭性更强。

5. 转化/新辅助治疗后切除肝癌标本的病理评估

（1）临床标注有术前转化/新辅助治疗的肝癌切除标本　在肿瘤床（肿瘤在治疗前所处的位置）应全部取材；而>3 cm 的肿瘤应在最大直径处按 0.5～1.0 cm 间隔将肿瘤切开，选择肿瘤坏死及残留最具代表性的切面进行取材，注意在取材时同时留取肿瘤床及周边肝组织以相互对照，也可以对大体标本照相用于组织学观察的对照。

（2）镜下评估　主要评估肝癌切除标本肿瘤床的 3 种成分比例：①坏死肿瘤；②存活肿瘤；③肿瘤间质（纤维组织及炎症）。肿瘤床的这 3 个面积之和等于 100%。在病理报告中应标注取材数量，在评估每张切片上述 3 种成分百分比的基础上，取均值确定残存肿瘤的总百分比。

（3）完全病理缓解和明显病理缓解评估　是评价术前治疗疗效和探讨最佳手术时机的重要病理指标。完全病理缓解（complete pathologic response，CPR）是指在术前治疗后，完整评估肿瘤床标本的组织学后未发现存活肿瘤细胞。明显病理缓解（major pathologic response，MPR）是指在术前治疗后，存活肿瘤减少到可以影响临床预后的阈值以下。在肺癌研究中常将 MPR 定义为肿瘤床残留肿瘤细胞减少到<10%，这与肝癌术前经肝动脉化疗栓塞术（TACE）治疗后，肿瘤坏死程度与预后的相关性研究结果也相同。MPR 具体阈值有待进一步临床确认，建议对初诊为 MPR 的标本进一步扩大取材范围进一步明确。

（4）免疫检查点抑制剂治疗后肝癌标本坏死程度的组织学评估　可参考借鉴一些开展相关研究较多的肿瘤类型，在工作中不断加深对肝癌组织学特点的了解，同时注意观察癌周肝组织有无免疫相关性肝损伤，包括肝细胞损伤、小叶内肝炎及胆管炎等。

6.肝癌病理诊断报告　主要由大体标本描述、显微镜下描述、免疫组化检查和病理诊断名称等部分组成，必要时还可以向临床提出说明和建议。此外，还可以附有与肝癌克隆起源检测、药物靶点检测、生物学行为评估及预后判断等相关的分子病理学检查结果，提供临床参考。要点概述：①肝癌切除标本的规范化处理和及时送检对保持组织和细胞的完整及正确病理诊断十分重要。②肝癌标本取材应遵循"七点基线取材"的规范，有利于获得肝癌代表性的病理生物学特征信息。③肝癌病理学诊断报告内容应规范全面，应特别重视影响对肝癌预后的重要因素——MVI 的诊断和病理分级评估。

## 二、临床表现

原发性肝癌起病隐匿，早期症状常不明显，少数患者可以有上腹闷胀、腹痛、乏力和食欲减退等慢性基础肝病的相关症状，故也称亚临床期。出现典型的临床症状和体征时一般已属中、晚期。

### （一）症状

1.肝区疼痛　多为肝癌的首发症状，右上腹疼痛最常见，为本病的重要症状，常表现为持续钝痛或胀痛，随着病情发展加剧。疼痛是由于肿瘤迅速生长使肝包膜被牵拉所致。如肿瘤生长缓慢或位于肝实质深部也可完全无疼痛表现。疼痛部位常与肿瘤位置有关，若肿瘤位于肝右叶疼痛多在右季肋部；肿瘤位于左叶时常表现为上腹痛，故易误诊为胃部疾病；当肿瘤位于肝右叶膈顶部时，疼痛可牵涉右肩。癌结节破裂出血可致剧烈腹痛和腹膜刺激征，出血量大时可导致休克。

2.消化道症状　食欲减退、腹胀、恶心、呕吐、腹泻等消化道症状，可由肿瘤压迫、腹腔积液、胃肠道淤血及肝功能损害而引起。

3.恶性肿瘤的全身表现　进行性乏力、消瘦、发热、营养不良和恶病质等。一般为低热，偶达 39 ℃以上，呈持续午后低热或弛张型高热。发热与肿瘤坏死产物吸收有关。肿瘤压迫或侵犯胆管可并发胆管感染。

4.伴癌综合征　伴癌综合征指机体在肝癌组织自身所产生的异位激素或某些活性物质影响下出现的一组特殊症状，可与临床表现同时存在，也可先于肝肿瘤症状。临床表现多样且缺乏特异性，以自发性低血糖、红细胞增多症为常见，有时还可伴有高钙血症、高脂血症、性早熟、促性腺激素分泌综合征、皮肤卟啉症、类癌综合征、血小板增多、高纤维蛋白原血症等。

5. 转移灶症状　发生肝外转移时常伴转移灶症状,肺转移可引起咳嗽、咯血,胸腔转移以右侧多见,可出现胸腔积液征。骨骼或脊柱转移时可出现局部疼痛或神经受压症状,颅内转移可出现相应的定位症状和体征。

6. 常见并发症　①上消化道出血:肝癌常有肝炎、肝硬化背景,并伴有门静脉高压,而门静脉和肝静脉癌栓可以进一步加重门静脉高压,故常引起食管中下段或胃底静脉曲张破裂出血。若癌细胞侵犯胆管可致胆道出血、呕血和黑便。有的患者可因胃肠黏膜糜烂,溃疡和凝血功能障碍而广泛出血,大出血可以导致休克和肝昏迷。②肝性肾病和肝性脑病(肝昏迷):肝癌晚期尤其弥漫性肝癌,可以发生肝功能不全甚至衰竭,引起肝肾综合征(hepatorenal syndrome,HRS),即功能性急性肾功能衰竭(functional acute renal failure,FARF),主要表现为显著少尿,血压降低,伴有低钠血症、低血钾和氮质血症,往往呈进行性发展。肝性脑病(hepatic encephalopathy,HE)即肝昏迷,往往是肝癌终末期的表现,常因消化道出血、大量利尿剂、电解质紊乱以及继发感染等诱发。③肝癌结节破裂出血:为肝癌最紧急且严重的并发症。癌灶晚期坏死液化可以发生自发破裂,也可因外力而破裂,故临床体检触诊时宜手法轻柔,切不可用力触压。癌结节破裂可以局限于肝包膜下,引起急骤疼痛,肝迅速增大,局部可触及软包块,若破溃入腹腔则引起急性腹痛和腹膜刺激征。少量出血可表现为血性腹腔积液,大量出血则可导致休克,甚至迅速死亡。④继发感染:肝癌患者因长期消耗及卧床,抵抗力减弱尤其在抗肿瘤治疗之后白细胞降低时容易并发多种感染,如肺炎、肠道感染、真菌感染和败血症等。

(二)体征

1. 肝大　为中晚期肝癌的主要体征,最为常见,往往为进行性增大。多在肋缘下触及,呈局限性隆起,质地坚硬、表面凹凸不平,有大小不等的结节甚至巨块,边缘清楚,常有程度不等的触压痛。左叶肝癌则表现为剑突下包块。如肿瘤位于肝实质内,肝表面可光滑,伴或不伴明显压痛。肝右叶膈面肿瘤可使右侧膈肌明显抬高。

2. 脾大　常为合并肝硬化所致。肿瘤压迫门静脉、脾静脉内癌栓也能引起淤血性脾大。

3. 肝区摩擦音　肝区表面偶可闻及,提示肝被膜为肿瘤所侵犯。

4. 腹腔积液　多为晚期表现,腹腔积液为草黄色或血性,多数是在肝硬化的基础上合并门静脉或肝静脉癌栓所致。癌浸润腹膜也是腹腔积液的常见原因。

5. 肝区血管杂音　由于肝癌血管丰富而迂曲,动脉骤然变细或因肿瘤压迫肝内大血管及腹主动脉,约半数患者可在相应部位听诊闻及吹风样血管杂音。

6. 黄疸　多为晚期征象,以弥漫型肝癌或胆管细胞癌为常见。肿瘤广泛浸润可引起肝细胞性黄疸。当侵犯肝内胆管或肝门淋巴结肿大压迫胆管时,可出现梗阻性胆汁淤积。

7. 其他　肝外转移时则有转移部位相应的体征。

# 三、检查

## (一)肝癌标记检查

**1. 甲胎蛋白** 甲胎蛋白(alpha-fetoprotein,AFP)是最具诊断价值的肝癌标志物,但除原发性肝癌外,慢性活动性肝炎和肝硬化、少数来源于消化系统的肝转移癌、胚胎细胞癌以及孕妇、新生儿的 AFP 也可升高。国内常用于肝癌的普查、早期诊断、术后监测和随访。对于 AFP≥400 μg/L 超过 1 个月,或≥200 μ/L 持续 2 个月,排除妊娠、生殖、腺胚胎癌和活动性肝病,应高度怀疑肝癌。利用肝癌细胞产生的 AFP 与植物血凝素(PHA)具有亲和性的原理,采用电泳法可分离出 LCA 结合型 AFP,又称 AFP-L3,其对肝癌诊断的敏感性为 96.9/U,特异性为 92.0%。AFP 的异质体 AFP-L1 来自慢性活动性肝炎和肝硬化,AFP-L2 主要来自孕妇和新生儿。应用 RT-PCR 检测原发性肝癌特异性甲胎蛋白mRNA 有利于间接推测是否有肝癌转移。正常人血细胞不表达 AFP mRNA,外周血 AFP mRNA 系来自癌灶脱落入血的完整癌细胞,持续阳性者预示有远处转移的可能。

**2. 氨酰转肽酶(GGT)同工酶** GGT 的同工酶对原发性肝癌的诊断较具特异性,阳性率可达 90%,特异性 97.1%。此酶出现比较早,与 AFP 水平无关,可先于超声或 CT 的影像学改变,在小肝癌中的阳性率达 78.6%,在 AFP 阴性肝癌中的阳性率也可达 72.7%,故有早期诊断价值,若能检测 GGT 同工酶 mRNA,则更有助于早期诊断和鉴别诊断。

**3. 异常凝血酶原(DCP)** 肝癌细胞微粒体内维生素 K 依赖性羧化体系功能障碍,使肝脏合成的凝血酶原前体羧化不全,从而形成异常凝血酶原。此外,肝癌细胞自身也具有合成和释放异常凝血酶原的功能。通常健康者血中测不到 DCP,慢性肝炎、肝硬化的DCP 多小于 300 μ/L,而肝癌患者约 70% 可测得 DCP,且多大于 300 μ/L。由于此酶在慢性活动性肝炎及肝转移癌阳性率极低,而在 AFP 阴性肝癌的阳性率可达 65.5%,在小肝癌的阳性率可达 62.2%,故在肝癌的诊断中有较重要价值。

**4. α-L-岩藻糖苷酶(α-AFU)** 肝癌患者血清 α-AFU 活性明显升高。虽然其在慢性活动性肝炎及肝硬化患者血清中活性也可升高,但人们公认 α-AFU 对 AFP 阴性肝癌及小肝癌有着重要的诊断价值,其阳性率分别可达 76.1% 和 70%。

**5. 其他** ①M₂型丙酮酸激酶同工酶(M₂-Pyk):Pyk 有四种同工酶,即 L、R、M₁、M₂,人血浆中活力极低,只有用灵敏的 Fab'-ELISA 才能测出皮克(pg)水平的 Pyk,HCC 患者的 M₂-Pyk 阳性率达 93%,良性肝病则在正常范围内,但胃癌、结肠癌亦明显升高。②同工铁蛋白(AIF)。③α1-抗胰蛋白酶(AAT):此酶有助于诊断,但假阳性较高。④醛缩酶同工酶 A(ALD-A):此酶对 HCC 的诊断亦有参考价值,其值亦高于良性肝病和其他恶性肿瘤。⑤碱性磷酸酶(ALP):对肝癌与良性肝病的鉴别也有一定的价值。⑥高尔基膜蛋白GP-73:作为新的肝癌标志物已开始引起人们的关注。

上述肝癌标志物在肝癌诊断中的价值存在着差异,其中有肯定诊断价值的是 AFP 及其异质体 LCA 结合型 AFP-L3、GGT 同工酶、DCP;有一定诊断价值但特异性不高的是 α-AFU、AAT、AIF,此类标志物对 AFP 阴性肝癌有重要的辅助诊断价值;M₂-Pyk 等其他标志物对肝癌诊断有一定提示作用,但需和前两类标志物联合应用。

## (二)影像学检查

1.彩超检查

(1)肝脏探查要点及超声测量正常值

1)肝脏探查要点。①肝脏探查切面:主要有剑突下肝左叶的纵、横切面;肋下斜切面,即从肋下正中线向腋前线区域的斜切面;右肋间斜冠状切面,为肝右前叶与右后叶的显示切面。②门静脉与肝静脉的识别:门静脉与肝静脉系统,在肝内空间,呈"十字交叉"分布。门静脉显示为长轴,则肝静脉为短轴。反之,门静脉显示为短轴,则肝静脉必显示为长轴。③胆管、肝动脉、门静脉三者在肝内走行的解剖显示规律:通常超声只显示出胆管在前、门静脉在后,呈清晰的两条平行排列管道(因肝动脉很细,超声一般不易显示),其前方管道内径短,为胆管,其后方管道内径长,为门静脉。肝内胆管增宽,二者呈"平行管征"或"双枪管征"。肝内一级胆管,为左、右肝管。肝内二级胆管,为左内、外叶和右前、后叶胆管。肝内三级胆管,为肝段胆管,即肝右后上段、右后下段胆管与肝左外上段、左外下段和左内叶段胆管。肝外胆管与门静脉的关系:从肝门部纵切胆管,可见左右肝管汇合的肝总管。胆总管向右侧弯曲,在十二指肠上缘下行,为胆总管上段,长1.0~2.0 cm,其排列关系,仍为胆管在前,门静脉在后,显示率约90%以上。胆总管再下行,与下腔静脉伴行,为十二指肠后段,长约3.0 cm。胆总管,从胰头后方或穿过胰腺下行,长约3.0 cm,为胆总管胰腺段。胆总管胰腺段与胰管汇合入十二指肠降段,长1.5~2.0 cm,为胆总管肠内段,开口于乏特氏壶腹部的肠内后壁。胆总管十二指肠后段,胰腺段和肠内段,因肠气干扰,其显示率为50%~75%。④肝静脉与肝叶的关系:肝静脉长轴是肝脏分叶标志线。肝中静脉长轴为左、右叶的分界线。肝右静脉长轴,为右前叶与右后叶分界线。肝左静脉长轴,为左内叶与左外叶分界线。⑤门静脉与肝叶的关系门静脉,具有肝脏分叶的"指向性"作用。门静脉右干,位于肝右叶,呈"分叉"形。其分叉,指向右前方,为肝右前叶,指向右后方,为肝右后叶。门静脉左干,位于肝左叶,呈"工"字形。其"工"字形分支指向左肝外下段的,为肝左外下叶,指向左外上段的,为肝左外上叶,指向左内叶段的,为肝左内叶(即方叶)。⑥肝尾状叶的探查与显示:肝尾状叶深藏于肝脏后面(介于肝左右纵沟和第一肝门横沟的后方、下腔静脉的前方)。纵切左叶,可见肝左叶后方有一强回声,其后椭圆形或长条形,内回声与肝相同,即为尾状叶。横切左叶,尾状叶显示在门静脉"工"字形左干横部及角部后方,呈楔形或椭圆形。尾状叶大小悬殊较大,极少数人尾状叶增大,呈瘤样,大于正常2~3倍,勿当占位病灶。⑦门静脉左支,呈"工"字形显示法:在剑突下横切,呈15~60°扇扫,指向后上方,可显示出呈"工"字形的门静脉左干的横部、角部、矢状部、囊状部,以及左外后上支、左外前下支及左内叶支。在囊状部,向前延伸的强回声条索,为肝圆韧带(为胎儿脐静脉闭锁的韧带索)。肝硬化患者,侧支循环形成,肝圆韧带可再通,并与前腹壁静脉相交通,此为肝硬化侧支循环形成的佐证。⑧门静脉右干呈"分叉"形显示法:取右肋间斜冠试切,声速指向左后,可显示出门静脉右干及分支,呈"分叉"状,与右干根部以45°角相连的胆囊回声,似"飞鸟样"。⑨三支肝静脉(肝右、肝中、肝左静脉)和第二肝门显示法:右肋下斜切,可显示出左、中、右三条肝静脉,从第二肝门部汇入下腔静脉。在同一切面,能同时显示出三条肝静脉者较少。⑩门静脉主干的显示法:探头垂直于右肋弓处斜切,可显示出门静脉右干,然后再沿门静脉右干向肝门部追踪,可显示出门静脉主干与其相连的门静脉左干的横部。

2)肝脏超声测量正常值(参考值)。①右肋间斜切:肝右叶前后径<14.0 cm。②前腹正中纵切:肝左叶前后径<7.0 cm,肝左叶上下径<8.0 cm。③门静脉主干内径:<1.4 cm(0.9~1.4 cm)。④门静脉左干或右干内径:<1.0 cm(0.7~1.0 cm)。⑤静脉内径:肝静脉左支<8.7 cm(6.7~10.7 cm);肝静脉中支<9.7 cm(8.8~10.6 cm);肝静脉右支<96 cm(8.7~10.5 cm)。

(2)超声诊断不同类型肝脏疾病　肝癌分为原发性与转移性。原发性肝癌在我国常见,占肝脏全部肿瘤的85%以上。

1)原发型肝癌。①巨块型肝癌。超声表现:肿瘤直径>5.0 cm,甚至>10.0 cm,占大半个肝,使肝形态失常。肿瘤单发或为多个融合的"瘤中瘤",呈圆形或类圆形,边缘欠规整,周围有低回声晕环,晕环窄而残缺不全,并可深入瘤体,瘤内为低或强回声,均匀或不均匀,中央常有不规则、坏死的无回声区。肿瘤周围可有多个直径0.5~1.5 cm的"卫星灶"小结节回声。肿瘤晕环,在病理上为致密结缔组织或炎性细胞所构成的假包膜。肿瘤内低回声与瘤内结构或细胞排列较均匀有关。肿瘤内强回声与瘤内癌细胞脂肪变性有关。②结节型肝癌。超声表现:肿瘤多为圆形,内呈实性低回声,单个或数个,直径≤5.0 cm,以1.0~3.0 cm为多见,周围有较窄(宽为1~3 mm)、较完整的低回声晕环。肿瘤直径<3.0 cm的为小肝癌,内为低回声,边缘清晰,与正常肝组织有包膜线强回声分隔,有侧边弱声影,后方回声多无变化,部分后方回声增强。少数较大结节,内为略强或强弱不均匀回声,周围有窄的低回声晕环。在肝边缘的肿瘤,可向肝外膨出。直径1.0 cm的肝癌,90%以上内为低回声;直径1.0~3.0 cm的肝癌,70%以上为低回声;直径3.0~5.0 cm的肝癌,40%以上为强回声;直径5.0~10.0 cm的肝癌,大多为混合回声。原发性肝癌伴随肿瘤增大,恶性度增加,内部存在由"低—等—强—混合回声"的演变规律。肿瘤早期,直径<2.0 cm,内分化较好,细胞成分多,结构均匀,其内呈均匀低回声。当肿瘤直径2.5~3.0 cm,内渐为低分化,恶性度增加,细胞成分渐减少,纤维及坏死成分增多,其内呈等或强回声。当肿瘤生长加快,直径>3.5 cm,内脂肪变、坏死、出血等,其内呈混合回声。③弥漫型肝癌。超声表现:肿瘤体积较小,直径1~2 cm,大小不等,数目众多,弥漫于全肝,其范围极广,内为不均匀低或为强回声,周围有低回声窄晕环,肝脏体积增大不明显。④门静脉癌栓。门静脉癌栓与肝癌病灶并存。超声表现:癌栓多位于癌瘤附近的门静脉分支上。癌栓可单发,可多发,大小不等,伴有癌栓以上门静脉内径增宽。癌栓分为充满型、未充满型。充满型癌栓紧贴管壁与管壁界限不清,致管壁回声中断,癌栓以上门静脉内径增宽,癌栓内为低回声,后无声影。未充满型癌栓为菜花样,不规则弱光团,爬行于一侧或两侧管壁上,后无声影,伴癌栓以上门静脉内径增宽。⑤门静脉血栓。超声表现:门静脉血栓在分叉处,范围较局限,为形态不规则低回声,后无声影,内无血流信号。门静脉血栓一般不引起门静脉内径增宽。⑥胆管细胞型肝癌(ICC)系由胆管上皮细胞所发生的一种原发性肝癌的一个少见类型,又称肝内胆管癌或周围型胆管腺癌。超声表现:肿瘤以胆管为中心生长,单发,无包膜,边缘不规则或分叶状,1.0～13.0 cm不等,内回声因含纤维等成分不同,其内表现为低或等的均匀或不均回声,以低回声多见,少见不均匀强回声,边界清或不清,周边多有强回声环绕。

2)转移性肝癌:为肝外恶性肿瘤转移到肝脏,称为转移性肝癌。有消化系统肿瘤,经门静脉转移至肝脏的;也有乳腺、肺、卵巢等处肿瘤经血液、淋巴系统转移到肝脏的。但肝硬化发生的癌瘤,却很少发生肝内转移,此与肝纤维化阻挡有关。临床表现上早期多无明显症状与体征,晚期才会出现类似肝癌的腹痛、腹水等临床症状,但多较轻。

3)肝母细胞瘤:为高度恶性胚胎源性上皮组织肿瘤,又称肝胚胎细胞瘤,它是小儿最常见的恶性肿瘤,常见于3岁以内婴幼儿。发病率占肝肿瘤的3.4%,男多于女,男比女多2倍。肿瘤常为单发、也可多发,大小5.0～25.0 cm,多位于肝右叶,左叶最少。肿瘤常向肺、脑、腹腔及淋巴结转移。临床上,无特异症状,多以肝包块检查,晚期才有发热、出血、贫血等表现。肿瘤生长速度快,检验血清甲胎蛋白(AFP)约80%为阳性。超声表现:肿瘤为圆形、椭圆形或分叶状,与周围肝分界清晰,多数有不完整包膜,边界清晰,内回声强弱不均,夹杂无回声区,可有钙化灶强回声。肿瘤分为结节局限型与巨块弥漫型。结节局限型,为肝内单发或多发结节。巨块弥漫型,为占据肝内巨大团块,形态不规则,内为混合回声,常见液化、坏死及钙化灶回声,边缘呈“蟹足样”浸润生长,与肝组织界限模糊。常伴腹腔淋巴结转移。偶见门静脉及肝静脉癌栓。本病应与肝癌、腹膜后及肾上腺肿瘤相鉴别。肝癌见于成人,本病见于婴幼儿。腹膜后肿瘤,在俯卧位探查,肿瘤与呼吸移动不同步,而肝脏肿瘤能随呼吸同步移动可鉴别。

4)肝脏的囊性病变:为较常见的一种生长缓慢的肝内良性病变,可分先天性与后天性。先天性肝囊肿,一般认为是胚胎发育中,迷路胆管未与正常胆管连接逐渐扩张潴留而形成。后天性可由外伤、感染、胆管退变等所引起。肝囊肿可为单发肝囊肿、多发肝囊肿与多囊肝。多发肝囊肿与多囊肝常伴肾囊肿、胰囊肿、脾囊肿等,且多囊肝常与遗传及家族史相关。临床大多无症状,多在体检中发现。囊肿大者,偶有破裂,可出现突发性腹痛、休克、腹膜炎等症状。超声表现:肝内可见单发或多发的圆形、椭圆形或不规则形无回声。囊壁菲薄呈强回声,伴侧边声影。囊腔暗区清晰,后方回声增强。多房性囊肿内可见纤细分隔。多发性肝囊肿的囊肿散在分布,肝外形规则。多囊肝囊肿弥漫分布,大小不一,肝外形不规则。以上均可伴肾囊肿、胰囊肿、脾囊肿,以多囊肝为常见。囊肿合并感染者,囊壁较厚,但内壁光滑,囊内可见细小光点,随体位移动。大的囊肿,可造成肝内管道受压移位。鉴别诊断:应与肝内囊性病变相鉴别,肝内管道短轴为圆形,旋转长轴,为条形无回声可鉴别;与肝脓肿鉴别,肝脓肿囊壁厚,内壁不光滑,呈“虫蚀样”,无回声区形态不规则,内有点状或絮状回声可鉴别;与肝包虫性囊肿相鉴别,肝包虫病有疫区接触史,有肝包虫囊壁,呈双层,壁可有钙化,可呈“囊中囊”“双囊”征象,囊内为多房结构,囊腔可有沙粒样强光点可鉴别。

5)肝脏的良性占位病变:肝脏良性占位病变,种类较多,有肝血管瘤、肝脏钙化灶、肝局灶性增生性结节(FNH)、肝炎性假瘤、肝腺瘤、肝硬化增生结节、肝错构瘤(血管平滑肌脂肪瘤）、肝脓肿等病变。以肝血管瘤、肝脏钙化灶、肝硬化增生结节为常见。其他均少见。

● 肝血管瘤：是肝脏的先天性畸形，为最常见的良性肿瘤，分为海绵状血管瘤和毛细血管瘤。海绵状血管瘤发病率较高。超声表现：血管瘤内由充满血管的血窦、窦壁所构成，边缘锐利，后方回声增强。内回声与瘤内窦腔大小、窦壁、纤维间隔多少、薄厚等而定。瘤内血窦小，窦壁厚，纤维隔多而薄，呈"网格状"强回声，或纤维隔多而厚，呈边缘锐利"浮雕样"强回声。瘤内血窦大，窦壁薄、纤维隔少而薄，呈"稀疏网状"强回声。瘤内血窦腔大，夹杂局限、密集的强纤维间隔，呈囊、实混合性回声。毛细血管瘤，体积小，大小约2.0 cm，单发或多发。85%瘤内为强回声光团，边缘锐利，境界清晰，呈"浮雕样"强回声。但小海绵状血管瘤，内也有低回声，内有短线回声，周围有强回声线环绕，后方回声增强。较大的内为"网格状"回声，后方回声略增强。鉴别诊断：应与原发性肝癌鉴别。一般血管瘤内大多为强回声，后方回声增强，可与肝癌内为低回声相鉴别。肝血管瘤内低回声与肝癌鉴别点，在于低回声血管瘤内有网线回声，周围有强回声包绕，后方回声增强，而肝癌低回声内为不均回声，周围有低回声晕，有球体感可鉴别。肝癌内为动脉血流，血流明显，而血管瘤内为静脉血流，一般多显示不出血流信号也可鉴别。另外，原发性肝癌肿瘤标志物 AFP 阳性明显，而血管瘤 AFP 为阴性，也可区别。

● 肝脏钙化性病变：由先天性因素所形成的肝脏实质内的非特异性钙化或后天性病变，如在愈合的肝组织瘢痕或管壁（胆管、血管）上，沉积胆酸盐、胆酸钙、胆固醇结晶等而形成。后天因素可能与多种因素有关，如手术、外伤性瘢痕，寄生虫、细菌、病毒感染，囊肿、血肿、血栓吸收愈合后，均可形成肝脏钙化灶。肝脏钙化灶，以肝右叶为多见。钙化灶可单独、可散在、可相互融合、形态不一、大小不等。超声表现：肝内钙化，为肝内见斑点状、团块状或条索状强光团后伴声影，不伴肝病及胆管扩张等表现。肝内管道钙化，为沿肝内胆管、肝静脉或门静脉管壁分布，形态不一，呈斑点状或条索状等强光团，后伴声影或不伴声影，一般不伴胆管扩张。在肝囊肿或胆囊壁的钙化，为沿囊壁一侧呈弧形分布的强光团，伴或不伴声影。手术瘢痕的钙化，多位于肝脏切缘，呈条索状强回声光团，可伴或不伴声影。肿瘤的钙化，多位于肿瘤内部或边缘，为斑状或点状强回声，后伴声影。鉴别诊断：应与肝内胆管结石及肿瘤内钙化相鉴别。胆管结石强回声光团，在胆管腔内，结石以上胆管可伴扩张，可鉴别，肿瘤内在瘤内或边缘也可鉴别。

● 肝局灶性结节增生（FNH）：为正常肝细胞过度增生形成的肝脏假小叶结节性的病变，较少见。发病男女相当，年龄多低于40岁。为肝动脉畸形，肝过度灌注，肝局部血供减少，肝细胞萎缩，继发局部肝细胞异常反应性增生所致。肝局灶增生结节，为纤维性状包块，质硬、表面光滑、无包膜，与周围肝组织分界清晰。结节多单发，20%为多发结节融合，以肝右叶为多见。病灶大小不一，一般直径<5.0 cm，最小为2.0 cm，最大占据肝脏大部分，直径可>10.0 cm。病理上，病灶主要为正常肝细胞，Kupffer 细胞的不典型增生、肥大透明变性，纤维组织和肝管紊乱的增生所构成。病灶无包膜，与周围肝组织界限清楚，内伴胆管增生，中心呈"放射状"纤维瘢痕分隔，与血管沿纤维瘢痕走行为特征。一般无恶变。临床上，患者一般无症状，无肝硬化史，肿瘤无恶变，AFP 阴性，多在体检中发现。

肿瘤随时间推移无变化,临床也不必手术。超声表现:单发,直径<5.0 cm,呈圆形、类圆形或多结节相互融合为的大团块,形态不规则,边界清晰,无明显包膜,内为低、等、强回声或为不均匀混合回声,瘤中心有条索状瘢痕,呈"放射状"或"分叶状"向周围分布,为特征,后方回声无改变。超声造影表现,动脉期由中心向周边增强,呈"车轮状",以较大病灶为显著。较小病灶为动脉相快速整体增强,门脉相呈持续增强,中央瘢痕可无增强。增生结节中央瘢痕,呈"星芒状"低增强,具有特异性诊断及鉴别价值。鉴别诊断:应与肝癌相鉴别。肝癌肿瘤呈圆形,周围有低回声晕,内为低或不均匀回声,内血流丰富,占位效应明显,短期随访均见恶化。肝局灶性增生结节为圆形或不规则形,周围无低回声晕,内有呈放射状的强回声瘢痕条索,无占位效应,短期或长期随访均无变化。

• 肝炎性假瘤(IPL):为一较罕见的瘤样病变。肝炎性假瘤,由各种致炎因子引起的肝脏局部组织炎结节增生为病理特征的肿瘤样病变,可分为黄色肉芽肿、浆细胞肉芽肿、硬化性假瘤、门静脉内膜炎及凝固性坏死等病变,但液化少见,每个病灶内含有两种或多种病理细胞成分,而并非一种。陈旧性病变周围有纤维组织增生。病变病理成分与超声表现无对应关系。发病以中青年男性居多。病灶多单发,多位于汇管或肝脏周边区域,以肝右叶为最多见,大小多在2.0~4.0 cm。临床无特征性表现,约44%无症状,或为轻微症状或为不明原因发热、上腹隐痛、乏力、食欲缺乏、体重减轻等。患者无乙肝病史、无肝硬化病史。炎性假瘤临床及影像均缺乏特异性,诊断困难。确诊应穿刺病检。超声表现:肿瘤单发,为圆形、类圆形或不规则形,如葫芦状,融合状或花瓣状等,境界清楚,直径<5.0 cm,以直径3.0 cm为多见,早期内为均匀低回声,后期内为条状或斑片状不均匀回声,内偶有无回声小囊,后方回声为轻度增强。肿瘤有包膜,边界清或不清,无晕环,但早期病灶,有少数周围有晕环(此为病灶周边炎细胞浸润表现),后期病灶变为线样强回声(此为周边纤维组织增生表现)。肿瘤内大多数血流稀少,仅少数内血流较多。肿瘤超声造影,动脉相、门脉相及延迟相均无明显增强,少数动脉相为环状高增强,内为不均匀高增强,门脉相低增强,延迟相明显增强。鉴别诊断:应与肝母细胞瘤相鉴别,肝母细胞瘤多发生在3岁以下小儿,甲胎蛋白80%为阳性,生长速度快,结合临床可鉴别;应与小肝癌相鉴别,小肝癌为圆形,内为低回声,周边有细线样强回声或晕环,占位效应明显,AFP为阳性,而肝炎性假瘤发病远低于肝癌,内为不均匀低回声,形态多不规则,边界不清,无晕环,后方无明显回声增强或衰减,占位和球体感不明显;对少数炎性假瘤周边为低回声晕,经随访可见低回声晕变为强回声晕,内部低回声变为斑片强回声,也可与肝癌相鉴别;本病还应与肝硬化伴发的肝癌肿块相鉴别,后者肝背景回声乱,有肝硬化病史,AFP阳性,可与之鉴别。

• 肝腺瘤:又称肝细胞腺瘤(hepaloeellular adenoma,HA),比较少见,为良性,具有出血倾向和再恶变可能。肝腺瘤由高分化,形似正常肝细胞的腺瘤细胞所组成,肝腺瘤80%单发,也可多发,为圆形、椭圆形、钙化少见,大小在1.0~20.0 cm不等,以肝右叶多见。肝腺瘤大多无临床症状,多在体检发现。肿瘤常并发内出血、破裂及恶变。破裂多见肿瘤>5.0 cm或肿瘤在肝包膜下。恶变占肿瘤5%~10%。超声表现:肝腺瘤多为单发,少数为多发,大小在1.0~20.0 cm,为圆形或类圆形、境界清楚、轮廓清晰,边缘与肝有强线分隔,内为低、等或强回声,回声欠均匀。肿瘤后无回声增强。内出血者,瘤内可见散在无回声或强回声。瘤破裂者,盆腹腔可见游离性液性暗区。超声造影,因肿瘤内缺乏门静脉,所以早期造影剂迅速消退呈低增强,延迟相呈轻度高增强。超声对肝腺瘤诊断价值不高,但检出率很高,方便、费用低。诊断困难者,可穿刺病检(但穿刺前应备抗凝药物)。

● 肝硬化增生性结节:为肝细胞弥漫性变性坏死出现肝纤维增生,肝细胞结节状的再生为肝小叶结构和血液循环改建所形成的结节。肝再生结节大小不等,小的直径≤0.3 cm,大的直径>0.3 cm,甚至5.0 cm。直径>1.0 cm的结节,为癌前病变。超声表现:肝硬化再生结节,出现于肝硬化回声的背景下,分为良性与恶性。再生良性结节,散在分布,直径<1.0 cm,内为强回声,边界模糊不清,无晕环,内无血流信号。再生癌前或恶性结节,直径>1.0 cm,内为低回声,散在分布,短期复查病检均演变为恶性结节。鉴别诊断:主要与小肝癌低回声结节相鉴别。小肝癌结节,境界清晰,内为低回声,有侧边声影,肝背景回声正常,而肝硬化良性再生结节,内为强回声,边缘模糊,肝背景回声紊乱。

● 肝血管平滑肌脂肪瘤(HAML):是一种少见的间叶源性肿瘤,为良性。肿瘤由血管、平滑肌、脂肪组织混合构成。肿瘤生长缓慢,随瘤体增大,可有自发性破裂。病因不明。发病以女性多见,年龄在20~50岁,检验AFP为阴性,肝功能正常。肿瘤多为单发,大小不等,平均7.49 cm±3.0 cm,也有直径为11.0 cm的,以肝右叶多见。临床大多无症状,少数可有一些消化道等症状。超声表现:因肿瘤内所含成分的比例不同,其超声表现也不同。肿瘤为圆形或类圆形,边界清晰,后声影有或无,内以含细胞为主的,内也为以强回声主的混合回声为最多见;内以含脂肪或血管或平滑肌细胞为主的,内为低、等或混合回声为少数,内回声均质或不均质。超声与病理研究对照认为,以脂肪组织为主的,超声表现内为强回声:以血管平滑肌为主的,超声表现内为低回声;以血管平滑肌为主伴出血的,超声表现内为混合性回声。肿瘤内血流少或较丰富。超声造影动脉期为"快速增强或不均匀增强",门脉期与延迟期为等回声,但瘤内造影剂廓清时间稍慢于肝组织。肿瘤"快速增强与缓慢退",易误导为肝癌造影"快进快出"表现,应注意鉴别。鉴别诊断:应与肝癌、肝炎性假瘤、肝局灶性结节增生相鉴别。肝癌的AFP为阳性,周围有低回声晕环,内可有无回声液化坏死灶,常伴门静脉癌栓及转移灶等回声表现可鉴别。肝癌超声造影,绝大多数为"快进快出"的特点也可与以鉴别。肝局灶性结节增生,中心可见强低相间的星状瘢痕回声,以及血流呈放射状分布为特点。其超声造影为"快进慢出",造影剂表现为由瘤中心向周边呈辐射状可鉴别。肝炎性假瘤,病灶多位于肝周边区域,直径多小于5.0 cm,形态多样,内多为低回声,内血流信号缺失可鉴别。

● 肝脓肿:分为细菌性和阿米巴性肝脓肿。有细菌或阿米巴感染史,伴发热等临床症状。脓肿分为充血期、坏死期、愈后期。肝脓肿在未化脓时,60%的患者自感染至脓肿形成,至少需要3周或更长时间。超声表现:肝脓肿在发展的不同阶段,超声的表现不同。在蜂窝组织炎期、内透声差,呈片状不均匀低回声,边缘模糊、回声增强。在脓肿形成初期,内出现液性暗区,夹杂有细小光点或光斑强回声。在脓肿期,壁与脓腔形成"双环征",中心脓腔为无回声,透声性差,脓壁多较厚,呈强回声,脓壁内缘多不平,呈"虫蚀样"。坏死期（即脓腔形成期），内全为脓液无回声，脓壁薄。鉴别诊断：在肝脓肿未形成脓肿时，其内为低回声表现，应与低回声肝癌结节相鉴别。肝癌低回声结节，有晕环可与脓肿低回声无晕环鉴别。疑难者，应密切结合临床病史，短期复查肿块内的变化也不难与肝癌相鉴别。肝脓肿还应与囊性肝包虫病相鉴别，囊性肝包虫病的囊壁为双层，双层间为无回声，囊腔内有细小光点回声，结合患者有肝棘球蚴病的疫区病史可鉴别。

● 肝结核：少见。标本为灰白色组织，切片为囊性或囊实性，内可见灰黄色豆腐渣样物质。病理表现为结核性肉芽肿、干酪坏死、液化、钙化、纤维组织增生。超声表现：早期结核灶，内为强弱相间的混合回声，液化坏死，内为无回声，空洞形成，内为弱回声，纤维化内为强回声，钙化内为斑片或沙粒状强回声伴声影。病灶超声造影：内无增强，为组织坏死；动脉期高增强，为组织小血管扩张，明显炎性细胞浸润；门脉期低增强，为组织灶状坏死，正常结构破坏。鉴别诊断：应与肝癌、肝血管瘤、肝脓肿等鉴别。肝癌低回声，周围有晕环，内及周围有丰富血流可鉴别。肝血管瘤为强回声，呈"浮雕样"，可鉴别。肝结核结核菌素试验阳性，结合病史等可与肝脓肿鉴别。

● 肝畸胎瘤：为一种少见的肝良性肿瘤，为胚胎发育时期生殖细胞沿身体中轴线移行时，残留于中线轴所分布的组织器官上的原始胚胎组织性肿瘤。畸胎瘤多发生于性腺、女性卵巢处，次为后纵隔、后腹膜、颈部、骶尾部，以及脑、肾等处，而发生于肝罕见。肿瘤病理主要为以外胚层组织为主，可见于中胚层及内胚层。肿瘤由 2~3 种胚层组织所组成，内含皮肤、毛发、骨、脂肪等多样组织结构成分。肿瘤包膜完整，表面高低不平，由多结节组成，软硬不一。临床多无症状，多体检中发现。肿瘤较大的可有压迫等不适症状。肿瘤发生恶变，在短期内可见增大。超声表现：肿瘤为圆形或类圆形，边界清晰，包膜完整、光滑，内为以囊性为主的囊实混合性团块，与周围肝组织分界清晰。实性内为强回声，内有血流信号。囊性内为无回声，内可有线状强回声。鉴别诊断：应于肝囊肿相鉴别。肝囊肿为圆形无回声，囊壁菲薄；而畸胎瘤为圆形囊实混合性回声，壁厚，可与之鉴别。

● 肝包虫病：又称棘球蚴病，为人畜共患的严重危害人体健康的寄生虫病，是由棘球蚴绦虫的幼虫感染肝脏所引起的疾病。吞食棘球蚴绦虫虫卵，入胃肠，经肠壁小静脉入门静脉系统，70%~80% 寄生于肝脏，也可经肝静脉，入下腔静脉寄生在心脏、肺、脑、腹腔脏器等处。肝包虫病分两种，一为单房型棘球蚴病，另一种为多房型棘球蚴病。多房型棘球蚴病，生长较快，称"恶性棘球蚴病"或"肿瘤性棘球蚴病"，一般为单发巨块型，有时为结节或为结节兼巨块型。超声表现：典型的囊肿为单发囊肿型，囊壁增厚呈双层，厚度可达 3~5 mm，两层间隙为液区，两层间距<1 mm，囊腔内有细小光点，振动可见漂浮。多发囊肿型为两个或两个以上囊肿彼此分离或相连，各囊肿大小形态不一，差别明显。母子囊型，为母囊内聚集着许多小子囊，以"囊中囊"或大囊内有多小子囊，以"蜂房状"为特征。囊肿实变型，此为囊腔包虫死亡，囊液吸收，内为干酪样坏死物，呈斑状、条带状，强弱相间的杂乱回声，内常有液化，呈"虫蚀样"或"溶岩洞样"不规则无回声。囊肿钙化型，为囊内钙盐沉积，内有斑状、片状极不均匀强团块回声，后伴声影。强团块表面凹凸不平，与肝组织分界清晰。肝包虫破裂型，为囊液中母囊、子囊的囊壁萎陷，呈紊乱的片

状、条带状或絮状强回声。鉴别诊断:肝包虫病超声表现为单发囊肿型,应与肝囊肿相鉴别。肝囊肿壁薄,为单层,囊液清亮,而肝包虫病超声表现囊肿囊壁厚,为双层,囊液浑浊。肝包虫为囊肿实变型,应与肝癌相鉴别。肝癌肿块周围有低回声是环,检验甲胎蛋白为阳性而 Casoni 皮肤试验为阴性,可鉴别。

●肝纤维化:为形成的肝纤维条索,在尚未相互连接、不能分隔改建肝小叶结构时,称为肝纤维化。肝纤维化为各种慢性肝病共有的病理改变。为慢性肝病时,肝细胞变性、坏死、炎症刺激所造成肝纤维组织异常增生的病理过程。检验胆红素总是轻度升高。超声表现:慢性肝病,早期纤维化局限在汇管区及周围,肝纤维化时,肝小叶结构基本正常,超声无明显异常回声。当纤维化形成大量间隔,破坏小叶结构时,则超声表现为肝内管道回声增多、增粗,呈短粗线状或网状,但肝表面光滑,呈细线样。肝内小管道(小胆管,门静脉小分支)的管壁增厚,回声增强,管腔变窄。鉴别诊断:脂肪肝所伴的肝纤维化,超声表现为"明亮肝",后场衰减伴有短线状回声增多,脾轻度增大。酒精性肝纤维化,超声表现为肝实质光点明显增粗,并见低回声结节,边界细线似鳞片样。酒精性肝炎肝纤维化,可独立存在,也可与脂肪肝混合存在。超声诊断肝纤维化为无创性,但缺乏特异性表现,应随访,确诊应病检。

(3)价值与优点 超声是肝癌定位诊断中最常用、分辨力高的定位诊断方法。其价值有:①可检出 1 cm 的占位。②有助提示占位性病变属液性或实质性。③对实质性占位性病变亦常可提供有价值的材料以做鉴别。如肝癌常呈"失结构"占位,周围常有晕圈,小肝癌常呈低回声占位,大肝癌或呈高回声,或高、低回声混合,亦可有中央液化区;而常需与肝癌鉴别的肝血管瘤则无晕环,边界清,常可见血管进入。④确定肝癌在肝内的位置及其与重要血管的关系,从而有利于指导治疗方法的选择及手术的进行。⑤了解肝癌在肝内及邻近组织器官的播散与浸润,通常在大的肝癌周围常见卫星结节或包膜不完整。⑥了解肝内静脉如门静脉和肝静脉有无癌栓及其范围,这对治疗方式选择与评估预后至关重要;亦可了解癌栓是否蔓延至下腔静脉或门静脉主干。⑦超声导引下尚可做穿刺活检、瘤内无水酒精注射等。

与其他定位方法相比,超生显像具有以下优点:①非侵入性;②价格相对较低;③可重复多次使用而无放射性损害;④分辨力达到要求。缺点有:①超声盲区如右膈下肺遮盖部分、左外叶上段等;②受操作者解剖知识、经验与操作的细致程度所影响。因此被广泛用于普查肝癌。彩色多普勒血流成像除显示占位病变外,还可分析病灶血供情况,有助于鉴别病变性质。经肝动脉导管注入二氧化碳微泡后再行超声检查对直径小于 1 cm 病灶的检出率高达 67%,接近于肝动脉造影。术中超声显像几乎是肝外科医生的"听诊器",其价值有:①检出术前未能检出的癌结节;②准确提示癌结节与重要血管关系以指导手术;③指导做肝段或亚肝段切除,如向有关的门静脉属支在超声导引下注入亚甲蓝,再根据蓝染范围切除肝组织;④术中超声导引下瘤内注射药物;⑤术中液氮冷冻治疗深度与范围的监测。

2. 腹部 CT 检查 是补充超声显像,估计病变范围的首选非侵入性诊断技术。CT 是肝癌定位诊断中的常规检查,其价值:①了解病灶位置、大小、数目及其与血管关系,检出下限约为 1 cm;②有助提示病变性质,如增强扫描有助鉴别肝血管瘤;③指导外放射治疗的定位;④了解肝癌是否向周围组织器官侵犯等。肝癌通常呈低密度区,边清或模糊,大肝癌常有中央液化,增强扫描早期病灶密度高于癌周肝组织,10~30 s 后密度下降至低于癌周肝组织使占位更为清晰,并持续数分钟。一般可显示直径 2 cm 以上肿瘤,如结合静脉注射碘造影剂进行扫描对 1 cm 以下肿瘤的检出率可达 80% 以上,是目前诊断小肝癌和微小肝癌的最佳方法。肝癌的 CT 表现如下。

(1)分型 ①巨块型:形成巨块状,占据肝一叶或一叶之大部分,因向周围浸润而边缘不锐利。肿瘤内多有坏死而呈不规则之更低密度区域,病灶周围常有子灶。②结节型:与周围正常肝组织分界清楚,呈类圆形。部分病灶周围可见完整或不完整的更低密度环状带,即假包膜。肿瘤内可因缺血坏死而呈更低密度。③弥漫型:为弥漫性小结节,平扫难以显示。因肝癌血供丰富且主要由肝动脉供血,故增强扫描动脉期即可见肿瘤明显强化。小型肝癌常呈均一强化,体积较大者由于内部存在不同血管结构而呈不均匀强化。病灶内有坏死囊变者强化亦不均匀。门脉期肿瘤增强效果减弱。密度减低,而此时 80% 由门静脉供血的正常肝组织强化达峰值,因此门脉期病灶境界更加清晰。

(2)肿瘤包膜强化 主要有三种形式。①平扫时表现为低于肿瘤密度之环状带,增强后与肿瘤呈等密度;②平扫时于肿瘤呈等密度,增强后为高于肿瘤密度的环状带;③平扫时呈低于肿瘤密度的环状带,增强后呈高于肿瘤密度的环状带。从包膜增强的时间来看,一般动脉期不被增强,在门脉期或静脉期强化逐渐明显。

(3)肝癌的其他 CT 表现 ①肝癌破裂出血时表现为肿瘤内斑片状高密度影,也可表现为包膜下新月形高密度影或腹腔内广泛出血;②门静脉、肝静脉或下腔静脉内有癌栓形成时 CT 增强扫描可见血管腔内充盈缺损;③当出现肝内转移灶时可见肿瘤周围肝实质内单发或多个子灶形成,平扫或增强之后的密度变化特点基本与原发灶相同。

3. 腹部 MRI 检查

(1)优点 与 CT 相比其优点是能获得横断面、冠状面、矢状面三种图像,对软组织的分辨优于 CT,无放射线损害,对肿瘤与肝内血管的关系显示更佳,而且对显示子瘤和瘤栓有重要价值。MRI 对肝癌与肝血管瘤,肝囊肿及局灶性、结节性增生等良性病变的鉴别价值优于 CT 检查。通常肝癌结节在 $T_1$ 加权图呈低信号强度,在 $T_2$ 加权图呈高信号强度;亦有在 $T_1$ 时呈等信号强度,少数为高信号强度。肝癌如有包膜,在 $T_1$ 加权图示肿瘤周有一低信号强度环,而血管瘤、继发性肝癌则无。有癌栓时 $T_1$ 呈中等信号,$T_2$ 示高信号强度。肝癌的 MRI 表现:平扫原发性肝癌<3 cm 的病灶内部信号通常较均匀,而>3 cm 的多数病灶内部因质地不均形成不均匀信号表现。肿瘤内出血则据时间长短而呈高信号或低信号表现。有包膜的癌肿境界多较清晰,因包膜样结构由纤维组织构成,故均呈低信号表现。其余无包膜的癌肿通常为轮廓可辨但边界欠清。当门静脉、肝静脉或下腔静脉内有癌栓形成时, MRI 平扫表现为相应血管管径增粗。原来流空的分支状低信号被癌栓组织取代,变成与肝癌组织相似的信号。增强扫描强化特征与 CT 相同,亦呈"快进快出"表现,强化高峰出现在肝动脉期,强化程度高于正常肝实质,门脉期以后又呈现相对于正常肝实质的低信号表现。大的病灶通常为不规则且不均匀的强化,呈放射状或网格状等,其内部无强化的坏死囊变区显示更清晰,静脉内的癌栓在增强扫描时也可得到更好的显示。肿瘤假包膜通常在延迟期强化较明显。

(2)诊断要点  在慢性肝炎、肝硬化基础上发生的肝占位,CT 和 MRI 动态增强表现为"快进快出"特点。包膜的出现提示 HCC 的诊断。血清学指标 AFP 水平升高或持续升高对 HCC 诊断和治疗后随访有一定价值。

(3)鉴别诊断

1)良性病变主要需与肝腺瘤、血管瘤及局灶性结节增生(FNH)鉴别。①腺癌:一般发生于无肝硬化背景或有糖原贮积症的患者,常有出血。②血管瘤:动态增强扫描特征为"早进晚出"或"晚进晚出",且动脉期强化强度与主动脉一致或相接近。FNH 在动脉期呈现除了中心瘢痕病灶均匀一致明显强化。中心瘢痕延迟强化。

2)恶性病变主要需与胆管细胞癌鉴别,后者动脉期扫描病灶轻至中度强化,门静脉期和延迟期扫描时病灶往往呈持续强化,但始终无充填改变,伴延迟强化区内见到扩张的胆管。

3)多发病灶主要需与转移性肝癌鉴别,一般有原发瘤病史,大多数病灶动脉强化不明显或呈环状强化,后期强化更明显。

4)弥漫性肝癌主要需与肝多发性硬化结节鉴别,硬化结节平扫时为高密度结节影,动脉期无强化表现;对于门静脉期时仍为弥漫分布的低密度硬化结节,与弥漫性肝癌鉴别主要看是否有癌栓形成。

4. 核医学影像学检查

(1)正电子发射计算机断层成像(positron emission tomography-CT,PET-CT)、氟-18-氟代脱氧葡萄糖(<sup>18</sup>F-fluorodeoxyglucose,<sup>18</sup>F-FDG)  PET-CT 全身显像的优势在于:①对肿瘤进行分期,通过一次检查能够全面评价有无淋巴结转移及远处器官的转移;②再分期,因 PET-CT 功能影像不受解剖结构的影响,可以准确显示解剖结构发生变化后或者解剖结构复杂部位的复发转移灶;③对于抑制肿瘤活性的靶向药物的疗效评价更加敏感、准确;④指导放射治疗生物靶区的勾画、确定穿刺活检部位;⑤评价肿瘤的恶性程度和预后。PET-CT 对肝癌的诊断敏感性和特异性有限,可作为其他影像学检查的辅助和补充,在肝癌的分期、再分期和疗效评价等方面具有优势。采用碳-11 标记的乙酸盐(<sup>11</sup>c-acetate)或胆碱(<sup>11</sup>c-choline)等显像剂 PET 显像可以提高对高分化肝癌诊断的灵敏度,与<sup>18</sup>F-FDG PET-CT 显像具有互补作用。

(2)单光子发射计算机断层成像(single photon emission computed tomography-CT,SPECT-CT)  SPECT-CT 已逐渐替代 SPECT 成为核医学单光子显像的主流设备,选择全身平面显像所发现的病灶,再进行局部 SPECT-CT 融合影像检查,可以同时获得病灶部位的 SPECT 和诊断 CT 图像,诊断准确性得以显著提高。

(3)正电子发射计算机断层磁共振成像(positron emission tomography-MRI,PET-MRI)  一次 PET-MRI 检查可以同时获得疾病解剖与功能信息,提高肝癌诊断的灵敏性。

(4)数字减影血管造影  数字减影血管造影(digital subtraction angiography,DSA)是

一种微创性检查,采用经选择性或超选择性肝动脉进行 DSA 检查。该技术更多地用于肝癌局部治疗或肝癌自发破裂出血的治疗等。DSA 检查可以显示肝肿瘤血管及肝肿瘤染色,还可以明确显示肝肿瘤数目、大小及其血供情况。

(5)放射性核素肝扫描 应用放射性核素进行肝扫描可以显示出肝脏大小、位置、形态和功能,对肝脏占位性病变的定位诊断有重要参考价值。近年由于单光子发射计算机断层成像(SPECT-CT)、正电子发射计算机断层成像(PET-CT)的应用,以及单抗做放射免疫显像等,又重新得到重视。SPECT 可获三维显示而胜于 γ 照相,断层数 10 ~ 16 层,检出率较平面显像约提高 10% 以上。通常肝癌示局限性放射缺损区,检出低限 2 cm,且难以定性。近年使用肝胆显像剂$^{99m}$锝-吡哆醛-5-甲基色氨酸($^{99m}$Tc-PMT),在延迟相时约 60% 肝细胞癌(尤其分化较好者)可出现缺损区填充,甚或呈阳性显示,唯一需与之鉴别者乃肝腺瘤,故$^{99m}$Tc-PMT 扫描兼有定性诊断价值。核素血池扫描则有助肝血管瘤的鉴别诊断。近年以放射性核素标记 AFP 单抗、抗人肝癌单抗、铁蛋白抗体等作放射性免疫显像,是肝癌阳性显像的另一途径,目前检出低限约 2 cm。

(6)选择性腹腔动脉或肝动脉造影检查 目前多采用数字减影血管造影,可以明确显示肝脏小病灶及其血供情况,DSA 检查意义不仅在于诊断和鉴别诊断,还在术前或治疗前可用于评估病变范围,特别是了解肝内播散的子灶情况,对于判断手术切除的可能性和彻底性及决定合理的治疗方案有重要价值。对血管丰富的肿瘤,其分辨低限约 1 cm,对 <2.0 cm 的小肝癌的阳性率可达 90%,是目前对小肝癌的定位诊断各种检查方法中最优者。DSA 是一种侵入性创伤性检查,可用于其他检查后仍未能确诊的患者。同时可进行化疗和碘油栓塞等治疗。

5. 肝癌的穿刺活检 具有典型肝癌影像学特征的肝占位性病变,符合肝癌临床诊断标准的患者,通常不需要以诊断为目的的肝病灶穿刺活检,特别是对于具有外科手术指征的肝癌患者。能够手术切除或准备肝移植的肝癌患者,不建议术前行肝病灶穿刺活检,以减少肝肿瘤破裂出血、播散风险。对于缺乏典型肝癌影像学特征的肝占位性病变,肝病灶穿刺活检可获得明确的病理诊断。肝病灶穿刺活检可以明确病灶性质及肝癌分子分型,为明确肝病病因、指导治疗、判断预后和进行研究提供有价值的信息,故应根据病灶穿刺活检的患者受益、潜在风险以及医师操作经验综合评估穿刺活检的必要性。肝病灶穿刺活检通常在超声或 CT 引导下进行,可以采用 18G 或 16G 肝穿刺空芯针活检获得病灶组织。其主要风险是可能引起出血和肿瘤针道种植转移。因此,术前应检查血小板和出凝血功能,对于有严重出血倾向的患者,应避免肝病灶穿刺活检。穿刺路径应尽可能经过正常肝组织,避免直接穿刺肝脏表面结节。穿刺部位应选择影像检查显示肿瘤活跃的肿瘤内和肿瘤旁,取材后肉眼观察取材的完整性以提高诊断准确性。另外,受病灶大小、部位深浅等多种因素影响,肝病灶穿刺病理学诊断也存在一定的假阴性率,特别是对于直径 <2 cm 的病灶,假阴性率较高。因此,肝病灶穿刺活检阴性结果并不能完全排除肝癌的可能,仍需观察和定期随访。对于活检组织取样过少、病理结果阴性但临床上高度怀疑肝癌的患者,可以重复进行肝病灶穿刺活检或者密切随访。

6. 特殊检查 剖腹探查,经各种检查仍不能排除肝癌诊断,而又有切除可能者,在患者情况许可时,应及早采取剖腹探查及时治疗。

要点论述:①借助肝脏超声显像联合血清 AFP 进行肝癌早期筛查,建议高危人群至少每隔 6 个月进行 1 次检查;②动态增强 CT、多参数 MRI 扫描是肝脏超声显像和(或)血清 AFP 筛查异常者明确诊断的首选影像学检方法;③肝癌影像学诊断依据主要根据"快进快出"的强化方式;④肝脏多参数 MRI 检查是肝癌临床诊断、分期和疗效评价的优选影像技术;⑤ PET-CT 扫描有助于对肝癌进行分期及疗效评价;⑥血清 AFP 是诊断肝癌和疗效监测常用且重要的指标。对血清 AFP 阴性人群,可以借助 PIVKA Ⅱ、miRNA 检测试剂盒、AFP-L3 和类 GALAD 模型进行早期诊断;⑦具有典型肝癌影像学特征的肝占位性病变,符合肝癌临床诊断标准的患者,通常不需要以诊断为目的的肝病灶穿刺活检。

## 四、诊断

中国抗癌协会肝癌专业委员会 2001 年通过的"原发性肝癌临床诊断标准":①AFP≥400 μ/L,能排除妊娠、生殖系胚胎源性肿瘤、活动性肝病及转移性肝癌,并能触及肿大、坚硬及有大结节肿块的肝脏或影像学检查具有肝癌特征的占位性病变者;②AFP≥400 μ/L,能排除妊娠、生殖系胚胎源性肿瘤、活动性肝病及转移性肝癌,并有两种影像学检查有肝癌特征性的占位性病变或有两种肝癌标志物(DCP、AFU 及 CA19-9 等)阳性及一种影像学检查具有肝癌特征性占位性病变者;③有肝癌的临床表现并有肯定的肝外转移灶(包括肉眼可见的血性腹水或在其中发现癌细胞)并能排除转移性肝癌者。

结合肝癌发生的高危因素、影像学特征以及血清学标志物,依据步骤对肝癌进行临床诊断。

(1)有 HBV 或 HCV 感染,或有任何原因引起肝硬化者,至少每隔 6 个月进行 1 次超声检查及血清 AFP 检测,发现肝内直径<2 cm 结节,多参数 MRI、动态增强 CT、超声造影或肝细胞特异性对比剂 Gd-EOB-DTPA 增强 MRI,4 项检查中至少有 2 项显示动脉期病灶明显强化、门脉期和(或)延迟期肝内病灶强化低于肝实质即"快进快出"的肝癌典型特征,则可以做出肝癌的临床诊断;对于发现肝内直径>2 cm 结节,则上述 4 种影像学检查中只要有 1 项典型的肝癌特征,即可以临床诊断为肝癌。

(2)有 HBV 或 HCV 感染,或有任何原因引起肝硬化者,随访发现肝内直径<2 cm 结节,若上述 4 种影像学检查中无或只有 1 项检查有典型的肝癌特征,可以进行肝病灶穿刺活检或每 2~3 个月的影像学检查随访并结合血清 AFP 水平以明确诊断;对于发现肝内直径>2 cm 的结节,上述 4 种影像学检查无典型的肝癌特征,则需进行肝病灶穿刺活检或每 2~3 个月的影像学检查随访并结合血清 AFP 水平以明确诊断。

(3)有 HBV 或 HCV 感染,或有任何原因引起肝硬化者,如血清 AFP 升高,特别是持续升高,应进行影像学检查以明确肝癌诊断;若上述 4 种影像学检查中只要有 1 项检查有典型的肝癌特征,即可以临床诊断为肝癌;如未发现肝内结节,在排除妊娠、慢性或活动性肝病、生殖腺胚胎源性肿瘤以及消化道肿瘤的前提下,应密切随访血清 AFP 变化,以及每隔 2~3 个月进行一次影像学检查。

根据上述临床表现、实验室及辅助检查做出诊断,在实际应用中必须合理使用,全面分析,尽快做出早期诊断和定位诊断,以便及时进行合理治疗。在普查或就诊患者中疑为肝癌者应力求在短期内明确诊断,通常先定性后定位,先非侵入性后侵入性。但实际上 AFP 检测与超声显像常同步进行。不轻易做肝穿刺,必要时剖腹探查。

## 五、鉴别诊断

原发性肝癌在诊断过程中,应与下列疾病相鉴别。为了便于临床应用,对我国原发性肝癌的鉴别诊断可分为 AFP 阳性肝癌与 AFP 阴性肝癌两个方面。

### (一)甲胎蛋白阳性肝癌

由于 AFP 在胚胎期可来自胚肝、卵黄囊,少量来自胚胎胃肠道,因此文献报道 AFP≥500 μ/mL 而实为假阳性者有:妊娠、新生儿、生殖腺胚胎性肿瘤、肝炎、肝硬化、肝内胆管结石、胃癌、胰腺癌或伴肝转移等。

1. 妊娠　妊娠期产生的 AFP 不难鉴别,但分娩后 AFP 仍持续上升者应警惕同时存在肝癌。

2. 生殖腺胚胎性肿瘤　在临床实践中并非鉴别诊断的重要对象,通过仔细的生殖器与妇科检查不难鉴别。

3. 胃癌与胰腺癌　尤其伴肝转移者常不易鉴别。通常胃癌或胰腺癌出现 AFP 异常升高的发生率约1%,AFP 浓度多较低,且多无肝病背景;仔细的超声显像不难排除胰腺癌;胃肠钡餐有助鉴别胃癌。影像学所见继发性肝癌常为散在多个结节,超声有时呈"牛眼征"。通常胃、胰腺癌转移至肝多见,而肝癌转移至胃、胰腺极少见。

4. 肝炎、肝硬化伴 AFP 升高者　乃 AFP 阳性肝癌的最主要鉴别对象,尤其是不伴明显肝功能异常的低中浓度 AFP 升高者。以下方面有助鉴别:①有明显肝功能障碍而无明确肝内占位者;②AFP 与 ALT(SGPT)绝对值、动态变化及其相互关系的分析(见前 AFP段),尤其二者为相随者;③AFP 单抗、AFP 异质体、异常凝血酶原等测定。由于肝病活动者过多检查有损肝功能,尤其增强 CT、碘油-CT 等,故仔细的超声检查十分重要;不伴明确肝功能障碍者则宜尽快查清。

### (二)甲胎蛋白阴性肝癌

这是临床实践中常见而又重要的鉴别诊断,即使经过十分细致的鉴别诊断步骤,常仍难做出明确结论。故做出结论应十分谨慎并留有余地。AFP 阴性而肝内有占位性病变者,其鉴别步骤为:①鉴别系肝内或肝外病变,如肾、肾上腺肿块可误为肝内占位,通常使用超声显像与 CT 不难鉴别;②如为肝内占位,则首先应鉴别实性还是液性,超声是最好的鉴别手段;③如为肝内实性病变,则应设法鉴别为恶性还是良性,尤其是肝血管瘤及肝腺瘤;④如为恶性则需鉴别为原发或继发,如属原发则鉴别肝癌或肉瘤。兹分述较常见的鉴别对象如下。

1. 肝血管瘤　超声显像问世以来,肝血管瘤是需与肝癌鉴别的最常见疾病。以下几点有助鉴别:①女性多、病程长、发展慢、一般情况好;②常无肝病背景;③HBV 或 HCV 标记常阴性;④超声显像示边清而无声晕,常见血管进入占位区,浅表者加压可凹陷;⑤增强 CT 示填充,并常由周边始;⑥核素血池扫描明确填充;⑦$^{99m}$Tc-PMT 扫描阴性;⑧肿块虽大但常不伴肝功能异常,GGT 亦无明显升高。

2. 继发性肝癌　以下可供鉴别:①常有原发癌史,常见者为结直肠癌、胰腺癌、胃癌;②常无肝病背景,如无肝掌、蜘蛛痣、脾大、肝功能障碍等;③HBV 与 HCV 标记常阴性。④触诊时肿瘤结节质硬而肝软;⑤癌胚抗原(CEA)常升高;⑥显像示散在多发病变,超声示"牛眼征",动脉造影示血管较少,$^{99m}$Tc-PMT 阴性。

3. 肝脓肿　早年多见,近年较少见,其中尤其尚未液化或已部分机化的肝脓肿鉴别不易。以下几点有助鉴别:①有痢疾或化脓性疾病史;②无肝炎、肝硬化背景;③HBV 与 HCV 标记常阴性;④有或曾有炎症表现,如发热伴畏寒;⑤影像学检查:在未液化或脓稠者中颇难鉴别,但边界多模糊且无声晕等包膜表现;已液化者亦需与肝癌伴中央坏死相鉴别,增强或造影示无血管。

4. 肝囊肿、肝包虫　以下可助鉴别:①病程长;②无肝病史,包虫者常有疫区居住史;③一般情况多较好;④肿块虽大而肝功能障碍不重;⑤HBV 与 HCV 标记常阴性;⑥超声显像示液性占位,囊壁薄,常伴多囊肾;⑦包虫皮试阳性可助包虫诊断。

5. 肝腺瘤　较少见,近年略增,甚难鉴别。以下可能有助鉴别:①女性多于男性;②常有口服避孕药多年历史;③常无肝病背景;④HBV 与 HCV 标记常阴性;⑤扫描常呈强阳性显像,唯独此点可能有助于肝癌鉴别;由于腺瘤分化程度较肝癌好,故摄取$^{99m}$Tc-PMT,但因无排出通道而潴留呈强阳性。

6. 肝肉瘤　颇难确切鉴别,以下几点可能有助提示:①无肝病背景;②HBV 与 HCV 标记常阴性;③影像学所示常为较均匀的实质性占位。

与肝毗邻的组织器官的肿瘤与病变亦应想到,如右肾上腺肿瘤、右肾肿瘤或囊肿、胰头及壶腹部周围肿瘤、肿大的胆囊或胆囊肿瘤、结肠肝曲癌、腹腔结核、腹腔或腹壁炎性肿块等。

## 六、分期

肝癌的分期对于治疗方案的选择、预后评估至关重要。国外有多种分期方案,如 BCLC、TNM、JSH 和 APASL 等。结合中国的具体国情及实践积累,依据患者体力活动状态(performance status,PS)、肝肿瘤及肝功能情况,建立中国肝癌的分期方案(China liver cancer staging,CNLC),包括 CNLC Ⅰa 期、Ⅰb 期、Ⅱa 期、Ⅱb 期、Ⅲa 期、Ⅲb 期、Ⅳ期。具体分期方案及治疗路线见图 2-1。

1. CNLC Ⅰa 期　PS 0~2 分,肝功能 Child-Pugh A/B 级、单个肿瘤、直径≤5 cm,无影像学可见血管癌栓和肝外转移。

2. CNLC Ⅰb 期　PS 0~2 分,肝功能 Child-Pugh A/B 级、单个肿瘤、直径>5 cm,或 2~3 个肿瘤、最大直径≤3 cm,无影像学可见血管癌栓和肝外转移。

3. CNLC Ⅱa 期　PS 0~2 分,肝功能 Child-Pugh A/B 级、2~3 个肿瘤、最大直径>3 cm,无影像学可见血管癌栓和肝外转移。

4. CNLC Ⅱb 期 PS 0~2 分,肝功能 Child-Pugh A/B 级,肿瘤数目≥4 个、肿瘤直径不论,无影像学可见血管癌栓和肝外转移。

5. CNLC Ⅲa 期 PS 0~2 分,肝功能 Child-Pugh A/B 级,肿瘤情况不论、有影像学可见血管癌栓而无肝外转移。

6. CNLC Ⅲb 期 PS 0~2 分,肝功能 Child-Pugh A/B 级,肿瘤情况不论、有无影像学可见血管癌栓不论,有肝外转移。

7. CNLC Ⅳ 期 PS 3~4 分,或肝功能 Child-Pugh C 级,肿瘤情况不论、有无影像学可见血管癌栓不论、有无肝外转移不论。

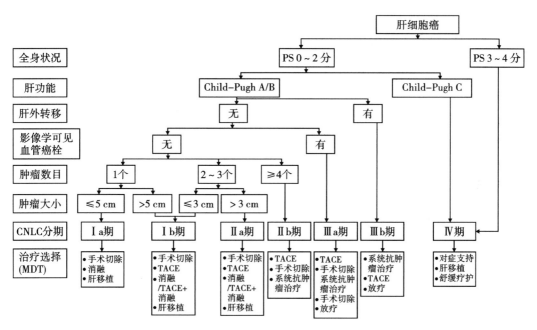

图 2-1 中国肝癌临床分期与治疗路线

# 七、治疗

肝癌治疗领域的特点是多学科参与、多种治疗方法共存,常见治疗方法包括肝切除术、肝移植术、消融治疗、经肝动脉化疗栓塞术(TACE)、放射治疗、系统抗肿瘤治疗等多种手段,针对不同分期的肝癌患者选择合理的治疗方法可以使疗效最大化。合理治疗方法的选择需要有高级别循证医学证据的支持。目前,有序组合的规范化综合疗法治疗对肝癌的长期疗效较好,但是基于不同治疗手段的现行分科诊疗体制与实现规范化综合疗法之间存在一定矛盾。因此,肝癌诊疗须重视多学科综合治疗协作组(multidisciplinary team,MDT)的诊疗模式,特别是对疑难复杂病例的诊治,从而避免单科治疗的局限性,促进学科交流、提高整体疗效。建议肝癌 MDT 管理应围绕国家卫生健康委员会肝癌诊疗质控核心指标开展工作,但也需要同时考虑地区经济水平及各医院医疗能力和条件的差异。外科手术仍是主流,20 世纪的前半个世纪治疗发展缓慢,50 年代由于弄清肝内解剖和肝切除后代谢变化,奠定了肝癌外科的基础。直至今天,外科治疗仍然是肝癌治疗中最有效者,而且其作用与地位仍在上升中。肝癌的规则性切除使肝癌患者中的 5% ~ 10% 受益。尽管在 50 年代肝癌的放疗与化疗已开展,但在根治方面其作用甚微。1963 年进行了第一例癌症的肝移植术,50 年后的今天,肝移植已成为小肝癌治疗的有效方法之一。70 年代因 AFP 用于普查,使肝癌的治疗进入到亚临床期阶段。尽管手术、放疗、化疗本身的进步不太大,但小肝癌切除后 5 年生存率达 60% 左右,第一次成批地获得生存 5 ~ 10 年以上的肝癌患者;早期发现、早期诊断的原理用于根治性切除术后患者的监测,发现了不少亚临床期复发与转移者,"再切除"又进一步明显地延长了这些患者的生命。"早切与再切"成为这一期间提高总疗效的最有效途径,从而使 5% ~ 10% 肝癌患者受益。20 世纪 80 年代以来,由于影像学的进步,使早期诊断又提高到 1 cm 的水平,即大于 1 cm 的肝癌已不难诊断;各种局部治疗如雨后春笋,包括 TACE、经皮瘤内无水乙醇注射、冷冻治疗、射频消融、微波治疗、高功率激光气化、肿瘤、高功率聚焦超声治疗、肝动脉灌注的改进、放射免疫治疗(导向治疗)等的应用;由于局部治疗和综合治疗的进步,加上治疗概念的更新,出现了"不能切除肝癌的缩小后切除"这一途径,为部分不能切除肝癌展现了新的希望,预期这一途径将使 5% ~ 10% 的肝癌患者受益。近半个世纪的进步,主要是由于新技术、新理论与新概念的促成;AFP 与影像学促进了早期诊断;局部治疗、肝移植等新技术又促进了治疗;局部切除代替肝叶切除这一新概念促进了小肝癌手术;对亚临床期复发与转移的"再切除",对不能切除肝癌采取切除以外的姑息性外科治疗(如肝动脉结扎、插管)优于姑息性切除;综合治疗优于单一治疗(不仅有量的变化且有质的改变)等新概念的形成,是促成治疗进步的不可或缺的因素。原发性肝癌的治疗方法目前尚无特效疗法,多采用综合疗法,包括手术治疗、放射治疗、化学治疗、介入治疗、生物治疗、中医中药和其他疗法等。一般对早期患者以手术治疗为主,并辅以其他疗法;对不能手术切除的中晚期患者则采用介入、化疗、放疗、中医中药治疗和其他支持疗法等综合措施。对这些综合措施必须从整体出发,有机结合选择时期,合理使用,才能提高疗效。

1. 肝癌的治疗原则　根据肝癌的不同阶段,酌情进行个体化的综合治疗。治疗方针为外科手术、介入治疗和化疗等综合性的治疗。其中手术是治疗肝癌的首选,手术方式包括根治性的肝切除以及姑息性的肝切除等。对于不能切除的肝癌,可根据具体的情况采用术中肝动脉结扎、肝动脉化疗栓塞、射频、冷冻、激光、微波等治疗,有一定的疗效。原发性肝癌也是行肝移植手术的指征之一。放化疗一般用于经腹部探查发现癌肿不能切除,或作为肿瘤姑息切除的后续治疗,可采用肝动脉和(或)门静脉置泵,做区域化疗栓塞。其他治疗包括中医中药治疗,采用辨证施治,攻补兼施的方法,与其他疗法配合应用,以提高机体抗病力,改善全身状况和症状,减轻化疗放疗的不良反应。

2. 方法选择　①小肝癌的治疗选择:如肝功能代偿,应力争切除,合并 Child-Pugh A 级肝硬化者可做局部切除,左侧者亦可做肝段或肝叶切除;不能切除者做局部治疗,如射频、冷冻、微波、瘤内无水乙醇注射(PEI)等。肝功能失代偿而无腹水者或合并 Child-Pugh B 肝硬化,结节数较少的小肝癌,可做射频、PEI 等;结节数较多的肝癌,部分可试经导管肝动脉栓塞(TAE)或 TACE,最好用肝段栓塞。Child-Pugh C 肝硬化者通常只宜保守治疗。②大肝癌的治疗选择:功能代偿者,或合并 Child-Pugh A 肝硬化者,单侧肝癌可力争做根治性切除;不能做根治性切除者则争取做缩小后切除,术中做肝动脉结扎(HAL)、肝动脉插管(HAI)、冷冻治疗等局部治疗。如术前估计无切除可能则亦可做 TACE,或合并放射治疗、局部放疗、生物治疗、中药治疗等,待肿瘤缩小后再切除。③肿瘤累及两侧肝叶者的治疗选择:肝功能代偿者,亦可做 HAL、HAI、TACE 等。肝功能失代偿者或 Child-Pugh C 肝硬化,少数可试行 TACE,多数只宜中药治疗或合并生物治疗。④合并门静脉主干癌栓者的治疗选择:如肿瘤可切除,癌栓局限,可切除肿瘤合并术中摘除癌栓;如肝功能略差,亦可试 TACE;亦有做局部外放射治疗的;但多数只宜保守治疗。⑤晚期患者的治疗选择:有黄疸、腹水者只宜中药治疗、生物治疗、对症治疗、支持疗法等。但个别肝门区肝癌压迫导致梗阻性黄疸,且肝功能较好,情况允许者也可试行 HAL、TACE 等,有极少数因肿瘤缩小而获切除。

## (一)肝切除术

1. 肝切除术的基本原则　①彻底性:完整切除肿瘤,切缘无残留肿瘤;②安全性:保留足够体积且有功能的肝组织(具有良好血供以及良好的血液和胆汁回流),以保证术后肝功能代偿,减少手术并发症、降低死亡率。

2. 切除术式选择　由于我国肝癌约 85% 合并肝硬化,位于左叶肝癌尚可酌情做局部切除、左外叶甚至左半肝切除,因左叶通常占全肝的 1/3。而右叶肝癌者多难耐受右半肝切除,过去大肝癌勉强做右半肝切除者其手术死亡率高达 20%~40%,因此局部切除是右叶肝癌伴肝硬化者的主要术式。局部切除切端距肿瘤的距离亦视肿瘤大小、位置、有无包膜等而定。通常 1~3 cm 大小肿瘤切端距肿瘤 1~2 cm 即可,而较大肝癌尤其包膜不完整或有卫星结节者则切端距肿瘤宜 2~3 cm。右叶肿瘤位于周边者可做楔形切除;位于中央表面者可做梭形切除;位于右叶深部者可在术中超声导引下切开肝实质然后做局部切除;位于肝门区者大多只能沿肿瘤包膜剜出。术中预防出血:①术前改善肝功能,减少出血倾向;②手术注意患者姿位与暴露,以及肝的足够游离;③尽可能输注较新鲜血液;④手术操作力求细致。暂时控制出血有诸多办法,如肝钳法、交锁褥式缝扎法、第一肝门暂时阻断法、左右肝血管分别暂时阻断法、全肝血流阻断(常温下或低温灌注下无血切肝)等。通常肿瘤较小又在周边者,常无须阻断肝血流,而采用边切边结扎肝内管道的办法,位于肝深部者可在关键时刻暂时用乳胶管阻断第一肝门,通常有肝硬化者一次阻断不宜超过 15 min,肝功能较差者一次不超过 10 min。对肝门区肝癌的切除,通常可在阻断第一肝门的条件下进行,即紧靠下腔静脉者,必要时可事先在肝上与肝下的下腔静脉处做好阻断准备,但实际上如操作细致常无须阻断下腔静脉。

3. 术前患者的全身情况及肝脏储备功能评估　在术前应对患者的全身情况、肝脏储备功能及肝脏肿瘤情况(分期及位置)进行全面评价,常采用美国东部肿瘤协作组提出的功能状态评分(ECOG PS)评估患者的全身情况;采用肝功能 Child-Pugh 评分、吲哚菁绿(indocyanine green,ICG)清除试验或瞬时弹性成像测定肝脏硬度,评价肝脏储备功能情况。研究结果提示,经过选择的合并门静脉高压症的肝癌患者,仍可以接受肝切除手术,其术后长期生存优于接受其他治疗。因此,更为精确地评价门静脉高压的程度(如肝静脉压力梯度测定等),有助于筛选适合手术切除的患者。如预期保留肝脏组织体积较小,则采用 CT、MRI 或肝脏三维重建测定剩余肝脏体积,并计算剩余肝脏体积占标准化肝脏体积的百分比。通常认为,肝功能 Child-Pugh A 级、ICG 15 min 滞留率(ICG-R15)<30%是实施手术切除的必要条件;剩余肝脏体积须占标准肝脏体积的 40% 以上(伴有慢性肝病、肝实质损伤或肝硬化者)或 30% 以上(无肝纤维化或肝硬化者),也是实施手术切除的必要条件。有肝功能损害者,则需保留更多的剩余肝脏体积。

4. 手术适应证

(1)肝脏储备功能良好的 CNLC Ⅰa 期、Ⅰb 期和Ⅱa 期肝癌的首选治疗方式是手术切除。既往研究结果显示,对于直径≤3 cm 肝癌,手术切除和射频消融治疗疗效无显著差异,但是新近的研究显示手术切除后局部复发率显著低于射频消融后,且手术切除的远期疗效更好。即使对于复发性肝癌,手术切除的预后仍然优于射频消融。

(2)对于 CNLC Ⅰb 期肝癌患者,多数情况下不宜首选手术切除,而以 TACE 为主的非手术治疗为首选。如果肿瘤局限在同一段或同侧半肝者,或可以同时行术中消融处理切除范围外的病灶,即使肿瘤数目>3 个,手术切除有可能获得比其他治疗更好的效果,因此也推荐手术切除,但是需更为谨慎地进行术前多学科评估。

(3)对于 CNLC Ⅲa 期肝癌,绝大多数不宜首选手术切除,而以系统抗肿瘤治疗为主的非手术治疗为首选。如符合以下情况也可以考虑手术切除:①合并门静脉分支癌栓(程氏分型Ⅰ/Ⅲ型)者,若肿瘤局限于半肝或肝脏同侧,可以考虑手术切除肿瘤并经门静脉取栓,术后再实施 TACE 治疗、门静脉化疗或其他系统抗肿瘤治疗;门静脉主干癌栓(程氏分型Ⅲ型)者术后短期复发率较高,多数患者的术后生存不理想,因此不是手术切除的绝对适应证。对于可以切除的有门静脉癌栓的肝癌患者,术前接受三维适形放射治疗,可以改善术后生存;②合并胆管癌栓但肝内病灶亦可以切除者;③部分肝静脉受侵犯但肝内病灶可以切除者。

(4)对于伴有肝门部淋巴结转移者(CNLC Ⅲb 期),可以考虑切除肿瘤的同时行肝门淋巴结清扫或术后外放射治疗。周围脏器受侵犯可以一并切除者,也可以考虑手术切除。此外,对于术中探查发现不适宜手术切除的肝癌,可以考虑行术中肝动脉、门静脉插管化疗或术中其他的局部治疗措施,或待手术创伤恢复后接受后续 TACE 治疗、系统抗肿瘤治疗等非手术治疗。

5. 肝癌根治性切除标准

(1)术中判断标准　①肝静脉、门静脉、胆管以及下腔静脉未见肉眼癌栓;②无邻近脏器侵犯,无肝门淋巴结或远处转移;③肝脏切缘距肿瘤边界≥1 cm,如切缘<1 cm,则切除肝断面组织学检查无肿瘤细胞残留,即切缘阴性。

(2)术后判断标准　①术后 1~2 个月行超声、CT、MRI 检查(必须有其中两项)未发现肿瘤病灶;②如术前血清 AFP、DCP 等血清肿瘤标记物升高者,则要求术后 2 个月血清肿瘤标记物定量测定,其水平降至正常范围内。切除术后血清肿瘤标记物如 AFP 下降速度,可以早期预测手术切除的彻底性。

6. 肝切除技术 常用的肝切除技术主要是包括入肝和出肝血流控制技术、肝脏离断技术以及止血技术。术前三维可视化技术进行个体化肝脏体积计算和虚拟肝切除有助于在实现肿瘤根治性切除目标的前提下,设计更为精准的切除范围和路径以保护剩余肝脏的管道、保留足够的残肝体积。近年来,腹腔镜肝脏外科飞速发展。腹腔镜肝切除术具有创伤小和术后恢复快等优点,其肿瘤学效果在经过选择的患者中与开腹肝切除术相当。腹腔镜肝切除术其适应证和禁忌证尽管原则上与开腹手术类似,但是仍然建议根据肿瘤大小、肿瘤部位、肿瘤数目、合并肝脏基础疾病以及手术团队的技术水平等综合评估、谨慎开展。对于巨大肝癌、多发肝癌、位于困难部位及中央区紧邻重要管道肝癌和肝癌合并重度肝硬化者,建议经严格选择后由经验丰富的医师实施该治疗。应用腹腔镜超声检查结合吲哚菁绿荧光肿瘤显像,可以有助于发现微小病灶、标记切除范围从而获得肿瘤阴性切缘。解剖性切除与非解剖性切除均为常用的肝切除技术,都需要保证有足够的切缘才能获得良好的肿瘤学效果。解剖性切除对于伴有 MVI 的肝癌病例,相对于非解剖性切除,虽然总体生存没有区别,但局部复发率更低。有研究发现,肿瘤距切缘远( ≥ 1 cm的切缘)的肝切除效果优于距切缘近的肝切除术,特别是对于术前可预判存在 MVI 的患者。对于巨大肝癌,可以采用最后游离肝周韧带的前径路肝切除法。对于多发性肝癌,可以采用手术切除结合术中消融治疗。对于门静脉癌栓者,行门静脉取栓术时应暂时阻断健侧门静脉血流,防止癌栓播散。对于肝静脉癌栓或腔静脉癌栓者,可以行全肝血流阻断,尽可能整块去除癌栓。对于肝癌伴胆管癌栓者,切除肝脏肿瘤的同时联合胆管切除,争取获得根治切除的机会。对于开腹后探查发现肝硬化程度较重、肿瘤位置深在、多结节的肝癌,可以考虑仅行术中消融治疗以降低手术风险。多结节的肝癌,可以考虑仅行术中消融治疗以降低手术风险。

7. 以手术为主的综合治疗策略 基于既往的大宗病例的数据,中晚期肝癌(CNLC Ⅱ b、Ⅲa、Ⅲb 期)手术后总体生存虽然不令人满意,但在缺乏其他有效的治疗手段的情况下,手术切除仍可以使部分患者获益。当前系统抗肿瘤治疗与综合治疗取得了的长足进步,系统抗肿瘤治疗和(或)局部治疗控制肿瘤的效果可以为中晚期肝癌患者行根治性切除、降低术后复发和改善预后提供更多可能。因此,中晚期肝癌患者直接手术切除的策略需要重新认识。探索中晚期肝癌以手术为主的综合治疗新策略已成为近期关注重点。

潜在可切除肝癌的转化治疗指将不可切除的肝癌转化为可切除肝癌,是中晚期肝癌患者获得根治性切除和长期生存的途径之一。于潜在可以切除的肝癌,建议采用多模式、高强度的抗肿瘤治疗策略促其转化,同时必须兼顾治疗的安全性和生活质量。

(1)针对肿瘤的转化治疗 ①系统抗肿瘤治疗:系统抗肿瘤治疗的单独或联合应用是中晚期肝癌转化治疗的主要方式之。肝癌缓解的深度、速度和持续时间以及器官特异性的缓解,是影响后续治疗决策的重要因素。不同的药物组合对肝脏组织和后续手术安全性的影响,需要更多的探索。②局部治疗:包括 TACE、肝动脉置管持续化疗灌注( hepatic arterial infusion chemotherapy,HAIC)等全部治疗手段为初始不可切除肝癌患者创造潜在手术切除机会,并且能够转化为生存获益。放射治疗联合 HAIC、HAIC 联合

TACE 可以进一步提高转化率。系统抗肿瘤治疗联合局部治疗有望获得更高的肿瘤缓解和更高的转化切除率。

（2）针对余肝体积不足的转化治疗　①经门静脉栓塞（portal vein embolization，PVE）肿瘤所在的半肝，使剩余肝脏代偿性增生后再切除肿瘤。PVE 成功率为 60%~80%，并发症发生率 10%~20%。PVE 后余肝增生时间相对较长（通常 4~6 周），约有 20% 以上患者因肿瘤进展或余肝增生体积不足而失去手术机会。②联合肝分隔和门静脉结扎的两步肝切除术（associating liver partition and portal vein ligation for staged hepatectomy，ALPPS），适合于预期剩余肝脏体积占标准肝脏体积小于 30%~40% 的患者。近年来已出现多种 ALPPS 改进术式，主要集中于一期手术肝断面分隔操作（部分分隔和使用射频消融、微波、止血带等方式分隔）以及采用腹腔镜微创入路行 ALPPS。术前评估非常重要，需要综合考虑肝硬化程度、患者年龄、短期承受两次手术的能力等。ALPPS 术可以在短期内提高肝癌的切除率，快速诱导余肝增生的能力优于 PVE；因两期手术间隔短，故能最大程度减少肿瘤进展风险，肿瘤切除率达 95%~100%。研究结果显示，ALPPS 治疗巨大或多发肝癌的效果优于 TACE。需注意短期内两次手术的创伤以及二期手术失败的可能性，建议谨慎、合理地选择手术对象并由经验丰富的外科医师施行 ALPPS 术，另外，对于老年肝癌患者慎用 ALPPS 术。

8. 术前护理

（1）心理护理　肝癌患者的心理状态比较复杂，主要表现在以下几个方面。①在未明确诊断以前，有的患者不愿相信有肝癌而拒绝与医护人员配合。对此类患者应采用诱导的方法，说明各种疾病均应早治疗的重要性。②已确诊后，产生恐惧，以致失眠，继而食欲减退、营养障碍，各器官功能不全或水、电解质紊乱，造成恶性循环而加速病情变化。此时，更需要家庭和社会关心体贴，尤其是需要医护人员的热情、耐心、周到的服务，使之树立起战胜疾病的信念，接受和配合治疗。③采用介入治疗的患者，术前应向其讲解该法是一种创伤较小的新技术，简要介绍治疗方法和注意事项，介绍成功病例或请成功者现身说法，消除恐惧紧张心理。④化疗和放疗所致头发脱落者，应做好心理护理，以消除其顾虑。

（2）疼痛护理　肝癌患者大约有 80% 以上有中度至重度的疼痛，持续性疼痛不仅影响患者的正常生活，而且引起严重的心理变化，是造成患者焦虑和恐惧的主要因素之一，有的患者甚至丧失生存的希望。故应帮助患者从癌痛中解脱出来，协助患者采取舒适卧位，指导患者减轻疼痛和分散注意力的方法，必要时遵医嘱给予止痛剂或采用镇痛泵镇痛。

（3）维持水、电解质平衡　肝癌患者常有腹腔积液和水肿，因此，应注意保持水、电解质及酸碱平衡。

（4）提供适当的营养　肝癌患者宜采取高蛋白、高热量饮食，若有食欲缺乏、恶心、呕吐现象，可在口腔护理或使用止吐剂后少量多餐，并尽可能布置舒适、安静的环境以促进食欲。对进食差、营养不良的患者可行静脉营养（TPN），补充各种营养物质，以增强机体的抵抗力。

（5）注意休息 避免劳累,以减轻肝脏负担,降低肝脏代谢率。

（6）防治并发症 护理人员应注意患者黄疸程度、出血倾向及防止肝性脑病。术前行护肝疗法,注意黄疸程度,按医嘱给予白蛋白、血浆、全血和保肝药物。为防止术中渗血,遵医嘱术前3天肌内注射维生素K。术前清洁灌肠,以减少血氨来源,避免诱发肝性脑病。备足够的新鲜血,避免术中输入大量库存血而引起凝血功能障碍。

9. 术后护理 ①术后24 h内取平卧位,生命体征稳定后取半卧位。为防止术后肝断面出血,一般不鼓励患者早期下床活动,同时避免剧烈咳嗽。②术后禁食、持续胃肠减压,待肠蠕动功能恢复后,可进流质、半流质,直至正常饮食。给予低脂、高热量、适量蛋白质、高维生素、易消化的食物。禁食期间应给予营养支持或静脉适量补充白蛋白和血浆,以提高机体抵抗力。对肝功能不良伴腹水者,严格控制水和钠盐的摄入量,记录24 h出入液量。③保持引流管通畅,记录好引流的量及性状。如引流量逐日减少,且无出血及胆汁,引流管一般可在手术后3~5 d内完全拔出。④遵医嘱正确使用止血剂或输入新鲜血液。⑤遵医嘱应用抗生素,防治肝创面、胸部、腹腔及切口感染。⑥保护肝脏:持续氧气吸入48~72 h,以增加肝细胞的供氧量;遵医嘱给予护肝药物,以促进肝细胞代偿和增生,避免使用巴比妥类对肝细胞有害的药物。

10. 术后并发症 肝癌手术并发症早年主要为肝功能衰竭。术后并发症一般有:①术后腹腔内出血,多因止血不彻底和肝功能不佳所致;②肝功能衰竭、腹水、黄疸,多因未能正确判断肝切除量所致;③膈下积液或积脓,多因引流不畅所致;④胆瘘,多因手术不细致所致;⑤右胸腔积液,在右肝手术尤其白蛋白较低者常难免发生;⑥其他少见并发症如肺梗死等。

11. 影响肝癌切除的预后因素 影响肝癌切除疗效的因素可归纳为:①肿瘤相关的——病期早晚,肿瘤大小、数目,肿瘤位置,肿瘤的生物学特性(包括肿瘤分化、血管的侵犯、分子生物学指标等);②治疗相关的——如切除范围,根治或姑息性切除,术前术后合并症的治疗(包括围手术期的输血等);③合并的肝硬化等方面。

12. 术后病情观察要点 ①密切观察监测生命体征并及时做好记录,观察切口渗出、尿量、腹胀等情况,及时发现有无腹腔内出血的征兆。②密切观察肝性脑病的早期症状,若发现患者出现性格变化,如神志淡漠、欣快感、嗜睡、谵妄等前驱症状时,及时告知医生。③严密观察血氨变化,降低血氨浓度,清洁肠道,防止便秘,减少血氨产生,必要时每日灌肠1~2次,并遵医嘱配合药物治疗。④监测血氧饱和度,保持其在95%以上,以维持门静脉血氧饱和度。⑤注意观察患者的体温、脉搏及腹部状况。如术后3 d患者持续高热、白细胞计数升高、腹部胀痛,感染可能性大。⑥密切监测血糖及尿糖,必要时6 h检查一次。严密观察患者全身症状,有无心悸、乏力、出汗及饥饿等低血糖表现,如有症状及时报告医生。静脉滴入葡萄糖时应做到持续均匀滴入,防止引起血糖急剧上升或下降。⑦观察腹腔引流液的性质及量,术后早期可有少量胆汁自肝断面渗出,随着创面的愈合逐渐减少,观察有无剧烈腹痛、发热等胆漏、胆汁性腹膜炎症状,如有异常,应及时向医生报告。⑧化疗患者需观察化疗药物的反应,观察患者有无恶心、呕吐以及造血系统的抑制情况。

13. 健康指导 ①指导患者适当活动,注意休息,避免劳累。②指导患者进食含蛋白丰富的食物和新鲜蔬菜、水果;食物以清淡、易消化为宜;有腹腔积液、水肿者,宜选择低盐饮食。③保持大便通畅,防止血氨升高。④鼓励患者坚持术后化疗,定期复查,不适随诊。

## (二)肝移植

1. 肝癌肝移植适应证 肝移植是肝癌根治性治疗手段之一,尤其适用于肝功能失代偿、不适合手术切除及消融治疗的小肝癌患者。合适的肝癌肝移植适应证是提高肝癌肝移植疗效、保证宝贵的肝资源得到公平合理应用、平衡有或无肿瘤患者预后差异的关键。关于肝癌肝移植适应证,国际上主要采用米兰(Milan)标准、美国加州大学旧金山分校(UCSF)标准等。国内尚无统一标准,已有多家单位和学者陆续提出了不同的标准,包括上海复旦标准、杭州标准、华西标准和三亚共识等,这些标准对于无大血管侵犯、淋巴结转移及肝外转移的要求都是一致的,但是对于肿瘤大小和数目的要求不尽相同。上述国内标准在未明显降低术后总体生存率的前提下,均不同程度地扩大了肝癌肝移植的适用范围,使更多的肝癌患者因肝移植手术受益,但是需要多中心协作研究以支持和证明,从而获得高级别的循证医学证据。经专家组充分讨论,现阶段本指南推荐采用 UCSF 标准,即单个肿瘤直径≤6.5 cm;肿瘤数目≤3 个,其中最大肿瘤直径≤4.5 cm,且肿瘤直径总和≤8.0 cm;无大血管侵犯。中国人体器官分配与共享基本原则和核心政策对肝癌肝移植有特别说明,规定肝癌受体可以申请早期肝细胞癌特例评分,申请成功可以获得终末期肝病模型(model for end-stage liver disease,MELD)评分22 分(≥12 岁肝移植等待者),每 3 个月进行特例评分续期。符合肝癌肝移植适应证的肝癌患者在等待供肝期间可以接受桥接治疗控制肿瘤进展,以防止患者失去肝移植机会,是否降低肝移植术后复发概率目前证据有限。部分肿瘤负荷超出肝移植适应证标准的肝癌患者可以通过降期治疗将肿瘤负荷缩小而符合适应证范围。通常用于治疗肝癌的姑息治疗方法都可以被用于桥接或者降期治疗,包括 TACE、钇-90 放射栓塞、消融治疗、立体定向放射治疗(stereotactic body radiation therapy,SBRT)和系统抗肿瘤治疗等。降期治疗成功后的肝癌病例,肝移植术后疗效预后优于非肝移植病例。外科技术的发展扩大了可用供肝的范围。活体肝移植治疗肝癌的适应证可以尝试进一步扩大。

2. 肝癌肝移植术后复发的预防和治疗 肿瘤复发是肝癌肝移植术后面临的主要问题,其危险因素包括肿瘤分期、肿瘤血管侵犯、术前血清 AFP 水平以及免疫抑制剂用药方案等。术后早期撤除或无激素方案、减少肝移植后早期钙调磷酸酶抑制剂的用量可以降低肿瘤复发率。肝癌肝移植术后采取以哺乳动物雷帕霉素靶蛋白(mammalian target of rapamycin,mTOR)抑制剂(如雷帕霉素、依维莫司)为主的免疫抑制方案可以能减少肿瘤复发,提高生存率。肝癌肝移植术后一旦肿瘤复发转移(75% 的病例发生在肝移植术后2 年内),病情进展迅速,复发转移后患者中位生存时间为 7～16 个月。在多学科诊疗的基础上,采取包括变更免疫抑制方案、再次手术切除、TACE、消融治疗、放射治疗、系统抗肿瘤治疗等综合治疗手段,可能延长患者生存。免疫检查点抑制剂用于肝癌肝移植术前及术后的治疗仍需慎重。

要点论述:①肝移植是肝癌根治性治疗手段之一,尤其适用于肝功能失代偿、不适合手术切除及消融治疗的小肝癌患者。②推荐 UCSF 标准作为中国肝癌肝移植适应证标准。③肝癌肝移植术后早期撤除/无激素方案、减少肝移植后早期钙调磷酸酶抑制剂的用量、采用以 mTOR 抑制剂(如雷帕霉素、依维莫司)为主的免疫抑制方案等有助于减少肿瘤复发,提高生存率。④肝癌肝移植术后一旦肿瘤复发转移,病情进展迅速,在多学科诊疗基础上的综合治疗,可能延长患者生存时间。

### (三)非切除的外科治疗

1. 消融治疗 尽管外科手术被认为是肝癌根治性治疗的首选治疗方式,但由于大多数患者合并有不同程度的肝硬化,部分患者不能耐受手术治疗。目前已经广泛应用的消融治疗,具有对肝功能影响少、创伤小、疗效确切的特点,在一些早期肝癌患者中可以获得与手术切除相类似的疗效。肝癌消融治疗是借助医学影像技术的引导,对肿瘤病灶靶向定位,局部采用物理或化学的方法直接杀灭肿瘤组织的一类治疗手段。包括射频消融(radiofrequency ablation,RFA)、微波消融(microwave ablation,MWA)、无水乙醇注射治疗(percutaneous ethanol injection,PEI)、冷冻消融(cryoablation,CRA)、高强度超声聚焦消融(high intensity focused ultra sound ablation,HIFU)、激光消融(laser ablation,LA)、不可逆电穿孔(irreversible electroporation,IRE)等。消融治疗常用的引导方式包括超声、CT 和 MRI,其中最常用的是超声引导,具有方便、实时、高效的特点。CT、MRI 可以用于观察和引导常规超声无法探及的病灶。CT 及 MRI 引导技术还可以应用于肺、肾上腺、骨等肝癌转移灶的消融治疗。消融的路径有经皮、腹腔镜、开腹或经内镜四种方式。大多数的小肝癌可以经皮穿刺消融,具有经济、方便、微创等优点。位于肝包膜下的肝癌,特别是突出肝包膜外的肝癌经皮穿刺消融风险较大,影像学引导困难的肝癌或经皮消融肿瘤高危部位的肝癌(贴近心脏、膈肌、胃肠道、胆囊等),可以考虑采用经腹腔镜消融、开腹消融或水隔离技术的方法。消融治疗主要适用于 CNLC Ⅰa 期及部分Ⅰb 期肝癌(即单个肿瘤、直径≤5 cm;或 2~3 个肿瘤、最大直径≤3 cm);无血管、胆管和邻近器官侵犯以及远处转移,肝功能 Child-Pugh A/B 级者,可以获得根治性的治疗效果。对于不适合手术切除的直径 3~7 cm 的单发肿瘤或多发肿瘤,可以联合 TACE 治疗,其效果优于单纯的消融治疗。

(1)目前常用消融治疗手段 ①RFA:RFA 是肝癌微创治疗常用消融方式,其优点是操作方便、住院时间短、疗效确切、消融范围可控性好,特别适用于高龄、合并其他疾病、严重肝硬化、肿瘤位于肝脏深部或中央型肝癌的患者。对于能够手术的早期肝癌患者,RFA 的无瘤生存率和总生存率类似或略低于手术切除,但并发症发生率低、住院时间较短。对于单个直径≤2 cm 肝癌,有证据显示 RFA 的疗效与手术切除类似,特别是位于中央型的肝癌。RFA 治疗的技术要求是肿瘤整体灭活和具有足够的消融安全边界,并尽量减少正常肝组织损伤,其前提是对肿瘤浸润范围的准确评估和卫星灶的识别。因此,强调治疗前精确的影像学检查。超声造影技术有助于确认肿瘤的实际大小和形态、界定肿瘤浸润范围、检出微小肝癌和卫星灶，尤其在超声引导消融过程中可以为制定消融方案灭活肿瘤提供可靠的参考依据。②MWA：近年来 MWA 应用比较广泛，在局部疗效、并发症发生率以及远期生存方面与 RFA 相比都无统计学差异。其特点是消融效率高、所需消融时间短、能降低 RFA 所存在的"热沉效应"。利用温度监控系统有助于调控功率等参数，确定有效热场范围，保护热场周边组织避免热损伤，提高 MWA 消融安全性。至于 MWA 和 RFA 这两种消融方式的选择，可以根据肿瘤的大小、位置，选择更适宜的消融方式。③PEI：PBI 对直径≤2 cm 的肝癌消融效果确切，远期疗效与 RFA 类似，但>2 cm 肿瘤局部复发率高于 RFA。PEI 的优点是安全，特别适用于癌灶贴近肝门、胆囊及胃肠道组织等高危部位，但需要多次、多点穿刺以实现药物在瘤内弥散作用。

（2）基本技术要求　①操作医师必须经过严格培训和积累足够的实践经验，掌握各种消融技术手段的优缺点与治疗选择适应证。治疗前应该全面充分地评估患者的全身状况、肝功能状态、凝血功能及肿瘤的大小、位置、数目以及与邻近器官的关系，制定合理的穿刺路径、消融计划及术后照护，在保证安全的前提下，达到有效的消融安全范围。②根据肿瘤的大小、位置，强调选择适合的影像引导设备（超声或 CT 等）和消融方法（RFA、MWA 或 PEI 等），有条件的可采用多模态融合影像引导。③邻近肝门部或靠近一、二级胆管的肝癌需要谨慎应用消融治疗，避免发生损伤胆管等并发症。采用 PEI 的方法较为安全，或消融联合 PEI 方法。如果采用热消融方法，肿瘤与一、二级肝管之间要有足够的安全距离（至少超过 5 mm），并采用安全的消融参数（低功率、短时间、间断辐射）。对于有条件的消融设备推荐使用温度监测方法。对直径>5 cm 的病灶推荐 TACE 联合消融联合治疗，效果优于单纯的消融治疗。④消融范围应力求覆盖包括至少 5 mm 的癌旁组织，以获得"安全边缘"，彻底杀灭肿瘤。对于边界不清晰、形状不规则的癌灶，在邻近肝组织及结构条件许可的情况下，建议适当扩大消融范围。

（3）对于直径 3～5 cm 的肝癌治疗选择　数项前瞻性随机对照临床试验和系统回顾性分析显示，宜首选手术切除。在临床实践中，应该根据患者的一般状况和肝功能，肿瘤的大小、数目、位置决定，并结合从事消融治疗医师的技术和经验，全面考虑后选择合适的初始治疗手段。通常认为，如果患者能够耐受肝切除术，以及肝癌位置表浅或位于肝脏边缘或不适合消融的高危部位肝癌，应首选手术切除。对于 2～3 个癌灶位于不同区域，或者位居肝脏深部或中央型的肝癌，可以选择肿瘤消融治疗或者手术切除联合消融治疗。

（4）肝癌消融治疗后的评估和随访　局部疗效评估的推荐方案是在消融后 1 个月左右，复查动态增强 CT、多参数 MRI 扫描或超声造影，以评价消融效果。另外，还要检测血清学肿瘤标志物动态变化。影像学评判消融效果可以分为：①完全消融，经动态增强 CT、多参数 MRI 扫描或超声造影随访，肿瘤消融病灶动脉期未见强化，提示肿瘤完全坏死。②不完全消融，经动态增强 CT、多参数 MRI 扫描或超声造影随访，肿瘤消融病灶内动脉期局部有强化，提示有肿瘤残留。对治疗后有肿瘤残留者，可以进行再次消融治疗；若 2 次消融后仍有肿瘤残留，应放弃消融疗法，改用其他疗法。完全消融后应定期随访复查，通常情况下每隔 2～3 个月复查血清学肿瘤标志物、超声显像、增强 CT 或多参数 MRI

扫描,以便及时发现可能的局部复发病灶和肝内新发病灶,利用消融治疗微创、安全、简便、易于反复施行的优点,有效地控制肿瘤进展。

(5)肝癌消融与系统抗肿瘤治疗的联合 消融联合系统治疗尚处于临床探索阶段。相关研究显示,消融治疗提高肿瘤相关抗原和新抗原释放;增强肝癌相关抗原特异性 T 细胞应答;激活或者增强机体抗肿瘤的免疫应答反应。消融治疗联合免疫治疗可以产生协同抗肿瘤作用。

要点论述:①消融治疗适用于 CNLC Ⅰa 期及部分Ⅰb 期肝癌(即单个肿瘤、直径≤5 cm;或 2～3 个肿瘤、最大直径≤3 cm),可以获得根治性的治疗效果。对于不能手术切除的直径 3～7 cm 的单发肿瘤或多发肿瘤,可以联合 TACE 治疗。②对于直径≤3 cm 的肝癌患者,消融治疗的无瘤生存率和总生存率类似或稍低于手术切除,但并发症发生率、住院时间低于手术切除。对于单个直径≤2 cm 肝癌,消融治疗的疗效类似于手术切除,特别是中央型肝癌。③RFA 与 MWA 在局部疗效、并发症发生率以及远期生存方面,两者无显著差异,可以根据肿瘤的大小、位置来选择。④PEI 对直径≤2 cm 的肝癌远期疗效与 RFA 类似。PEI 的优点是安全,特别适用于癌灶贴近肝门、胆囊及胃肠道组织等高危部位,但需要多次、多点穿刺以实现药物在瘤内弥散作用。⑤消融治疗后定期复查动态增强 CT、多参数 MRI 扫描、超声造影和血清学肿瘤标志物,以评价消融效果。

2. 肝动脉结扎术 肝动脉结扎后可使肿瘤的大部坏死。但通常 6 周后侧支循环重新建立,故难以达到根治。适于不能切除大肝癌,但如肿瘤超过全肝的 70% 则 HAL 后将可能出现肾功能障碍甚至导致死亡。故肿瘤过大,有黄疸或腹水,或肝肾功能不佳者宜慎。HAL 所致肾功能障碍,轻者为多尿型,重者为少尿或无尿型。近年的改进有:①仅结扎患侧肝动脉支;②合并远段肝动脉栓塞。单纯肝动脉结扎罕见有生存 5 年以上者。肝动脉结扎并插管是近年新的发展,即剖腹解剖肝门明视下经胃网膜右动脉插管进入患侧肝动脉支,注入亚甲蓝以确证灌注至肿瘤区,然后结扎患侧肝动脉支,但仍保持动脉导管的通畅,以备术后药物灌注。

(1)适应证 不能切除肝癌的姑息性治疗;大肝癌二期切除的前期治疗;肝癌切除的余肝或切端有残癌,或肿瘤多发估计复发可能较大者;肝癌破裂出血,而肿瘤不能切除的急救手段。

(2)禁忌证 有严重肝肾功能损害;门脉主干阻塞;有黄疸、腹水;严重器质性病变;肿瘤已超过全肝 70% 者。

(3)手术要点 根据肿瘤位置选择肝左或肝右动脉结扎,也可结扎肝固有动脉。在结扎远侧的动脉内也可插管灌注化疗药。

3. 肝动脉灌注化疗、栓塞化疗 肝动脉介入治疗通常经股动脉插管,导管置于腹腔干或肝总动脉造影,包括动脉期、实质期及静脉期(同时应做肠系膜上动脉造影、注意寻找侧支供血),然后选择插管至动脉内给予灌注化疗,称之为肝动脉灌注化疗,由于肝癌 90% 的血供来自肝动脉,而正常肝组织血供的 70%～75% 来自门静脉,肝动脉血供仅占 20%～25%。TACE 能有效阻断肝门的动脉供血,同时持续释放高浓度的化疗药物打击肿瘤,使其缺血坏死并缩小,而对正常肝组织影响较小。因此插管至肝动脉注射药物明显提高药物在肿瘤的浓度。全身化疗对肝癌而言疗效不佳,但经肝动脉灌注化疗则大多有一定疗效。提高疗效要点有:①开腹解剖肝门明视下插管并以亚甲蓝定位;②如为单侧肿瘤可插管至患侧肝动脉支;③尽可能采用皮下埋入式硅胶管,并力求保持较长时间的通畅;④选用敏感药物;⑤还可灌注导向治疗药物。常用化疗药物有多柔比星(ADM)或表柔比星(EADM)、顺铂(PDD)、5-氟尿嘧啶(5-FU)、羟基喜树碱(HCPT)以及丝裂霉素(MMC)等。

(1)TACE 的主要适应证 不能手术切除的中晚期肝癌患者,无肝肾功能严重障碍,肝功能分级 Child-Pugh A 或 B 级,ECOG 评分 0~2 分,包括:巨块型肝癌,肿瘤整个肝脏的比例<70%;多发结节型肝癌;门静脉主干未完全阻塞,或虽完全阻塞但肝动脉与门静脉间代偿性侧支血管形成;外科手术失败或术后复发者;肝肿瘤破裂出血及肝动脉-门静脉分流造成门静脉高压出血。同时也适用于可以手术切除,但由于其他原因不能或不敢接受手术、局部射频或微波消融的患者。

(2)TACE 的禁忌证 肝功能严重障碍(Child-Pugh C 级),凝血功能严重减退,且无法纠正;门静脉主干完全被癌栓栓塞,且侧支血管形成少;合并活动性感染且不能同时治疗;肿瘤远处广泛转移,估计生存期<3 个月;恶病质或多器官功能衰竭;肿瘤占全肝比例≥70%;如果肝功能基本正常,可考虑采用少量碘油乳剂分次栓塞;外周血白细胞和血小板显著减少,白细胞<$3.0×10^9$/L(非绝对禁忌,如脾功能亢进者,与化疗性白细胞减少有所不同),血小板<$60×10^9$/L。TACE 能有效控制肝癌生长,明显延长患者生存期,使肝癌患者获益,已成为不能手术切除的中晚期肝癌有效的治疗方法。TACE 治疗本身有一定局限性,主要表现为:由于栓塞不彻底和肿瘤侧支血管建立等原因,TACE 常难以使肿瘤达到病理上完全坏死;TACE 治疗后由于肿瘤组织缺血和缺氧,残存肿瘤的缺氧诱导因子(HIF)水平升高,从而使血管内皮生长因子(VEGF)高表达。这些因素可导致肝内肿瘤复发和远处转移。

(3)介入治疗后并发症的护理及注意事项 肝癌患者在介入治疗后容易出现的并发症有发热、恶心、呕吐、腹痛、肝功能一过性损害和排大小便困难。①发热:一般在术后持续 2~4 d,体温不超过 38.5℃。发热与肿瘤细胞的坏死有关。患者一旦出现发热,可给予温水擦浴,或给予解热镇痛药。一般 1~3 h 可退热。患者发热时,应注意其体温、脉搏、血压和出汗情况,如果出汗过多,要防止大汗引起的虚脱。因此,应给患者多饮水,可用糖盐水,患者应在平卧体位下饮水。②恶心、呕吐:恶心、呕吐是化疗药物引起的不良反应,医生除给予止吐药治疗外,在护理上要注意给予患者补充水分,多饮汤水,进流质或半流质的饮食,宜给予清淡和少刺激性的食物,让患者的每日尿量保持在 2 500 mL 左右。同时,要加强口腔护理,对呕吐剧烈、体质较差或儿童、老年患者,要防止呕吐物误吸的发生。恶心、呕吐反应一般经 24 d 可缓解。③腹痛:腹痛是化疗药物或栓塞刺激肝被膜或腹部而致,一般需 3~5 d 才能解。疼痛严重者,可以给予镇痛药,如因疼痛影响睡眠者,可同时给予镇静剂。护理上要耐心地为患者做解释工作,消除患者紧张和焦虑的心理障碍。同时,要注意疼痛的部位、性质和程度,及时向医护人员反映,以便得到妥善的处理。④肝功能损害:化疗药物对肝细胞有损害,可引起肝功能异常,栓塞使肿瘤部位的血供下降,所以周围的肝细胞会遭到破坏。此外,插管的机械刺激可引起转氨酶、胆红素升高。对出现肝功能损害的患者,要让其卧床休息,保证充足的睡眠,予以高蛋白、高维生素的饮食。同时,要严密观察患者的精神状态和黄疸进展情况,如果患者黄疸加深,且出现精神症状,如嗜睡或烦躁,可能为肝性脑病的先兆,应及早发现和治疗,以免延误病情。一般介入治疗引起的肝损害是暂时的,可以恢复正常。必要时给予适当的保肝治疗。⑤排大小便困难:介入治疗后患者要绝对卧床24 h,少数患者因不习惯卧床排尿,会出现尿潴留,对这些患者除做耐心解释,解除其紧张情绪外,要给予鼓励。可为其抬高床头,做膀胱部位热敷,或让患者听流水声音,必要时可进行导尿。有的患者不能在床上解大便,对3 d仍无大便者,可口服乳果糖溶液,以软化大便,或给予开塞露纳肛,以促进排便。除以上外,还应注意患者穿刺部位的护理,介入治疗后,穿刺部位要用沙袋压迫24 h,防止穿刺部位出血和血肿形成。一旦形成局部小血肿时,应加固压迫,同时用抗生素,以预防感染。1周后可行理疗,以促进其吸收,还要避免患肢的弯曲和过早下床活动。对多次进行过股动脉穿刺者,还要注意该侧下肢有无血栓形成。如果出现血栓,会发生患肢疼痛、麻木,皮温低和足背动脉搏动减弱等现象,应立即予以治疗。对急性血栓形成者,需手术取血栓,慢性者可用中西医结合的办法治疗,采用活血化瘀类药物。介入治疗的另一特点是可以反复应用。

### (四)化疗、免疫及靶向治疗

1. 化疗　我国是肝癌第一大国,发病率及病死率均较高。早期肝癌以手术切除为主,晚期肝癌目前有很多治疗方案,比如肝移植、肝动脉栓塞化疗、瘤内无水乙醇注射、射频消融、氩氦刀及分子靶向药物治疗等。与很多肿瘤的化疗不同,肝癌化疗更多是用于晚期肿瘤的姑息化疗,包括全身化疗与局部化疗。对肝癌比较有效的化疗药物有顺铂、5-FU、多柔比星、丝裂霉素、奥沙利铂、吉西他滨、紫杉类等。某些不宜行肝动脉介入治疗的中晚期肝癌和姑息性手术后患者可采用联合化疗方案,有一定疗效。一般认为单药疗效不佳而常采用的联合化疗方案有FOLFOX以及顺铂、奥沙利铂、吉西他滨联合5-FU的方案。局部治疗主要指肝动脉栓塞化疗,其在肝癌的治疗中具有重要作用,多采用化疗联合碘油混合栓塞,简单来说就是把给肿瘤供给营养的血管堵塞并加上化疗药局部治疗,主要用于不适合手术切除但病灶局限在肝脏的肝癌患者。常见的化疗药物包括顺铂、表柔比星、5-FU、羟喜树碱、丝裂霉素等。

(1)适应证　原发性肝癌化疗的适应证是相对的,以下几种情况可考虑化疗。①一般情况较好,肿瘤比较局限且没有严重肝硬化的病例宜剖腹探查以争取切除,探查而不能切除的可作标记以术后进行放射治疗,也可作肝动脉或门静脉插管为日后作局部化疗用;②肝内肿瘤直径大于5 cm,手术切除后可做全身辅助化疗或肝动脉灌注化疗,从而消灭亚临床转移灶;③一般情况好,肿瘤已超过手术切除范围,但尚不为过大,且肝功能没有明显失代偿的肝硬化的病例,可先行肝动脉介入治疗,创造条件进行二期手术切除;④一般情况尚好的原发性肝癌肺转移、脑转移及门静脉内癌栓形成的病例为全身化疗的适应证。⑤合并有贫血、急性感染、电解质紊乱、低血糖应先给予纠正,待条件允许后才能考虑进行化疗。

（2）禁忌证　①营养状态差,有恶病质或生存时间估计少于2个月的患者;②白细胞计数低、血小板计数低;③严重肝、肾功能障碍。

（3）联合用药原则　联合化疗合理组合的基础是药物作用的药理机制,或对细胞周期不同时相的作用。在应用药物联合时应遵循以下原则:①使用不同作用机制的药物;②每一药物的剂量应尽可能和常用有效量相似;③药物不应有相似的毒性;④不用单用无效的药物;⑤在联合应用化疗药物时,在一特定时间内尽量提高药物的总剂量,即近年强调的"高剂量强度"(在一单位时间,如在4周内给患者较高的治疗剂量)。

（4）肝动脉内化疗灌注　肝动脉内给药有两种办法:①经股动脉插管至肝动脉行每月1次的治疗,通常2~3种药物联合应用,目前多与栓塞治疗合用,即上述化疗栓塞(TACE);②剖腹明视下肝动脉插管(HAI),将注药鼓留置皮下,给药方式可每周1~2次,此法的疗效常优于每1~2个月一次的TACE疗法。如HAI合并肝动脉结扎(HAL),则疗效更好。此外,HAI合并门静脉插管化疗灌注,疗效似亦可取,化疗药物的腔内或瘤内应用胸腔积液如属癌性者,抽液后注入MMC常可短期控制胸腔积液。不能切除肝癌者亦可在术中或经超声导引下做瘤内化疗药物注射。

（5）化疗的不良反应与防治　应用顺铂易致肾功能障碍,但国内肾功能障碍者似较少报道。阿霉素亦注意心脏毒性,表阿霉紧的心脏毒性较小。丝裂霉素容易导致骨髓受抑,用量宜注意。5-氟尿嘧啶通常毒性不大,但累积剂量较大者可见化疗性肠炎。化疗时宜严密监测白细胞、血小板数量,警惕过量。

2.免疫及靶向治疗　系统治疗或称之为全身性治疗,主要指抗肿瘤治疗,包括分子靶向药物治疗、免疫治疗、化学治疗和中医中药治疗等;另外还包括了针对肝癌基础疾病的治疗,如抗病毒治疗、保肝利胆和支持对症治疗等。

由于肝癌起病隐匿,首次诊断时只有不到30%的肝癌患者适合接受根治性治疗,系统抗肿瘤治疗在中晚期肝癌的治疗过程中发挥重要的作用。系统抗肿瘤治疗可以控制疾病的进展,延长患者的生存时间。

系统抗肿瘤治疗的适应证主要为:①CNLC Ⅲa、Ⅲb期肝癌患者;②不适合手术切除或TACE治疗的CNLC Ⅱb期肝癌患者;③TACE治疗抵抗或TACE治疗失败的肝癌患者。

（1）一线抗肿瘤治疗

1）阿替利珠单抗联合贝伐珠单抗。阿替利珠单抗联合贝伐珠单抗被批准用于既往未接受过全身系统性治疗的不可切除肝癌患者。IMbrave 150全球多中心Ⅲ期研究结果显,阿替利珠单抗联合贝伐珠单抗组的中位生存时间和无进展生存期(progression free survival,PFS)较索拉非尼组均有明显延长,死亡风险降低34%,疾病进展风险降低35%。对于中国亚群人群,联合治疗组患者也有明显的临床获益,与索拉非尼相比死亡风险降低47%,疾病进展风险降低40%。并且联合治疗延迟了患者报告的中位生活质量恶化时间。常见的不良反应有高血压、蛋白尿、肝功能异常、甲状腺功能减退、腹泻及食欲下降等。

2）信迪利单抗联合贝伐珠单抗类似物。信迪利单抗联合贝伐珠单抗类似物已在我国被批准用于既往未接受过系统抗肿瘤治疗的不可切除或转移性肝癌的一线治疗。ORIENT 32 全国多中心Ⅲ期研究结果显示,信迪利单抗联合贝伐珠单抗类似物疗效显著优于索拉非尼组,与索拉非尼组相比,联合治疗组死亡风险下降43%,疾病进展风险下降44%。联合方案安全性较好,联合治疗组最常见的不良反应为蛋白尿、血小板减少、谷草转氨酶升高、高血压和甲状腺功能减退等。

3）多纳非尼。多纳非尼在我国已被批准用于既往未接受过全身系统性抗肿瘤治疗的不可切除肝癌患者。与索拉非尼相比,多纳非尼能够明显延长晚期肝癌的中位生存时间,死亡风险下降17%;多纳非尼和索拉非尼两组的中位 PFS 相似,但多纳非尼组具有良好的安全性和耐受性。最常发生的不良反应为手足皮肤反应、谷草转氨酶升高、总胆红素升高、血小板降低和腹泻等。

4）仑伐替尼。仑伐替尼适用于不可切除的肝功能 Child-Pugh A 级的晚期肝癌患者。REFLECT 全球多中心临床Ⅲ期对照研究显示,其中位生存时间非劣于索拉非尼,研究达到非劣效终点［风险比( hazard ratio, HR) 为 0.92,95% 置信区间( confidence interval, CI) 为 0.79～1.06］。仑伐替尼组中位 PFS 显著优于索拉非尼组,疾病进展风险下降34%。常见不良反应为高血压、蛋白尿、腹泻、食欲下降、疲劳以及手足综合征等。

5）索拉非尼。索拉非尼是最早用于肝癌系统抗肿瘤治疗的分子靶向药物。多项临床研究表明,索拉非尼对于不同国家地区、不同肝病背景的晚期肝癌患者都具有一定的生存获益。索拉非尼可以用于肝功能 Child-Pugh A 级或 B 级的患者,但是相对于肝功能 Child-Pugh B 级,Child-Pugh A 级的患者生存获益比较明显。治疗过程中应定期评估疗效和监测毒性。常见的不良反应为腹泻、手足综合征、皮疹、高血压、食欲缺乏以及乏力等,一般发生在治疗开始后的 26 周内。治疗过程中需要密切监测血压,定期检查肝肾功能、HBV-DNA、血常规、凝血功能以及尿蛋白等。在治疗过程中,还需要注意心肌缺血风险,特别高龄患者应给予必要的监测和相关检查。

6）其他一线治疗进展。免疫检查点抑制剂治疗广泛应用于各种实体瘤的治疗,单一的免疫检查点抑制剂有效率较低。目前多项临床研究证实,抗血管生成治疗可以改善肿瘤的微环境,增强 PD-1/PD-L1 抑制剂抗肿瘤的敏感性,抗血管生成联合免疫治疗可以取得协同抗肿瘤效果。免疫检查点抑制剂联合大分子抗血管生成药物(贝伐珠单抗或生物类似物)一线治疗晚期肝癌,已经有两项Ⅲ期研究(IMbrave 150,ORIENT 32)取得成功;联合小分子抗血管生成药物有多项临床研究正在开展之中。这些研究包括且不限于:卡瑞利珠单抗联合阿帕替尼Ⅲ期临床研究(SHR-1210-Ⅱ-310),仑伐替尼联合帕博利珠单抗Ⅲ期临床研究(LEAP 002),仑伐替尼联合纳武利尤单抗Ⅰb期临床研究(Study 117),CS1003(PD-1 单抗)联合仑伐替尼Ⅲ期临床研究(CS1003-305),特瑞普利单抗联合仑伐替尼Ⅲ期临床研究等。除此之外,免疫检查点抑制剂与其他药物联合的临床研究也在开展中,如卡瑞利珠单抗联合奥沙利铂为主的系统化疗的Ⅲ期临床研究,度伐利尤单抗联合曲美木单抗Ⅲ期临床研究(HIMALAYA),信迪利单抗联合 IBI310(抗 CTLA-4 单抗)Ⅲ期临床研究等。

（2）二线抗肿瘤治疗

1）瑞戈非尼。瑞戈非尼被批准用于既往接受过索拉非尼治疗的肝癌患者。国际多中心Ⅲ期RESORCE研究评估了瑞戈非尼用于索拉非尼治疗后出现进展的肝癌患者的疗效和安全性。其结果显示，与安慰剂对照组相比，瑞戈非尼组患者死亡风险显著降低37%，疾病进展风险下降54%。常见不良反应为高血压、手足皮肤反应、乏力及腹泻等。其不良反应与索拉非尼类似，因此，不适合用于那些对索拉非尼不能耐受的患者。

2）阿帕替尼。甲磺酸阿帕替尼是我国自主研发的小分子靶向新药，已被批准单药用于既往接受过至少一线系统性抗肿瘤治疗后失败或不可耐受的晚期肝癌患者。阿帕替尼二线治疗中国晚期肝癌的Ⅲ期临床研究结果表明，与安慰剂相比，阿帕替尼显著延长二线或以上晚期肝癌患者的中位生存时间，死亡风险降低21.5%，疾病进展风险下降52.9%。常见不良反应是高血压、蛋白尿、白细胞减少症及血小板减少症等。在使用过程中，应密切随访患者的不良反应，需要根据患者的耐受性给予必要的剂量调整。

3）卡瑞利珠单抗。卡瑞利珠单抗已被批准用于既往接受过索拉非尼治疗和（或）含奥沙利铂系统化疗的晚期肝癌患者的治疗。卡瑞利珠单抗在既往系统抗肿瘤治疗过的中国肝癌的Ⅱ期临床研究结果显示，ORR为14.7%，6个月生存率为74.4%，12个月生存率为55.9%。常见的不良反应是反应性毛细血管增生症、谷丙转氨酶或谷草转氨酶升高、甲状腺功能减退和乏力等。多项临床研究表明，卡瑞利珠单抗和阿帕替尼联合应用后，反应性毛细血管增生症的发生率明显下降。

4）替雷利珠单抗。替雷利珠单抗被批准用于至少经过一次全身抗肿瘤治疗的肝癌患者的治疗。一项全球、多中心旨在评估替雷利珠单抗用于治疗既往接受过至少一种全身治疗的不可切除的肝癌的疗效和安全性的Ⅱ期研究（RATIONALE 208）结果显示，中位无进展时间2.7个月，中位生存时间13.2个月，其中接受过一线治疗患者和二线及以上治疗患者的中位生存时间分别为13.8个月和12.4个月。总人群的ORR为13.3%，其中接受过一线全身治疗患者的ORR为13.8%，接受过二线及以上治疗患者的ORR为12.6%。安全性良好，主要不良反应为谷草转氨酶升高、谷丙转氨酶升高、无力和甲状腺功能减退等。目前替雷利珠单抗对比索拉非尼一线治疗不可切除肝癌患者的国际多中心Ⅱ期研究（RATIONALE 301），以及替雷利珠单抗联合仑伐替尼一线治疗不可切除肝癌患者的中国多中心Ⅱ期研究（BGB-A317-211）正在开展中。

5）其他二线抗肿瘤治疗方案。美国FDA曾附条件批准帕博利珠单抗和纳武利尤单抗联合伊匹木单抗，用于既往索拉非尼治疗后进展或无法耐受索拉非尼的肝癌患者，卡博替尼用于一线系统抗肿瘤治疗后进展的肝癌患者，雷莫芦单抗用于血清AFP水平>400μ/L肝癌患者的二线治疗。

（3）系统抗肿瘤治疗的疗效评价　对于采用系统抗肿瘤治疗的患者，目前大多采用实体瘤临床疗效评价标准（response evaluation criteria in solid tumor，RECIST）1.1进行疗效评价。对于接受抗血管分子靶向治疗的患者，可以联合应用mRECIST。对于接受免疫检查点抑制剂治疗的患者，也可以应用实体肿瘤免疫疗效评价标准（immune RECIST，iRECIST）。

要点论述:①系统抗肿瘤治疗的适应证为 CNLC Ⅲa、Ⅲb 期肝癌患者,不适合手术切除或 TACE 治疗的 CNLC Ⅱb 期癌患者,TACE 治疗抵抗或 TACE 治疗失败的肝癌患者;②一线抗肿瘤治疗方案可以选择阿替利珠单抗联合贝伐珠单抗、信迪利单抗联合贝伐珠单抗类似物、多纳非尼、仑伐替尼、索拉非尼或者含奥沙利铂的系统化疗;③二线抗肿瘤治疗方案,在我国可以选择瑞戈非尼、阿帕替尼、卡瑞利珠单抗或替雷利珠单抗;④根据病情需要,可以应用中医中药;⑤在抗肿瘤治疗的同时,抗病毒治疗应贯穿治疗全过程,同时酌情进行保肝利胆、支持对症治疗等。

## (五)放疗

1. 概述　放射治疗分为外放射治疗和内放射治疗。外放射治疗是利用放疗设备产生的射线(光子或粒子)从体外对肿瘤照射。内放射治疗是利用放射性核素,经机体管道或通过针道植入肿瘤内。

(1)放疗的适应证　根据目前的研究证据,原发性肝癌放疗的适应证包括:肿瘤局限,但肿瘤邻近或侵及周围大血管,或肝功能差,或有严重合并症而无法接受手术切除,或患者拒绝手术治疗的患者;手术切除不彻底的患者;介入治疗后,尤其是介入治疗后仍有病变残留和复发的患者;门静脉、肝静脉或下腔静脉癌栓,腹腔或腹膜后淋巴结转移的患者;远处转移,如肾上腺、骨转移等。

(2)放疗的剂量　常规年代全肝放疗的研究显示,即使是肝转移患者,肝脏对放疗的耐受性低,全肝照射 33 Gy,出现放射性诱发的肝病约 10% ,肝脏的剂量限制毒性限制了肝脏恶性肿瘤放疗剂量的提高。随着放疗技术的进步,肝脏恶性肿瘤的放疗已从常规年代的全肝放疗发展至目前的局部精确放疗,靶区更加精准,放疗剂量显著提高。随着放疗靶区的缩小,放疗剂量的提高,放疗的客观有效率显著提高,显示出放疗剂量-效应关系。

(3)放疗的靶区定义　肝癌放疗的实施首先要进行增强 CT 定位,然后充分结合 MRI图像和 TACE 后的碘油沉积 CT 图像,确定肝癌大体肿瘤的范围(CTV)。计划靶体积(PTV)为 CTV 基础上外扩 5 ~ 15 mm 形成。

(4)放疗的毒副作用　放疗的并发症包括急性期(放疗期间)毒副作用及放疗后期损伤(4 个月内)。

1)急性期(放疗期间)毒副反应。①厌食、恶心、呕吐,较严重的有上消化道出血,特别是放射野累及较大面积的十二指肠、空肠和胃的患者;②急性肝功能损害,表现为胆红素上升,血清 ALT 等上升;③骨髓抑制,特别是在大体积的肝脏受照的患者,或伴脾功能亢进的患者;④放疗促进乙型肝炎病毒复活和慢性乙型病毒性肝炎恶化,放疗期间抗病毒治疗可以降低乙型肝炎病毒复活率,减少肝功能恶化的发生率。

2)放疗的后期损伤。主要是放射诱发的肝病,其临床表现和诊断标准:①已接受过肝脏高剂量的放疗。②在放疗结束后发生,一般在放疗后 4 个月时评估。③临床表现有2 种。典型的放射性肝病(RILD):发病快,患者在短期内迅速出现大量腹水和肝脏肿大,伴 AKP 升高到大于正常值的 2 倍,或 ALT 上升至大于正常值的 5 倍;非典型 RILD:仅有肝脏功能的损伤,AKP 大于正常值 2 倍,或 ALT 上升至大于正常值的 5 倍,没有肝脏的肿大和腹水。④能排除肝肿瘤发展造成的临床症状和肝功能损害。RILD 是一种严重的放疗并发症,一旦发生,多数患者可在短期内死于肝衰竭;主要是对症治疗,包括使用肾上腺糖皮质激素和利尿剂,同时给予积极的保肝治疗和支持疗法。避免 RILD 的发生关键在于,设计放疗计划时要把正常肝脏受照剂量和体积限制在能够耐受的范围之内。总之,急性肝损伤往往可逆、易修复;而后期肝损伤常常不可逆,是严重的放射性损伤,要尽量避免。主要诱因包括肝脏基础病较重(Child-Pugh B 级或 C 级)、正常肝组织照射体积过大、剂量过高等。后期肝损伤预防是关键。

(5)放射性肝病的诊断与鉴别诊断

1)诊断标准:符合下列条件者可诊断为放射性肝病。①有肝脏放射史,如全肝照射剂量超过 30 Gy 或肝脏大部分受照射量超过 40 Gy;②放疗后数周或数月出现肝功能损害;③放射性核素肝扫描见与放射野一致的缺损区;④除外肿瘤复发或进展;⑤若行肝穿刺活检可见前述肝脏病理改变。

2)鉴别诊断:主要与晚期肝脏肿瘤相鉴别。一般来说,若为肝脏肿瘤进一步发展,影像学检查显示肝内原有病变在先前治疗后消失和缩小的基础上又重新出现或增大,或出现新的病灶,且病灶多不均匀,有时可见门静脉有癌栓。另外,血清肿瘤标志物如 AFP、CEA 等可升高。放射性肝病虽然 AFP 有一定升高,但比较稳定,而且当肝细胞再生完成后血清 AFP 则下降。因此,观察 AFP 的动态变化有助于区别放射性肝损害与原发性肝癌的发展。

(6)放疗副作用的预防与治疗　①准确把握肝脏受照射的剂量及体积使其限制在正常耐受范围之内。避免使用对肝脏损害的药物。②放疗前肝功能异常及营养状况不良的患者要尽力给予纠正。③肝脏放疗中或放疗后,酌情使用保肝药物或活血化瘀类中药,尽量将肝脏损害降低到最低程度。④肝炎症状轻微、肝功能轻度异常者,嘱其休息,进高蛋白、高热量、高维生素、低脂肪类食物,服用甲氧氯普胺(胃复安)、多潘立酮(吗丁啉)、多酶片等有助于消化的药物及保肝类药物。⑤对于有放射性肝损害的患者,嘱其卧床休息,减少蛋白质摄入量。出现黄疸者可给予门冬氨酸钾镁溶液 10～20 mL 或用强力宁注射液 40～80 mL 加入 10% 葡萄糖注射液 500 mL 中静脉滴注,每日 1 次。转氨酶升高者给予齐墩果酸,每次 40 mg,每日 3 次;联苯双脂,每次 50 mg,每日 3 次;用 3～6 个月后酌情减量。肝得健含有重要磷脂、多种 B 族维生素、维生素 E 和烟酰胺,能修复已破坏的肝细胞膜、阻止间叶组织增生,降低血转氨酶、胆红素含量,恢复肝功能。用法为每日 3 次,每次 2 粒。⑥腹水治疗:限制水、钠的摄入,进水量每日限制在 500～1 000 mL,钠限制在每日 250～500 mg;增加水、钠排出,用螺内酯(安体舒通)20～40 mg,每日 3 次,若效果不明显可加用呋塞米(速尿),每日 40～60 mg。必要时可考虑放腹水,注意每次放腹水量不超过 2 000～3 000 mL;提高血浆胶体渗透压,如小量多次静脉滴注血浆、白蛋白或新鲜血液。

2.外放射治疗

(1)外放射治疗适应证　①CNLC Ⅰa、部分Ⅰb 期肝癌患者,如无手术切除或消融治疗适应证或不愿接受有创治疗,可以酌情考虑采用 SBRT 作为治疗手段;②CNLC Ⅱa、Ⅱb 期肝癌患者,TACE 联合外放射治疗,可以改善局部控制率、延长生存时间,较单用 TACE、索拉非尼或 TACE 联合索拉非尼治疗的疗效好,可以适当采用;③CNLC Ⅲa 期肝癌患者,可以切除的伴门静脉癌栓的肝癌行术前新辅助放射治疗或术后辅助放射治疗,延长生存;对于不能手术切除的,可以行姑息性放射治疗,或放射治疗与 TACE 等联合治疗,延长患者生存;④CNLC Ⅲb 期肝癌患者,部分寡转移灶者,可以行 SBRT,延长生存时间;淋巴结、肺、骨、脑或肾上腺等转移灶,外放射治疗可以减轻转移灶相关疼痛、梗阻或出血等症状,延长生存时间;⑤一部分无法手术切除的肝癌患者肿瘤放射治疗后缩小或降期,可以转化为手术切除;外放射治疗也可以用于等待肝癌肝移植术前的桥接治疗;肝癌术后病理示有 MVI 者、肝癌手术切缘距肿瘤≤1 cm 的窄切缘者,术后辅助放射治疗可以减少病灶局部复发或远处转移,延长患者无瘤生存期。

(2)外放射治疗禁忌证 肝癌患者如肝内病灶弥散分布,或 CNLC Ⅳ期者,不建议行外放射治疗。

(3)肝癌外放射治疗实施原则与要点 肝癌外放射治疗实施原则为综合考虑肿瘤照射剂量,周围正常组织耐受剂量,以及所采用的放射治疗技术。肝癌外放射治疗实施要点:①放射治疗计划制定时,肝内病灶在增强 CT 中定位,必要时参考 MRI 影像等多种影像资料,可以利用正常肝组织的增生能力,放射治疗时保留部分正常肝不受照射,可能会使部分正常肝组织获得增生。②肝癌照射剂量,与患者生存时间及局部控制率密切相关,基本取决于周边正常组织的耐受剂量。肝癌照射剂量,立体定向放射治疗一般推荐≥(45~60)Gy/(3~10)分次(fraction,Fx)、放射治疗生物等效剂量(biological effective dose,BED)约≥80 Gy 左右(α/β 比值取 10 Gy),病灶可获得较好的放疗疗效;常规分割放射治疗为 50~75 Gy;新辅助放射治疗门静脉癌栓的剂量可以为 3 Gy×6 Fx。具有图像引导放射治疗(image guided radiation therapy,IGRT)技术条件者,部分肝内病灶、癌栓或肝外淋巴结、肺、骨等转移灶可以行低分割放射治疗,以提高单次剂量、缩短放射治疗时间、疗效也不受影响甚至可以提高;非 SBRT 的低分割外放射治疗,可以利用模型计算,有 HBV 感染患者的肝细胞 α/β 比值取 8 Gy,肿瘤细胞 α/β 比值取 10~15 Gy,作为剂量换算参考。③正常组织耐受剂量需考虑:放射治疗分割方式、肝功能 Child-Pugh 分级、正常肝(肝脏-肿瘤)体积、胃肠道淤血和凝血功能状况等。④肝癌放射治疗技术,建议采用三维适形或调强放射治疗、IGRT 或 SBRT 等技术。IGRT 优于非 IGRT 技术,螺旋断层放射治疗适合多发病灶的肝癌患者。呼吸运动是导致肝脏肿瘤在放射治疗过程中运动和形变的主要原因,目前可以采取多种技术以减少呼吸运动带来的影响,如门控技术、实时追踪技术、呼吸控制技术以及腹部加压结合 4D-CT 确定内靶区技术等。⑤目前缺乏较高级别的临床证据以支持肝癌患者质子放射治疗的生存率优于光子放射治疗。

3.内放射治疗 质子放射治疗(proton radiotherapy,PBT)对于术后复发或残留肝癌病灶(大小<3 cm,数目≤2 个)的疗效与射频消融术(RFA)相似。内放射治疗是局部治疗肝癌的一种方法,包括钇-90 微球疗法、碘-131 单抗、放射性碘化油、碘-125 粒子植入等。RFA 治疗肝癌后序贯使用碘-131-美妥昔单抗治疗,可以降低 RFA 治疗后局部复发

率,改善患者生存。粒子植入技术包括组织间植入、门静脉植入、下腔静脉植入和胆道内植入,分别治疗肝内病灶、门静脉癌栓、下腔静脉癌栓和胆管内癌或癌栓。氯化锶($^{89}SrCl_2$)发射出 β 射线,可以用于靶向治疗肝癌骨转移病灶。

要点论述:①CNLC Ⅲa 期肝癌患者,合并可切除门脉癌栓的肝癌可以行术前新辅助放射治疗或术后辅助放射治疗,延长生存;对于不能手术切除者,可以行姑息性放射治疗,或放射治疗与 TACE 等联合治疗,延长患者生存。②CNLC Ⅲb 期肝癌患者,部分寡转移灶者可以行 SBRT 放射治疗,延长生存;外放射治疗也可以减轻淋巴结、肺、骨、脑或肾上腺转移所致疼痛、梗阻或出血等症状。③部分患者可以通过放射治疗转化获得手术切除机会。④肝肿瘤照射剂量,立体定向放射治疗一般推荐 ≥(45~60)Gy/(3~10)Fx,常规分割放射治疗一般为 50~75 Gy,照射剂量与患者生存密切相关。部分肝内病灶或肝外转移灶可以行低分割放射治疗,以提高单次剂量、缩短放射治疗时间。⑤正常组织的耐受剂量必须考虑:放射治疗分割方式、肝功能 Child-Pugh 分级、正常肝(肝脏-肿瘤)体积、胃肠道瘀血和凝血功能状况等。⑥IGRT 优于三维适形放射治疗或调强放射治疗,立体定向放射治疗必须在 IGRT 下进行。⑦内放射治疗是肝癌局部治疗的一种方法。

4. 辅助放疗

(1)肝癌术后辅助放疗 中央型肝癌多位于肝脏深在部位,且肿瘤邻近或侵犯肝门部血管主干,手术切缘常常不足 1 cm,为了保护血管主干,即使接受了手术,但肿瘤往往邻近基底切缘,研究显示切缘<1 cm 或切缘阳性显著增加术后复发率,降低总生存率。因此,中央型 HCC 即使行肝中叶切除术,术后有必要采取进一步治疗以弥补手术切缘不足。从理论上讲,术后放疗有望降低中央型 HCC 复发率,进而提高疗效。为此,中国医学科学院肿瘤医院开展了针对中央型肝细胞癌术后放疗的研究:分析 2007—2011 年间手术切缘<1 cm 的中央型 HCC 患者 116 例,其中术后放疗 33 例,单纯手术 83 例。术后放疗和单纯手术组 1 与 3 年 DFS 分别为 82% 与 64% 和 63% 与 52%($P=0.038$),OS 分别为 979 与 89% 和 87%% 与 68%($P=0.009$);切缘复发、切缘外单个复发、弥漫复发分别为 0、11、2 例和 8、11、18 例($P=0.011$),早期(术后 18 个月内)、晚期(术后 18 个月后)复发分别为 6、7 例和 36、7 例($P=0.016$)。无一例出现放射诱发的肝病。可见中央型 HCC 术后放疗可以降低复发率且显著提高总生存率,是一种有效且安全的辅助治疗手段。但本研究中央型 HCC 术后放疗组病例数偏少且是回顾性研究,因此,需要扩大病例数开展 Ⅰ、Ⅱ 期前瞻性研究、以进一步证实此研究结论的正确性。

(2)肝动脉结扎、肝动脉栓塞后 可考虑放疗,以提高远期效果。肝癌时肝动脉和门静脉双重血供的肿瘤,TACE 治疗肝癌主要是基于 95% 左右的肝癌血供来自肝动脉,通过阻断肝癌的动脉供血,同时持续释放高浓度的化疗药物杀灭或抑制肿瘤,使其缺血坏死并缩小。但是,单纯 TACE 治疗不能使肿瘤完全坏死,主要是由于门静脉供血部分的肿瘤对 TACE 无效,另外栓塞动脉再通,病灶周围的肿瘤组织部分由旁系动脉供血,以及动静脉瘘等因素使部分肿瘤组织保持血供,能够存活下来。而且,TACE 治疗对门静脉、肝静脉和下腔静脉内癌栓缺乏显著效果。这些治疗的弊端是 TACE 治疗后肿瘤进展的根源,而现代精确放疗不仅可以控制 TACE 治疗后残存肿瘤,同时可以控制门静脉、肝静脉和下腔静脉内癌栓,弥补了 TACE 治疗的不足。另外,放疗前 TACE 治疗使肿瘤体积缩小,为高剂量放疗创造了条件,提高了总体治疗疗效;TACE 治疗的化疗药物可以提高放疗敏感性。目前,对于适于 TACE 治疗,治疗后肝功能储备恢复至 Child-Pugh A 级,伴或不伴门静脉、肝静脉及下腔静脉内癌栓的患者,TACE 治疗后均应该进一步放疗,以提高总体反应率及总生存率。

（3）肝动脉化学药物治疗　亦可结合放射治疗。

## （六）中医中药治疗

在病症辨治中西医结合临床医学体系指导下,采取病症结合临床诊疗模式,运用中国医药学方药、现代中药制剂以及中医药特色诊疗技术,统筹治则在肝癌的围手术期、术后辅助治疗期、随访康复期、姑息期等不同时期,中药和化疗药物合用,能发挥中医药各自的长处,相互补充,扬长避短,对改善肝癌患者的生存质量、延长生存期具有明显的效果。中药可与全身静脉化疗、肝动脉灌注、肝动脉栓塞化疗合用,可以口服、静脉滴注或动脉注入,也可以外敷。

1. 适应证

（1）围手术期的应用　①治疗目标:改善肝功能,提高手术耐受性。②治疗原则:理气、疏肝、健脾。③推荐方药:《重庆堂医学随笔》青附金丹加减。

（2）术后辅助治疗的应用　①治疗目标:减少术后并发症,加快术后康复。②治疗原则:扶正、健脾、养血。③推荐方药:《济生方》归脾汤加减。

（3）随访康复期的应用　①治疗目标:提高生活质量,预防肿瘤复发转移。②治疗原则:疏肝、健脾、扶正。③推荐方药:《太平惠民和剂局方》逍遥散加减。

（4）姑息期的应用　①治疗目标:减毒增效,延长生存期。②治疗原则:养阴、软坚、化瘀。③推荐方药:《柳州医话》一贯煎合《姜春华全集》益肝清癥汤加减。

2. 辨证施治　肝癌初起多表现为肝脾失调、气滞血瘀,继则湿热瘀毒互结,病势发展迅速。其间,表现为邪实而正气未衰,邪正相争,治宜以活血化瘀、以毒攻毒、疏肝理气为主。进入晚期,瘀血不去,热毒继续伤耗阴血,或者表现肝肾阴虚之证,治宜在活血化瘀、清热败毒的基础上再加上扶正益阴药,但不可以腻,过腻则会留毒内蓄,病情只能加重,或缓解一时复而无治。治疗肝癌病时,重用活血化瘀、温热攻击的药物,收效较显著。

（1）气滞血瘀型

【主证】肋胀腹满作痛,疲乏,纳差,嗳气则舒,时有呕吐,或右肋下有癥块,肝大,大便不实,抱腹而舒,舌红伴有瘀点,苔薄,脉弦滑或涩。

【治法】活血化瘀,清热败毒。

【方药】清热解郁汤合血府逐瘀汤加减:三棱 10 g,赤芍 15 g,丹参 20 g,八月札 15 g,栀子 10 g,香附 15 g,青皮 10 g,白花蛇舌草 15 g,蜈蚣 15 条。

（2）湿热瘀毒型

【主证】肋下癥块坚硬,痛如锥刺,痛则汗出,脘腹胀闷或有坚硬癥块,疲乏,纳差,食则腹胀气喘,或腹胀如鼓,目肤俱黄,日渐加深,行走挺腹,面色晦暗无神,午后潮热,小便黄赤或褐色,大便燥黑,舌质暗红伴有瘀斑,苔黄白厚腻,脉弦滑而数,或紧而搏指。

【治法】清热利湿,攻积化瘀。

【方药】茵陈蒿汤合膈下逐瘀汤加减:栀子15 g,大黄10 g,当归15 g,莪术15 g,八月札20 g,川乌9 g,草乌9 g,广木香6 g,白花蛇舌草15 g,川楝子15 g,砂仁6 g,茵陈50 g,穿山15 g,丹参30 g,蜈蚣10条。

(3)湿、瘀、热三毒伤阴型

【主证】腹大胀闷,癥块膨隆,坚硬如石,凹凸不平,结节穿珠,形体羸瘦,午后潮热,腹大如鼓,青筋暴露,卧床不起,烦渴喜冷饮,小便褐色量少,大便干燥,色黑,昼轻夜重,舌质泽而润滑,苔黄白厚腻,脉沉弦而数。

【治法】养阴清热,化瘀败毒。

【方药】莪术一贯煎合五苓散加减莪术15 g,沙参20 g,大黄10 g,川楝子15 g,黄芪30 g,鳖甲20 g,生地20 g,泽泻15 g,桃仁10 g,穿山甲15 g,大腹毛10 g,广木香10 g,花粉30 g,蜈蚣4条。上方可酌情加减,根据症状表现,结合四诊与现代仪器确诊而详细辨证,以拟方药。

(4)合并型

【主证】目肤黄染,疲乏,纳差,食则胸腹闷满,口苦咽干,脘腹癥块坚硬,膨隆过胸,阵发剧痛,小便赤而量少,大便色白而溏,或右胁疼痛,上腹不适,癥块大于肋下,脐右上方有一块,疼痛持续;目肤黄染渐深,倦怠疲乏,呃逆干呕,食入时吐,行走抱腹,身体迅速消瘦,小便黄,大便干燥,色微黄而不黑,舌质暗红,苔白腻,脉弦缓或细而涩。

【治法】清热利湿,活血化瘀。

【方药】①膈下逐瘀汤合龙胆泻肝汤加减:当归15 g,莪术15 g,赤芍15 g,桃仁9 g,红花10 g,香附15 g,青皮9 g,龙胆草10 g,栀子15 g,大黄9 g,金钱草15 g,川楝子15 g,丹参30 g,内金15 g,花粉20 g,茵陈30 g。②膈下逐瘀汤合清胰汤加减:柴胡10 g,黄芩9 g,川黄连9 g,广木香10 g,苏梗10 g,当归15 g,莪术15 g,八月札15 g,川楝子15 g,桃仁9 g,红花9 g,白花蛇舌草15 g,蜈蚣3条,鳖甲15 g。

3.现代中药制剂 除了中国医药学中方药煎煮成汤剂外,若干种现代中药制剂(如槐耳颗粒、华蟾素联合解毒颗粒)已被用于肝癌手术切除后的辅助治疗。国家药品监督管理局附条件批准淫羊藿素软胶囊上市。该药用于不适合或患者拒绝接受标准治疗,且既往未接受过全身系统性治疗的、不可切除的肝细胞癌,患者外周血复合标志物满足以下检测指标的至少两项:AFP≥400 ng/mL;TNF-α<2.5 pg/mL;IFN-γ≥7.0 pg/mL。另外,槐耳颗粒、榄香烯、华蟾素、康莱特、康艾、肝复乐、金龙胶囊、艾迪、鸦胆子油、复方斑蝥胶囊和慈丹胶囊等用于治疗晚期肝癌,具有一定的疗效,患者的依从性、安全性和耐受性均较好,但是需要进一步开展规范化临床研究以获得高级别的循证医学证据支持。

4.中医药特色诊疗技术

(1)针灸治疗 根据病情及临床实际可以选择应用体针、头针、电针、耳针、腕踝针、眼针、灸法、穴位埋线、穴位敷贴、耳穴压豆和拔罐等方法。针灸治疗的取穴以肝俞、足三里为主穴,配以阳陵泉、期门、章门、三阴交等;穴位敷贴以章门、期门、肝俞、内关、公孙主穴,疼痛者配外关、足三里、阳陵泉;腹水配气海、三阴交、阴陵泉等。

（2）其他治疗　根据病情酌情使用活血化瘀、清热解毒等中药、中成药,进行外敷治疗、中药泡洗、中药熏洗等。

### （七）新辅助治疗

根据美国国立癌症研究院的定义,新辅助治疗是在主要治疗（通常是外科手术）之前缩小肿瘤的治疗,常见的新辅助治疗包括系统抗肿瘤治疗、介入治疗、放射治疗等,其目标是减少术后复发,延长术后生存。对于可以切除的中晚期肝癌（CNLC Ⅱb 期、Ⅲa 期）,通过新辅助治疗将肿瘤学特征较差的肝癌转化为肿瘤学特征较好的肝癌,从而减少术后复发、延长生存。如可手术切除肝癌合并门静脉癌栓者,术前行三维适形放射治疗可以提高疗效。但对于外科技术上可以切除的肝癌,术前 TACE 并不能延长患者生存。免疫治疗联合靶向药物、免疫治疗的单药或联合治疗等策略用于可以手术切除肝癌的术前或围术期治疗,有望进一步提高手术疗效。而对于更为早期的肝癌（CNLC Ⅰa 期、Ⅰb 期、Ⅱa 期）,术前治疗能否改善患者生存、减少复发,仍需要临床研究证实。

### （八）辅助治疗

肝癌切除术后 5 年肿瘤复发转移率高达 40%～70%,这与术前可能已经存在微小播散灶或多中心发生有关,故所有患者术后需要接受密切随访。对于具有高危复发风险的患者,两项随机对照研究证实术后 TACE 治疗具有减少复发、延长生存的效果。另一项随机对照研究结果显示,肝切除术后接受槐耳颗粒治疗可以减少复发并延长患者生存时间。对于 HBV 感染的肝癌患者,核苷类似物抗病毒治疗不仅能够控制基础肝病,还有助于降低术后肿瘤复发率。对于 HCV 感染的肝癌患者,直接作用抗病毒药物（direct-acting antiviral agents,DAAs）可以获得持续的病毒学应答,目前没有确凿的数据表明 DAAs 治疗与肝癌术后肿瘤复发风险增加或降低、复发的时间差异或复发肝癌的侵袭性相关。此外,对于伴有门静脉癌栓患者术后经门静脉置管化疗联合 TACE,也可以延长生存时间,但仍存争议。有报道发现,肝癌 *miR-26a* 表达与 α-干扰素治疗的疗效相关,该结果也有待于进一步多中心随机对照试验证实。术后利用免疫治疗、靶向药物、免疫调节剂、HAIC 单独或联合应用的策略正在积极探索中。一旦发现肿瘤复发,根据复发肿瘤的特征,可以选择再次手术切除、消融治疗、介入治疗、放射治疗或系统抗肿瘤治疗等,延长患者生存。

要点论述:①肝切除术是肝癌患者获得长期生存的重要手段。②肝切除术的原则是完整切除肿瘤并且保留足够体积且有功能的肝组织,因此完善的术前肝脏储备功能评估与肿瘤学评估非常重要。③一般认为肝功能 Child-Pugh A 级 ICG-R15<30% 是实施手术切除的必要条件;剩余肝脏体积须占标准肝脏体积的 40% 以上（伴有慢性肝病、肝实质损伤或肝硬化者）或 30% 以上（无肝纤维化或肝硬化者）,也是实施手术切除的必要条件。有肝功能损害者,则需保留更多的剩余肝脏体积。术前评估,还包括肝脏硬度、门静脉高压程度的测定等。④肝脏储备功能良好的 CNLC Ⅰa 期、Ⅰb 期和Ⅱa 期肝癌的首选治疗

是手术切除。在 CNLC Ⅱb 期和Ⅲa 期肝癌患者中，不宜首选手术切除，但部分患者经谨慎术前多学科评估，仍有机会从手术切除中获益。⑤肝切除时经常采用入肝（肝动脉和门静脉）和出肝（肝静脉）血流控制技术；术前三维可视化技术有助于提高肝切除的准确性；腹腔镜技术有助于减少手术创伤，但对于巨大肝癌、多发肝癌、位于困难部位及中央区紧邻重要管道肝癌和肝癌合并重度肝硬化者，建议经严格选择后由经验丰富的医师实施。⑥对于潜在可切除的肝癌，建议采用多模式、高强度的治疗策略促其转化。对于剩余肝脏体积较小的患者，可以采用 ALPPS 或 PVE 使剩余肝脏代偿性增生的方法提高切除率。⑦肝癌术后辅助治疗以减少复发为主要目标。针对术后复发高危患者的 TACE 治疗可以减少复发、延长生存；术后口服槐耳颗粒也有助于减少复发、延长生存。此外，术后使用核苷类似物抗 HBV 治疗和 α-干扰素等也有抑制复发、延长生存的作用。⑧系统抗肿瘤治疗、局部治疗单独或联合在围手术期的应用策略正在积极探索中。

### （九）提高疗效治疗

1. 同一治疗方法的反复使用　已证明对根治性切除后亚临床复发与转移行再手术治疗可使 5 年生存率再提高约 20%；肝动脉栓塞术的定期反复再栓塞和无水乙醇瘤内注射的反复再注射也亦明显提高疗效。

2. 肝动脉栓塞配合其他方法综合应用　大部分中晚期肝癌，以肝动脉栓塞并动脉内灌注化疗为首选姑息疗法，配合其他方法如无水乙醇注射、放疗、冷冻、门静脉分期灌注化疗、二期手术等，可进一步提高疗效。

3. 全身化疗配合瘤内注射治疗　多途径综合治疗中晚期肝癌，疗效较单一疗法提高，全身化疗、配合瘤内注射治疗效果较好。全身化疗采用小剂量化疗，MMC 6～12 mg、5-FU 300～500 mg、ADM 20～40 mg、CDDP 40～80 mg 或 CBP 200～400 mg，每 4～8 周重复 1 次。注射方法为：每次化疗前后各注射 1 次，药物可选用无水乙醇、TSPA、ADM 或 MMC，根据病情适当调整药物剂量。此方法价格低，使用方便，有望成为肝癌，特别是不能手术切除的重度肝硬化、肝癌患者的安全治疗模式之一。

### （十）对症支持治疗

肝癌患者往往合并有肝硬化、脾肿大，并因抗肿瘤治疗等导致一系或多系血细胞减少，可考虑给予血制品输注或药物治疗。中性粒细胞减少患者可酌情给予粒细胞集落刺激因子（granulocyte colony stimulating factor，G-CSF），包括聚乙二醇化重组人 G-CSF 和重组人 G-CSF。血红蛋白<80 g/L 的患者可酌情输注红细胞悬液或药物治疗，包括铁剂、叶酸、维生素 B$_{12}$和促红细胞生成素。血小板减少患者可酌情考虑输注血小板，为减少血小板输注，非紧急情况下可使用重组人血小板生成素或血小板生成素受体激动剂等提升血小板计数。对于晚期肝癌患者，应给予最佳支持治疗，包括积极镇痛，纠正低白蛋白血症，加强营养支持，控制合并糖尿病患者的血糖水平，处理腹水、黄疸、肝性脑病、消化道出血及肝肾综合征等并发症。针对有症状的骨转移患者，可以使用双膦酸盐类药物。另外，适度的康复运动可以增强患者的免疫功能。同时，要重视患者的心理干预，增强患者

战胜疾病的信心,把消极心理转化为积极心理,通过舒缓疗护让其享有舒适感、安全感,而减少抑郁和焦虑。

1. 营养支持治疗概述  不同治疗时期对营养的需要不同。营养不良是肿瘤患者病情恶化和死亡的主要原因,大多数晚期肿瘤患者都有机体新陈代谢的异常改变,合成代谢减少、分解代谢加强。①新陈代谢率及消耗的总量明显增加;②对营养物质的消化、吸收、利用率降低,同时影响了三大营养物质葡萄糖、蛋白质及脂肪的正常代谢。临床表现有食欲缺乏、厌食、体重减轻、水及电解质代谢失调,同时伴有重要器官功能的逐渐衰退。肿瘤患者在接受控制肿瘤的特殊治疗期间会出现重要的营养问题。

目前采用的三大治疗方法有外科治疗、放射治疗、化学治疗。以下从三种不同治疗方法所容易引起的营养问题以及临床采用的不同营养治疗手段分别加以讨论。①外科治疗。肝大部分切除术后,保留下来的肝细胞靠肥大增生作用能够再生,术后应立即输注葡萄糖和白蛋白,此外应适当补充包括磷酸盐在内的电解质钙、钾、镁等。②放射治疗。放射治疗(放疗)的副作用大小取决于接受治疗的部位和剂量。鼻咽部放疗后味蕾失去知觉,表现为唾液分泌减少、口腔干燥,导致黏膜溃疡、咀嚼和吞咽困难。这时期的饮食应以清淡、低脂、无刺激、易咀嚼的半流质和软饭为主,同时增加维生素 A、维生素 B 及维生素 C 的供给。使用鼻咽清毒剂及双花二冬饮(金银花、天冬、麦冬)可使症状缓解。颈部和纵隔放疗的患者数星期后会诱发食管炎,伴有食管狭窄和纤维性病变引起下咽困难。应给予高质量的流质或半流质饮食,避免过冷、过热及刺激性食物。腹部及骨盆放疗后有少数患者于大、小肠上发生放射性损伤,伴有腹泻,吸收障碍,肠黏膜溃疡、狭窄、梗阻等进行性病变。此时营养补充主要依赖于完全胃肠外营养。③化学治疗。化学治疗(化疗)中所产生的营养问题与使用化疗药物的种类及剂量有关,化疗反应的大小与患者的神经型敏感性有直接关系。化疗中患者的味觉、嗅觉发生改变,恶心、呕吐、腹胀、腹泻使相当一部分患者营养摄入不足导致水和电解质失衡。某些化疗药还可引起口腔炎及便秘。通过对部分住院施行化疗的患者进行营养调查结果显示有 35% 的患者热能摄入量低于健康成人供给量,65% 的患者蛋白质的摄入量低于每日每千克体重 1.5 g,有60% 的患者维生素 A 摄入不足,调查还显示有关维生素 A 及维生素 $B_2$ 的摄入普遍低于健康成人供给量标准。化疗中出现的营养不良纠正困难,严重的胃肠道反应阻碍各种营养素的吸收,有时不得不用静脉营养来维持。对于消化道反应较轻者可用以下手段:对食欲缺乏者可根据患者平时喜好选择一些能刺激进食的口味,如酸、咸、甜等浓重口味的食品,也可吃生葱、生蒜。葱蒜中含微量元素硒对抗癌有益。为避免恶心,嘱患者进餐时避开化疗时间,一般进餐在化疗前 2~3 h、化疗后的 2~3 h,效果显著。为了防止发生便秘,可吃富含纤维素的食物如圆白菜、大白菜、韭菜、芹菜、山芋、香蕉、柿子等以促进肠蠕动。口腔炎及胃炎时要给易咀嚼、易消化、免刺激的软食或半流质,同时多吃些动物肝及蛋黄,必要时可服用 B 族维生素及维生素 C 药片。当发生骨髓抑制所致的白细胞、血小板降低时,在应用西药升血的同时可给予升血药膳(党参、黄芪、当归、熟地、花生、红枣、赤小豆、鹌鹑蛋)辅助治疗。有条件可给一些滋补剂,如西洋参、蜂王精、黄芪、茯苓、枸杞、鹿茸等补血、补气之中药以提高身体的免疫功能。

2. 肿瘤患者的营养状况评价　　正确评价一个患者的营养状态有三个目的：①准确地判断和划分患者现实的营养状况；②明确所患肿瘤与营养不良之间的关系，并找出解决问题的方向；③监测对患者实施营养支持的效果。肿瘤患者的营养状况评价包括身体测量及生化检验两个方面。通过身高、体重、皮褶厚度可了解其身体一般营养状况；通过生化检验氮平衡、血清蛋白质含量、血红蛋白、血清运铁蛋白、维生素等指标检验，可反应体内各种营养素的水平，从而制定适合患者所需的治疗膳食方案。

（1）身体测量

1）项目及方法：①身高。清晨，要求被测者赤脚直立于地面上，两脚跟部靠紧，脚尖与地面呈40°~60°角，膝伸直，两上肢自然下垂，肩自然放松，头正，眼耳在一水平面上，测量者立于被测量者的右侧，读数。②体重。清晨，空腹，排空大小便，着短裤，女子可着背心。用弹簧式体重计或杠杆式体重计，测量及读数要精确至0.1 kg；测量时被测者立于秤的中央。③皮褶厚度。三头肌部：左上臂背侧中点上约2 cm处，即在左肩峰至尺骨鹰嘴的中点。被测者上臂自然下垂，测定者以左手拇指与另四指将皮肤连同皮下脂肪捏起呈皱褶，用皮褶厚度测量卡尺测量；肩胛下部：做肩胛骨下角向下约2 cm处，被测者上臂自然下垂，测量方法同上；腹部皮下脂肪：脐旁乳头线交接处；上臂围：上臂中点周长，以卷尺测量；上臂肌围（cm）：上臂围（cm）-3.14×三头肌皮褶厚度（cm）。

2）评价指标如下。①身高、体重标准体重：身高165 cm以上者，标准体重（kg）= 身高（cm）-100；身高165 cm以下者，标准体重（kg）=身高（cm）-100（男），标准体重（kg）=身高（cm）-105（女）。按上式计算，标准体重±10%为正常体重；超过10%~20%为过重；超过20%为肥胖；低于10%~20%为瘦弱；低于20%为严重瘦弱。②皮褶厚度评价：三头肌部+肩胛下部。男>40 mm，女>50 mm为肥胖；男10~40 mm，女20~50 mm为中等；男<10 mm，女<20 mm为瘦弱。③上臂围（参考值）：男25~27 cm；女24~26 cm。④上臂肌围：健康人标准值为24.8 cm。

（2）生化检验　　蛋白质营养状况的检验与评价。①氮平衡：通过测定氮摄入与排出氮来评价人体蛋白质营养状况。维持氮平衡表示所摄入蛋白质可满足基本需要。②血清蛋白质含量：长期蛋白质摄入不足可使血清蛋白与白蛋白含量减低，当发生感染时可因球蛋白增加而使血清总蛋白含量增加，因此测定血清白蛋白浓度及白蛋白与球蛋白的比值很有意义。我国正常成人血清总蛋白为65%~75%，白蛋白（A）为4.0%~5.0%，球蛋白（G）为1.8%-2.5%，A/G为1.5~2.5。③血红蛋白：健康成人男性>120 g/L、女性>110 g/L；④运铁蛋白：血清运铁蛋白含量是评价蛋白质能量营养不良和缺铁性贫血的重要生化指标，尚无正常标准，有人测定成人为2 200~4 000 mg/mL。

（3）维生素状况的检验与评价　　①血清维生素A含量：成人血清维生素A的正常含量为100~300 IU/100 mL，一般认为若低于40 IU/100 mL，即可出现缺乏维生素A的临床症状；②维生素B：对维生素B营养水平的鉴定多采用负荷实验方法，此法简单易行。受试者清晨空腹口服维生素B5 mg，收集4 h尿，测定尿中维生素B的排出量，正常为800~1 300 μg，少于100 μg为缺乏；③维生素C：对维生素C营养水平的鉴定方法同维生素B，受试者清晨空腹口服维生素C 500 mg，收集4 h尿，测定尿中还原型维生素C的排出量,正常为 3~10 mg,少于 3 mg 为不足。

3.营养膳食及护理　医院膳食分为基本膳食与治疗膳食两大类,根据肿瘤患者的不同需要酌情选用。

(1)基本膳食

1)普食适用对象:消化功能正常,无发热患者及疾病恢复期患者。膳食特点及护理:①与正常人饮食相同,但对油炸及不易消化的食物少用为宜;②在住院患者膳食中,此类饮食占多数,所以在计划食谱时必须注意是否适合身体需要的平衡膳食,还应注意食物的色、香、味、形、质和多样化;③每日供应三餐,总热量为 9.2~10.88 kJ,蛋 70~90 g。

2)软食适用对象:有轻微发热、消化不良、肠道手术后恢复期、口腔手或放疗后咀嚼不便的患者。膳食特点及护理:①介于半流质到普食之间的一种饮食,食物要易于消化,便于咀嚼,因此一切食物烹调时都要切碎、炖烂、煮软;②不用油炸的食物,少用含粗纤维的蔬菜;③长期食用软饭的患者,因蔬菜都是切碎煮软,维生素损失较多,所以要注意补充。多用维生素 C 含量丰富的食物,如番茄水、鲜果子汁、菜水等;④营养素含量不低于普通饭,饮食更需鲜美可口,每日三餐,下午可增加一点儿点心。

3)半流质适用对象:发热较高、身体虚弱、有较严重消化道疾病、咀嚼吞咽困难、施行手术后的病人。膳食特点及护理:①较软饭更为细软、易消化、易咀嚼、含纤维少而营养较丰富,呈半流质状态的食物;②少食多餐,每日可供应 5~6 餐。其热量在 6.28~8.37 kJ,蛋白质应达到健康人供给量;③胃肠道手术后不能立即给含纤维素及胀气的食物,如蔬菜、水果、奶、豆浆及过甜的食物;④可用各种米粥、各种肉末粥、蛋花粥、面汤、馄饨、面包、蛋糕、饼干等;⑤禁用油煎、油炸、生、冷及辛辣调味品。

4)流质适用对象:高热、咀嚼吞咽困难、大手术后初期和危重患者。膳食特点及护理:①食物为液体或易于溶化的液体;②每 2~3 h 供应 1 次,每日 6~7 次,每次 200~300 mL;③凡胃肠道手术患者,为避免肠胀气不给牛奶、豆浆及过甜的液体;④头颈部手术后患者应给冷流质食物,同时禁用过酸、过咸的饮料,以免切口受刺激疼痛;⑤凡用鼻饲管喂入的流质,忌用蛋花汤、浓米汤,以免管道堵塞;⑥流质饮食所供热量及营养素均不充足,只能短期采用;⑦可用米汤、芝麻糊、枣泥糊、杏仁茶、鸡汤、排骨汤(去油)、牛肉汤、肝泥汤、嫩豆腐脑、蒸蛋羹、麦乳精、各种菜汁和果汁。

(2)治疗膳食和护理　①高热能膳食适用于高消耗、体重不足及大手术后恢复期患者。膳食要求尽可能增加主食量及菜量,除正餐外还可加两餐点心如奶制品、甜点、巧克力等含热量较高的食物。②低热能膳食适用于需减轻体重的患者如肥胖型乳腺癌患者,减低膳食中总热能应根据医嘱所需热能计算后制备。③高蛋白膳食适用于营养不良的各种肿瘤患者。膳食要求每日蛋白质要达到 100~120 g,采用含蛋白质丰富的鸡、鸭、鱼、肉、蛋、奶及黄豆制品,可在正餐中加一些荤菜或采用加餐办法于两餐之间加小吃。④低蛋白膳食仅用于肝、肾功能衰竭者。膳食要求每日蛋白质不超过 40 g,应选用动物食品作为蛋白质的主要来源,主食可用一部分小麦淀粉代替。⑤少盐膳食适用于心、肝、肾功能不佳,水肿,高血压的患者。膳食要求禁用一切有盐、腌制的食品如咸肉、香肠、咸蛋、皮蛋、酱菜、甜面酱等。每日食盐量不超过 2 g(或酱油 10 mL),为调剂口味可用糖醋烹饪。⑥无盐膳食适用于严重心、肝、肾功能衰竭者。膳食要求除少用食盐外还禁用含钠量高的食物,如加碱的馒头、面条,每日膳食中含钠量不超过 500 mg,可选用含钠量低的食物,如米、面、黄豆、绿豆、赤小豆、春笋、冬笋、西葫芦、长形茄子、西瓜、柑橘、苹果、鸭梨、桃、柿子、红果、桂圆(鲜)、香蕉、菠萝。⑦少油膳食适用于化疗、放疗患者及胆囊、肝等部位的肿瘤患者。每日脂肪量限于 40 g 以下,禁用油炸食物、肥肉、猪油及含脂肪多的点心,食物烹调可采用蒸、卤、煮、拌、烩等少油或不用油的方法来改善食物的色、香、味。⑧少渣膳食用于咽喉部及消化道肿瘤术后、肛门肿瘤及腹泻患者。膳食要求所有食物应切小、剁碎、煮烂,蔬菜做成泥状。⑨高纤维膳食用于便秘、冠心病、高血脂及肿瘤并发糖尿病患者。膳食要求采用含纤维多的食物如韭菜、芹菜、黄豆芽、山芋、各种粗粮、豆类及其制品。⑩低胆固醇膳食适用于肝、胆部位肿瘤及高胆固醇血症患者。胆固醇每日限制在 300 mg 内,不用肥肉及动物油,少用动物内脏、蛋黄、脑、鱼子等高胆固醇食物。⑪十二指肠滴液用于消化道手术初期,目的在于促进恢复正常肠蠕动。滴液配方分两种。方法一:每 100 mL 中含牛奶 30 mL、白糖 15 g、盐 0.6 g、水 70 mL。方法二:5% 要素溶液要素粉 5 g、水 100 mL。⑫鼻饲混合乳主要用于头颈部肿瘤大手术后咀嚼及吞咽困难的患者。所供应的膳食分混合奶和要素膳两种。混合奶是流状食物,价格低,使用普遍。可根据患者具体情况配制牛奶、豆浆、米汤、炒面粉、藕粉、鸡蛋、奶油、黄油、麻油、巧克力、白糖、盐、菜汁、果汁等食物。要素膳科学、方便、吸收率高,营养素全面,可根据临床需要配制成 10%、15%、20%、25% 4 种浓度供给。⑬要素膳是一种营养齐全,不需消化或很少消化,易于吸收的无渣饮食。要素膳的组成不含粗蛋白,但含有氨基酸及部分短肽,并且有人类机体所必需的其他种类营养素,包括必需氨基酸和一些必需氨基酸脂肪乳剂、脂溶性维生素、水溶性维生素、无机盐及微量元素。要素膳的各种营养成分应注意平衡,各营养素之间的比例要适当,在计算营养含量时必须得出正确的数字。要素膳的适应证为分解代谢亢进的患者,如大手术、发热、感染、化脓、胃肠道瘘、肠道手术前后、慢性消耗、低蛋白血症、化疗放疗期间摄入不足及各种管饲的患者。要素膳为粉状物,溶于水,按比例用水(蒸馏水、生理盐水)稀释后即可应用,供给途径根据适应证决定,可口服或管饲(鼻胃管、空肠造瘘管)滴入,可单独使用,亦能作为正常饮食外的附加营养。⑭糖尿病膳食用于肿瘤合并糖尿病患者,通过采用糖尿病膳食治疗有效控制血糖及尿糖,确保临床对肿瘤治疗的顺利进行。糖尿病膳食比较复杂,需要营养师通过特殊计算方法制定膳食治疗单,厨师根据治疗单的配方对每餐所需要的食品进行称重后烹制,采用此种膳食应取得患者合作,饭菜尽量符合患者口味,嘱患者每次要将配制的饮食吃尽,在用治疗膳食期间不得自己另加食物,以免影响治疗效果。⑮痛风症膳食用于肿瘤并发痛风症患者,膳食要求供应低嘌呤食物。正常人饮食含嘌呤量为 600~1 200 mg,痛风患者应减少到 150 mg,应限制蛋白质的摄入量,每日每千克体重 0.8 g,每日所摄入的总热量要较正常低 9%~15%,多用蔬菜、水果、碱性食物(植物类食品)及含 B 族维生素和维生素 C 丰富的食物。忌饮酒、浓茶、咖啡等辛辣食物及刺激性的调味品,此种膳食需要营养师根据医嘱,参阅含嘌呤食物成分表,制定食谱后称重配制。

4. 胃肠外营养及护理  完全胃肠外营养(total parenteral nutrition, TPN)是指由胃肠外途径(通常由静脉)以浓缩形式输入患者所需的蛋白质、脂肪、碳水化合物、维生素、微量元素、电解质和水分,以达到营养治疗的目的,它是延长肿瘤患者生命的重要措施。

(1)TPN的适应证　①手术前后的营养支持,如食管、胃、大肠胰腺根治术;②消化道外瘘,如胰瘘和小肠瘘等;③短肠综合征,如在切除小肠肿瘤后,空肠保留不足6 cm者;④晚期肿瘤患者因经受了手术、放疗、化疗等治疗后,营养状况极其低下者;⑤代谢高度亢进,分解代谢尤为旺盛,而经口摄入不足的疾患,如重度感染、高热、昏迷及严重恶病质者;⑥骨转移或下肢瘫痪合并压疮者。

(2)TPN的营养素配方　TPN的营养素配方是根据患者营养状况拟定的。

(3)TPN的输注　输注途径一般采用锁骨下静脉插管,此处静脉管径粗,血流速度快,流量大,输入的液体很快被血液稀释,不刺激血管壁,不受液体浓度、速度的限制;输注方法是将患者一日所需的营养液装入3 L袋内"全合一"地输注。优点为:①在净化台内将各种营养液混合装入3 L袋内。根据需要,一次性配制全天输注;②营养液的环境(低pH值,高渗分子浓度)不利于细菌生长,较单独输入脂肪乳剂减少了潜在的细菌生长的可能性;③所有药液均匀地同时输入,可在同一时间内各种物质均匀地被机体利用,有利于使各种营养物质获得最佳效果;④从护理角度看,由于3L袋不需排气,不需多次更换液体瓶,避免了因多次穿刺瓶塞而导致的污染。

(4)输注中的监测　①每周查尿糖1~2次,血糖2次;②电解质的监测:查电解质1次/d,平稳后2次/周,肝肾功能1次/周,血气分析开始3 d为1次/d,以后每周1~2次;白蛋白、球蛋白、转铁蛋白每周查1次;③尿的监测:准确留取24 h尿,查尿钾、钠、氯、钙、镁、肌酐、尿素氮,根据氮平衡公式计算每日氮平衡情况,及时给予纠正,最终达到正氮平衡;④出入量的监测:每天准确记录24 h出入量。

(5)并发症及护理　①感染:在TPN的操作过程中,存在着多个易造成感染的环节,如插管、营养液的配制、更换液体等,因此必须严格无菌技术,配制营养液须在无菌净化台下进行,做好插管后导管入口处的敷料更换,同时密切观察患者体温、脉搏、呼吸的变化,如有不明原因的发热,应对营养液及导管行细菌培养,并应用激素和抗生素。②血栓:是插管的常见并发症,预防措施是争取一次穿刺成功。发生堵管时用0.4%枸橼酸钠6~8 mL反复抽吸,切不可用力推注。③气胸:凡术前已有严重的肺部疾患(如肺气肿)者,尽量不选用这一途径,一旦发生气胸,立即处理。④高糖性、高渗性、非酮性昏迷防治措施:双能源供热,减少大量输注葡萄糖;TPN开始阶段,严格控制葡萄糖输入的浓度、速度;按处方要求补充外源性胰岛素,将血糖控制在8.4 mmol/L以下,尿糖(++)以下。⑤骨折:长期应用TPN,会出现低钾、低钠等电解质紊乱,应保护好患者,预防骨折。同时协助患者做适当的运动,因为不运动者体内蛋白质的合成较慢,也易造成骨折。

5.**药膳食疗**　人类肿瘤的发生发展和日常饮食具有非常密切关系。我们应用饮食对肿瘤疾病可以发挥两方面的作用:一方面是食养作用,即用饮食预防肿瘤的发生;另一方面是食疗作用,就是营养饮食作为参与治疗肿瘤的重要辅助手段。肝癌与饮食不洁,大量地摄食被黄曲霉素所污染的玉米、花生等食物有关。此外长期饮烈性酒和进食辛辣刺激、油腻的食物会损伤肝脏。特别是与长期营养障碍缺乏足够的蛋白质、抗脂肪肝因素和 B 族维生素引起的肝硬化有关。上述诸因素的持久存在,均使肝细胞受到损伤,最后导致肝癌的发生。①食物中含有黄曲霉素或其他霉菌毒素等潜在的致癌物质;②含有亚硝酸盐类化合物与二级胺类等致癌前体物质,经过细菌作用,能合成有极强致癌作用亚硝胺;③熏制品、油炸、烘烤、烧焦食物和重复使用的高温食品中含有 3,4-苯并芘和多环芳烃等致癌物质;④食物中某些营养成分的比例失调,如蛋白质过低、脂肪类过高的膳食,是致癌的高危因素;⑤某些非营养成分的缺乏,如饮食中植物纤维素较少,维生素 A、B 族维生素、维生素 C、维生素 E 类不足,胡萝卜素和硒、锌、钼等微量元素缺乏的膳食亦是诱癌的主要因素;⑥过多食用不新鲜的食品、盐腌食品或刺激性强烈酒类食品以及快食、烫食、暴食、偏食等不良饮食习惯都与诱发癌瘤有关。

(1)饮食预防肿瘤的作用 祖国医学在预防肿瘤病时,一向重视饮食宜忌。认为"厚味伤人成症积,能甘淡薄延寿年",说明饮食不适当,过食滋腻膏粱厚味和腌腊辛香烈食品,对身体有致癌危害,必须避免;甘淡薄味能够防癌延年,必须坚持。此外在新鲜蔬菜及水果中,含量很高的维生素 A 和胡萝卜素等物质能强化细胞膜,提高机体免疫功能,有防癌作用。丰富的维生素 C 能阻断亚硝胺的致癌作用,这是人类饮食防癌中的必需品。而低蛋白低营养饮食可以引起机体代谢失调,使免疫功能低下。因此,多吃蛋白质类营养食品对防癌是有益的,植物纤维素本身虽无营养价值,由于能促进致癌物质经肠道排出,也是防癌饮食中所不可缺少的必需品。综上所述,饮食和肿瘤发生的关系非常密切,为了预防肿瘤,提出以下可行性措施,供大家参考。①宜吃各种营养食品,以达到摄取营养素平衡,不能长期偏食同一种食物;②常吃新鲜蔬菜、水果等富含维生素食品对癌症的预防是有益的;③不吃霉变、烧焦、过烫、过咸的食物,少吃盐腌食品和烧烤油炸食品;④不喝酒,尤其是烈性酒类;⑤饮食应有规律,不能过饥或过饱。饮食治疗肿瘤的作用祖国医学在《黄帝内经》中已有记载,按照"药食同源"的学说,食物和药物在疾病治疗中各有所长,必须有机结合,辨证应用。饮食治疗肿瘤已成为祖国医学宝库中"食疗"的重要组成部分。根据近代营养学的研究,认为适宜的饮食可有助癌瘤的治疗和康复。如以肿瘤患者接受手术为例,术前应用食疗可增强体质,术后应用食疗有促进胃肠功能的康复;再以接受化疗者为例,在化疗前后应用食疗可减轻消化道不良反应,保护骨髓,改善血象,防止复发和转移。即使对一些晚期肿瘤患者认为已经丧失手术、放化疗等有效治疗时合理的饮食亦能改善全身状况提高生存质量,达到延长患者生存时间的目的。总之,在整个肿瘤病程中,合理的饮食治疗在一定程度上能够发挥重要的辅助作用。

(2)常见肿瘤的药膳食疗 对肿瘤除适当应用手术、放射、化学药物治疗之外,如能配合中医的药膳和食疗可以取得良好的效果。肝癌药膳食疗原则为疏肝理气,健脾化湿,滋肾养阴。

1)枸杞松子肉糜:取肉糜 150 g,加入黄酒、盐、调料,在锅中炒至半熟,加入枸杞子 100 g,松子 50 g,再一起同炒至熟,即可食用。

2)玉米须炖龟:乌龟 1 只,玉米须 100 g,葱、姜、盐、黄酒适量。将乌龟放入热水中,排空尿液,去头、爪和内脏。玉米须装纱布袋内,一起放入砂锅内,加调料。武火煮沸,文火炖熬至熟,即可食用。

## 八、研究前沿

肝癌是我国常见恶性肿瘤,其主要特点是容易转移复发、具有较强的异质性,且预后较差,对人民身体健康影响颇大。而精准医学的提出以及在肝癌方面的研究应用,不仅可以辅助早期的精确诊断,更有利于辅助肝癌外科手术治疗,实现对肝病患者的精准救治,提高整体生存率。

随着全球罹患肝癌患者数量的逐渐增加,每年肝癌的发病率将超过 100 万例。基因组学已经明确提出了肝癌患者的分子改变,然而,很多常见的突变基因并没有发生作用,只有约 25% 的突变基因含有潜在的靶向驱动。分子分型技术可为肝癌患者提供明确的分子分型诊断,并为患者匹配相对应的治疗药物,综合、个性化地分析肝癌患者的诊断与治疗。

目前在肝内胆管癌治疗方面,手术切除是公认唯一有效的治疗方式。随着精准医学的不断发展,分子靶向治疗可以从基因或蛋白层面对患者进治疗。免疫疗法如程序性死亡蛋白-1/程序性死亡蛋白配体-1 对各种实体肿瘤治疗的研究也有一定的前景。

分子影像技术的应用广泛。在光学多模融合分子影像和影像组学新技术的研发及临床医学转化研究方面,显著推进了光学-核素-结构多模融合分子影像技术的理论研究和设备研发,实现对肿瘤组织内的多种生化过程和事件同时进行无创、三维动态的影像学定量观测。在此基础上,将光学分子影像技术应用于临床的肿瘤手术辅助导航。其中在 HCC 的早期诊断与预防中,研究发现,早期发现 HCC 患者是改善患者预后最为有效的防治策略,然而目前临床指南推荐的筛查策略仅适用于不到 20% 的目标人群,常用的筛查手段即 B 超检查和甲胎蛋白的诊断效果也不理想。新的 HCC 生物标志物和影像学技术将会提高 HCC 检测的灵敏性和特异性。

与其他癌症一样,肝癌也是一种复合的基因病,所以针对病变基因的靶向治疗成为肝癌领域的研究热点。但是大部分基因靶向治疗仍停留在实验阶段或临床前研究阶段。基因靶向治疗的研究方向主要基于肿瘤的基因组学和表观遗传学特征的分子靶向治疗。目前肝癌靶向治疗药物主要有 EGFR 抑制剂、多纳非尼、血管内皮生长因子受体( vascular endothelial growth factor receptor, VEGFR)抑制剂、多激酶抑制剂、干细胞生长因子受体抑制剂、转化生长因子-β 受体抑制剂等。目前,多激酶抑制剂索拉非尼已被广泛应用于晚期肝癌的治疗。虽然索拉非尼总体有效率仅为 12% ,中位生存期为 10.7 个月,仅比安慰剂组延长了 3 个月,但对于不能手术的晚期肝癌患者而言也是一个希望。随着药物的不断研发和临床试验的扩展,瑞戈非尼获得了肝癌二线治疗适应证,用于索拉非尼治疗无效或耐药的晚期肝癌患者,但是效果并不理想,有效率不足 10% 。仑伐替尼也是一种口服多激酶抑制剂,可抑制 VEGFR1 ~ 3、成纤维细胞生长因子受体 1 ~ 4、血小板衍生生长因子受体。全球多中心Ⅲ期 REFLECT 研究显示,尽管与索拉非尼相比,仑伐替尼的客观缓解率从 9.2% 提高至 24.1% ,但近 80% 的肝癌患者仍对仑伐替尼治疗无效。

二代测序( next generation sequencing)也是肝癌精准医疗领域的研究热点。根据大量细胞系构成的细胞系平台在乳腺癌、肺癌等癌症中的研究,可以证明细胞系平台能够模拟癌症二代测序,同时对上百万甚至数十亿个 DNA 分子进行测序,实现了大规模、高通量测序的目标,是继 Sanger 测序之后的革命性进步。目前在临床实践中,二代测序技术主要应用于驱动基因测序,是肿瘤精准诊疗的重要环节,可用于分析潜在的治疗策略和分子标志物。有关肝癌细胞系的构建和优化也为肝癌的靶向治疗提供了良好的研究平台。二代测序技术有明显的通量优势和发现未知基因变异的优势,但在使用中也存在包括检测技术、数据管理、分析与报告、解读与临床咨询等方面的挑战。在我国,基因检测已经成为临床精准诊治的前提,但缺乏统一的关于二代测序技术的应用共识,直至2018 年中国临床肿瘤学会肿瘤标志物专家委员会发布了《二代测序技术在肿瘤精准医学诊断中的应用专家共识》。在未来,肿瘤临床实践可能需针对外显子摘录组、转录组、全基因组、表观遗传组的信息分析和应用。可以预见的是,二代测序技术、高通量技术将会在检测技术、分析内容、解读等方面一直产生变化也将在实践应用中面临各种挑战。

所谓的肝癌精准治疗,也就是通过二代测序技术对患者肿瘤组织或血液进行测序来分析患者的分子分型,进而指导患者的临床用药和疗效分析。多项研究和案例证实,检测分析肿瘤中的驱动基因变异或治疗性靶点对肝癌靶向免疫用药有重大意义。有关精准医学技术在肝癌领域的实践与应用也是该学科的研究热点。其中主要包括:抑制剂、二代测序技术的应用、影像学技术、肝癌的外科精准治疗、肿瘤标志物、针对患者的个性化治疗以及精准医学在药物筛选和研发中的应用等。其中,随着精准医学技术的不断深入,肝癌的外科治疗也进入了精准手术时代,对肝癌的精准评估、肿瘤生物学的研究与应用等为肝癌的外科治疗提供了新思路。

图像(imaging)也是该研究领域的热点。精准医学为肿瘤影像学带来了新的机遇和挑战,影像基因组学、影像组学和影像大数据的发展为肝癌的诊断与治疗提供了有力的支持。分子影像能够通过各种成像手段从分子和细胞水平认识疾病,观察肿瘤细胞功能变化、基因表达、生化代谢、信号传导等,为肝癌早期诊断、治疗监测、疾病研究开辟了新的途径,针对肿瘤自身生物特性的多样性和异质性,准确评价疗效,对不同个体提供个性化的精准治疗。另外,通过患者来源的异种移植(patient-derived xenograft,PDX)模型可以筛选敏感药物,指导精准用药,实现个体化治疗,减少药物不良反应,减轻患者经济负担。对肝癌患者来源的类器官(patient-derived organoid,PDO)模型的研究可以更加快速地进行药物敏感性筛选。在肝癌精准医学的研究中,分子和基因一直是研究的重点和难点,也是靶向治疗和免疫治疗的依据,由于肝癌缺乏明确的生物标志基因,所以很难对肝癌进行分子病理水平的精准诊疗。未来的研究热点仍侧重于寻找靶向药物、肝癌的生物标志基因、肝癌分子分型与各种治疗的关系、基因测序、液体活检、循环肿瘤 DNA、PDX/PDO 模型指导靶向用药等。通过运用这些精准医学技术希望真正实现肝癌患者的个体化诊断与治疗。

2022 年肝肿瘤临床试验研究进展如下。

1. 多项研究证明,阿帕替尼联合卡瑞利珠单抗治疗可改善晚期 HCC 患者的临床获益。与索拉非尼治疗相比,肝动脉灌注奥沙利铂、氟尿嘧啶、亚叶酸钙(FOLFOX 方案)化疗(HAIC)可显著改善晚期 HCC 患者的生存获益,尤其是肝内肿瘤负荷大的患者。

在 2022 年美国肿瘤协会年会(ASCO)上发表的 TRIPLET study 是一项前瞻性、单臂 Ⅱ期临床试验,研究肝动脉灌注化疗(HAIC)联合阿帕替尼和卡瑞利珠单抗治疗 BCLC C 期肝细胞癌,旨在评估 HAIC 联合阿帕替尼和卡瑞利珠单抗的三联疗法在 BCLC C 期 HCC 患者中的疗效和安全性。

主要入排标准包括:年龄 18～70 岁;经组织病理学或 AASLD 标准临床确诊的、未经治疗的初诊 HCC;BCLC C 期;Child Pugh 评分≤7 分;ECOG PS 评分 0～1 分;可测量的病灶(RECIST 1.1)。患者接受 HAIC(mFOLFOX7)D1—3,q3w,最多 6 周期+卡瑞利珠单抗 200 mg iv,D25,q3w+阿帕替尼 250 mg po,D8,qd 的治疗方案。主要终点为 ORR(RECIST 1.1)。次要终点包括 ORR(mRECIST)、DCR、DOR、PFS、OS、安全性。

自 2020 年 4 月 13 日至 2022 年 1 月 31 日,共纳入 31 例符合入组条件的患者。患者的中位年龄为 45 岁(区间:30～67 岁),男性占比 96.77%,Child-Pugh A 级占比 100%,Vp1～2 型和 Vp3～4 型门脉癌栓(PVTT)分别占比 25.81% 和 45.16%,伴有肝外转移灶的患者占比 12.90%。在第一阶段,根据 RECIST 1.1 和 mRECIST 评估标准,分别有 16 例和 20 例患者获得了经确认的 ORR,因此第二阶段的入组继续进行。

截至 2022 年 1 月 31 日,中位随访时间为 18.07 个月(95% CI 14.10～22.04),其中共 29 例患者进行了经确认的疗效评估。

根据 RECIST 1.1 标准评估,经确认的 ORR 为 70.96%(95% CI 53.41%～83.91%),其中 22 例(70.96%)获得 PR。根据 mRECIST 标准评估,经确认的 ORR 为 87.10%(95% CI 71.15%～94.87%),其中 3 例(9.68%)获得 CR,24 例(77.42%)获得 PR。根据 RECIST1.1 标准和 mRECIST 标准评估的 DCR 均为 87.10%(95% CI 71.15%～94.87%)。根据 RECIST 1.1 标准和 mRECIST 标准评估的中位至缓解时间(TTR)分别为 2.67 个月(IQR 1.43～2.96)和 2.03 个月(IQR 1.37～2.80)。

根据 RECIST 1.1 标准和 mRECIST 标准评估的中位 PFS 分别为 9.37 个月(95% CI 7.00～11.73)和 9.63 个月。根据 RECIST1.1 标准和 mRECIST 标准评估的肝脏中位 PFS 分别为 9.63 个月(95% CI 6.94～12.33)和 10.80 个月(95% CI 5.88～15.72)。中位 OS 尚未成熟,6 个月和 18 个月 OS 率分别为 93.1% 和 65.8%。

共 31 例患者纳入安全性分析。≥3 级 TEAE 发生率为 74.19%,其中最常见的≥3 级 TEAE 为:中性粒细胞减少(38.71%)、淋巴细胞减少(35.48%)、ALT 升高(22.58%)和 AST 升高(22.58% 和 32.26%)。4 例(12.90%)患者发生上消化道出血,均为 1～2 级。

研究结果表明,HAIC 联合阿帕替尼和卡瑞利珠单抗的三联疗法在 BCLC C 期 HCC 患者中显示出良好的临床获益(根据 RECIST1.1 评估的 ORR 为 70.96%,mPFS 为 9.37 个月),且未发现新的安全性信号。

2. 与索拉非尼相比,信迪利单抗联合 IBI305(贝伐珠单抗生物仿制药)在不可切除肝细胞癌患者的一线治疗中显示出显著的总生存期和无进展生存期优势。肝动脉灌注化疗是一种在亚洲广泛应用的动脉内给药方式,且有效率高。

天津大学肿瘤医院刘东明教授发起的一项前瞻性、单臂 Ⅱ期试验旨在评估 HAIC 联合信迪利单抗和 IBI305 治疗晚期不可切除肝细胞癌的可行性和有效性。主要入组标准包括:组织病理学或临床确诊 HCC;CNLC 分期 Ⅱb ~ Ⅲb 期;既往未接受过系统治疗;Child-Pugh 分级 A 或 B 级;ECOG PS 评分 0 或 1 分。治疗方案为 FOLFOX-HAIC,q3w,4 周期+信迪利单抗 200 mg iv q3w,4 周期+IBI 3 057.5 mg/kg iv q3w,3 周期。主要研究终点为 ORR(mRECIST)。次要研究终点包括外科手术转化率、pCR 率、R0 切除率。

在 30 例可评估的患者中,20 例(66.7% ;95% CI 47.2% ~82.7% )获得 PR(经确认),并符合手术切除的条件。最终共 14 例患者接受手术切除,且全部(100% )为 R0 切除,3 例接受射频消融(RAF)。

共 19 例患者完成病理检查,pCR 率为 52.6%(95% CI 28.9% ~75.6% )。

最常见的不良反应包括高血压(23.3% )、皮疹(16.7% )和肝功能异常(10.0% )。未观察到 3 ~4 级 TRAEs。在接受手术的患者中,1 例患者发生 1 级胆瘘,1 例患者发生肝功能衰竭并最终导致死亡。

研究结果表明,HAIC 联合信迪利单抗和 IBI 305 治疗初始不可切除的晚期肝细胞癌具有良好的 ORR、R0 手术转化率和 pCR 率,且安全性可控。

3. 最近,以免疫治疗为基础的联合治疗改变了晚期肝细胞癌的治疗格局,但免疫检查点抑制剂对于更早期肝细胞癌的疗效还有待验证。肝动脉化疗栓塞(TACE)常作为中期肝细胞癌患者的一线治疗,但在真实世界中 TACE 的疗效仍然较差,中位 OS 不足20 个月。

IMMUTACE 研究是一项 Ⅱ 期、单臂、开放标签评估纳武利尤单抗联合 TACE 治疗中期 HCC 的疗效与安全性的研究。

目标人群为组织学确诊,中期 HCC,年龄≥18 岁,允许局限性肝外转移;ECOG 评分≤1 分,Child-Pugh A 级。患者最多接受 2 次 TACE 治疗,首次 TACE 治疗后 2 ~3 d 予以纳武单抗 240 mg q2w 治疗(纳武单抗治疗至疾病进展,最长治疗间期为 2 年),完成 8 周的治疗后,予以第二次 TACE 治疗。主要终点为 ORR。次要终点包括中位无进展生存期(mPFS),中位至治疗策略失败时间(mTTFS),中位至后续系统治疗时间(mTTSST),mOS、QoL 和安全性/耐受性。

根据 mRECIST 标准评估的 ORR 为 71.4% ,其中 CR 为 16.3% ,PR 为 55.1% ,SD 为4.1% ,PD 为 14.3% 。中位随访时间为 20 个月。mOS 为 28.3 个月(95% CI 20 ~ 未达到,共 23 个 OS 事件)。纳武利尤单抗的中位治疗间期为 8.3 个月。mPFS 为 7.2 个月(95% CI 5.3 ~11.2,共 40 个 PFS 事件),mTTFS 为 11.2 个月(95% CI 7.3 ~13.5,共 42 个 TTFS 事件),mTTSST 为 24.9 个月(95% CI 12.2 ~ 未达到,共 21 个 TTSST 事件)。

共获得 39 例患者治疗前的全血样本,用 Epiontis ID 进行分析。在一组健康献血者队列和研究队列中测量治疗前的 CD8 T 细胞、调节性 T 细胞和 PD-1 阳性细胞水平,并评估其预测临床反应的潜力。8 例 CR 患者治疗前的 Treg:CD8 T 细胞比值均较高(Treg:CD8 T 比值>0.287)。然而非 CR 患者中只有 23/30 例患者治疗前的 Treg:CD8 T 细胞比值高于 0.287(预测 CR 的灵敏性为 100% ,特异性为 77% ,AUC 为 0.90)。患者治疗前的PD-1:CD8 T 细胞比值高于 0.2961 的可预测有肿瘤应答(CR 或 PR)vs 无肿瘤应答(SD/PD)(灵敏性为 73% ,特异性为 78% ,AUC 为 0.75)。

本研究达到了主要研究终点,并为 TACE 联合纳武单抗用于既往未接受过系统治疗的中期 HCC 患者提供了疗效证据支持,且无新的安全性信号。本研究结果支持进一步开展以纳武单抗为基础的联合治疗策略用于中期 HCC 患者。

4. START-FIT 是一项单臂Ⅱ期试验,旨在探索在局部晚期 HCC 患者中经动脉化疗栓塞(TACE)和立体定向体放疗(SBRT)后序贯阿维鲁单抗(Avelumab)治疗的安全性和有效性。

关键入组标准包括:局部晚期 HCC(≥5 cm),不能进行根治性切除,肿瘤结节≤3 个;Child-Pugh 分级 A5 ~ B7;无门静脉主干(VP4)或下腔静脉侵犯(VV3);无远处转移。治疗方案为 TACE(单疗程)28 d,SBRT(5-fraction)14 d,阿维鲁单抗(10 mg/kg,q2w)。主要终点为根治性手术切除率(R0 切除率)。次要终点包括:ORR(mRECIST1.1);生存情况;治疗相关不良事件(TRAE)。

共筛选 67 例患者,其中共 33 例患者纳入研究并进行分析。中位病灶直径之和为 15.1 cm(区间:5.3 ~ 31.1 cm)21 例(63.6%)患者发生大血管侵犯(肝静脉,$n=13$;门静脉分支,$n=3$;同时侵犯肝静脉和门静脉,$n=5$)。中位随访时间为 17.2 个月(区间:3.5 ~ 31.6 个月)。ORR 为 62.5%(95% CI 45.3% ~ 77.1%),其中 15 例(43.8%)达到 CR,6 例(18.7%)达到 PR。3 例(9.1%)患者实现肿瘤降期并接受根治性手术。接受根治性手术的 3 例患者 2 年 OS 率为 100%。达到 CR 的患者($n=15$),2 年 OS 率为 92.9%。mOS 为 30.3 个月,mPFS 为 20.7 个月。安全性方面,10 例(30.3%)发生≥3 级 TRAEs,主要为 TACE 后的一过性 ALT/AST 升高(4 例,12.1%)和胆红素升高(2 例,6%)。5 例(15.2%)发生≥3 级 irAEs(3 例为肝炎,2 例为皮炎)。

实验结果表明,尽管只有 9% 患者降期接受根治性手术,局部治疗联合免疫治疗对于局部晚期肝细胞癌患者安全有效,CR 率达 43%,中位 OS 达 30 个月。

5. PD-L1 抗体阿替利珠单抗可以阻止 PD-L1 与 PD-1 和 B7.1 相互作用,使抗肿瘤 T 细胞恢复活性。抗 VEGF 抗体贝伐珠单抗可以促进树突状细胞成熟,加强 T 细胞浸润,减少肿瘤内骨髓源性抑制细胞和调节性 T 细胞的数量。

基于 IMbrave150 研究,阿替利珠单抗联合贝伐珠单抗组合已被 FDA 批准用于晚期 HCC 的一线治疗。此外,局部放疗(如 Y90 TARE)增强了肿瘤内 T 细胞受体库的多样性。局部放疗是中期肝癌(iHCC)的标准治疗方案。

基于以上这些临床前和临床研究数据,Aiwu Ruth He 等假设 Y90 TARE、贝伐珠单抗和阿替利珠单抗联合应用可以产生协同杀伤肿瘤的作用。放疗增强肿瘤浸润淋巴细胞(TILs)T 细胞受体库的多样性,上调 IFN-γ 和 MHC-1 水平,增加颗粒酶 B 表达,加强肿瘤微环境中的 CD8+ T 细胞、CD56+ NK 细胞和 CD8+、CD56+ NKT 细胞浸润。贝伐珠单抗通过抑制 VEGF,进而抑制 Tregs 活性,增加 DC 分化,从而促进肿瘤抗原呈递。阿替利珠单抗逆转 T 细胞衰竭并抑制 PD-1/PD-L1 信号通路。

关键入组标准包括:组织病理学确诊 HCC;ECOG PS 0 ~ 1 分;有可测量病灶(RECIST 1.1);Child-Pugh 评分为 A 或特定的 B7(特定 B7:无肝性脑病或未超过中等量腹水的 Child-Pugh 评分 B7 患者);不符合米兰肝移植标准;无门脉主脉侵犯或肝外扩散;

无肝切除术或肝移植适应证或拒绝接受肝移植;既往未经系统治疗;有 TARE 适应证,且预计 FLR(残肝体积)≥40%。A 组患者单独使用 TARE,B 组患者 TARE 序贯,贝伐珠单抗+阿替利珠单抗 q3w(治疗至疾病进展或毒性不耐受或 TARE 后 24 个月)。主要终点为 PFS(RECIST 1.1)。次要终点为安全性和耐受性。

目前研究在积极入组中:预计入组 128 例。

6. 阿帕替尼是一种酪氨酸激酶抑制剂,研究显示阿帕替尼对晚期肝细胞癌(HCC)显示出良好的治疗效果。然而,对阿帕替尼有效性和安全性的研究仍然有限,且具有争议。

由吉林大学第一医院发起的一项研究旨在评估在真实世界中低剂量阿帕替尼治疗晚期 HCC 的有效性和安全性。研究中 178 名晚期肝细胞癌患者接受阿帕替尼 250 mg qd 或 500 mg qd 直至疾病进展。研究终点包括肿瘤应答(根据 RECIST 1.1 评估)、不良反应(根据 CTCAE 5.0 评估)。共纳入来自 3 个研究中心的 178 例患者接受阿帕替尼治疗。其中 174 例接受阿帕替尼 250 mg/d 治疗,4 例接受阿帕替尼 500 mg/d。共 25 例患者联合免疫治疗,103 例患者联合 TACE 治疗。

随访 24 个月。CR 0 例(0%)、PR 28 例(15.73%)、SD 103 例(57.87%)、PD 47 例(26.40%)。ORR 15.73%,DCR 73.60%。在 28 例 PR 患者中,有 27 例采用阿帕替尼一线或二线治疗,21 例联合免疫治疗或联合 TACE 治疗,提示早期应用阿帕替尼及联合治疗的疗效更好。中位总生存期(OS)和中位无进展生存期(PFS)分别为 16.0 个月和 7.0 个月。

单因素 Cox 分析提示远处转移、门静脉癌栓(PVTT)、AFP 水平、治疗线数及联合治疗显著影响 PFS 预后。多因素 Cox 分析提示三线治疗和 PVTT 与更差的 PFS 独立相关;阿帕替尼联合免疫治疗或联合 TACE 治疗与更好的 PFS 独立相关。单因素 Cox 分析提示远处转移、门静脉癌栓(PVTT)、AFP 水平、治疗线数及联合治疗显著影响 OS 预后。多因素 Cox 分析提示 PVTT 和 AFP 水平与更差的 OS 独立相关;阿帕替尼联合 TACE 治疗与更好的 OS 独立相关。

最常见的治疗相关不良事件(TRAE)为高血压(29.21%)、疲劳(16.85%)、手足综合征(16.29%)、呕吐(14.04%)等。

研究结果表明,低剂量阿帕替尼治疗晚期 HCC 的疗效和安全性良好。早期应用阿帕替尼及联合治疗的疗效更好。

7. 目前晚期肝细胞癌(HCC)系统治疗的一线选择包括:索拉非尼、仑伐替尼和贝伐珠单抗联合阿替利珠单抗。纳武利尤单抗是一种靶向 PD-1 的重组人源 IgG4 单抗,在 15%~20% 的 HCC 患者中具有临床活性,但确证性Ⅲ期试验 Checkmate 459 并未能证明其优于索拉非尼。VEGF 信号通路不仅是肿瘤血管生成的驱动因素,而且有助于免疫抑制微环境的形成。抗血管生成多激酶抑制剂,特别是仑伐替尼和 PD-1/PD-L1 抑制剂的组合已在包括 HCC 在内的几种肿瘤类型中显示出显著的抗肿瘤活性和可控的毒性。

IMMUNIB 试验(AIO-HEP-0218/ass)是一项单臂、多中心、Ⅱ期研究,旨在评估纳武利尤单抗联合仑伐替尼一线治疗晚期 HCC 患者的疗效。主要入组标准包括:年龄≥18 岁,男女均可;经组织病理学确诊的、不可切除或局部消融的多发性 HCC;既往未接受过一线系统治疗;肝功能 Child-Pugh 评分 ≤6 分;至少有一个可测量病灶(基于 RECIST1.1)ECOG PS ≤1 分;预计生存时间大于 12 周;足够的骨髓和肝肾功能。患者接受的治疗方案为仑伐替尼 8 mg(<60 kg)或 12 mg(≥60 kg),po,qd+纳武利尤单抗 240 mg,iv. q2w,≤36 个周期。主要研究终点为 ORR(研究者基于 RECIST 1.1)和安全性/耐受性。次要研究终点包括:PFS、TTP、OS、ORR(基于 iRECIST)。

自 2019 年 7 月至 2021 年 5 月共纳入 50 例患者(24 例 BCLC B 期,24 例 BCLC C 期,2 例无法评估),并接受至少一次纳武利尤单抗联合仑伐替尼方案治疗。结果显示,6.0% 的患者达到 CR;22.0% 的患者达到 PR,ORR(CR+PR)达到 28%。共 46 例(93.9%)患者出现治疗相关不良事件(TRAE),29 例(59.1%)患者发生 ≥3 级 TRAE,17 例(34.7%)患者发生 SAE。发生率不低于 5% 的 ≥3 级 TRAE 主要是高血压(20.4%)、腹泻(10.5%)、贫血(8.2%)、脂肪酶增加(6.1%)、血胆红素增加(6.1%)。

尽管该研究未能达到其预先设定的至少 40% 的 ORR,但本研究的 mOS 达到 27.1 个月,这一结果支持该联合方案在 HCC 中继续进行进一步研究。纳武利尤单抗联合仑伐替尼方案治疗未发现新的安全信号。

8. 北京大学肿瘤医院邢宝才教授发起的 KN046(抗 PD-L1/CTLA-4 双特异性抗体)联合仑伐替尼治疗晚期不可切除或转移性肝细胞癌(HCC)的 Ⅱ 期研究,旨在研究其疗效和安全性。

截至 2022 年 1 月 7 日,共 55 例患者接受联合治疗,中位治疗时间为 25 周。共 52 例患者进行疗效评估,ORR 为 51.9%(95% CI 37.6～66.0)[实体瘤疗效评价标准(RECIST)1.1],DCR 为 86.5%(95% CI 74.2～94.4)(RECIST 1.1);mPFS 为 9.3 个月[95% CI 7.0～不可评估/未评估(NE)],mOS 和 mORR 尚未达到;各级 TRAE 发生率为 98.2%,其中 3 级 TRAE 发生率为 27.3%,最常见的 ≥3 级 TRAE 包括血小板减少(7.3%),AST 升高(3.6%);TRAE 发生率为 14.5%,其中的 ≥3 级 irAE 发生率 5.5%;3 例患者因 ≥3 级 TRAE 停止 KN046 治疗,包括输液反应、血小板减少、间质性肺疾病;4 例患者因 KN046 引起的 TRAE 死亡(低钠血症,n=1;间质性肺疾病,n=2;死因不详,n=1)。

研究结果表明,KN046 联合仑伐替尼一线治疗晚期不可切除或转移性 HCC 患者具有良好的疗效(ORR 和 PFS)和安全性。

9. 过去 10 年中,MKIs 一直是晚期肝癌患者系统治疗的主要手段。IMbrave150 试验是第一项证明抗 PD-L1 在晚期肝癌一线治疗中获益的研究,并且该研究确立了 Atezo/Bev 可作为晚期肝癌新的一线标准治疗。目前仍缺乏高级别证据指导 Atezo/Bev 治疗后进展的患者的后续治疗。

ACCRU-GI-2008 研究是一项阿替利珠单抗(Atezo)联合多激酶抑制剂(MKI)对比。MKI 单药用于接受过阿替利珠单抗联合贝伐珠单抗(Bev)治疗的不可切除晚期肝癌(aHCC)患者的 Ⅱ 期随机研究。研究将探索既往接受过 Atezo/Bev 治疗的晚期肝癌患者二线继续使用 Atezo 的疗效及 Atezo 联合 MKI 治疗的安全性。

关键入组标准包括:组织细胞学确诊或临床根据 AASLD 或 WASL 2018 指南确诊的

无法治愈的晚期 HCC；ECOG PS 0～1分；Child Pugh A级；具有可测量的病灶（RECIST 1.1）；既往只接受过 Atezo/Bev 一种系统治疗，且治疗后疾病进展；器官功能充足。队列 A 接受阿替利珠单抗+口服 MKI 抑制剂治疗；队列 B 接受口服 MKI 抑制剂治疗。主要终点为 OS 和 PFS。次要终点包括：ORR、DOR、AE。探索性终点为亚组分析：MKI 选择，ECOG 评分，病毒性 *vs.* 非病毒性病因，AFP <400 ng/mL *vs.* ≥400 ng/mL，肉眼可见的血管侵犯/肝外扩散（是/否）；生物标记物分析肿瘤样本；连续血液样本；基线及治疗时的肿瘤活检（每个队列前 10 位受试者）。

研究总样本量为 122 个，其中有 89 个 PFS 事件，我们将有 80% 的力量来检测从 4 个月到 7 个月的改善，假设单侧显著性水平为 0.05。如果有大约 84 例死亡，我们将有 80% 的力量来检测中位 OS 从 10 个月到 18 个月的改善，假设单侧显著性水平为 0.05。该研究的总体单边显著性研究的总体单边显著性水平为 0.1。在 89 个 PFS 事件中，将进行 OS 中期分析。次要终点包括客观反应、反应持续时间和不良事件。将收集存档的肿瘤和系列血液样本，用以评估潜在的预测生物标志物和敏感性/耐药性的机制。基线和治疗中的肿瘤活检标本将从每组的最初 10 名患者中收集。

# 第二节　其他类型肝癌

## 一、继发性肝癌

继发性肝癌又称转移性肝癌，是指身体其他部位的恶性肿瘤转移到肝脏而继发于肝脏的肿瘤。许多脏器的肿瘤均可转移到肝脏，尤以腹部内脏的肿瘤如胃癌、结肠癌、胆囊癌、胰腺癌、子宫癌和卵巢癌等较多见。此外，乳腺、肺、肾脏、鼻咽等部位的肿瘤也可转移到肝脏，形成继发性肝癌。

### （一）病理

继发性肝癌可分为单个结节，但多为弥散型。癌结节外观多呈灰白色，质地硬，与周围肝组织之间有明显分界。结节的中央常因坏死而凹陷，其病理组织结构与肝外原发癌相似。有的肝外原发癌灶可以很小而肝的转移性癌却生长很快而侵占整个肝。肝脏的转移性癌的大体观察一般可见癌结节大小不一，数目不等，可呈孤立的 1～2 个结节，但多数呈弥漫多发性结节，可散布于肝的一叶或全肝。癌结节外观多呈灰白色，质地较硬，四周边缘隆起，中间凹陷，与四周肝组织常有明确分界。组织形态上与其原发癌相似，如来自胃腺癌和结肠腺癌的肝脏转移性癌，其组织学形态为腺状结构；黑色素瘤组织中，瘤细胞内含有黑色素，整个癌结节也呈原发癌的组织学特征。与原发性肝癌不同的是，肝脏转移性癌很少合并肝硬化，而且已发生肝硬化者，很少发生肝脏的转移性肝癌，可能是纤维组织增生和血液循环异常不利于癌细胞的附着与生长。

（二）临床表现

继发性肝癌的临床表现与原发性肝癌相似，但比原发性肝癌的发展慢，症状也轻。如继发性肝癌与原发器官的癌同时存在，则主要表现为肝外原发癌所引起的症状，而肝的症状轻微或不明显，只能在体检或剖腹探查时发现癌瘤已转移到肝。也有部分患者出现了继发性肝癌的症状，而其原发癌灶十分隐匿，不易被查出。如原发癌灶切除后又出现肝转移灶时，则患者多主诉上腹或肝区闷胀不适或隐痛，随着病情发展，患者又出现乏力、食欲差、消瘦或发热等。肝脏的转移性癌的症状和体征与原发性肝癌很相似，但比原发性肝癌发展缓慢，症状也较轻，转移性肝癌生长较大时才出现上腹或肝区闷胀不适或疼痛，疼痛可轻可重，随着病情发展而出现乏力、食欲缺乏、体重减轻和发热等。体检时可触及肿大的肝脏，以及质地坚硬的癌结节。可出现黄疸，但早中期出现的黄疸一般为肿瘤压迫或侵犯主要胆管引起的梗阻性黄疸，晚期患者因肝脏大面积受侵犯而出现肝功能失代偿，表现为肝细胞性黄疸，常伴有腹水以及其他恶病质症状和体征。但是，临床上肝脏的转移性癌以肝癌症状出现的仅为少数，多数以原发癌引起的症状和体征为主要表现，这些临床表现因各种原发癌的部位而不同，可与原发癌同时出现症状，也可以在原发癌切除后若干年出现转移症状。近年来，由于诊断技术的提高，无症状的肝脏转移癌的发现率大大提高，这种无症状现象包括既无原发病灶的症状，也无转移性肝癌的症状。

（三）检查

1. 实验室检查　肿瘤标记物检查、血清甲胎蛋白测定：除生殖器肿瘤或个别胃癌等肝转移患者以外，多为阴性。

2. 影像检查　彩超检查、腹部 CT 检查和 MRI 检查。

（四）诊断与鉴别诊断

1. 诊断　继发性肝癌的诊断，关键在于查出原发癌灶，如发现肝区疼痛的同时查到其他脏器有原发癌灶存在，则诊断多可确定。对有肝外肿瘤病史者，或已被发现原发癌者，如出现肝癌的临床症状和体征，结合影像学和实验室检查，诊断多不困难，以下需引起重视：一是原发癌首先被发现而肝脏仅为微小病灶，需与肝脏良性肿瘤和原发性肝癌等相鉴别，二是肝脏无症状性病灶先被发现，当不能确诊为原发性肝癌或肝脏良性肿瘤时，应考虑到转移性肝癌的可能。在系统性检查仍不能发现原发癌时，亦应在肝脏病灶治疗的同时进一步密切观察。

2. 鉴别诊断　与原发肝癌相鉴别。原发性肝癌患者常有肝炎史，合并肝硬化较多，病情较重，发展较快，合并症也较多。转移性癌症状较轻，发展较为缓慢，如有明确的原发癌发现，则鉴别较易。AFP 检测常有助于鉴别诊断。但对 AFP 阴性的原发性肝癌和原发灶不易查到的肝脏转移性癌之间的鉴别仍有一定困难，有时鉴别需肝活检。此外，当肝内外癌灶并存时，有时对于其中的原发和转移的因果关系很难明确，可供鉴别诊断的资料包括肝脏转移性癌在影像学方面的表现。一般为多发性肿瘤，肿瘤边界多清楚，肿瘤间肝组织多属正常,合并肝硬化少,无脾肿大等。实验室检查中 ALLP、Y-GT、CEA 和 CA19-9 等在多数患者中有升高现象,必要时可行 B 型超声引导下穿刺活检。肝腺瘤、局灶性结节性增生及肝血管瘤等良性肝占位病变常无慢性肝病史,一般无自觉症状,全身状况较好,影像学检查如 CT、MRI 等均有特征的表现,超声引导下肝组织活检有助于诊断。

### (五)治疗

人体其他部位的肿瘤如已转移到肝脏,说明原发肿瘤已属晚期,一般多不能切除,预后较差。如肝仅有孤立的转移癌或肿瘤局限于肝的一叶,而原发癌灶又可被切除时,则在切除原发癌的同时,再切除肝的转移癌。如果原发癌已切除一定时期后才出现孤立的或局限肝的一叶的转移癌结节,又无其他部位转移的表现,这种继发性肝癌也适宜于手术切除。对不能切除的继发性肝癌可根据患者身体情况及原发癌的病理性质,做肝动脉插管灌注化学抗癌药物或肝动脉结扎术。近来,应用皮下埋藏式动脉泵行肝动脉持续灌注抗癌药物和栓塞剂,这比全身应用化疗效果好;也有人对患者全身情况比较好,病情比较局限者,做姑息性放疗加中药扶正治疗,对缓解症状、延长生命,也能起到一定作用。对不宜手术的继发性肝癌,也可采用中西医结合或化学药物治疗。

1. **手术治疗**  主要为肝叶切除术。肝叶切除术适用于:①患者全身情况较好,心、肺、肾功能均在正常范围内;②原发癌灶能够切除或已经切除者;③肝脏的转移性癌属于孤立性结节或局限于肝的一叶或半肝,而又无全身其他部位或腹内转移者。肝叶切除可在原发灶切除之后或同时施行。曾有报道右半结肠切除与右半肝切除治疗结肠癌合并肝转移,患者术后生存 9 年以上。也有报告全胃切除术与肝转移灶切除术后存活 6 年以上,肝脏 Wilm 瘤、黑色素瘤和平滑肌肉瘤转移灶经根治性切除后亦能获得较长时间的术后生存期。术中发现病灶已靠近肝门区或肝内大血管,或已有肝外其他部位播散者,可行病灶侧肝动脉结扎术,置管定期灌注化疗药物,常用药物为 5-氟尿嘧啶、丝裂霉素阿霉素、卡铂等,也可灌注细胞因子(如肿瘤坏死因子等)或栓塞剂,多数患者经此治疗后能缓解症状,延长生存时间。目前对转移性肝癌行肝移植治疗的经验还不多,由于移植后肿瘤早期复发,肝移植的远期效果较差。神经内分泌系统来源的转移性肝癌因浸润性相对较弱,故是肝移植的一个适应证。有报道对于不能手术切除的神经内分泌系统来源的转移性肝癌,如原发灶已切除,肝移植后可使病情得到长期缓解甚至治愈。

2. **介入治疗**  主要包括经皮股动脉穿刺肝动脉插管化疗或加栓塞的放射介入治疗,以及 B 超引导下经皮瘤内穿刺进行射频治疗、微波治疗、冷冻治疗、瘤内药物注射及激光治疗的超声介入治疗,也可在 B 超引导下做门静脉穿刺区域性化疗。经皮股动脉穿刺肝动脉插管化疗、栓塞适用于原发癌灶已无法根治或未能发现,肝内波及全肝的转移病灶或已有肝外多处转移者。单纯化疗对延长生存期意义不大。用碘化油、明胶海绵、药物微球或微囊等做栓塞治疗后可明显提高疗效,但栓塞部位最好在患侧肝动脉内,以减轻术后肝功能损害,此方法对由动脉供血的转移性癌的疗效较为肯定。超声介入治疗对于肝内孤立性病灶,或最多不超过 3 个、病灶直径在 3 cm 以内,又因某种原因不能手术者非常适宜,该治疗常可导致病灶坏死和纤维化,单个小病灶经多次治疗后可能完全消退,延长患者生存时间。瘤内注射药物可选择无水乙醇、化疗药物、细胞因子等,也可直接穿刺于供养肿瘤的门静脉支内,可能效果更为理想。这些微创化治疗方法具有创伤小、操作简便、患者耐受性好、副作用低、疗效高的优点,但复发的问题有待进一步解决。

3. 化疗　对多数实体肿瘤及其转移病灶,全身化疗效果甚差,且毒副反应大。近年来,一些改进的化疗药物的出现导致了全身化疗再度被采纳。目前临床上对胃癌、胰腺癌、结肠癌、直肠癌、乳腺癌、宫颈癌、膀胱癌、肺癌进行全身化疗的新型化疗药物有氟铁龙(去氧氟尿苷)(Fur-tulon)、希罗达(XeLoda)、健择(Gemzar)等。

4. 放疗　采用60钴或直线加速器对肝的转移癌行外照射,能在一定程度上缓解症状,但除少数对放疗较为敏感的肿瘤(如精原细胞瘤等)外,对多数肿瘤的疗效并不理想。采用放射介入的方法及瘤内注射同位素或肝动脉内灌注同位素标记的微球,可能获得较外照射更好的疗效。

5. 生物治疗　肝脏的转移性癌,尤其是黑色素瘤、恶性淋巴瘤等高免疫原性肿瘤以及肾癌可能是该治疗较好的模型,曾有报道该类肿瘤病人以 LAK 细胞外周滴注后肿瘤完全消退。其他正在研究或已应用的生物治疗产品或方法是多种细胞因子、单克隆抗体及其导向治疗、肿瘤浸润淋巴细胞等,该治疗适用范围广,毒副反应小,治疗途径以肝动脉途径区域性应用为好,但是其疗效的获得可能更大程度上取决于原发癌的免疫原性,但广义上对机体免疫力的提高肯定是有益的。近来,采用对转移性肝癌有治疗作用的基因治疗有一定的潜在价值。

6. 中医中药治疗　中医中药应以扶正为主,可部分缓解症状,改善全身状况,并可良好地配合其他治疗。营养支持治疗一定程度上有利于延长生存时间,并使其他治疗更为有效或更能为机体耐受。

（六）预后

若不能手术治疗,预后较差。转移性肝癌的预后很大程度上取决于原发肿瘤的治疗效果、肝脏受累范围、有无肝外其他部位转移灶及患者的全身情况。一般而言,多数患者在诊断为肝脏转移后一年内死亡,结直肠肿瘤的转移性肝癌预后相对较好,多发性肝转移生存期为2～3年,仅16%的单发性肝转移者存活5年以上。

# 二、肝肉瘤

原发肝肉瘤称之为肝肉瘤,指来源于间叶组织的肝脏恶性肿瘤,故又称肝脏恶性间叶肿瘤(hepatic malinant mesenchymal tumor),远较上皮来源的肿瘤少见,约占肝脏原发性恶性肿瘤的1%~2%。肝肉瘤种类繁多。尽管部分肝血管肉瘤(angiosarcoma)的发病与长期接触氯乙烯(vinyl chloride)或砷等因素有关,但绝大多数肝肉瘤无明确病因,且通常没有肝硬化基础。近年来在西方国家,艾滋病(AIDS)患者和器官移植后长期接受免疫抑制治疗者中,肝肉瘤的发生率明显高于正常人。

（一）病理

病理类型以纤维肉瘤为多，其他尚有平滑肌肉瘤和淋巴肉瘤。肝肉瘤可单发，也可多发，直径从数毫米至数十厘米不等。实体性肉瘤多数分界清楚，有纤维包膜，切面均匀细腻如鱼肉状，较大的肉瘤可有出血、坏死，呈囊性变。血管性肉瘤多为界限不清的蜂窝状出血结节，质地较软。光镜下，肿瘤细胞沿肝窦呈浸润性生长，可侵犯门静脉分支和中央静脉。电镜观察和免疫组化检查可为肝肉瘤的确诊提供有价值的依据。血管肉瘤肿瘤细胞的生长方式多种多样，呈窦状隙样、多孔状、结节乳头状或呈紧密的梭形细胞生长。肝窦内皮细胞核增大，形态多样。免疫组化染色或 CD31 因子阳性。平滑肌肉瘤镜下表现为大小不一的梭形细胞，Masson 染色胞浆红染、免疫组化染色 Actin、HHF35 呈胞浆阳性，Vimentin 常呈弥漫阳性，约 1/3 的肝平滑肌肉瘤 Desmin 阳性。肝纤维肉瘤细胞呈"人"字形排列，并伴有大量的胶原纤维束沉着。梭形细胞核的异型性不大，核分裂象也不活跃，但肿瘤细胞成分可以非常丰富。肝淋巴瘤可为 T 或 B 细胞来源，瘤细胞呈弥漫性或滤泡性排列，可侵犯汇管区，免疫组化检查包括白细胞共同抗原（LCA）、T 和 B 细胞标记、免疫球蛋白重链和轻链标记等，以证明肿瘤来源于淋巴细胞。

（二）临床表现

早期无特殊症状和体征，随着病情进展，临床症状有发热和腹部包块，病程发展急剧；早期体征不明显，晚期肝大，腹部包块，尚可出现黄疸、腹水和恶病质。血管性肉瘤患者可因表浅肿瘤结节破裂而引起腹腔内出血。横纹肌肉瘤可出现间歇性梗阻性黄疸和发热。发生于肝静脉处的肝肉瘤还可表现为 Budd-Chiari 综合征。实验室检查，可发现血清碱性磷酸酶（ALP）、γ-谷氨酰转肽酶（γ-GT）及乳酸脱氢酶（LDH）升高，但甲胎蛋白（AFP）和癌胚抗原（CEA）水平正常。B 超可发现肝内病灶呈境界清楚的异常回声区，其内可有液性区；CT 见肝内低密度病灶，增强扫描病灶无明显强化；MRI 检查，$TWI_1$ 加权呈低信号区，$TWI_2$ 加权呈高信号或等信号改变，与原发性肝癌及肝间叶性错构瘤很难鉴别，而肝血管肉瘤的影像几乎与肝海绵状血管瘤完全相像；选择性血管造影，动脉相可见血管偏移、扭曲，呈蛇形、扩张或狭窄，部分病灶可表现为无血管区或少血管区。

（三）诊断与鉴别诊断

1.诊断　根据临床症状，肿瘤标记物血清甲胎蛋白，彩超、CT、MRI 检查，肝肉瘤缺乏特异性临床表现，血清标记物和影像学检查亦无特征性改变，故术前诊断困难，确诊一般需取决于病理检查。对于血管性肉瘤，应避免行经皮肝穿刺活检，以免引起致命的出血。

2.鉴别诊断　肝脏肉瘤血清甲胎蛋白阴性的原发性肝癌仅能从组织学检查上做出鉴别。

（四）治疗

手术治疗。肝肉瘤的治疗仍以手术切除为主，但多数患者发病时病变范围已较广泛,或有肝外转移,根治性切除率较低。除肝淋巴瘤外单纯化疗和放疗,疗效甚微。介入治疗和肝动脉结扎术,有时可使部分患者病情得到控制。

### (五)预后

早期手术治疗预后尚可,晚期较差。一般认为肝肉瘤预后较差,病情发展迅速,多数患者可在短期内死于肝功能衰竭或肿瘤出血。但早期发现,并行根治性切除的患者仍有些获得长期生存。

## 三、肝血管内皮瘤

肝血管内皮瘤(hemangioendothelioma of liver)又称血管肉瘤(angiosarcoma),是一种少见的肝血管肿瘤,肿瘤生长缓慢,预后不一,生物学上为临界肿瘤,介于良性血管瘤和恶性血管瘤之间。多发生于新生儿,女性多见。常伴有其他器官的血管瘤,尤其皮肤血管约占50%。临床上主要表现是肝脏肿大,高排出量心力衰竭,多处皮肤血管瘤,贫血。肝脏大小与心力衰竭程度不成比例,在心力衰竭治愈后肝脏仍然肿大,1/3患者黄疸,偶可肝脏上皮样影像表现,可闻及肝脏上的血管杂音,肿瘤偶然可自发破裂,也可合并血小板减少。因瘤体压迫,破坏肝组织和肝内动静脉分流出现的高排出量心力衰竭常使70%的婴儿在数月内死亡。

### (一)病理

病理可见肝脏有大小不等充血的血窦,并衬有大小不等染色过深的内皮瘤细胞,腔内可见血栓形成。

### (二)临床表现

1. 症状 患者肝可迅速增大,并伴腹胀、腹痛、厌食和贫血。
2. 体征 肝区可听到血管杂音,肿瘤破裂时有血性腹腔积液。
3. 检查 ①肿瘤标记物血清甲胎蛋白。②腹部彩超检查、腹部CT检查和MRI检查。

### (三)诊断与鉴别诊断

1. 诊断 根据临床症状,肿瘤标记物血清甲胎蛋白,腹部彩超检查、腹部CT检查和MRI检查诊断。
2. 鉴别诊断 与原发肝癌、肝肉瘤相鉴别。

### (四)治疗

早期手术治疗。

### (五)预后

预后较差。

## 四、纤维板层型肝癌

纤维板层型肝癌(fibrolamellar carcinoma of liver, FCL)最早由 Edmondson 发现并对该病的特点做了描述。FCL 在欧美国家较常见,约占肝细胞癌的7%,而在亚洲及非洲却很少见。FCL 多见于青少年,肿瘤单发,生长慢,不伴有肝硬化或乙型肝炎,手术切除率高,愈后较肝细胞癌好。

### (一)病因

病因不明,与乙型肝炎、丙型肝炎、肝硬化、饮酒及接触化学物质无明显关联。FCL 形态学上酷似局灶性结节性增生,部分 FCL 周围或肝内其他部位伴有局灶性结节性增生。FCL 在欧美国家较常见,约占肝细胞癌的7%,而在亚洲及非洲却很少见。FCL 多见于青少年,肿瘤单发,生长慢,不伴有肝硬化或乙型肝炎,手术切除率高,愈后较肝细胞癌好。

### (二)病理

肉眼观察 FCL 多为单发,质地较硬,切面呈灰白色,可见出血坏死灶。有包膜,边界清楚,部分瘤体中央有星状纤维瘢痕,灰白色,向四周呈放射状分布。瘤内常有钙化灶。光镜观察瘤细胞为多边形,胞质丰富呈强嗜酸性颗粒状,细胞排列呈巢状、片状或腺管状,免疫组化染色显示肿瘤细胞中纤维蛋白原强阳性,$\alpha_1$-抗胰蛋白酶中至强阳性,AFP 和 HBsAg 均阴性。肿瘤间质为呈板层状排列的胶原纤维和成纤维细胞,Masson 三色染色呈蓝色。

### (三)临床表现

FCL 多发生于青少年,症状无特异性,主要表现为肝区胀痛、上腹部包块、乏力及消化道症状,起病缓慢,病程较长。黄疸、腹水等肝功能损害情况较少见,肝功能检查多显示正常。HBsAg 及 AFP 多为阴性,而血清不饱和维生素 $B_{12}$ 的结合蛋白-运钴胺蛋白 I、不饱和 B 族维生素结合力升高,血清神经紧张素升高,具有诊断及监测疗效的价值。

### (四)诊断

FCL 的确诊需依靠病理检查,实验室及影像学检查对诊断有一定帮助。除不饱和维生素 $B_2$ 结合力及本周蛋白(BJP)水平、神经紧张素升高外,FCL 在影像学检查中的较特征性表现是瘤内钙化灶。肝细胞癌很少发现肿瘤钙化,故 Freidman 认为没有钙化的肝细胞癌不是 FCL,因而存在钙化时应考虑 FCL 的可能性。B 超表现为边界清楚,内部回声不均匀的肿块,有钙化者表现为斑点状强回声伴后方声影。CT 表现为肝脏孤立性肿块,边界清楚,中央有的有瘢痕样结构及放射状分隔,瘢痕中心还可见液性低密度区,为出血所致。增强扫描肿瘤不明显强化,中央瘢痕区更加明显,延迟扫描肿瘤密度减低,但中央瘢痕区显示清楚。肿瘤内可见星状或结节状钙化灶。MRI 检查 $T_1$ 加权显示低信号,$T_2$

加权为中等高信号,增强扫描动脉期肿瘤可强化,延迟期肿瘤信号减低,但中央瘢痕区信号仍增高。

**(五)鉴别诊断**

FHLL 需与肝细胞癌、胆管细胞癌、肝结节样增生(FNH)相鉴别,肝细胞癌多合并有 HBsAg 阳性及肝硬化,AFP 可阳性,肿瘤少见钙化灶。胆管细胞癌常合并肝内胆管结石及局部肝萎缩,CA19−9 常升高。FCIL 常合并 FNH。有时两者难以鉴别,行碘油检查 FCL 常有碘油聚积,而 HNH 则无,可于鉴别。此外查血清不饱和维生素 $B_2$ 结合力及 BJP 水平,神经紧张素等亦有助于 FCL 的诊断。

**(六)治疗**

FCL 最好的治疗方法为手术切除,因肿瘤多为单个,有包膜、生长慢,不伴肝硬化,患者年轻,故肿瘤切除率高,效果较肝细胞癌好。因此当不能排除本病时尤其是与 FNH 难以鉴别时应首先手术切除。如无法切除或为姑息性切除者可行肝动脉化疗栓塞术,待肿瘤缩小后再行二期切除。对术后复发的患者可行 TAE、微波、射频、氩氦刀等治疗,也可行再次手术切除。FCL 是肝移植术中成功率较高,效果较好的恶性肿瘤,预后较肝细胞癌好,因此在治疗上应采取更积极的措施。

## 五、肝母细胞瘤

**(一)病因**

本病发病机制不明,有报道与家族性腺瘤样息肉病有关。有人报道 5 个家族有此两种病同时存在,并有家族性发病倾向。本病多发生于 3 岁以下婴幼儿,偶见于成年人。以欧美地区多见。

**(二)病理**

肝母细胞瘤是发生于肝脏胚基上皮细胞组织的恶性肿瘤,与成人肝细胞癌不同之处为不伴有肝硬化并有包膜。常见于肝右叶,占 58%,左叶 15%,累及两叶者占 27%,单发占 83%。肿瘤表面呈结节或分叶状,突出于肝表面,剖面呈灰白色,有胆汁郁积处呈绿色,常有出血、坏死区。组织学上肝母细胞瘤主要由上皮及间质组织组成,可分为四型:未分化型、胚胎型、胎儿型及混合型,其中胎儿型类似成人的肝细胞,肿瘤分化较好,转移较少,预后较好。

**(三)临床表现**

绝大多数患儿因发现肝脏肿大或上腹部包块而就诊。早期一般情况较好,晚期可出现黄疸、腹水、腹壁静脉曲张、消瘦、贫血等表现。年龄较大的患儿可主诉上腹胀痛、乏力、纳差等症状。体检右上腹或中上腹可触及实性肿块,质地较硬,表面光滑,边界清楚,可随呼吸上下活动。晚期出现黄疸、腹水等体征,少数男性患儿可出现性早熟症状,表现为说话声音低沉、生殖器肥大、出现阴毛。肝母细胞瘤可伴发其他先天性畸形,如腭裂、巨舌、骨质疏松、心血管和肾脏畸形等,占 5.5% ~ 40.0% 。

### (四)诊断与鉴别诊断

当发现婴幼儿上腹部包块时应首先想到肝母细胞瘤的可能。需做进一步检查,患儿常伴有血红素、血小板下降,早中期肝功能正常。甲胎蛋白(AFP)阳性率达 90% ~ 100% ,定量值也明显高于成人肝细胞癌。约 50% 患儿尿中排出胱硫醚,男性早熟患儿血清和尿中绒毛膜促性腺激素、黄体生成素和睾酮水平升高。B 超检查表现为肝内相对低回声肿块,边界清楚,周边有声晕,内部回声均匀。CT 检查表现为肝内巨块型低密度区,边界清楚,增强后动脉期可强化,静脉期又呈低密度,瘤内可见钙化灶。MRI 显示 $T_1$ 加权为低信号,$T_2$ 加权为中高信号,内部信号不均。DSA 显示肝内多血供肿块,动静脉短路少见。根据上腹部肿块,AFP 升高,B 超、CT 及 MRI 等影像学检查表现,肝母细胞瘤的诊断不困难。本病需与原发性肝癌、肝血管瘤、畸胎瘤、错构瘤及后腹膜肿瘤相鉴别,由于肝母细胞瘤 AFP 阳性率可达 100% ,因此如 AFP 阴性的肝脏肿瘤一般不考虑为肝母细胞瘤。成人肝母细胞瘤有时与成人肝细胞癌鉴别困难,后者常伴有 HBV( + )、肝硬化等表现,确诊有赖于病理检查。

### (五)治疗

手术切除是最有效的治疗方法,因本病多不伴有肝硬化,且多为单发,有包膜,即使是占抬三叶的肿瘤只要肝功能正常,均应积极手术探查,肿瘤大小不是手术禁忌证。术前化疗可使肿瘤广泛坏死,切除后可降低复发率。术后复发者可行 TACE,B 超引导下微波、射频及无水乙醇注射等治疗,有条件者也可再次行肿瘤切除。

## 六、肝胆管囊腺癌

### (一)病因

肝胆管囊腺癌很少见,男女发病率相近,多见于 30 岁以上成年人。本病常被认为是由肝内胆管囊腺瘤恶变而来,不伴有肝硬化。

### (二)病理

可发生于肝左右两叶,多数瘤体较大,最大可达 30 cm 以上。肉眼观察为边界清楚的囊实性肿块,单发性多囊腔是其特征,偶尔为多发性及单囊腔性肿瘤。囊腔内有大小不等乳头状赘生物突起,极少数囊壁有钙化灶。显微镜检查囊壁内衬以乳头状腺癌细胞,并可侵入囊壁,间隔为纤维组织。囊液为淡黄色或棕色的黏液胶冻样液体,囊内出血时为血性液体,并含有坏死组织。除极少数囊腺癌外,多数不与胆管相通。

（三）临床表现

本病常见症状为上腹部肿块、腹胀、腹痛及食欲减退、恶心、呕吐,偶尔由于肿瘤压迫胆管而出现黄疸。体格检查可发现肝脏肿大,肝区触及肿块,表面光滑,有囊性感,随呼吸上下移动,晚期可出现腹水。

（四）诊断与鉴别诊断

早期肝功能正常。超声检查可探及肝脏圆形或卵圆形囊性肿块,内有分隔形成多房性,内壁有乳头状突起,囊腔内为暗性液区,如囊液为脓性或含有胶冻样物质则可出现内部增强回声。肿瘤压迫胆管时,可显示其上端胆管扩张。CT 检查表现为肝脏内低密度区,内壁有分隔及囊壁乳头状突起,囊腔内 CT 值在+10～+30HU 之间,分隔厚薄不均,囊腔大小不等,注射造影剂后肿瘤边界及内部分隔显示更加清楚。部分囊壁有点状钙化灶。有时因各个小囊腔内含有不同成分囊液,所测 CT 值也各不相同。肝动脉造影可见成簇的异常血管分布于囊壁中,延迟扫描可见分隔囊壁内有造影剂积聚。MRI 检查 $T_1$ 加权显示肝内低信号肿块,内部有分隔,$T_2$ 加权肿块信号增强,并随着时间延长而逐渐增强,肿块内分隔呈中等强信号而成网格状,囊壁内侧因有赘生物而表现为高低不平。怀疑为囊腺癌时还应行 ERCP 检查,因有少数肿瘤与肝内胆管相通,胆管造影时可见造影剂进入肿瘤囊腔内。本病需与肝囊腺瘤、肝脓肿、肝包囊虫病、复杂性肝囊肿、肝间叶性错构瘤相鉴别。肝囊腺瘤囊壁乳头状赘生物少且小,囊壁较光整,但有时也可见到较多赘生物,因此两者很难鉴别,唯有依靠病理检查。单纯性肝囊肿常不伴有内部分隔,囊壁厚薄一致,光滑、无赘生物。肝脓肿壁厚薄不均且不规则,内部有絮状回声,少有分隔。患者伴有发热,白细胞升高。肝包囊虫病可表现多房性囊性肿块,囊壁内可因子囊及头节而有结节样突起,但与囊腺癌比较前者突起小而均匀,且囊壁常有环状钙化,结合病史及皮肤包囊虫试验阳性可以鉴别。间叶性错构瘤的表现与囊腺癌很相似,但前者最常见于 2 岁以下的婴幼儿。部分病人 CA19-9 可升高。可通过抽血及抽取囊液查 CA19-9 来鉴别良性还是恶性囊实性肿瘤。

（五）治疗

一旦怀疑为肝囊腺瘤或囊腺癌均应手术治疗,因两者很难鉴别,且前者会恶变而转成囊腺癌。手术时应沿肿瘤外侧将囊肿壁完整切除。若肿瘤过大可先切开一小口吸尽液体,然后沿囊壁外侧剥离。无法切除者可行放射治疗及超声引导下反复肿瘤穿刺抽出囊内液并注入无水乙醇,可一定程度上控制肿瘤发展。本病切除后预后较好。

# 七、肝类癌

肝类癌（hepatic carcinoid tumor）可分为原发性和转移性。前者非常少见,后者主要由消化道等脏器类癌转移至肝脏,比较常见,因其分泌神经激素样物质,故又称神经内分泌肿瘤（neuroendocrine tumor）。部分患者可伴有类癌综合征,引起内分泌紊乱。

## （一）病因

本病病因不明，多数学者认为由恶性过渡性干细胞分化而来。本病发展较慢，女性多见，预后较原发性肝细胞癌好，属低度恶性肝癌。本病难以确诊，常需依据免疫组织化学和电镜检查才能做出诊断。

## （二）病理

肉眼观察，肿瘤可单发，也可多发，最大者可达 25 cm，有包膜，切面呈灰黄色，有出血点，但少有坏死灶。肿瘤巨大时可出现囊性变，形成巨大囊腔，内有分隔，囊内为血性液体。可发生肝内转移。光镜下肿瘤细胞规则，卵圆形或立方形，胞浆内有嗜酸性颗粒，核圆形，有的细胞呈腺管状排列，并有纤维组织分隔，中间有毛细血管网。免疫组织化学检查，细胞内可出现抗神经内分泌抗体、抗特异性神经烯醇酶抗体、抗 chomogranin A 抗体、抗 5-羟色胺抗体及抗胃泌素抗体、抗胰岛素抗体等。电镜下通过观察胞浆内致密核心颗粒可确定肿瘤性质。肿瘤细胞可为管腔样结构的大的多腺体细胞以及小细胞，在两种细胞中均可出现大量的致密核心颗粒，在不同的细胞凸出部位呈串珠状分布，细胞簇被一层基底层样致密的物质包绕但不形成明显的基底层。

## （三）临床表现

早期无症状，肿瘤较大时出现肝区胀痛、腹胀、食欲减退。上腹部可触及肿块，质地较硬或有囊性感，表面光滑，可闻及血管杂音。部分患者有神经内分泌症状，如促肾上腺皮质激素（ACTH）异常分泌所致肾上腺皮质功能亢进症，胃泌素、降钙素及胰岛素分泌增多引起的症状等。

## （四）诊断与鉴别诊断

发现肝脏占位伴有神经内分泌紊乱症状时应考虑本病的可能，同时应系统检查其他脏器除外转移性肝类癌的可能。还应检查内分泌器官除外原发病灶。本病影像学诊断无特殊表现。B 型超声可表现为相对低回声或强回声，边界清楚，也可为囊性病变样改变。CT 为肝内低密度区，增强后边界更清楚，病灶内可有灶性增强，提示肿瘤内有出血。ECT 表现为肝脏放射性缺损。血池扫描不充填。肝动脉造影显示多血供型肿瘤，可积聚碘油。本病与肝细胞癌难以鉴别，可结合肝炎病史、肿瘤增长速度、肝硬化情况、AFP 检查及肿瘤血管侵犯情况等做出诊断。肝类癌很少伴有肝硬化，AFP、CFA 多为阴性，但有个别患者肿瘤内同时存在肝细胞癌和类癌细胞，因此 AFP 可升高。囊性病变时需与肝囊肿及肝囊腺瘤相鉴别。

## （五）治疗

一经确诊，如全身情况许可即应手术切除，应尽量彻底切除肿瘤，肝内转移灶可一并切除。术后复发者，如条件许可应再次手术切除。无法手术者可行肝动脉插管化疗栓塞或放疗,待肿瘤缩小后,再行二期切除。

# 第三节　肝癌的护理

## 一、术前护理常规

1. 术前常规检查护理　新入院患者 24 h 内留取血、尿标本,做常规检查;急症应在入院后即刻留取血尿标本;手术前、后有发热或病程中有特殊变化时,应随时检查,并按需要术前做出血、凝血时间测定,血小板测定以及血型鉴定等。粪便于入院后检查 1 次,有异常时,随时复查。

2. 脏器功能的测定及特殊检查　脏器功能的测定及特殊检查等按需要进行。年龄大于 50 岁,拟行全身麻醉插管的患者,术前常规做肺功能检查。

3. 心理支持　做各种特殊检查、治疗或手术前,需耐心向患者做详细的解释,解除其思想顾虑,并提出对患者的要求,以取得充分合作。暴露外生殖器的各种操作,应在治疗室进行或用屏风遮挡。

4. 护理注意事项　胃肠镜检查或治疗后应注意可能发生的反应,如呕吐、腹痛、便血等,根据病情检查后卧床休息 1～2 h。嘱患者大便勿用力,注意当天及次日大便颜色及次数,如有大量出血及持续剧烈腹痛应及时报告医生及时处理。

5. 护理评估

(1) 健康史　了解患者一般情况、既往健康状况,尤其注意与现患疾病相关的病史和药物应用情况及过敏史、手术史、家族史、遗传病史、女性患者生育史,既往有无高血压、糖尿病、心脏疾病等,初步判断其手术耐受。

(2) 药物治疗史　了解有无服用与手术或术后恢复有关的药物,如阿司匹林。

(3) 身体状况　①全身:通过仔细询问患者主诉和全面体格检查,评估生命体征和主要体征;了解主要内脏器官功能情况,有无心、肺、肝等器官功能不全,有无营养不良、肥胖,有无水、电解质失衡等高危因素;评估手术的安全性。②局部:排便习惯有无改变,是否出现腹泻、便秘、腹痛、腹胀等肠梗阻症状;两侧乳房的形状、大小是否对称,乳头是否在同一水平,乳房皮肤有无改变。③心理及社会支持状况:患者和家属对所患疾病的认知程度。患者面对恶性肿瘤、生命的威胁、不确定的疾病预后、各种复杂而痛苦的治疗(手术、放疗、化疗、内分泌治疗等)有无出现过度焦虑,甚至恐惧等影响恢复的心理反应。患者对拟采取的手术方式及手术后康复锻炼知识的了解和掌握程度,特别是结肠造口所造成的生活不便。患者家属尤其是配偶对本病及其治疗、疾病预后的认知程度及心理承受能力。

6. 术前宣教

(1) 个性化原则　根据患者的年龄和文化程度等特点,利用图片资料、宣传手册、录音或小讲课等多种形式,结合患者的具体疾病介绍疾病知识、手术方式、术后可能的不适、可能留置的各类引流管及其目的与意义、患者需要配合的相关知识和准备。

（2）术前饮食指导　①胃部疾病患者,无梗阻、出血者术前鼓励多摄入营养丰富、易消化的食物;有出血者遵医嘱给予半流质或流质饮食;有梗阻者遵医嘱禁饮食,给予温盐水或高渗盐水洗胃,每日1次,予以静脉输液,补充足够的热量。必要时输血浆或红细胞,以改善患者的营养状况,提高其对手术的耐受性。术前1 d进食流质饮食并口服泻药以清洁肠道,术晨禁食、禁水。②结直肠、肝脏、胰腺、胆管疾病患者,无梗阻,出血者术前鼓励多摄入营养丰富、易消化和少渣的食物,对不能进食的患者,必要时根据医嘱给予少量多次输血、输人血白蛋白,以纠正贫血和低蛋白血症,改善患者的营养状况,以提高其对手术的耐受性,术前1 d进食流质饮食并口服泻药以清洁肠道,术晨禁食、禁水。

7. 术前准备

（1）皮肤准备　肿瘤外科手术以胸部、腹部及会阴部为主,备皮范围上至乳头、下至腿上1/3处;左右范围从手术切口同侧腋中线至脊柱。腹腔镜手术应注意脐部的清洁,备皮时注意遮挡和保暖,动作轻巧,防止损伤皮肤。

（2）患者卫生整顿　术前1 d指导或协助患者剪短指甲、趾甲,剃胡须、理发、沐浴、更换清洁休养服。手术前取下活动义齿。

（3）物品准备　患者的病历、各种影像资料、尿布、痰杯等。

（4）前肠道准备　腹部手术术前1 d需口服泻药以清洁肠道,充分的肠道准备可有效减少或避免术中污染、术后感染,有利于吻合口愈合,增加手术的成功率。术前1 d 12:00、19:00分别指导患者口服50%的硫酸镁溶液50 mL,0.5 h内饮温开水1 000～1 500 mL。硫酸镁溶液是容积性泻药,空腹服后其离子不易被肠壁吸收,致使肠内的渗透压升高,保留水分在肠道内,使肠容积增大,肠道扩张,刺激肠壁,增强肠蠕动,从而达到有效清洁肠道的目的。

8. 术前适应性训练　①指导患者练习在床上使用便器。②教会患者自行调整卧位和床上翻身的方法。③教会患者有效排痰的方法。

## 二、术后护理常规

1. 病情观察

（1）生命体征　了解患者麻醉方式和手术情况,术后回病房后测体温、脉搏、呼吸、血压1次,大手术者每15～30 min 监测脉搏压、呼吸1次。病情稳定后,改为每4 h 监测生命体征1次并记录。

（2）出血　观察患者手术切口有无渗血、渗液,特别是胃部分切除术、直肠切除手术等患者,随时有发生出血的可能;发现出血情况,立即报告医生进行处理,如再次手术,配合做好手术准备。患者切口有渗血、渗液时,应立即更换敷料。

（3）引流　观察并记录引流液的性质和量,每日1次。如短时间内引流量异常增多,则为继发性出血的可能,结合患者血压和心率的情况,报告医生并配合进行对症处理。卧位术后患者一般采取平卧位,术后第2天可采取半卧位;患者需更换体位嘱患者尽量采取患侧卧位,以利于渗血、渗液的引流,防止血肿、脓肿形成和切口感染。腹腔引流是通过手术的方法在腹腔内置一引流管或引流条,将渗血、渗液、脓液或各种瘘液等引流到体外的一种外引流术,目的是预防和治疗腹内感染。腹腔引流的目的:①预防血液、消化液、渗出液等在腹腔手术野蓄积,避免继发感染或形成无效腔,有利于手术切口愈合;②排除腹腔脓肿、脓液和坏死组织,防止感染扩散和减轻全身反应,促使炎症早日消退;③促使手术野无效腔缩小或闭合,以确保缝合部位的良好愈合,减少并发症的发生。

2.腹腔引流的并发症

(1)出血　一般发生在引流术后、换管、换药、管道滑脱或继发感染时。

(2)感染　由于引流管留置时间过长或使用不当,可能会引起组织反应,细菌滋生,继发感染。在更换引流管、敷料及引流袋的过程中无菌操作不严格等也会引起逆行感染。

(3)肠管受压或周围脏器损伤　引流管放置位置不当可能会压迫肠管而导致肠梗阻、肠坏死、肠穿孔等并发症。

(4)引流管滑脱　由于术中引流管固定不牢,当患者活动或无意中牵拉引流管时会使引流管部分或全部脱出,必要时需重新插入。

(5)慢性窦道形成　由于置管时间长、反复感染、异物刺激、坏死组织或留有无效腔等原因所致。

(6)拔管困难　若固定引流管缝线过紧,或留置引流管时间过长,均可引起拔管困难。

3.腹腔引流的护理　①一方面要防止其落入腹腔,另一方面也要防止其脱出。一般应缝合固定,别针将引流袋固定于床边或衣服上,严防因翻身、搬动、起床活动时牵拉,并减少引流管牵拉,以免引起疼痛。②注意引流液的变化。观察并记录引流液的颜色、量、气味、性状,以便随时了解病情变化。为治疗提供重要的依据。③皮肤护理:保持引流口周围皮肤清洁干燥,及时观察引流口周围皮肤有无红肿、破损,引流液是否外漏或渗出等,如有外漏、渗出,应及时换药。④保持引流管通畅:引流口不要过紧,引流管不能打折,注意避免压迫引流管。保证引流管通畅,管腔内有脓块、血凝块、异物等会引起引流不畅。如发现引流不畅,可先让患者变换体位,如为组织压迫造成,可使引流管恢复通畅;也可离心挤压引流管或抽吸,以免引流管被血块等堵塞。一旦患者突然出现腹胀、发热等异常情况,应及时检查管腔有无阻塞或引流管脱出。⑤严格无菌操作:更换引流袋或为引流口换药时注意无菌操作,且每天更换1次无菌引流袋,先消毒引流管远端引流管口后再连接无菌引流袋,同时,应注意避免袋内引流液反流,以免引起逆行性感染。⑥倾听患者的主诉:引流口处疼痛常是引流管刺激或引流液渗漏刺激周围皮肤所致,其他部位疼痛可能是引流管压迫局部组织,或继发感染或迁移性脓肿所致,应及时通知医生。

4.肠造口患者的护理　对有肠造口的患者,应保持造口周围皮肤清洁干燥,造口袋内充满1/3以上粪便和分泌物时,应及时倾倒。更换造口袋时,用纸巾或柔软的纸轻轻擦掉造口处排泄物,避免用硬纸用力擦,以免损伤肠黏膜。待皮肤晾干后根据需要可以涂皮肤保护用品,然后测量造口大小。将造口袋底板开口剪至合适大小,紧贴在造口周围皮肤上。底板开口若过大易引起粪便和分泌物渗漏,刺激造口周围皮肤,引起接触性皮炎;若过小则会压迫造口,更换时易撕破造口黏膜。安装造口袋底板粘贴牢固,下端夹子扣紧,以防排泄物渗出。

5. **胃肠减压的护理** ①选择长短、粗细适宜的胃管,且胃管插入位置合适,深度为45～55 cm。若插入过深,胃管在胃内盘绕,过浅则胃管头端不能到达胃或十二指肠,两者均会影响胃肠减压的效果。②用胶布将胃管固定于鼻翼两侧,再用大别针将胃肠减压器固定于患者上衣或枕旁,防止因变换体位时将胃管牵出,加重对咽部的刺激,影响胃肠减压的效果,给患者增加痛苦。特别是行胃部手术,胃管头端一般在术中放置于胃肠吻合的远端,如未妥善固定,胃管位置改变或脱出,重新置管时可能损伤吻合口,故切勿再次置管。如发生胃管脱出,应及时报告医生。③行胃肠减压时,一定要保持胃管通畅。应每隔4 h用生理盐水10～20 mL冲洗胃管1次,冲去可能堵塞小孔的胃内容物,以保持胃管通畅。④维持胃肠减压的有效负压,一般为6.6 kPa,避免因吸力过大,使胃肠黏膜吸附于胃管头端的小孔上而致阻塞。⑤及时观察引流液的颜色、性质及量,并记录。胃液可为草绿色、淡黄色、棕色等。一般胃切除术后24～48 h,胃液多呈暗红色;2～3 d后,颜色逐渐恢复正常。如有引流液为鲜红色,说明有活动性出血,应及时通知医生予以处理。每天记录24 h胃液量,判断吸出量是否过多而导致体液不足或电解质紊乱。⑥随时评估患者有无口干、咽部不适的症状,每日给予患者口腔护理2次,以保持口腔清洁及湿润。并注意观察口腔黏膜的情况,提醒患者可以温盐水或温水漱口,还可用湿纱布覆盖口唇。⑦长期使用胃管的患者,应每周更换胃管1次(前1 d晚上拔出,翌晨再由另一鼻孔插入)。避免胃管长期压迫一侧鼻黏膜,引起溃疡等不适。⑧保持病室温、湿度适宜,经常嘱患者做深呼吸,并协助患者翻身、叩背、排痰。必要时,遵医嘱给予雾化吸入每日2次以上,以湿化痰液,减少呼吸道分泌物,有利于分泌物排出,预防肺部感染。⑨胃肠减压期间一般禁食、禁水。如需鼻饲药物时,先将药物研碎调水,再检查胃管口位置,如合适可慢慢注入药物,最后用温水冲洗胃管后夹管30 min,以免药物吸出,影响疗效。⑩按医嘱准确记录出入量。⑪胃管应妥善固定,经常检查,保持畅通,预防受压及脱落,并注意观察引流液的颜色、性质及量。

6. **术后不适的观察和护理**

(1)疼痛  术后1～2 d患者可出现不同程度的切口疼痛,表现为不愿主动翻身、咳嗽,表情痛苦。护士应给予心理安慰,鼓励患者主动活动,在患者翻身、活动、咳嗽时酌情帮助患者双手按压切口处以减轻疼痛。患者疼痛剧烈时,遵医嘱给予镇痛。

(2)恶心、呕吐  因手术中麻醉药物的不良反应,多数患者术后会出现不同程度的恶心、呕吐。患者呕吐时,护士应协助患者头偏向一侧,并及时清除呕吐物。呕吐严重时,报告给医生。

(3)腹胀  术后早期腹胀常是由于胃肠蠕动受抑制,肠腔内积气无法排出所致。腔镜手术由于术中制造二氧化碳气腹,患者腹胀更为明显。随着胃肠功能恢复、肛门排气症状可缓解。若手术后数日仍无肛门排气,腹胀明显,应报告医生进行进一步处理。

7. 基础护理　①做好晨、晚间护理,包括整理床单、清洁面部和梳头、口腔护理、清洁足部等。②保持会阴部清洁,给予会阴护理,每日 1 次;留置尿管护理,每日 2 次。③遵医嘱给予雾化吸入,每日 3 次。④患者肠蠕动恢复后,协助进食。

8. 出院指导　向患者及其家属进行日常生理、饮食指导,并告知检查时间及复查项目。

# 第四节　肝癌的随访与预后

## 一、随访

患者定期复查,术后复查时间点主要是术后 2 周,术后 3 个月内每月复查一次,之后 2 年内每 3 个月复查一次,2 年内没有复发,可以延长为每半年复查一次,5 年内均无复发转移则可延长为每年复查一次。复查主要以甲胎蛋白(AFP)检测和肝脏超声检查为主,当然如果条件允许,也可进行 CT 或 MRI 的检查,这样有可能发现更加隐蔽微小的病灶。

术后常规的随访内容包括:切口愈合情况、切口疼痛评分、患者饮食情况、有无发热情况、排气排便是否通畅、肝功能是否恢复正常或接近正常、引流管情况、患者术后精神状况、指导功能锻炼和院外继续治疗等。

若出现下列情况则需要再入院治疗:①切口并发症;②手术部位感染;③腹腔积液导致腹胀;④胸腔积液导致胸痛和呼吸困难;⑤任何原因导致的发热;⑥任何原因导致的腹痛;⑦肝功能不全或胆道梗阻导致的黄疸等;⑧此外还应该包括普通的生化、血常规、肿瘤标记物检测及胸片,以及一些特异性较高的实验室及影像学检查提示复发。甲胎蛋白变化:肝癌患者术前 80% 左右的人会有甲胎蛋白的升高,根治性手术切除作为肝癌治疗的最主要的手段,甲胎蛋白术后转阴的时间一般在 2 个月内。如果患者甲胎蛋白转阴后又再度升高,无慢性活动性肝病等可以解释,则提示肝癌复发。对于肝癌切除手术前甲胎蛋白阴性的患者,因为复发时甲胎蛋白可以转为阳性,手术后仍应该随访甲胎蛋白。甲胎蛋白的正常值为 ≤25 μg/L(重点提示:若在 25～400 μg/L 之间为低浓度阳性,超过 400 μg/L 为高浓度阳性,若甲胎蛋白升高幅度不大,在 50 μg～300 μg/L,可能是病毒性肝炎或肝癌复发迹象)。B 超检查:B 超具有灵敏、方便、价廉的优点,是肝癌复发监测的重要手段。一般能探测出直径 1 cm 左右的肿瘤病灶。80%～90% 的肝癌病例,仅做 B 超检查就可以明确诊断。CT 或核磁造影:如患者通过 B 超不能确诊,可考虑做低剂量 CT 或核磁造影检查,它是目前筛查肝癌最有诊断价值的方式,可诊断出最小癌灶直径为 0.5 cm,同时还能显示肿瘤的部位、类型和门静脉情况。经肝动脉造影或经肝动脉栓塞化疗,即 TACE。经肝动脉造影检查则是确诊肝癌复发最可靠的手段。它是将造影剂注入插到肝动脉的导管使肝脏复发癌灶显影,可诊断出最小癌灶的直径为 0.3 cm,同时还能对复发病灶进行栓塞化疗。因而,可疑复发者,如有条件最好做造影检查。选择性肝动脉造影则是确诊肝癌复发最可靠的手段。对于肝癌患者,术后一般不进行全身化疗,但我们建议术后进行 2～4 次的经皮经肝肝动脉栓塞化疗治疗,预防术后复发。

## 二、预后

尽管肝癌的预后仍十分险恶,但经近半个世纪的努力,已有肯定进展。在一些研究中心,肝癌住院患者的5年生存率已有明显提高。复旦大学肝癌研究所(原上海医科大学肝癌研究所)住院患者的5年生存率1958—1978年为8.2%($n=516$),1979—2000年上升为39.9%($n=3\,932$)。

1. 影响预后的临床和病理因素　根据过去的资料,在临床与病理因素方面,普查发现的患者与非普查发现者比,5年生存率较高(46.9% $vs.$ 24.5%);在临床病期中,亚临床肝癌的5年生存率最高,达53.2%;中期患者仅28.2%,而晚期无一例生存5年以上。在化验指标中,γ-谷氨酰转肽酶(GGT)正常者,5年生存率为54.1%,CCT异常者仅为29.8%。病理方面,小肝癌的5年生存率约为大肝癌者的一倍。1 323例小肝癌切除的5年生存率为62.1%,而1 768例大肝癌切除的5年生存率仅为31.9%。肝癌的5年生存率:单个结节者为46.0%,多个结节者仅24.4%;肿瘤包膜完整者为54.5%,包膜不完整者仅仅21.4%。无癌栓者优于有癌栓者。TNM分期与预后也有较好的相关性。

2. 影响预后的治疗因素　治疗对预后的影响十分明显。根据资料,5年生存率以手术切除最好(45.3%),切除以外的姑息性外科治疗次之(17.4%),非手术治疗最差(3.2%)。在手术切除中,姑息性切除的5年生存率(12.0%)并不优于切除以外的姑息性外科治疗。在姑息性外科治疗中,三联治疗(如肝动脉结扎+肝动脉插管+放射/放射免疫治疗)优于二联(肝动脉结扎+肝动脉插管),而二联又优于单一治疗(肝动脉结扎或插管)。5年生存率三联治疗者为26.6%,二联治疗者为16.9%,单一治疗者为13.9%。近年文献显示,5年生存率肝癌切除为30%~50%,其中小肝癌切除为50%~60%,大肝癌切除为20%~30%;大系列经导管动脉内化疗栓塞(TACE)治疗为7%~10%,其中肝段TACE治疗较好;外放射或内放射(如$^{90}$Y-微球、I$^{131}$-碘油)的疗效与TACE相仿。全身化疗疗效仍差。

3. 肝癌生物学特性与预后　肝癌的生物学特性是影响肝癌预后的最主要因素。近年关于肝癌侵袭性的分子生物学研究提供了大量线索。资料表明,与细胞黏附有关的细胞黏附分子-1(ICAM-1)、与降解细胞外基质有关的基质金属蛋白酶-2(MMP-2)、尿激酶型纤溶酶原激活剂(uPA)及其受体(uPA-R)与抑制剂(PAI-1),以及刺激肿瘤血管生成的血管内皮生长因子(VEGF)等,与侵袭性呈正相关;而与黏附有关的整合素α5和钙黏素,与细胞外基质的降解有关的金属蛋白酶的组织抑制剂-2(TIMP-2)等,则与侵袭性呈负相关。

### 参考文献

[1]汤钊猷,刘允怡,陈孝平.原发性肝癌诊疗指南(2022年版)[J].肿瘤综合治疗电子杂志,2022,8(2):16-53.

[2]刘海伟.超声弹性成像技术在肝脏肿块良恶性鉴别诊断中的应用价值[J].中外医学

研究,2020,18(31):64-66.

[3]MARRERO J A,KULIK L M,SIRLIN C,et al. Diagnosis,staging,and management of hepatocellular carcinoma:2018 Practice Guidance by the American Association for the Study of Liver Diseases[J]. Hepatology,2018,68(2):723-750.

[4] Korean Liver Cancer Association, National Cancer Center. 2018 Korean Liver Cancer Association-National Cancer Center Korea Practice Guidelines for the management of hepatocellular carcinoma[J]. Gut Liver,2019,13(3):227-299.

[5]贾易璇,杨胜男,杨剑.肝脏 MRI 与增强 CT 诊断原发性肝癌的价值比较[J].黑龙江医药科学,2021,44(5):186-190.

[6]王海东,李宁侠,董恒利,等.血清肿瘤标志物联合血常规检测在原发性肝癌中的诊断价值[J].中国肿瘤临床与康复,2022,29(5):541-543.

[7]温学伟.肝癌 MR 检查方法及影像表现诊断分析[J].世界最新医学信息文摘,2019,19(91):147-149.

[8]LAMARCA A,BARRIUSO J,CHANDER A,et al. 18F-fluorodeoxy glucose positron emission tomography(18FDG-PET)for patients with biliary tract cancer:systematic review andmeta-analysis[J]. J Hepatol,2019,71(1):115-129.

[9]RUDNICK S R,RUSSO M W. Liver transplantation beyond or downstaging within the Milan criteria for hepatocellular carcinoma[J]. Expert Rev Gastroenterol Hepatol,2018,12(3):265-275.

[10]张发恩.肝动脉化疗栓塞联合放疗治疗中晚期肝癌的效果[J].中国医药科学,2022,12(12):134-138.

[11]潘晓琳,于建华,陈丽艳.延续护理及营养支持在肝癌介入治疗后的应用[J].实用医药杂志,2018,35(2):172-173.

[12]肖爱爱,温敏,王正平.膳食营养素与肝癌关系研究进展[J].肿瘤代谢与营养电子杂志,2021,8(2):205-210.

[13]GARIN E,TSELIKAS L,GUIU B,et al. Personalized versus standard dosimetry approach of selective internal radiation therapy in patients with locally advanced hepatocellular carcinoma(DOSISPHERE-01):a randomized,multicentre,open-label phase 2 trial[J]. Lancet Gastroenterol Hepatol,2021,6:17-29.

[14]VILGRAIN V,PEREIRA H,ASSENAT E,et al. Efficacy and safety of selective internal radiotherapy with yttrium-90 resin microspheres compared with sorafenib in locally advanced and inoperable hepatocellular carcinoma(SARAH):an open-label randomized controlled phase 3 trial[J]. Lancet Oncol,2017,18(12):1624-1636.

[15]CHOW P K H,GANDHI M,TAN S B,et al. SIRveNIB:Selective internal radiation therapy versus sorafenib in Asia-Pacific patients with hepatocellular carcinoma[J]. J Clin Oncol,2018,36(19):1913-1921.

[16]RICKE J,KLÜMPEN H J,AMTHAUER H,et al. Impact of combined selective internal

上腹部肿瘤

\* \* \* \* \* \* \* \* \* \* \* \* \* \* \* \* \* \* \* \* \* \* \* \* \* \* \* \* \* \* \* \* \* \* \* \* \* \* \* \* \* \* \* \* \* \*

radiation therapy and sorafenib on survival in advanced hepatocellular carcinoma[J]. J Hepatol,2019,71(6):1164-1174.

[17]FINN R S,QIN S,IKEDA M,et al. Atezolizumab plus bevacizumab in unresectable hepatocellular carcinoma[J]. N Engl J Med,2020,382(20):1894-1905.

[18]KUDO M,FINN RS,QIN S,et al. Lenvatinib versus sorafenib in first-line treatment of patients with unresectable hepatocellular carcinoma:a randomized phase 3 noninferiority trial[J]. Lancet,2018,391(10126):1163-1173.

[19]KUDO M,MATILLA A,SANTORO A,et al. Checkmate-040:nivolumab(NIVO)in patients(pts)with advanced hepatocellular carcinoma(aHCC)and Child-Pugh B(CPB)status[J]. J Clin Oncol,2019,37(4-svppl):327-327.

[20]ZHU A X,FINN R S,EDELINE J,et al. Pembrolizumab in patients with advanced hepatocellular carcinoma previously treated with sorafenib(KEYNOTE-224):a nonrandomized,open-label phase 2 trial[J]. Lancet Oncol,2018,19(7):940-952.

[21]刘江荣,王霞,胡玫. 精准医学下肝癌研究热点的可视化分析[J].肿瘤综合治疗电子杂志,2022,8(1):99-106.

[22]LIU D M,MU H,LIU C F. Gu,et al. Hepatic artery infusion chemotherapy(HAIC)combined with apatinib and camrelizumab for hepatocellular carcinoma(HCC)in BCLC stage c:A prospective,single-arm,phase Ⅱ trial(TRIPLET study)[J]. Journal of Clinical Oncology,2022,40(16_suppl):4106-4106.

[23]幕内雅敏,李慕行. 原发性和继发性肝癌的外科治疗[J].肝癌电子杂志,2017,4(3):37-38.

[24]刘晓琳. 现代护理学基础与临床[M].天津:天津科学技术出版社,2020.

[25]TORIMURA T,IWAMOTO H. Treatment and the prognosis of hepatocellular carcinoma in Asia[J]. Liver Int,2022,42(9):2042-2054.

[26]REN Z,MA X,DUAN Z,et al. Diagnosis,therapy,and prognosis for hepatocellular carcinoma[J]. Anal Cell Pathol(Amst),2020,2020:8157406.

[27]NISHIDA N. Long-term prognosis and management of hepatocellular carcinoma after curative treatment[J]. Clin Mol Hepatol,2020,26(4):480-483.

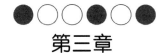

# 第三章

# 胰 腺 癌

胰腺多呈横置的三棱柱状,尤其是中间部分最为典型。解剖学上自右至左依次分为胰头、胰颈、胰体及胰尾4部分(图3-1)。胰腺是实质性腺体,呈分叶状的灰红色,致密而柔软。据统计,成人胰腺重75~125 g,长10~20 cm。胰腺位于上腹部及左季肋部,属于腹膜外位器官,横跨腹膜后第1、2腰椎的前方,呈左高右低的倾斜位。右侧胰头部被"C"形的十二指肠环抱,左侧胰尾端抵及脾门。由于其位置较深,因此胰腺病变的早期症状不明显,往往增加诊断难度。

胰腺癌是发生于胰腺的恶性肿瘤,90%是起源于导管上皮细胞的导管腺癌。胰腺癌可发生于胰腺的任何部位,但以胰头最多见,占60%~70%,胰尾10%~15%。近20年来胰腺癌发病率呈增加趋势,其恶性程度高,90%胰腺癌在被发现时已有转移,转移以胰周和腹腔脏器为多,多为中晚期,预后极差。

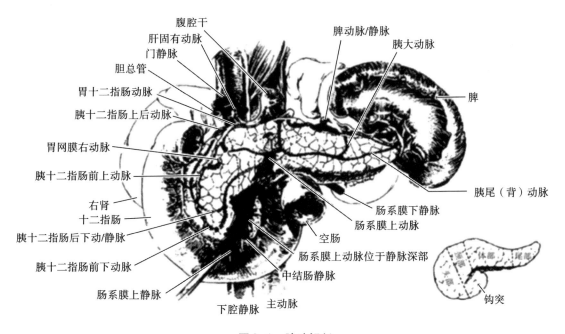

图3-1 胰腺解剖

## 一、流行病学

### (一)区域因素

胰腺癌发病率和死亡率有明显的地理性差异,高发国家或地区的发病率可以是低发区的 5~7 倍,提示地理环境因素可能在胰腺癌发病因素中起相当重要的作用。总体上北美、新西兰、欧洲、日本、澳大利亚、拉丁美洲等胰腺癌的发病率较高,非洲一些国家胰腺癌发病率较低,亚洲除日本外也属胰腺癌的低发区。20 世纪 90 年代,全球胰腺癌世界人口标化发病率男性约为 44/10 万,女性约为 3.1/10 万。发达国家和地区男女性胰腺癌标化死亡率分别为 17.9/10 万和 5.0/10 万,而发展中国家和地区则为 2.5/10 万和 17/10 万。然而,上海市区 2000 年男、女性胰腺癌标化发病率已分别达到了 7.7/10 万和 5.8/10 万,分别居男、女性恶性肿瘤发病的第 9 位和第 7 位,已属较高水平,表明胰腺癌发病率在我国呈上升趋势。

### (二)生活环境因素

1. 吸烟　世界卫生组织国际癌症研究中心(IARC)在其《人类致癌危险的因素的研究》第 38 卷关于吸烟的权威性论文集(1986 出版)中,就详细记载了吸烟对人类致癌性的证据,并得出吸烟可引起胰腺癌发生的科学结论。美国在 1993 年对 117 633 名白人进行了队列研究,结果表明胰腺癌的危险性随着吸烟人数的增加而显著上升,平均每天吸烟 1 包(>20 支)以上的发病危险是不吸烟者的 4 倍。我国上海市区一项包括 1 万余名成年居民长达 12 年的前瞻性队列研究发现,在 40 岁以上居民中,与非吸烟者比较,男、女性吸烟者胰腺癌死亡的相对危险度分别为 1.70(95% CI 1.02~2.82)和 1.53(95% CI 0.58~4.02)。男性中吸烟对胰腺癌死亡的人群回归危险度为 27.8%。危险性随每日吸烟数量、吸烟年龄和累积年包数增加而显著增加。烟草中的致癌物可以通过呼吸道吸收经血流达胰腺,也有可能由消化道摄入直接经胰管道流入胰腺。

2. 饮食　近年来,一些国家的胰腺癌发病率上升可能与饮食结构的西化有关。由于经济的发展,饮食结构向着高蛋白、高脂肪、高胆固醇、低维生素改变,故胰腺癌的发病率不断升高。有研究显示,饮食中脂肪的摄入量与胰腺癌之间存在明显相关性。而大量摄入新鲜水果、蔬菜、豆类可能起到一定保护作用。肥胖人群的胰腺癌发病程度高于正常人群,经常锻炼,控制体重则是保护因素。饮酒、茶、咖啡,这些因素的危险性目前还不肯定,各方面报道并不一致,可能存在剂量-反应关系。

3. 经济情况　胰腺癌的发病率有着明显的地区差异。欧洲、北美、澳洲、日本明显高,而印度则明显低,城市要显著高于农村。Mack 等研究认为社会经济情况与胰腺癌之间有正相关性。社会经济情况影响胰腺癌发病率可能是它与一定人群的生活模式、饮食习惯、享受医疗方式等相关联,因而共同起一定作用。

4. 职业环境　流行病学调查结果显示人类职业中,与致癌化学物质的长期接触可能与胰腺癌发病密切相关。职业环境确认致癌物有放射线、石棉、苯及苯化合物、砷及砷化合物、铬及铬化合物、强无机酸、煤焦油、煤烟灰、矿物油等。

### （三）疾病因素

1. 糖尿病　60%～81%胰腺癌患者同时合并糖尿病,大多数在确诊后2年内发现糖尿病,糖尿病可能是胰腺癌的病因,也可能是胰腺癌的并发症。另有文献报道,有糖尿病的患者,发生胰腺癌的危险性显著增加。

2. 胰腺炎　近年来的一系列报道认为慢性胰腺炎与胰腺癌之间确有流行病相关性,但对前者在胰腺癌发病中的意义仍未确定。一般认为,慢性胰腺炎患者不仅患胰腺癌的危险性增加,而且小胰癌最初易被误诊为胰腺炎。家族性(遗传性)慢性胰腺炎患者发生胰腺癌的危险性明显增加,约1/3的患者可发生胰腺癌。胰腺慢性纤维化和热带钙化性胰腺炎发生胰腺癌的相对危险性增加。

3. 胆石症的胆囊切除术　胆石症可能通过引发慢性胰腺炎从而致癌,而胰腺癌发病与胆囊切除术也可能有关。有研究显示,有胆囊切除术史20年以上的患者发生胰腺癌的危险性超过70%。经过胆囊切除可引起体循环中缩胆素水平升高,后者则促进胰腺癌的发生。

4. 消化性溃疡病和胃大部切除术　大量的文献报道,在消化性溃疡病中,血清幽门螺杆菌抗体阳性是胰腺癌的危险因素。胃大部切除术后消化道的pH值升高,相应引起致癌物质的水平升高,继而改变胰液的分泌从而致癌。

5. 遗传疾病　胰腺癌与胰腺、结肠、胃、十二指肠、卵巢等癌症家族史及遗传胰腺炎家族性非典型多胎黑色素癌综合征、多发性内分泌肿瘤Ⅰ型等多种高皮特征性遗传性癌症综合征相关。

## 二、临床表现

胰腺癌临床表现多种多样而又缺乏特异性,取决于肿瘤的位置、病程的早晚、有无转移以及邻近器官累及的情况。其临床特点是病程较短、病情发展快,早期症状多较隐匿而无特异性。

### （一）首发症状

胰腺癌首发症状的识别对于早期诊治很重要。张群华等代表中国抗癌协会胰腺癌专业委员会进行了胰腺癌的临床流行病学调查(回顾性分析),汇集1990—2000年8省2市14家三级甲等医院诊治的2 340例胰腺癌患者,并对其病史进行分析,首发症状以黄疸、腹痛等为常见,其次为消瘦、腹胀不适和腰背痛等,乏力、腹部包块、发热和腹泻等症状也较常见。首发症状也因肿瘤的发生部位而异,如胰头癌患者常以黄疸就诊,全胰癌常表现为腹痛、消瘦、腹部包块、发热等症状,而胰体尾癌患者突出的首发症状有腰背酸痛、腹痛、上腹饱胀等。浙江大学医学院附属第一医院收治的资料较完整的胰腺癌患者321例显示,胰头癌、胰体尾癌和全胰癌最常见的首发症状为上腹痛、腹胀不适。然而这些症状在胃肠、肝胆疾病也是常见的,缺乏特异性。上腹痛以胰体尾癌和全胰癌更多见,发生率分别为81.0%和87.5%,而胰头癌仅为55.6%,胰头癌的上腹不适发生率仅为27.8%,胰头癌早期症状不明显,当大部分患者出现黄疸时肿瘤往往已属中晚期。上海报道484例胰腺癌的首发症状,依次为上腹痛205例(42.4%)、黄疸86例(17.8%)、上腹饱胀不适64例(13.2%)、腹部包块42例(8.7%)、上腹隐痛33例(6.8%)、乏力19例(3.9%)、腰背痛11例(2.3%)、恶心呕吐6例(1.2%)、发热6例(1.2%)、上消化道出血5例(1.1%)、消瘦4例(0.8%)、腹泻2例(0.4%)、多饮多尿1例(0.2%)。排在前三位的依次为上腹痛、黄疸及上腹饱胀不适。胰腺属于腹膜后位器官,位置深且隐蔽,患者出现首发症状至确诊平均需要3个月。不同部位的胰腺癌首发症状往往不同,胰头癌以黄疸多见,而胰体尾癌则罕见以黄疸为首发症状。中国医学科学院肿瘤医院回顾性总结2000—2004年间收治的胰腺癌患者319例,其中胰头癌199例(62.4%)、胰体尾癌116例(36.45%)、全胰癌4例(1.3%)。在319例胰腺癌中,上腹部不适76例,厌食67例,上腹部疼痛157例,黄疸46例,腰背疼痛28例,消瘦6例,腹胀28例,腹泻10例,恶心、呕吐10例,乏力6例,发热4例,便秘1例,发现腹部包块1例,另有15例患者在常规体检或因其他疾病偶然发现胰腺占位性病变。很明显,胰腺癌的首发症状本身并不足以明确胰腺癌的诊断也不能排除胰腺癌的诊断,但重视胰腺癌的首发症状可以为早期发现胰腺癌提供可能。

如果一个患者出现以下这些症状时,需要对其胰腺做进一步的检查:①梗阻性黄疸;②短时间内不能解释的体重减轻,超过体重的10%;③不能解释的上腹部或腰背部疼痛;④不能解释的消化不良;⑤突然出现的糖尿病而且缺乏易感因子,如糖尿病家族史或肥胖;⑥一次或几次"先天性"胰腺炎病史;⑦不能解释的脂肪泻。

(二)病史

胰腺癌初期症状与其他消化道疾病症状难以鉴别。由于位置深在,患者很难发现胰腺肿物。胰头部肿物由于邻近胆总管末端壶腹部,在胆总管受到压迫时可出现黄疸,症状出现较胰体尾癌早,胰体尾癌往往发展到侵犯周围脏器或腹腔神经丛时才出现疼痛及相应的症状。自首发症状开始至确诊一般病程1~6个月,平均3个月,临床出现典型症状如黄疸、疼痛的病程平均不超过10~20 d。胰腺癌的恶性程度很高,一般不治生存期6~12个月;而胰头癌甚至更短,往往由于梗阻性黄疸造成肝脏损害死亡。中国抗癌协会胰腺癌专业委员会进行了胰腺癌的临床流行病调查(回顾性分析),病程最短的只有1周,最长的近2.5年,平均病程为4.4个月。在2 340例患者中有吸烟史者占27.4%,有饮酒史者占19.4%,有胆道疾病史者占8.8%,糖尿病占6.0%,慢性胰腺炎占2.3%,肿瘤病史占0.9%,胆胰管畸形占0.17%,其他一些消化道疾病占10.8%,包括消化性溃疡、胃炎、肠炎、肝炎、胃下垂、慢性腹泻、上消化道出血等,其中胆道疾病和消化道疾病也是临床上常见的误诊因素。

(三)症状特点

胰腺癌的常见症状有上腹痛、上腹饱胀不适、黄疸、食欲减退等。胰腺癌症状与肿瘤所在部位有关,胰头癌以腹痛、黄疸、上腹饱胀不适为多见。胰体尾癌则以腹痛、上腹部饱胀不适、上腹部包块、腰背痛为多见。全胰癌以腹痛、上腹部饱胀不适和黄疸为多见。上海和中国医科大学附属第一医院对胰腺癌的主要症状进行了较为详尽的报道。

1. 上腹痛和上腹部不适 以往一般认为胰头癌的典型症状为"无痛性黄疸",实际上无论胰头癌或胰体尾癌,其初期均有上腹部不适或隐痛,往往为首发症状,约占90%。患者主要临床表现为上腹部"粗糙感",间或隐痛,往往自认为胃痛或饮食不适,可忍受。反复发生,持续时间长,不易缓解。因此就医时常被诊断为"胃病"给予对症处理。治疗后多数患者症状或许稍微有所缓解,少数患者经对症处理没有"治愈"而要求进一步检查,从而逐步明确诊断。胰腺癌的疼痛多种多样,在病程中也可以发生变化,这是因为病变的部位和引起腹痛的原因并非完全一致。腹痛的部位一般多在上腹中部,胰头癌可偏于右上腹,胰尾癌可偏于左上腹。腹痛的性质大致可分为三种:①阵发性剧烈上腹痛,可放射至肩胛部;②上腹钝痛,最多见,约占70%;③累及腰背部的上腹痛,大约1/4的患者出现此症状。腰背痛比上腹痛更为显著,疼痛也可在两侧季肋部有束带感,坐位、弯腰、侧卧、屈膝可以减轻,仰卧平躺可加重,夜间比白天明显。这类疼痛可能是由于癌瘤浸润、压迫腹膜后内脏神经所致,常见于胰腺癌的晚期,尤其多见于胰体尾癌。临床上常认为这种疼痛是胰腺癌的典型腹痛,但实际上是胰腺癌晚期的表现。中国医学科学院肿瘤医院腹部外科回顾了1990—2001年手术切除的胰腺癌病例38例,进行了疼痛与肿瘤的临床病理学改变之间的相关性研究,结果证实在所分析的因素中,肿瘤的位置、大小以及肿瘤对静脉系统、胰内神经、胰腺前方被膜、腹膜后组织、动脉系统的浸润与疼痛有着显著的相关性,单纯腹部疼痛只与胰腺前方被膜的浸润有显著的相关性,腹部及背部疼痛与肿瘤的位置、大小、TNM分期以及肿瘤对静脉系统、胰内神经、胰腺前方被膜、腹膜后组织、动脉系统的浸润有着显著的相关性,而与肿瘤的分化程度、淋巴结的转移以及肿瘤对远端胆管、十二指肠壁、胰外神经丛、门脉系统的浸润无显著的相关性。

2. 体重减轻 80%~90%的胰腺癌患者在疾病的初期即有体重减轻。部分患者还以体重减轻为首发症状。初期由于进展较慢,不足以引起重视;疾病进展阶段,患者体重减轻迅速,体重一般可下降10~20 kg,且伴随其他症状体征,进而发展至恶病质状态。其原因主要有:①肿瘤对机体造成的慢性消耗;②消化液分泌排出障碍,导致消化吸收不良,营养缺乏;③疼痛所致患者不能正常休息或伴有高热等增加身体消耗;④近年研究显示,胰腺癌肿瘤细胞及癌旁胰岛细胞分泌一些分子促进肝糖原再生,以及胰岛淀粉样多肽物质干扰糖原合成及储存,引起外周胰岛素抵抗,使机体不能有效利用葡萄糖从而导致明显体重减轻。几种炎性细胞因子如肿瘤坏死因子、白介素-1、白介素-6、干扰素、白细胞抑制因子等与胰腺癌所致的体重减轻也有一定关系。

3. 消化不良、食欲减退 胰腺癌常有消化不良、食欲减退、早饱及恶心等表现,这可能与胰腺癌患者常有胃排空延迟有关。有研究报道,360例胰腺癌中,首发症状有食欲减退者占23.6%,入院时占83.9%。另外,胆总管下端及胰腺导管被肿瘤阻塞,胆汁和胰液不能正常进入十二指肠及胰腺外分泌功能不良等均会影响食欲。

4. 呕吐 少数患者因肿瘤侵入或压迫十二指肠和胃可出现梗阻性呕吐。

5. 便秘与腹泻　由于经常进食不足,约10%的患者有严重便秘。此外有15%左右的患者由于胰腺外分泌功能不良而致腹泻。脂肪泻为晚期的表现,是胰腺外分泌功能不良特有的症状,但不多见。

6. 消化道出血　约10%的胰腺癌患者发生上消化道出血,表现为呕血、黑便,也有的患者仅大便潜血阳性。多因胰腺癌压迫或浸润胃及十二指肠,使之变形、狭窄、糜烂或溃疡所致。也可因癌肿侵及胆总管或壶腹部,使该处发生糜烂或溃疡引起急性或慢性出血。如果肿瘤侵犯脾静脉或门静脉引起栓塞,继发门静脉高压症,还可导致食管胃底静脉曲张破裂出血。因此有少数患者被误诊为胃肠道出血性疾病。

7. 发热　10%~30%的胰腺癌患者可出现发热,出现低热、高热、间歇或不规则热。部分甚至以发热为首发症状。发热可能由于癌组织坏死后产生内源性致热原或由于继发胆管或其他部位感染所致。

（四）体征

胰腺癌患者在病变初期常无明确体征,表现为明确体征时常为进展期或晚期。其主要体征包括黄疸、腹部包块、肝大及胆囊肿大等。不同部位胰腺癌的体征也不同。胰头癌以黄疸最多见,而胰体尾癌以腹部包块最多见。

1. 黄疸　胰腺癌引起胆管梗阻和阻塞性黄疸可由不完全堵塞发展到完全阻塞。早期胆道内压力增高,胆管代偿性扩张,胆汁尚能进入肠道内,此时不出现黄疸。梗阻进一步加重,患者可出现黄疸。胰腺癌患者中,10%~30%以黄疸为首发表现,57%~79%的患者在全病程中有黄疸。肿瘤位于胰头部者62%~90%出现黄疸。随病情进一步加重,胆道完全梗阻,临床可出现陶土色大便。胰腺癌黄疸出现的早晚与肿瘤的部位密切相关。胰头癌或壶腹癌的患者多因黄疸而就诊,钩突部癌患者出现黄疸较晚,而胰体尾癌则在病程晚期,出现肝内转移或肝门部淋巴结转移压迫胆管时才出现黄疸。多数患者有皮肤瘙痒。癌肿梗阻胆道所引起的黄疸几乎均呈进行性加重,不易消退,但也有时出现波动,不会降至正常,这可能是由于梗阻处的肿瘤组织水肿、炎症消退或壶腹部肿瘤坏死脱落所致。

2. 腹部肿块　胰腺位于腹膜后,一般很难扪及。胰腺癌时如可触及胰腺肿块,已多属晚期病例。胰体部横跨脊柱前方,位置较浅,而胰头部和尾部则位置较深,故胰体癌摸到肿块率最高,而由于胰体癌较易侵及腹腔动脉,其手术切除率较低。肿块的位置多在剑突与脐中点的正中偏左或偏右,边界不规则,表面结节感,质硬,大多较固定,可有轻压痛,并可传导腹主动脉搏动。如癌肿压迫了脾动脉或腹主动脉,可产生传导性杂音,常是胰体尾癌的重要体征。能明显扪及肿块的病例,癌肿已相当大或已属病程晚期,行根治性切除的可能性很小。

3. 胆囊肿大及 Courvoisier 征　近半数的胰腺癌患者可触及肿大的胆囊,这与胆总管下端梗阻有关。临床上有无痛性梗阻性黄疸伴有胆囊肿大者称为 Courvoisier 征,对胰头癌具有诊断意义

4. 肝大　30%~50%的患者因胆汁淤积、癌灶肝转移而有肝大。

5.腹水　腹水一般出现在胰腺癌晚期。多为癌的腹膜浸润、扩散所致。此外由于癌瘤或转移淋巴结压迫门静脉或因门静脉、肝静脉发生血栓而引起腹水,营养不良低蛋白血症也可引起腹水,其性状可为血性或浆液性。

（五）其他临床表现

1.症状性糖尿病　流行病学证实,胰腺癌患者糖尿病的发生率要明显高于对照人群。约30%的患者空腹或餐后血糖升高,38.5%～57.4%的患者糖耐量试验异常。10%～15%的患者在胰腺癌诊断前6～12个月即有糖耐量试验异常。少数胰腺癌患者甚至以糖尿病的症状为最初表现,在胰腺癌主要症状出现以前数月至1年内出现消瘦、体重减轻等糖尿病表现。这可能与胰岛组织被癌肿浸润、破坏有关。出现糖尿病症状以胰体、尾部癌较多见。因此,如糖尿病患者出现持续性腹痛,或老年人突然出现糖尿病表现,或原有糖尿病突然无明显原因的病情加剧者,要警惕发生胰腺癌的可能。

2.血栓性静脉炎　5%～20%胰腺癌患者可出现游走性或多发性血栓性静脉炎（Trousseau 征）,并可以此为首发症状。胰体、胰尾癌发生血栓性静脉炎的机会较胰头癌为多,而且多发生于下肢,在分化较好的腺癌中更易发生血栓。尸检资料表明,胰腺癌患者出现动脉或静脉栓塞的发生率可达25%,尤以门静脉、股静脉栓塞最为多见,但并无临床症状出现。动脉血栓多见于肺动脉,偶发于脾、肾、冠状动脉及脑血管,胰腺癌患者好发血管栓塞性疾病的原因尚不清楚,可能与胰腺癌分泌某种促使血栓形成的物质而影响了凝血机制有一定关系。下肢深静脉血栓形成可引起患侧下肢浮肿。门静脉血栓形成可有食管下段静脉曲张或腹水,脾静脉血栓形成则有脾肿大。

3.精神症状　胰腺癌患者可表现焦虑、急躁、抑郁、个性改变等精神症状。约半数胰腺癌患者在确诊前有抑郁表现。其发病机制尚不明确,可能由于胰腺癌患者顽固性腹痛、不能安睡以及不能进食等对精神和情绪产生影响,也可能胰腺癌肿中存在某些神经内分泌因子,作用于中枢神经系统所致。

4.脾肿大　胰腺癌肿压迫脾静脉,导致血流阻塞或脾静脉血栓形成,可出现脾肿大等“左半门静脉高压”表现,以胰体尾部的癌肿较多见。胰腺癌患者伴脾大者多属中晚期。

5.急性胰腺炎　少部分患者可以表现为急性胰腺炎发作。

6.其他　患者常诉明显无力。部分患者尚可有小关节红、肿、热,痛,关节周围皮下脂肪坏死及原因不明的睾丸痛等。少数患者可有脾大、血管杂音和腹水。晚期患者可能发现直肠前窝、锁骨上淋巴结、肺等远处转移。

# 三、诊断

由于胰腺的解剖位置深在,胰腺癌的早期患者多无特异性症状,首发症状极易与胃肠、肝胆疾病相混淆,而且目前无特异性的肿瘤定性检查方法,故胰腺癌的早期诊断至今仍比较困难。目前临床上仍根据患者的临床表现,结合影像检查进行确诊。临床上确诊的胰腺癌大部分已是晚期,手术切除率很低,其中胰头癌切除率仅为10%～25%。临床急需解决的问题是找到特异性和敏感性均较高的胰腺癌早期诊断方法。但是由于部分临床医师对胰腺癌早期症状认识不足,或对病史收集不全、分析片面,常常漏诊或误诊。当有黄疸或腹部已摸到肿块时就医或手术治疗,大多数患者已失去手术根治性切除机会。

1. 胰腺癌的高危人群及早期诊断

(1)监测高危人群,发现早期胰腺癌　监测高危人群是癌症早期发现的重要途径。由于胰腺癌基本上呈散发分布,而且缺乏特异性肿瘤标志物,因此开展大规模的普查还很困难。目前的研究表明,胰腺癌存在着高危人群,对其进行筛查和监测,能够尽早发现胰腺癌,使早期诊断成为可能。胰腺癌的高危人群包括以下几个方面:①年龄大于40岁,有上腹部非特异性症状的患者;②有胰腺癌家族史者,有人认为遗传因素在胰腺癌发病中占5%~10%;③突发糖尿病患者,特别是不典型糖尿病,年龄在60岁以上,缺乏家族史,无肥胖,很快形成胰岛素抵抗者,40%的胰腺癌患者在确诊时伴有糖尿病;④慢性胰腺炎患者,目前认为慢性胰腺炎在小部分患者中是癌前病变,特别是慢性家族性胰腺炎和慢性钙化性胰腺炎;⑤导管内乳头状黏液瘤亦属于癌前病变;⑥家族性腺瘤息肉病合并胰腺癌者高于正常人群;⑦良性病变行远端胃大部切除者,特别是术后20年以上的人群,胰腺癌发病率升高1.65~5.00倍;⑧胰腺癌的高危因素有吸烟、大量饮酒,以及长期接触有害化学物质者。

(2)胰腺癌早期诊断的重要性及困难　文献报道Ⅰ期胰腺癌5年生存率可高达71%。早期胰腺癌一般指直径小于2 cm的Ⅰ期胰腺癌。然而,胰腺癌早期一般没有症状,医生也不容易从最常见的症状中一下想到胰腺癌。最能迫使患者不得不看医生的是发生了黄疸,而此时的肿瘤已经很大了,以致80%的患者只能行探查或姑息性手术。目前胰腺癌的早期诊断手段主要有高选择性影像学检查、分子生物学检查和胰腺细胞学检查。高选择性影像学检查包括超声内镜(endoscopic ultrasonography, EUS)、动态增强CT扫描、磁共振胰导管造影术(magnetic resonance cholangiopancreatography, MRCP)、内镜下逆行胰胆管造影(endoscopic retrograde cholangio – pancreatography, ERCP)、胰管超声(PDUS)、胰管镜检查(POPS)和正电子发射断层显影(PET)等。分子生物学检查,90%胰腺癌细胞有K-ras基因突变。胰腺癌组织的K-ras测定,胰液以及粪便K-ras基因的测定都在研究之中。Berthelmy 1995年报告检测胰液和胰、胆管脱落细胞的K-ras基因可以区别胰腺癌和其他良性疾病,诊断胰腺癌的敏感性为77%~83%,特异性为100%。胰腺细胞学检查仍然是最可靠的诊断指标。然而没有影像学的指征或手术,很难考虑做穿刺细胞学或活组织检查。胰液细胞学检查对胰腺癌早期诊断是有价值的,但是获得足够数量的胰液并非易事。

胰腺癌的早期诊断依然困难重重:①早期胰腺癌患者没有症状不来看医生;②有了症状的胰腺癌患者是否能够引起医生的注意,考虑到有胰腺癌的可能性;③医院是否具备诊断早期胰腺癌的设备和能力。到目前为止,我们所努力的方向是:①寻找易于推广的肿瘤标志物用于临床筛选;②对于好发的人群,凡是有胰腺癌的症状,应积极行影像学检查和胰腺癌标志物检查(CA19-9、CA242、CA50、POA、CEA、铁蛋白等):超声内镜+穿刺细胞学检查,ERCP+胰液细胞学检查以双胰腺癌的基因检测(*K-ras*基因)。上述方法有助于发现早期胰腺癌。

2.胰腺癌的诊断方法

(1)病史及体格检查 已如前述,由于胰腺癌的早期症状不具备特异性,对胰腺癌的诊断不具价值。临床出现急剧发生的皮肤巩膜黄染,进展迅速,应想到可能为梗阻性黄疸或胰头癌。腰背部持续性疼痛难以缓解一般为胰腺癌侵犯胰腺周围组织所致。胰头癌压迫胆总管末端形成胆道梗阻时,往往出现胆囊增大。临床上如果出现进展迅速的黄疸,伴随有腰背部疼痛,体格检查发现胆囊大,触及上腹部肿块时,高度怀疑胰腺癌,结合进一步的实验室和影像学检查即可确诊。

(2)生化学检查

1)血、尿、粪常规检查:胰腺癌患者早期血、尿、便常规检查多无异常发现,部分病例可出现贫血、尿糖阳性、大便潜血阳性,或由于胰管梗阻时间较长而使胰腺组织萎缩,血、尿淀粉酶可降至正常。少数患者血清脂肪酶可升高。

2)血糖和糖耐量检查:由于癌肿破坏胰岛细胞,胰腺癌患者中约40%可出现血糖升高及糖耐量异常。有学者认为葡萄糖耐量试验对诊断胰腺癌有参考价值。

3)肝功能检查:胰头癌由于胆道梗阻或出现肝转移等,常出现肝功能异常。梗阻性黄疸患者的血清胆红素常超过15 mg/d,高于胆石症、慢性胰腺炎所致的胆道梗阻。梗阻性黄疸时血清转氨酶及碱性磷酸酶多有升高。

4)胰腺外分泌功能检查:约80%胰腺癌患者可出现外分泌功能低下,但慢性胰腺炎、胆总管结石或胰腺良性肿瘤也可影响胰腺外分泌功能。一般的方法是将十二指肠导管置入十二指肠腔内,然后静脉注射促胰液素1U/kg,注射后在80 min内抽取十二指肠液(胰液),测定胰液总量、淀粉酶、蛋白酶、脂肪酶以及碳酸氢根浓度。如用药后胰液分泌量减少,碳酸氢钠浓度正常,应考虑胰腺癌合并胰管阻塞。若胰液分泌量和碳酸氢钠浓度都减少,则可能属于广泛性胰腺组织功能损害,如慢性胰腺炎或胰腺癌晚期。胰头癌引起胰管阻塞比胰体尾癌严重,因而胰液分泌障碍也较明显。此方法还可以检查胰液中有无肿瘤脱落细胞。另外还可通过促胰酶素试验、促胰液素-促胰酶素联合试验或氯化乙酸甲胆碱试验检查胰腺外分泌功能。

(3)胰腺癌标志物检查

1)血清标志物:近20年来分子生物学的发展为恶性肿瘤的早期诊断提供了机会,许多肿瘤标志物被用于胰腺癌的诊断和术后随访。结肠胰腺癌相关抗原(PCAAC)、癌胚抗原(CEA)、胰腺特异性抗原(PaA)、胰癌胚抗原(POA)、甘氨酰脯氨酸-二肽氨基肽酶(GPDA)及α1-抗胰蛋白酶、CA19-9等作为胰腺癌肿瘤标志物都不同程度地用于胰腺癌的辅助诊断,但对筛选早期病例意义不大。目前用于胰腺癌诊断的血清肿瘤标志物有10余种之多,主要包括CA19-9、CA242、CEA、CA125、CA50、CA195、Span-1、Dupan-2、CAM17.1等。其中临床中证实最有价值的为CA19-9。CA19-9是Lewis血型抗原标志,人群中有5%~10%Lewis阴性者不分泌CA19-9。因此,理论上CA19-9的最大敏感性为90%~95%。近年来,CA19-9用于术前评估、预后判断以及观察药物治疗反应等方面引起了人们的关注。Safi 等报告了 347 例胰腺癌患者血清中 CA19-9 的表达水平,发肿瘤不可切除时血清 CA19-9 值明显升高。一般认为 CA19-9 大于 300 μg/mL 时,胰腺癌不可切除率为 70%~80%,大于 1 000 μg/mL 时这一比例上升到 97%。且术前 CA19-9 明显升高常提示预后较差。如果手术或放疗后 CA19-9 值持续下降则提示预后相对较好。CA19-9 值再次升高常常是复发的标志。CA242 是继 CA19-9 之后出现的另一种重要的胰腺癌相关标志物,其单克隆抗体是由结肠癌细胞株 Colo205 免疫小鼠而获得。Ozkan 等比较了 CA242 和 CA19-9 对胰腺癌诊断的敏感性分别为 75% 和 80%,特异性分别为 85.5% 和 67.5%,认为在对胰腺癌诊断的特异性上 CA242 明显优于 CA19-9。另外,胰腺炎相关蛋白(pancreatitis-associated protein,PAP)在正常胰腺组织中缺乏,在急性胰腺炎时较强表达,其在胰腺癌中亦可呈阳性表达。Cerwenka 等使用酶联免疫吸附法分析 30 例胰腺癌、15 例胰腺良性疾病和 30 例正常人血清中 PAP 的含量,以 18 mg/mL 作为临界值,其对胰腺癌诊断的敏感性和特异性分别为 90% 和 82.8%,并且 PAP 的含量与 TNM 分期有显著的相关性。由于肿瘤发展的复杂性和多变性,有必要选择两种或多种肿瘤标志物联合检测,这样可以全面表达或反应肿瘤的不同特性,避免单个肿瘤标志物检测的局限性,提高血清学肿瘤标志物在胰腺癌诊治中的辅助作用。

2)基因标志物:近年来,随着人们对胰腺癌分子生物学研究水平的不断提高,发现了许多在胰腺癌发生和发展过程中异常改变的基因标志物,依其作用不同,可分为癌基因、抑癌基因以及参与细胞黏附和与基质相互作用的基因。胰腺癌是 *K-ras* 基因突变率最高的肿瘤。Almoguer 1988 年首次报道胰腺癌的 *K-ras* 基因突变率高达 95%。Pelise 等使用内镜超声引导下细针穿刺活检标本进行 *K-ras* 基因第 12 位密码子突变分析,细胞学检测的敏感性和特异性分别为 73% 和 100%。Pugliese 等对 34 例胰腺癌和 11 例慢性胰腺炎患者的胰液进行 *K-ras* 基因突变检测,显示胰腺癌患者突变率为 87%,慢性胰腺炎突变率为 40%,认为胰液中 *K-ras* 基因突变检测对胰腺癌和慢性胰腺炎的鉴别诊断不起作用。国内有关 *K-ras* 基因突变与 CA19-9 联合检测也进行了探索。任月欣等应用聚合酶链反应-单链构象多态性分析(PCR-SSCP)方法探讨 *K-ras* 基因突变在胰腺癌诊断中的价值。结果认为 *K-ras* 基因突变在胰腺癌发生中起作用,但其作为胰腺癌诊断的分子标志缺乏特异性。戴梦华等同时行外周血 *K-ras* 基因突变和 CA19-9 的检测,结果外周血 *K-ras* 基因突变和 CA19-9 联合检测诊断胰腺癌的敏感性、特异性分别为 66.67% 和 97%,认为外周血 *K-ras* 基因突变和 CA19-9 的联合检测显著提高了胰腺癌诊断的特异性,弥补了单一 *K-ras* 基因突变和 CA19-9 检测的不足,可用于胰腺癌的辅助诊断。另外,尚有一些基因如 *HER2*、*p53*、*AKT*、*P16DPC4*、*FHT*、*DCC* 等仍处于实验研究,尚未应用到临床。

(4)胰腺癌影像学诊断及腔镜微创技术的应用　迄今为止,影像学检查仍是胰腺癌诊断的重要手段,对于判断胰腺肿块的部位、确定肿块的性质、判断肿瘤切除的可能性及确定术式具有重要意义。

1)超声检查:经腹超声成像是胰腺癌诊断的常规和首选方法。其特点是操作简便,价格便宜,无损伤,无放射性,可多轴面观察,能直接显示图像,还可重复多次检查,并能较好地显示胰腺内部结构、胆道有无梗阻及梗阻部位、梗阻原因。超声可以发现胰腺癌占位性病变、胰腺组织萎缩伴有胰管和胆管的扩张(双管征)、肝脏的转移病灶。B超可以发现1 cm以上的胰腺占位,胰腺癌的确诊率可达80%~91%,适用于胰腺癌的初筛和癌症普查、临床诊断。胰头癌侵犯、压迫胆总管末端造成胆道梗阻时,能够显示肝内外胆管扩张和胆囊增大,判断肝外胆道梗阻的准确性达94.4%。术中B型超声的应用,为手术中明确诊断提供了便利。超声诊断除可以发现胰腺癌的占位性病变、肝脏的转移病灶,彩色多普勒超声检查对血管受侵情况的判断有一定帮助。如发现血管内癌栓存在;腹腔动脉干、肠系膜上动脉肿瘤包绕;门静脉系统肿瘤包绕。胃肠道气体可以影响超声检查的准确率,肿瘤对门静脉侵犯诊断的敏感性为33.3%,特异性为93.9%;肝转移诊断的敏感性为35.9%,特异性为91.9%。但是B超操作无创、方便,仍是临床重要的常规检查手段。血管内超声可精确发现门静脉肿瘤侵犯的部位和长度,但它只能在术中进行。王普等对30例超声检查怀疑胰腺占位性病变者行血清学CA19-9检测,并在B超引导下行穿刺细胞学检查。CA19-9与超声引导经皮穿刺活检联合检测对胰腺占位性病变诊断的敏感性为92.3%、特异性100%、准确性92.3%,与单行超声引导经皮穿刺活检比较有显著差异。

2)CT检查:CT是最为常用的胰腺癌诊断分期、对治疗反应及合并症进行评估以及随访的金标准。CT对不可切除的判断准确率与外科发现接近100%。这一事实使CT成为胰腺癌诊断和评估的一种较为完美的手段。然而,大约1/3被CT认为病灶可切除的患者实际上未能切除。RDOG的经验表明,传统CT在显示胰腺癌血管受累方面,敏感性为47%,特异性为69%。其他报道其准确率44%~66%不等。螺旋CT较传统CT有两大技术优势,其一为血液循环中持续高浓度的对比剂,其二为三维重建的能力。螺旋CT可以获取全胰薄层、静止的图像,进一步提高CT评估胰腺癌的准确性。胰头癌侵犯、压迫胆总管末端造成胆道梗阻时,能够显示肝内外胆管扩张和胆囊增大。北京医院报告CT检查对胆管扩张的确诊率为100%,胆道梗阻水平的确诊率为90%,胆道梗阻原因的确诊率为83%。CT显示胰腺肿块为胰腺边缘局部隆起或胰腺实质内不规则、密度不均匀边界模糊的低密度区。CT还可显示胰腺癌侵犯肠系膜上动静脉、门静脉、下腔静脉、脾静脉的情况,表现为血管增粗,界限模糊,甚或血管完全被肿瘤包绕。同时还可显示胰腺周围淋巴结转移情况,以及其他部位如肝脏转移等。CT对于胰腺癌的诊断、手术可切除性的评估以及术后随诊均具有重要意义。以往对胰腺癌患者胰周血管情况进行评价多使用单层螺旋CT,一般只根据轴位图像进行判断。虽然它对肿瘤不可切除性的判断准确率几乎达到100%,但对肿瘤可切除性的判断准确率却不令人满意,对于外科手术的提示性不够具体,不够直观。胰腺为多血管脏器,接受来自肝动脉、脾动脉和肠系膜上动脉的血供,应用工作站和电脑软件,可从二维或三维进行血管图像重建,这样可准确显示血管包绕或侵犯。MSCT重建的方法有很多,主要包括容积显示技术(volume - rendered technique,VRT)、最大密度显示法(maximum intensity projection,MIP)和表面阴影显示法(shaded surface display,SSD)三种方法。利用VRT、MIP、SSD等方法得到的血管重建图像对于判断胰腺癌可切除性的价值显示出极其乐观的前景。

3)磁共振成像(MRI):传统的 MRI 在胰腺癌的检测中有其局限性,主要由于运动伪影(呼吸、血管和肠蠕动的影响)和有限的空间及对照分辨率。然而,动态 MRI 克服了这些缺点。胰腺癌的 MRI 影像所见与 CT 相仿,显示肿瘤中央坏死囊性变或胰管阻塞而形成囊肿,或显示邻近血管是否通畅以及血管受肿瘤侵犯所产生的阻塞状态优于 CT。MRI 在鉴别胰腺癌和胰腺炎时比较困难。MRCP 提供了胆汁的高密度信号与实质性器官和血管低密度信号的理想对照。MRCP 是非侵袭性的,不需注射对比剂,是优于 ERCP 之处。MRCP 在探测胆管、胰管扩张和狭窄的敏感性可达93%~100%,是评估梗阻性黄疸的极好技术。近年来,MRI 技术发展很快,尤其是快速动态序列的开发,脂肪抑制技术的成熟,组织特异性对比剂如胰腺靶向对比剂锰螯合物(Mn-DPDP)的开发,克服了以往的若干缺陷,使胰腺及其周围结构显示更加清晰。有报道 MRI 有更高的组织分辨率及显示肿瘤的多种途径。因此,在诊断小胰腺癌方面,MRI 优于 CT,但在评价胰周血管受侵方面,MRI 因受化学位移伪影、血管伪影和空间分辨率较低的影响,与 CT 相比意见仍不统一。

4)内镜逆行胰胆管造影(ERCP):胰腺癌大多起源于胰腺导管,早期即可显示胰管异常,ERCP 对于胰腺癌的早期诊断有重要意义。胰管造影有以下改变:胰管不规则扩张,主胆管截然中断,主胰管局部不规则狭窄;主胆管和胆总管中断。原成都军区总医院王健忠等对数十例胰腺癌患者行内镜逆行胰胆管造影检查,诊断敏感性和准确性分别为89.7%和94.6%,高于同组的 CT 和 B 超诊断。提出 ERCP 应作为胰腺癌诊断的主导方法。但该方法亦存在若干缺点:①插管失败,与操作者的技能、解剖状况和病变侵犯胃和十二指肠的程度有关;②胰腺盲区病变(如钩突部、头上区、尾部)易漏诊;③6.5%~20.0%的胰腺造影上不能证实有任何异常;④有一定并发症,文献报告为2%~3%,主要为急性胰腺炎和胆道感染;⑤胰腺形态学改变不能正确反映胰腺癌的范围和能否切除。另外,由于 MRCP 和 EUS 的发展及 ERCP 的有创性,渐渐限制了 ERCP 的应用。然而 ERCP 检查与分子生物学检测相结合亦见报道。上海长海医院李兆申等行 ERCP 明确病变部位后,进行胰管刷检标本 p53 蛋白检测,结果证实 p53 蛋白检测诊断胰腺癌的敏感性为59%,特异性为100%,准确性为74%。二者联合诊断胰腺癌的敏感性为71%,特异性为100%,准确性为81%,与单项细胞学检查相比差异有显著性。

5)经皮肝穿刺肝胆管造影及引流(PTC 及 PTCD):在肝外胆道梗阻时肝内胆管扩张,可以经皮肝穿刺抽吸出胆汁。因此对梗阻性黄疸患者,可进行 PTC,以确定梗阻的部位、程度和原因。胰头癌或其他原因阻塞胆管出现黄疸时,显示肝内外胆管扩张。梗阻端胆管可圆钝、光滑或结节状充盈缺损。胆总管可显示因肿瘤推移而向内侧移位。由于 PTC 可引起出血、胆汁性腹膜炎、胆道感染等并发症,PTC 及 PTCD 已经应用得越来越少。在纽约 Memorial Sloan Kettering 癌症中心,施行 Whipple 手术接近半数的患者接受了术前经内镜、经皮穿刺放置内支架或手术内引流,结果术后并发症发生率明显高于未行术前减黄者。该中心的专家认为如判断胰头或壶腹周围癌能够切除,就不应行术前减黄。

6)数字减影血管造影(DSA):DSA 是一血管创伤性检查,能较为准确地诊断胰腺癌患者血管受肿瘤侵犯的情况。腹腔动脉选择性或超选择性造影主要有以下改变:动脉受肿瘤压迫、侵蚀,呈狭窄、移位或中断,肿瘤部位血管呈病理性迂曲或不规则血管区;环绕肿瘤外围的肿瘤血管呈抱球状改变。肝动脉造影对于判断胰腺癌肝内转移有帮助,毛细血管相表现为圆形充盈缺损。在没有远处转移的局部进展期胰腺癌患者术前进行 DSA 检查有以下好处:①了解肿瘤对其周围血管有无侵犯,为肿瘤可切除性判断提供证据;②观察肿瘤对血管侵犯的程度,为胰腺癌扩大根治术中血管切除和重建作准备;③术前 DSA 的同时,进行区域性动脉灌注治疗有可能使肿瘤缩小,从而有助于提高手术切除率。此技术为创伤性技术,操作复杂,并且对肝转移和淋巴结转移显示较差。随着 CT、MRI 及 EUS 等技术的应用,DSA 已逐渐被取代。但对于巨大的多血管肿瘤且伴有左侧门静脉高压及脾肿大时,可考虑行 DSA 及脾动脉栓塞。

　　7)正电子发射断层扫描(PET):PET 成像技术已应用于胰腺癌的诊断和评估。CT、B 超、MRI 等各种常规影像学检查在胰腺癌的可切除性判断中被广泛应用。然而,这些方法在胰腺癌的可切除性判断方面并非完全可靠。Heertum 等 134 报道[18]F-FDG PET 在探测胰腺肿瘤时有较 CT、B 超、MRI 等各种常规非侵袭性影像学检查更高的灵敏度。对于小于 2 cm 的胰腺癌,[18]F-FDG PET 的灵敏度显著优于 CT,而大于 4 cm 的胰腺癌,CT 要优于[18]F-FDG PET。这与较大瘤体的较低代谢率有关。而且,[18]F-FDG PET 在探测胰腺癌肝转移方面有良好效果,其总敏感性为 70%,特异性为 95%,其敏感性和特异性明显优于 CT、B 超、MRI。在直径大于 1 cm 的病变,[18]F-FDG PET 探测肝转移的敏感性达 97%。这样就起到了修正原来较低分期的作用,尤其肝脏疑有大于 1 cm 的病变时。有报道,在 65 例患者[18]F-FDG PET 改变了 43% 患者的治疗措施。Nakatal 等对 37 例胰腺癌患者的标准化摄入值(SUA)进行测量,其中 13 例切除肿瘤,24 例未能切除。未能证实两组的 SUA 有何差别,但证实 SUA 对于不可切除胰腺癌是独立的预后指标。孔令山等用[18]F-FDG 显像检测了 23 例胰腺占位性病变,发现 14 例胰腺高代谢区(SUV 3.1~6.8),其中 3 例伴多发性肝转移,例肝转移伴腹膜后淋巴结转移,2 例 CT 诊断为胰腺癌合并肝转移,但肝脏无阳性表现;3 例因发现其他部位转移寻找原发灶;PET 检查发现胰腺放射性浓聚影。5 例胰腺癌术后 PET 发现 1 例肝、腹腔淋巴结转移。研究认为[18]F-FDG PET 显像对胰腺占位定性、鉴别诊断和术后随访具有重要的价值。

　　8)超声内镜(EUS)检查:EUS 是一种能近距离接近消化道并提供高分辨率图像的方式,是一种快速发展的对胰腺癌进行检查、分期、外科评估的方法。毗邻胰腺的超声内镜探头允许操作者对局部解剖细节进行直接探测。应用 EUS 对胰腺癌进行诊断及可切除性评估已在国内一些大医院开展。候华军等分析了 BUS 对 72 例胰腺癌邻近脏器浸润的检出率,并与 CT、ERCP 进行了比较,发现 EUS 对于胰腺癌邻近血管侵犯及淋巴结转移的检出率均高于 CT 及 ERCP,有助于全面评估肿瘤的可切除性。中国医学科学院肿瘤医院田艳涛等对 38 例胰腺癌进行了内镜超声检查,以手术结果作为金标准进行对比,并与 CT、MRI、B 超诊断结果进行比较。结果 EUS 诊断胰腺癌准确率为 97.4%,CT 为 94.6%,MRI 为 89.5%,B 超为 73.7%。除上述优点,EUS 也有局限性。EUS 经常可以探及肿大淋巴结,但很难将癌转移与炎性淋巴结相鉴别。如同时存在慢性胰腺炎或肿瘤与胰腺实质有相同的回声时,单靠 EUS 亦难以区别胰腺肿瘤和慢性胰腺炎。另外施行过括约肌切开术、胰胆管内放置支架,亦容易产生人为假象,影响探测结果。EUS 介导的细针穿刺抽吸可以弥补上述缺陷。EUS 和 EUS 介导的细针穿刺抽吸(FNA)拓宽了临床适应证,除探测原发肿瘤、淋巴结和肝脏情况,还可获得病理学诊断。但是 EUS 检查过于依赖操作者的水平,一定程度上影响其作为首选的方法。

9)腹腔镜(LP)和腹腔镜超声(LUS):近年来腹腔镜和腹腔镜超声已用于胰腺癌的诊断、术前分期和可切除性评估。在胰腺癌出现腹膜或肝表面相对较小的转移结节(直径1~2 cm)而又不易被 CT 发现时,腹腔镜显示了其优势。在腹腔镜技术应用之前,相当数量在 CT 评估下认为病灶可以切除的患者,在开腹时发现已不能切除。腹膜小的种植转移对于是否施行 Whipple 手术有巨大的影响。而 CT 对于肠系膜、腹膜和网膜的转移经常难以发现。LUS 是一种较 CT 更准确的一种预测胰腺癌可切除性的方法。Taylor 等报道 LUS 可阻止 53% 的不必要的开腹手术。其肿瘤可切除性的阳性预测结果为 91%,并认为是确定胰腺癌可切除性的一种准确的技术,对于胰头和壶腹周围有切除可能病变的处理提供指导。虽然 LUS 是一种有创性技术,而且需要住院进行,但相对于不必要的开腹手术和长时间的住院治疗必要时选择使用是非常值得的。赵作伟等对 22 例临床已确诊为胰头癌的患者术前行腹腔镜超声检查,发现肝表面及腹膜转移癌灶 3 例、肝内转移灶 1 例,避免了开腹手术。腹腔镜超声检查提示 9 例可以手术切除,8 例施行了胰十二指肠切除术。结果提示腹腔镜及其超声扫描可以判断胰头癌的可切除性,可以避免不必要的剖腹探查。

10)十二指肠低张造影:胰头部肿瘤侵及十二指肠时,十二指肠低张造影可显示十二指肠环内缘改变,内侧壁压迹和"双边征",内侧黏膜变矮、变平,黏膜皱襞歪斜。胰腺钩突部肿瘤较大时,十二指肠环可变大。在断面影像学检查方法问世之前,上消化道造影或十二指肠低张造影是胰腺疾病唯一的影像学检查方法,目前已基本被断面影像学检查取代。

11)胰管镜(PPS)与胰管内超声(IDUS):胰管镜是近 20 年来开发的新技术,它利用母子镜技术将超细纤维内镜通过十二指肠的操作孔插入胰管,观察胰管内的病变,是唯一不用开腹即可观察胰管的检查方法。胰腺癌胰管镜下表现为胰管壁不规则隆起、狭窄或阻塞,黏膜发红发脆,血管扭曲扩张。对于 B 超、CT、EUS 不能发现的早期胰腺癌有特殊意义。胰管内超声是经常规内镜活检钳通道将高频超声微探头插入胰管内进行实时超声扫描的一项新技术,由于其超声微探头从胰管内直接探查胰腺实质,所受干扰最少,可准确地探及胰腺癌特别是小胰腺癌的位置及大小,明显优于 B 超、CT、EUS、血管造影等。诸琦等对 18 例经手术证实和临床诊断为胰腺癌和慢性胰腺炎的患者行胰管内超声检查,且与常规腹部超声、CT、逆行胰胆管造影比较,证实胰管内超声对胰腺癌和慢性胰腺炎的诊断符合率明显优于常规影像学检查,是一种可行且有效的检查方法。

(5)针吸细胞学检查　在 CT、B 超、EUS 等影像学引导下或手术中做胰腺肿块穿刺针吸细胞学涂片检查,常常可明确病变性质。近年来渐渐广泛应用的胰腺细针穿刺抽吸细胞学检查(FNA)是一种比较安全可靠的胰腺癌细胞学诊断方法。虽然超声、CT、MRI、ERCP 等现代影像学技术大大提高了胰腺占位病变的诊断水平,但对其病理性质的确定有时仍困难,尤其是胰腺癌和慢性胰腺炎的鉴别,影像诊断缺乏特异性。随着 CT、高分辨率实时超声仪的进展以及细针穿刺活检的改进不仅提高了穿刺的准确性和安全性,而且所获得的标本既可以做组织学也可以做细胞学诊断,从而大大提高了术前的病理诊断水平。EUS 的使用及通过胰腺穿刺抽吸物进行基因诊断,对提高胰腺癌的诊断准确率也起到了一定作用。随着聚合酶链反应(PCR)等分子生物学技术的发展及临床应用,仅用穿刺做细胞学检查残留的极少量标本,同样可以获得明确的阳性结果。Villanueva 等在 93 例患者 115 次 FNA 标本中检测 $K$-$ras$ 基因突变评价其对胰腺癌的诊断价值。结果显示细胞学检查、$K$-$ras$ 基因突变及细胞学联合 $K$-$ras$ 基因突变诊断胰腺癌的敏感性分别为 64%、59% 和 77.6%,特异性均为 100%。在部分细胞学检查阴性的胰腺癌中也检测到了 $K$-$ras$ 基因突变,该研究提示 $K$-$ras$ 基因突变与细胞学联合检测能提高胰腺癌诊断的敏感性。

上述各项检查对于胰腺癌的诊断各有优缺点,妥善应用以上各项检查手段,既要快速准确地诊断,又要减少资源和设备的浪费,使之符合成本效用原则。中国抗癌协会胰腺癌专业委员会对前述 2 340 例胰腺癌进行的回顾性分析中,证实 B 型超声检查符合率为 90.5%(1 986/2 195),CT 检查符合率最高,为 94.2%(1 674/1 778)。MRI 检查符合率为 91.1%(298/327),MRCP 检查符合率达 92.1%(35/38)。对于胰腺癌疑诊患者应首先考虑 CT 检查,超声检查可作为初始检查。首先,明确肿瘤位置、大小、确定诊断;其次进一步了解病变对周围组织器官的侵犯、淋巴结转移情况,从而进行临床分期,制定相应的治疗方案。对肿瘤侵犯血管的情况了解不太充分时,宜进行血管造影对腹腔动脉,尤其肠系膜上血管进行充分了解。Tierey 等认为在壶腹周围病变的评估中,CT 与 EUS 可以互相取长补短。CT 作为首选检测项目以首先检测有无远处转移。鉴于 EUS 在探测血管浸润方面的敏感性,用 EUS 来评估胰腺癌的血管浸润,尤其当 CT 的结果有争议时。当 EUS 和 CT 的结果不一致时,第三种影像学检查如传统血管造影或 MRI 加以考虑。在 Tierney 报道的一组病例中,如果手术的决定只依靠 CT 时,不必要的手术探查为 11 例(23%),而如果手术的决定依赖 CT 或 EUS 中的一种时,只有 4 例(9%)进行不必要的手术探查。Schwarz 等通过对 95 例良恶性壶腹周围病变的多种检查手段包括 CT 及 MIP 技术、MRI、MRCP、EUS、BRCP、DSA 和 PET 等进行检查,结果提示 CT 在未放置胆道支架之前,是最为有效的检查手段,正确诊断率为 88%,可切除性准确率为 71%。如 CT 未能发现明确的肿瘤,还可行 EUS 检查。不能确定肿瘤是否侵及血管可行 MRI 或 EUS 检查。血管造影已不被认为是常规检查手段。不能确定的肿瘤或可疑的转移可行 PET 检查。合理检查方法的组合和程序将使其达到最佳效果。美国 1999 年胰腺癌的花费是 29 亿美元。Tierney 等报道只应用 CT 一种方法来评估胰腺癌的可切除性时,每例根治性切除的花费平均在 136 000 美元。而当 CT 和 EUS 联合应用时,不必要的手术探查数量降至 4.4 例/100 例,每例根治性切除平均花费 103 000 美元。MCMahon 等评估各种影像学组合的成本效益比值,认为 CT 联合腹腔镜及腹腔镜超声(LUS)的成本效益比为每生命年 87 502 美元,而 CT 与 MRI 的成本效益比为每生命年 64 401 美元。此两种组合及其他组合的差异无统计学意义。术前多种检查手段的应用对于胰腺癌的可切除性做到较为准确地预测,但过多的检查会增加患者的经济负担和心理负担,较长时间的治疗耽搁和较重的经济负担,甚至由于介入和腔镜技术造成的治疗并发症等均需予以考虑。

胰腺肿瘤的临床表现多种多样,所做出的诊断仍为临床诊断,而不是病理诊断。对于临床诊断仍有困难者,往往需手术探查加以鉴别或解除黄疸。在探查手术中,为明确胰腺病变的性质,常需活检明确诊断。对于肿瘤体积较大或肿瘤已侵及周围组织器官或已有区域淋巴结转移者,采取活组织病理检查比较容易。而对于肿瘤病变较小且位置深在者,获得明确病理诊断比较困难。首先可采用细针穿刺抽吸细胞学检查,此法简便易行,损伤小,出血少,不易形成胰瘘,但需有诊断水平很高的细胞学医生。其次为切取肿瘤组织活检,易出血及有胰瘘等并发症。临床上常依据临床诊断对胰腺癌患者施行根治术,术后进行病理检查。手术的理由是,手术切除了胰腺占位性病变,解除了胆道梗阻。文献报道将慢性胰腺炎或胆总管下端结石误诊为胰腺癌而行胰十二指肠切除术的发生率为3%~5%。因此,在探查手术中应尽量努力明确诊断;如欲行根治性手术,亦应在操作中逐步探查,必要时应结合术中 B 超明确诊断,尽量减少误诊、误治。

## 四、鉴别诊断

胰腺癌因临床表现多样化,胰腺癌早期症状多较隐匿而非特异,早期诊断相当困难,误诊率高。有报道292例胰腺癌患者中有114例误诊,误诊为肝炎、胰腺炎、胆石症、消化性溃疡及其他消化系统肿瘤等。误诊率在胰头癌为41.59(89/212),胰体尾癌为34.1%(14/41),全胰癌为28.2%(11/39)。需与胰腺癌相鉴别的疾病如下。

1. 慢性胰腺炎 慢性胰腺炎是一种反复发作的渐进性的广泛胰腺纤维化病变,导致胰管狭窄阻塞,胰液排出受阻,胰管扩张。主要临床表现为腹部疼痛、恶心、呕吐以及发热,严重者可有脂肪泻。胰腺癌和慢性胰腺炎均可有上腹胀满不适、消化不良、腹泻、食欲减退、消瘦等临床表现,两者的鉴别有时非常困难。但慢性胰腺炎常呈慢性病程,发病缓慢,有反复的急性发作史,腹泻(或脂肪泻)较著,而黄疸少见。急性发作时,实验室检查可有血、尿淀粉酶升高。B 超检查可见胰管扩张不均匀、扭曲,胰腺实质尚均匀,胰腺外形略有膨胀。CT 检查可见胰腺轮廓不规整,结节样隆起,胰腺实质密度均匀。另外,腹部平片或 CT 检查发现胰腺部位的钙化点有助于诊断。当鉴别仍有困难时,需进一步做经皮胰腺细针穿刺或剖腹探查行组织细胞学检查。有时开腹手术时肉眼不能判断,或判断出现失误。临床上常误把胰腺炎当作胰腺癌而行胰十二指肠切除手术,术后病理证实为炎症。有的不能切除做了内引流术,术后多年患者仍存活。也有误把胰头癌当作胰腺炎进行内引流术,术后患者日趋恶化,用十二指肠镜检查,可见到癌瘤浸润乳头部或十二指肠壁,甚或呈菜花样隆起。这是因为在胰腺癌的周围常有慢性炎症组织覆盖包绕,表面取材或穿刺取不到癌组织而取下了炎症组织,造成误诊、误治。另外慢性胰腺炎深部常有硬结,取材、穿刺病理学诊断虽然阴性,但不能排除癌瘤,切除标本病理检查提示炎症。近年来术中应用细针穿刺细胞学检查,90%呈阳性结果,但仍有10%左右得不到确切病理诊断,只能按患者的实际情况分析判断进行处理。

2. 壶腹癌 胰头癌、胆总管末端癌以及十二指肠乳头癌在临床表现上均有黄疸,手术治疗上常常采取同一种治疗方法,故传统将其统称为壶腹周围癌。实际上这几种癌除黄疸和手术方式选择上具有共同点外,其余无论肿瘤发生、恶性程度、影像学表现、手术切除率、治疗和预后均有差别。目前随着现代医学诊断技术水平的发展,已经应用综合影像诊断技术和有效的临床检查方法对这几种不同类型的恶性肿瘤进行区分,并在临床上分别对待。少数病期很晚的壶腹周围恶性肿瘤,在临床或病理上很难鉴别肿瘤发生部位,仍称为壶腹周围癌。壶腹癌发生在胆总管与胰管交汇处。黄疸是壶腹癌最常见症状,肿瘤发生早期即可出现黄疸。由于临床医生对壶腹癌黄疸的认识不足,很多早期壶腹癌常先被疑诊为黄疸型肝炎而误诊、误治。黄疸持续时间长短对判断壶腹癌的病期具有参考意义。黄疸病史在 15 d 以内者,一般为早期病变;如黄疸病史超过了 3 个月,则病期已属晚期。建议临床对于黄疸患者早期即应进行 B 超检查,以尽早发现病变。患者血清胆红素含量的高低亦可反应肿瘤病期的早晚。但因肿瘤组织坏死、脱落,可使胆道暂时再通,故黄疸可时轻时重,出现波动。但在黄疸下降时,血清胆红素、碱性磷酸酶等指标亦不会降至正常。随着肿瘤的进展,黄疸进行性加深,波动性消失,临床上患者出现周身瘙痒,粪便颜色变浅乃至陶土样便以及胆囊胀大、肝大等胆道梗阻的症状和体征。有些患者可因胆道梗阻而诱发急性胆管炎。腹癌可应用多种影像学检查方法进行检查,十二指肠低张造影可显示十二指肠乳头部充盈缺损、黏膜破坏"双边征",ERCP、PTC、B 超、CT、MRI、EUS 等可显示胰管和胆管扩张,壶腹部占位性病变。这些检查对明确肿瘤部位、判断肿瘤大小、胆道梗阻程度、肿瘤与周围组织器官关系,以及判断外科手术切除的可能性具有重要意义。ERCP 对侵及十二指肠乳头的病变可取病理组织活检,明确诊断。早期的位于壶腹周围的胰头癌与壶腹癌较难鉴别。对于肿瘤部位不完全明确的早期梗阻性黄疸,可采取剖腹探查术,术中 B 超检查结合双手触摸,确定肿瘤部位,常可发现早期壶腹病变。

壶腹癌确诊后应积极进行术前准备。对于血清胆红素含量在 10 mg/dL 以下者,一般不需术前胆道引流减黄,应积极行胰十二指肠切除术。对于肿瘤局限于壶腹者,可采取肿瘤局部切除术。有报道壶腹癌 5 年生存率为 53.5%;肿瘤直径大于 4 cm 者,5 年生存率为 43.6%;淋巴结无转移者,5 年生存率为 66.7%。可见,壶腹癌的预后与病期密切相关。临床上对壶腹癌应予足够重视,争取早期发现、早期诊断、早期治疗,以获取好的疗效。

3. 胆总管下端癌  胆总管下端癌是肝外胆管癌的一种。由于此部位接近于壶腹部,局部胆道相对较狭窄,病变早期即可出现黄疸。临床常伴随发热、胆绞痛。如有肿瘤破溃,可发生胆道出血,继之黄疸轻度减轻。查体常可触及肿大的胆囊。影像学检查对诊断和鉴别诊断具有重要意义。可发现胆总管下端充盈缺损、狭窄、中断,胆总管扩张,对于病变未累及壶腹部者,胰管不扩张。诊断困难者宜早期剖腹探查。胆管癌预后不佳,术后短期内即可复发。

4. 胆石症、胆囊炎  胰头癌出现梗阻性黄疸时,应注意与胆石症、胆囊炎进行鉴别。胆石症往往反复发作,黄疸波动较大,一般具有阵发性腹部疼痛或右上腹部绞痛,在胆道完全梗阻伴有胆道感染的情况下,可出现较高的发热及寒战,即黄疸、腹痛、发热三联征。黄疸出现时间较长时,则出现大便颜色变浅或白陶土样便。结石造成胆道梗阻部位在胆总管或壶腹部,查体可触及胆囊肿大。梗阻可造成肝脏胆汁淤积,可触及肿大的肝脏。实验室检查可有白细胞升高等感染征象及血清胆色素升高,以直接胆色素升高为主,同时伴有碱性磷酸酶升高。肝脏淤胆肝损害的情况下,常有转氨酶升高。B型超声检查可见胆总管或胆总管下端或壶腹部结石影,胆管扩张及胆管末端狭窄或胆管中断。CT显示胆总管结石钙化影。胆石症、胆囊炎患者消瘦多不明显,而胰腺癌患者短期消瘦较明显。腹部B超、CT及ERCP等检查有助于两者的鉴别。部分患者需手术探查方能加以鉴别。手术是主要治疗措施,包括胆囊切除、胆总管探查、取石及引流。明确诊断后,可根据具体情况选择开腹或腹腔镜手术。

5.急性黄疸型肝炎 急性黄疸型肝炎发病急剧,黄疸伴有肝区疼痛,有发热,无寒战。黄疸发生很快,但下降较慢。临床触诊常可触及肿大的肝脏并有触痛。实验室检查表现为胆红素、转氨酶的变化。因急性黄疸型肝炎导致肝细胞受损并出现黄疸时,血中非结合胆红素和结合胆红素均增多。进入肠道内的结合胆红素略减少,但不完全消失,肠道内尿胆素减少致大便颜色略变浅。经胆色素肠肝循环进入血循环中的尿胆原略减少,但肝细胞摄取并重新向肠道排泄尿胆原的能力减弱,从而使尿中尿胆原增多。结合胆红素在循环血液中不与球蛋白结合故可通过肾脏随尿排除,尿中可出现结合胆红素。由于尿中尿胆原增多和含有结合胆红素,致使颜色变深。急性黄疸型肝炎肝细胞损伤所致黄疸程度可以较轻,也可以较重,同时伴有肝脏酶学检查的异常。B超检查表现为肝脏体积缩小。

6.胰腺囊腺瘤和囊腺癌 胰腺囊性肿瘤是一类少见的胰腺肿瘤,有其特殊的病理类型。女性发病较多。无论病理或临床症状、影像诊断、治疗及预后均与一般胰腺癌有明显不同。胰腺囊性肿瘤占全部胰腺囊肿的10%~15%。胰腺囊腺癌约占胰腺恶性肿瘤的1%。胰腺囊癌的临床表现与胰腺囊腺瘤相似,表现为腹部不适、疼痛、上腹部肿块,临床上生长缓慢,病程较长,转移较晚。胰腺囊腺癌多由胰腺囊腺瘤恶变而来,临床上难以鉴别,即使在手术中根据肿瘤的肉眼所见也不易鉴别,只有在显微镜下检查才能做出诊断。病理上胰腺囊性肿瘤有三种类型,即浆液性囊腺瘤、黏液性囊腺瘤、黏液性囊腺癌。影像学检查对于胰腺囊性肿瘤与胰腺癌鉴别有重要价值,表现为胰腺实质内囊性病变,而胰腺癌只有在肿瘤中央坏死时方表现为囊性病变,且囊腔不规则。B超检查简易方便,能明确病变部位、囊性病变与周围组织的关系。临床上应作为首选检查方法。CT及MRI检查可进步明确胰腺囊肿的特点,包括囊肿的形态、囊壁及囊内容物情况。在影像检查上,应特别注意囊壁的厚度以及是否均匀一致;囊内有无间隔和囊内实性物;囊肿附近有无实性肿瘤;周围胰腺实质是否肿大、胰管扩张以及囊肿与胆管、血管的关系。胰腺囊性肿瘤应选择外科治疗。肿瘤包膜完整,很少有浸润和粘连,手术切除率高,手术治疗效果好。手术切除范围应根据病变部位、病期、与周围邻近重要血管的关系及患者全身情况而定。除广泛转移、累及重要血管只作姑息切除外,应力争做根治性切除。胰腺囊腺瘤的治疗应将腺瘤及其邻近的胰腺组织一并切除,不宜做囊肿外引流或内引流,原因是胰腺囊腺瘤常常为多房性,引流不能消除所有囊肿,囊腺瘤有恶性倾向,不作完全切除有恶变可能,如作外引流易形成窦道长期不愈。对胰腺癌可根据病变部位决定作局部切除、胰体尾加脾切除或胰十二指肠切除术。囊腺癌发展缓慢,手术切除率高,手术治疗后生存期长,预后较好。5 年生存率 24%~64%。

7. 胰岛素瘤　胰岛素瘤是胰岛 B 细胞发生的少见的胰腺内分泌瘤中最常见的一种肿瘤。90% 为胰岛腺瘤或胰岛腺样组织增生,10% 为胰岛细胞癌。国外报道该肿瘤在人群中的年发病率为 0.1/10 万~1.0/100 万,国内尚无这方面的调查资料。其一般为胰腺实质内孤立单发的圆形结节,直径在 1~2 cm,与周围腺体组织分界清楚。胰腺分泌胰岛素可引起病人低血糖。临床表现为头痛、头晕、智力减退、神志恍惚或失去知觉。症状发作一般在空腹时,尤其在早餐或剧烈劳动后。发作时血糖常低于 50 mg/dL 以下。口服或静脉注射葡萄糖后症状缓解。临床诊断需结合影像学检查,尤其注意要与无功能的胰岛细胞瘤鉴别。治疗行胰腺肿瘤切除。施行胰腺局部切除手术时,要避免术中结扎胰管,术后发生胰瘘。

8. 胃泌素瘤　胃泌素瘤是一种罕见的、因胰岛 D 细胞异常而发生的肿瘤。其作为多发性内分泌瘤的一部分出现时,有一定的遗传倾向,单独发生的胃泌素瘤多无遗传倾向。肿瘤可分泌胃泌素,使患者胃酸和胃液分泌增加,90% 以上的胃泌素瘤患者在病程中会出现顽固性的胃、十二指肠溃疡;或在食管十二指肠等部位发生溃疡,同时可有腹泻、肿瘤本身或其转移的表现以及多发性内分泌瘤综合征表现。胃泌素瘤的生长缓慢,即便是恶性,它的生长速度也远较胰腺癌缓慢。根据统计,胃泌素瘤患者出现消化性溃疡表现,基础胃酸分泌量>15 mmol/h 的患者占 90% 以上,几乎所有患者都有程度不等的高胃泌素血症。如果消化性溃疡、胃酸分泌显著增加、高胃泌素血症三者并存,诊断胃泌素瘤的准确率可达 95% 以上。典型的临床症状及检查发现胰腺结节即可确诊。在 20 世纪 80 年代以前,胃泌素瘤的治疗手段主要是外科手术,术式为全胃切除和肿瘤切除,但效果不够理想,5 年生存率不足 30%,死因多为术后并发症和术后复发。最近 20 多年来,由于抑制胃酸分泌的 $H_2$ 受体拮抗剂和质子泵抑制剂的先后出现,胃酸过多分泌这个引起胃泌素瘤临床症状的关键环节可以得到有效控制,使得患者的症状和预后得到明显改善,因而有关本病治疗强调的重点也有所改变,从过去着重强调治疗高胃酸分泌和消化性溃疡转而更多地关注对肿瘤的治疗。目前,外科医生多主张对胃泌素瘤采取积极的手术治疗,而内科医生的态度相对保守,尤其对一些经多种影像检查仍不能做出肿瘤定位的患者,外科医生多主张剖腹探查,而内科医生多主张密切随访,原因是这类患者无论是内科治疗或外科治疗,其预后都无显著性差异。

9. 胰腺假性囊肿　胰腺假性囊肿在临床上并不罕见,占胰腺囊肿总数的 40%~50%,多继发于急慢性胰腺炎和胰腺损伤,由血液、胰液外渗以及胰腺自身消化导致局部组织坏死崩解物等的聚积不能吸收而成,囊壁由炎性纤维组织构成,囊内无胰腺上皮层衬垫,因此称为假性囊肿。胰腺假性囊肿临床表现与原发疾病,囊肿类型、部位、大小以及有无并发症有关,有些体积较小的囊肿无任何症状,常在做腹部 B 超时偶然发现。一般可有腹部包块、腹痛、恶心、呕吐、食欲减退、消瘦等临床表现,与胰腺癌相似。但该病多继发于急性或慢性胰腺炎或胰腺外伤,包块呈圆形或椭圆形,表面光滑,有囊样感觉。多有血清淀粉酶和脂肪酶的持续升高,超声、CT 检查显示囊性包块可鉴别。随着对胰腺假性囊肿概念的更新,传统的期待性处理原则已经不太全面,新的治疗方法应根据胰腺假性囊肿的分类,亦即急性与慢性假性囊肿的发生、发展及其与主胰管的关系,采取灵活的治疗方法。

10. 胰管结石　胰管结石与慢性胰腺炎常常合并发生,早期缺乏特异的临床表现,诊断比较困难。胰腺癌早期无特异的临床表现,晚期出现中上腹疼痛、消瘦、黄疸,与胰管结石十分相似,且胰管结石与胰腺癌又有一定的关联性。文献报道胰管结石合并胰腺癌的发生率为2%~25%,但对两者的因果关系尚未有一致的结论。部分学者认为胰管结石的反复刺激,引起胰管上皮鳞状化生可诱发癌变。日本大友邦认为B超或CT检查可作为胰管结石并发胰腺癌的选检查方法。在B超或CT引导下进行细针穿刺细胞学及K-ras基因的检查,有利于明确诊断。Del Maschi等报道一组81例胰腺癌患者中,正确率达94%。胰管结石的治疗主要针对胰管结石本身和其引起的胰腺内、外分泌功能减退等并发症的治疗。对于无明显腹痛而仅表现为胰腺内、外分泌功能障碍者只要纠正胰腺内、外分泌功能不全,无须处理胰管结石。患者可口服多酶片、胰酶片等消化酶制剂来替代胰酶分泌不足,同时适当补充维生素、铁剂及钙剂,如有糖尿病应根据病情轻重程度采用口服降糖药或胰岛素治疗,并控制饮食。胰管结石引起反复发作的腹痛或阻塞性黄疸时就要处理胰管结石,总的原则是:①取净结石;②解除胰管梗阻和狭窄;③通畅胰液引流。

11. 其他　胃癌可有上腹痛、消瘦、厌食、呕吐等症状,易与胰腺癌相混淆。前者发病率高,恶心、呕吐、消化道出血相对较多见,而黄疸相对较少。两者鉴别主要依赖X射线钡餐检查或胃镜检查。胰腺癌早期可表现为无明显诱因的上腹不适及上腹痛。常误诊为慢性胃炎或消化不良。胃炎病史多较长,无明显近期消瘦,无黄疸及腹部包块,抗酸剂治疗有效。但对于中老年患者,即使胃镜诊断为慢性胃炎,也应做腹部B超检查,排除胰腺肿瘤。消化性溃疡常有上腹痛,有时剧烈,并可向背部放射,但发病年龄多较年轻,病史较长,腹痛多有周期性及节律性,抗酸剂治疗有效,胃镜或钡餐检查可明确诊断。另外,部分胰腺癌患者以消瘦、血尿糖升高就诊,医生往往满足于糖尿病的诊断,而忽视了基础病的诊断。因此,对糖尿病患者,特别是老年发病,伴有上腹痛患者要警惕胰腺癌的可能,应进行超声或CT等影像学检查以排除胰腺癌。胰腺结核为罕见疾病。表现有上腹部痛、腹部包块、梗阻性黄疸等症状,易与胰腺癌混淆。但该病发病年龄较轻,病情发展较缓慢,病程较长,多有肺结核或腹腔结核,腹部平片胰腺部位可发现钙化灶,抗结核治疗效果好。胰体尾癌常需和腹膜后肿瘤相区别,影像诊断尤其是胰管造影,90%以上的患者有胰管形态上的变化,而胰外肿瘤时只是胰管受压、移位、走行变形,无狭窄或扩张。

# 五、分期

参照AJCC第8版胰腺癌分期系统。

原发肿瘤(T)分级如下。

$T_X$:原发肿瘤无法评估。

$T_0$:无原发肿瘤。

Tis:原位癌。

$T_1$:肿瘤最大直径≤2 cm。

$T_{1a}$:肿瘤最大直径≤0.5 cm。

$T_{1b}$:肿瘤最大直径>0.5 cm 且<1 cm。

$T_{1c}$:肿瘤最大直径≥1 cm 且≤2 cm。

$T_2$:肿瘤最大直径>2 cm 且≤4 cm。

$T_3$:肿瘤最大直径>4 cm。

$T_4$:肿瘤不论大小,侵犯腹腔干、肠系膜上动脉,和(或)肝总动脉。

区域淋巴结(N)分级如下。

$N_X$:淋巴结转移无法评估。

$N_0$:无区域淋巴结转移。

$N_1$:1~3 枚区域淋巴结转移。

$N_2$:4 枚及以上区域淋巴结转移。

远处转移(M)分级如下。

$M_0$:无远处转移。

$M_1$:有远处转移。

分期:① ⅠA 期,$T_1N_0M_0$;② ⅠB 期,$T_2N_0M_0$;③ ⅡA 期,$T_3N_0M_0$;④ ⅡB 期,$T_1$~$T_3N_0M_0$;⑤Ⅲ期,任何 $TN_1M_0$,T4 任何 $NM_0$;⑥Ⅳ期,任何 T 任何 $NM_1$。

# 六、治疗

## (一)外科治疗

1. 外科治疗简史　胰腺癌的手术治疗已有 100 多年的历史,其发展经历了一条漫长的道路,在基础医学和临床医学多个学科的发展中不断成长,与胰腺解剖学的发展、麻醉和手术技术的进步是密切相关的。一个多世纪以来,经过众多解剖学家、病理学家和外科学家经过不懈的努力和探索,胰腺癌手术治疗发展至今已形成了一套较为完整的理论和方案。

2. 手术治疗方式　随着对胰腺癌的发病机制、淋巴结转移特点、对邻近器官侵犯的规律进行深入的研究,外科学家逐步改进胰十二指肠切除手术方式,相应提出了标准的胰十二指肠切除术(pancreaticoduodenectomy,PD)、保留幽门的胰十二指肠切除术(pylorus-preserving pancreaticoduodenectomy,PPPD)、扩大的胰十二指肠切除(extended pancreaticoduodenectomy,EPD)、区域性胰腺切除术(regional pancreatectomy,RP)、全胰切除术(total pancreatectomy,TP)、远端胰腺癌切除术(distal pancreatectomy,DP)等一些改进的术式以及胰腺移植(pancreas transplantation,PT),为胰腺癌手术治疗进行了有益的探索。

(1)标准的胰十二指肠切除术　标准的胰十二指肠切除术是多年来治疗胰头癌经典的、基本的术式,虽然远期疗效不理想,但仍是现在大家能掌握并仍在应用的主要术式。

"标准"与"扩大"的区别主要是依清扫范围的大小而言。不同国家及机构对标准手术没有统一概念,一般指未刻意行淋巴结清扫、神经切除的胰十二指肠切除术为胰头癌的标准手术,手术切除范围具体包括切除胆囊、胆总管,不清除胆管及肝门静脉后上组淋巴结,不清除肝总动脉及腹腔动脉周围淋巴结。胰腺切断线在门静脉长轴,胰钩突切除仅限于肠系膜上静脉的后侧,钩尖不能切除。不清除胰后的腹膜及下腔静脉与腹主动脉间淋巴结。因此,经典 Whipple 手术达不到根治性切除胰头癌的目的,应提倡实行合理的胰十二指肠切除术。

(2)保留幽门的胰十二指肠切除术  保留幽门的胰十二指肠切除术(PPPD)手术方式与经典的 PD 不同,它保留了全胃、幽门及十二指肠壶腹部,在幽门下 2～4 cm 切断十二指肠,在十二指肠水平部与升部之间或空肠起始部切断肛侧肠管,而胆管的切断、胰腺病变的切除与经典的 PD 相同。优点是由于保留了胃的储存功能,维持了正常的消化道激素水平,减少了手术创伤,PPPD 不仅避免了术后胆汁反流性胃炎、吻合口溃疡、倾倒综合征等胃切除术后一系列并发症,而且改善了术后营养状况,有利于机体恢复。缺点为可能会导致术后胃排空延迟(delay of gastric empty,DGE),这也是 PPPD 一个值得关注的问题;由于缩小了手术范围,可能导致切除不彻底,不能达到根治目的。DGE 可能与切除十二指肠的起点、十二指肠血运受到影响及循环中胃动素减少有关,有自限性,一般 2 个月左右即可自愈。Hishinuma 提出 PPPD 术中使用 Imanaga 法重建消化道可减少 DGE 发生率,即端端十二指肠空肠吻合、端侧胰空肠和胆管空肠吻合重建消化道,因为此法消除肠腔盲端,减少了食物的滞留。Yeo 于 PPPD 术后给予红霉素(胃动力激素激动药)发现 DGE 减少了 37%。钟守先等认为应严格掌握 PPPD 手术适应证,对于已侵犯到胃或十二指肠第一段,胃周第 5、6 站淋巴结(幽门上下)有转移,十二指肠切缘阳性的病例应放弃 PPPD。日本 Imaizumi 等人提出应在术中对胃周淋巴结取活检做快速病检尤其是第 5、6 站淋巴结,若为阴性则可行 PPPD。由于幽门区的淋巴结较少转移和 PPPD 患者术后的一些优点及生存率的无差异性,为增强切除的彻底性,达到根治目的,采用 PPPD 时必须遵循以下原则:应对肿瘤周围管道如肝总管、腹腔动脉、肝动脉、肝门静脉、肠系膜上动脉等进行骨骼化手术,并确保胰腺和胃肠切缘的阴性。因此,PPPD 对于恶性程度较低的肿瘤(胰腺囊腺癌、胰岛细胞癌、胰腺腺泡癌)及无胃周淋巴结转移、未侵犯到胃和十二指肠第一段的胰腺癌是可选择的手术方式,能较好地改善患者术后生存质量。

(3)扩大的胰十二指肠切除术  在 20 世纪 80 年代,胰腺癌的外科手术呈现出两极发展的趋势。受 Fortner 区域性切除的影响,以日本为代表的学派对胰腺癌采取了积极、扩大的切除手术,即扩大的胰十二指肠切除术(EFI),使胰腺癌切除率从 7%～20% 提高到 50%,治愈切除率从 10% 提高到 40%～50%。日本 Nakao 等报道从 1981 年 7 月到 2003 年 9 月手术治疗胰腺癌 391 例,手术切除 250 例,占 63.98%,而在 250 例中,合并肝门静脉切除 171 例,占 68.4%。胰腺癌扩大手术的理论基础如下。

1)由于胰腺癌的生物学特性及胰腺的解剖学特点,直径 0.3～1.2 cm 的肿瘤即可发生胰外组织的浸润。

2)淋巴结转移是胰腺癌早期最主要的转移途径,手术切除的胰腺癌其淋巴结转移率可高达 75%。

3）沿神经束膜扩散是胰腺癌特有的转移方式：癌细胞首先侵及胰内神经,进而沿神经束扩散至胰外神经丛是腹膜后浸润的主要方式,成为腹膜后软组织中癌残留的主要原因。90% 的胰腺癌伴有胰内神经受侵,69% 伴有胰外神经受侵。淋巴结转移及胰外神经受侵是影响胰腺癌患者术后生存的重要因素。因此,理论上应扩大手术切除范围,切除范围主要包括基于肿瘤多中心生长的全胰腺切除或侵犯的联合脏器切除;扩大范围的淋巴结清扫和后腹膜神经丛组织的切除;联合胰周重要血管的切除重建 3 方面内容,重点强调切缘阴性,追求达到无转移的淋巴结、无后腹膜浸润和显微镜下的根治性切除,以达到根治性切除(R0)的目标。对于邻近血管受到胰腺癌侵犯的病例是否有手术价值,目前仍有争议,但国内外许多研究表明,随着影像学技术、手术技术的提高,联合血管切除重建的胰十二指肠切除术其手术并发症的发生率和病死率并无明显增高,说明该手术是安全可行的。联合血管切除的目的是争取获得根治性切除及手术切缘的阴性,联合大血管受侵手术切除后只能提高 1 或 2 年生存率,但 5 年生存率难以提高,因此,要严格掌握手术适应证。联合血管切除重建的胰周重要血管主要包括肝门静脉(PV)、肠系膜上静脉(SMV)、肠系膜上动脉(SMA)、肝总动脉(HA)和腹腔动脉(CA)等,若胰腺癌侵及动脉常提示肿瘤已向周围广泛浸润,即使行联合动脉切除,其后腹膜软组织的切缘阳性率仍然极高,难以达到根治性切除,疗效差,多数学者已不主张行联合动脉切除重建的胰十二指肠切除术。对于肿瘤侵犯肝门静脉,以往认为是手术禁忌证,但研究表明肝门静脉和肠系膜上静脉受侵犯主要是由于肿瘤的特殊位置引起,而非预后不良的指标。许多研究表明联合肝门静脉和肠系膜上静脉切除是安全的,死亡率并无增高,对肿瘤局部侵犯肝门静脉和肠系膜上静脉而无其他手术禁忌者,联合肝门静脉、肠系膜上静脉切除仍能获得与肿瘤未侵犯血管病例相同的手术疗效,而不能视为手术禁忌。骆明德等对 16 例胰腺癌施行受侵血管联合切除,5 例姑息性切除者平均生存仅 5.9 个月,最长生存 13 个月,获根治性切除的 11 例,平均生存 18.2 个月,最长生存超过 4 年。可见提高胰腺癌的根治性切除率是提高胰腺癌术后生存率的关键。对于单纯侵犯肠系膜上静脉和肝门静脉的胰腺癌应行联合切除血管的根治术。有的学者希望彻底切除肿瘤,提出胰腺癌联合脏器的扩大切除术,即切除肿瘤累及的胃、横结肠、肝、脾和肾上腺等。国内外大多数学者对此持观望态度,因为胰腺癌联合脏器扩大切除增加了手术的并发症和病死率,远期生存率并没有明显提高。

（4）区域性胰腺切除术　由于胰腺癌具有早期浸润生长特性,易侵犯周围器官、血管和神经,尤其易累及肠系膜上静脉-肝门静脉系统,并可沿淋巴结及神经转移,且 Whipple 术是紧贴胰腺肿瘤及大血管周围进行切除,导致了手术切除率低,术后易复发。为提高手术切除率、根治程度及远期疗效,1973 年 Fortner 提出采用区域性胰腺切除术(RP)治疗难以切除的胰头癌或胰腺癌术后复发的病例,共分为 3 种类型。0 型:对胰腺及其周围的软组织和淋巴结、肝门、胆道、十二指肠、肾前包膜、部分空肠、部分胃及整块横结肠系膜切除。并将肝动脉、腹腔动脉、肠系膜上动脉周围淋巴结、部分腹膜后淋巴结清除。Ⅰ型:若肿瘤侵及肝门静脉,则再将肝门静脉切除一段。Ⅱ型:如肿瘤巨大,还可扩大切除范围,切除腹腔动脉或肝动脉或切除肠系膜上动脉。受其影响,日本学学者相继开展了近似于区域性胰腺切除术的扩大手术,其主要内容如下:①联合血管的切除,包括肠系膜上静脉-肝门静脉、腹腔动脉、肝总动脉和肠系膜上动脉等;②胰周淋巴结扩大清扫,包括腹主动脉周围淋巴结;③腹膜后结缔组织清除包括胰腺外神经丛的切除。RP 使过去认为不能切除的胰腺癌得以切除,对晚期胰头癌的治疗能提高切除率,但不能提高生存率,但由于手术创伤大,并发症多,术后死亡率高。Moosa 等对 RP 的意义提出质疑,认为该手术的意义不大,即使在日本也有学者认为扩大廓清术超越了手术界限,对其意义提出质疑。1994 年 5 月在美国波士顿召开的世界肝胆胰外科会议上,不少欧美学者认为对于Ⅰ、Ⅱ期胰腺癌不必行创伤如此大的手术,其效果并不优于 Whipple 手术,而且对于Ⅲ、Ⅳ期胰腺癌尤其是肝门静脉、肝动脉、肝受累的病例行 RP 的意义表示怀疑。由于 RP 对生存率无改善,而且手术死亡率高,其中Ⅰ型手术的效果极差,Fortner 本人也已放弃此手术方式。

(5)全胰腺切除术 是否全胰切除术(TP),至今仍有争论,主张者认为其更能达到根治的目的,胰腺癌部分是多中心的发生的,该术式可切除胰腺内的所有癌细胞和清除胰周淋巴结;方便广泛的淋巴清扫;避免了胰腺与消化道吻合出现并发症的危险。反对者认为全胰切除后的长期生存率并不比 PD 好,且手术死亡率高,现今非全胰切除的胰瘘发生率又极少;由于胰高血糖素缺乏,术后可有 1 型糖尿病(胰岛素依赖型糖尿病)并伴有发作性低血糖,仅少数胰腺癌为多中心癌(15.5%)。目前,国内外大多数学者不主张全胰切除,因此大多数外科医师要严格限制选用此手术,仅用于下列情况:患者的肿瘤侵犯了整个胰腺或胰头癌伴有体尾部坏死;胰腺癌合并有严重慢性胰腺炎者或伴有长期使用胰岛素的糖尿病患者;施行 PD 时由于肿瘤太大超过 PD 的切线或者残余的胰腺太脆而难以做胰腺吻合时。

(6)远端胰腺癌切除术 远端胰腺癌切除术(DP)比 Whipple 术的难度要小,并发症亦少,且病例亦相对较少,因此没有像治疗胰头癌那样得到大家的重视,对如何能较合理地进行根治以提高远期疗效的讨论很少,但同样存在着规范手术达到根治性的问题。胰体尾癌手术除了切缘须距离肿瘤 3 cm、切除至肾脂肪囊以外,还必须清除第 1 站淋巴结及大部第 2 站淋巴结。适用于胰腺体尾部癌无远处转移者。切除范围包括脾、胰体尾部及其周围淋巴结的切除。手术操作简单,并发症少,死亡率低,但大多数在明确诊断时已属中晚期,致使切除率和 5 年生存率均很低。为了达到根治性切除,在游离脾脏和胰体尾背面时,应切开肾筋膜和切除左肾上腺,使左肾动脉、静脉骨骼化,切除胰腺的 3/4,清除腹主动脉周围的淋巴结。

(7)胰腺移植 胰腺癌全胰切除术虽然使手术切除率、肿瘤根治率得以提高,但术后患者血糖难以控制,生活质量差是很大的缺点,胰腺移植(PT)不失为解决这一难题的良方。1966 年 Kelley 和 Lillehei 施行了首例尸体节段胰腺移植,同时施行肾移植,术后患者血糖很快恢复正常。近 40 年来,胰腺移植的术式在不断摸索中改进。为处理胰管的问题,人们采用了带十二指肠段的全胰移植,胰管与胃肠吻合,胰管与泌尿道吻合和用化学黏合剂堵塞胰管的方法;为解决患者肾衰竭的问题,胰肾联合移植已在临床上推广;另外,新型免疫抑制药(CsA 等)在临床上的应用,使胰腺移植的成功率大为提高;Sutherland 施行亲属活体供胰体尾节段移植成功,不仅减轻了排异反应,而且为拓宽胰腺供体渠道提供了不一样的思路;经过不懈的努力,胰腺移植的疗效有了较显著的进步。1989 年世界上首次报道了临床上全腹部器官移植成功。中山大学附属第一医院施行 5 例腹部器官簇移植术,其中胰腺癌伴肝转移 3 例,肝癌伴肝外淋巴结及胰腺转移 2 例,为胰腺癌伴肝转移或者肝癌伴胰腺转移的治疗提供了一种可能的方法。总之,胰腺癌的手术治疗的历史是一个十分复杂、漫长的过程,至今仍未有完全统一的标准,但经过几个世纪不断地探索,尤其是 20 世纪 Whipple 术运用于临床,并不断地加以改良,同时随着对胰腺癌的生物学特性研究的进展,对胰腺癌的治疗有了更深刻的认识,为了提高疗效必须进行以手术为主的综合性治疗。

3. 外科治疗的营养学基础　胰腺癌患者营养不良的发生率相当高,部分进展期胰腺癌患者常伴有恶病质征象,表现为厌食、进行性体重下降、贫血、低蛋白血症等。营养不良不仅损害机体组织、器官的生理功能,而且可增加手术危险性、术后并发症发生率及手术死亡率,影响原发病的治疗过程,降低患者的生活质量,甚至影响预后。围手术期营养支持可改善营养不良患者的生理储备,纠正营养不良,因而在理论上可降低患者术后并发症发生率和手术死亡率。因此,应在手术治疗前对患者的营养不良进行有效的评估,并努力改善患者的营养状况。胰腺肿瘤患者的营养和代谢改变胰腺癌患者常伴有营养不良或恶病质,其原因和发病机制颇为复杂,有肿瘤本身的原因和来自抗肿瘤治疗的相关因素。恶病质是胰腺癌患者死亡的主要原因之一。恶病质大多发生在肿瘤进展期,但也可见于早期肿瘤患者。许多研究发现,恶病质与肿瘤负荷、疾病进程、细胞类型之间无恒定关系。恶病质发生机制很复杂,没有一种单一理论可以满意地解释恶病质状态,目前认为主要与宿主厌食及机体各营养物质代谢异常有关。

(1)营养物质摄入减少　食欲丧失是恶性肿瘤患者常见症状,同时还常伴有饱腹感、味觉改变、恶心、呕吐等症状。厌食的原因很多,主要是大脑进食调节中枢功能障碍所致。肿瘤生长增加了血浆色氨酸浓度,大脑中色氨酸浓度增加可导致下丘脑 5-羟色胺合成增加,而大脑中 5-羟色胺浓度增加与厌食明显相关。肿瘤本身局部作用是导致进食减少的另一因素,胰腺癌造成梗阻性黄疸,出现腹胀、恶心、呕吐等症状,导致进食减少、厌食。此外,心理因素、压抑、焦虑等也可影响食欲及进食习惯。

(2)营养物质代谢异常　肿瘤恶病质的另一重要原因是由于营养物质代谢异常所致。肿瘤患者糖类代谢障碍主要表现在葡萄糖转化增加和外周组织利用葡萄糖障碍。乳酸和生糖氨基酸的糖异生作用增加是肿瘤患者葡萄糖转化增加的最主要特征,此过程需消耗大量能量,从而增加患者的基础能量消耗,导致恶病质产生。与宿主细胞不同,肿瘤组织的葡萄糖利用率增高。事实上,葡萄糖是合适的能源物质,肿瘤组织主要是通过糖酵解通路产生大量乳酸,然后在肝中乳酸再转化为葡萄糖,这样进一步增加了宿主的能量消耗。有研究发现,Cori 循环增加与机体体重丧失之间存在明显关系。肿瘤患者蛋白质代谢异常,表现为蛋白质合成和分解增加,蛋白质转变率增加,血浆氨基酸谱异常,机体呈现负氮平衡。骨骼肌蛋白消耗增加是恶性肿瘤患者蛋白质代谢的特征之一,也是导致恶病质的主要原因之一。脂肪代谢异常表现为脂肪动员增加,包括脂肪降解和脂肪氧化增加机体体脂储存下降。胰腺癌患者由于持续梗阻性黄疸,影响肝正常的营养物质代谢。此外,胆汁和胰液分泌减少可引起脂肪吸收不良。部分患者因胰岛素分泌障碍,进一步影响了营养物质的代谢。导致恶病质的另一个常见原因是肿瘤患者机体代谢率改变。Falconer 等发现胰腺癌患者中有33%患者处于高代谢状态,并且机体的能量消耗增加与体重丢失明显相关。近年来,许多研究提示内源性细胞因子在肿瘤厌食、恶病质中起着十分重要的作用。有资料证明,肿瘤坏死因子 Q(TNF-Q)、白介素-1(IL-1)、白介素-6(IL-6)、干扰素(IFN-α)和白细胞抑制因子(LIF)在肿瘤恶病质中起重要作用。除上述细胞因子外,有些研究还发现肿瘤产生的某些代谢因子可直接作用于骨骼肌和脂肪组织等靶器官,导致机体代谢异常。

(3)抗肿瘤治疗对营养的影响　对肿瘤患者采用手术、化疗、放疗或生物治疗等多种联合治疗方法,可收到较好疗效,但每一种疗法都会不同程度对患者营养水平产生不利影响。手术治疗的术前准备,如术前禁食、术后较长一段时间内无法正常进食均可影响营养物质的摄入。手术创伤造成患者的应激反应,手术切除肿瘤部位的器官会造成一系列功能障碍,也会影响营养物质的摄入和吸收。化疗会在很大程度上改变机体的营养状态,这种影响可以是直接的(通过干扰机体细胞代谢、DNA 合成和细胞复制),也可以是间接的(通过产生恶心、呕吐、味觉改变及习惯性厌食)。许多抗肿瘤药物可刺激化学感受器的触发,导致患者恶心和呕吐,消化道黏膜细胞增殖更新快,对化疗极敏感,易发小溃疡及吸收能力下降,这些结果均可导致营养物质的摄取及吸收减少,进一步加重肿瘤患者的营养不良。放疗可通过作用于胃肠道而影响患者的营养状态。放疗损伤的严重程度与放射剂量及组织被照射量有关。骨髓是另一个增殖更新的器官,化疗和放疗对其均可产生不良反应,表现为贫血、白细胞和血小板减少,导致患者的免疫功能损害及对感染的易感性增加。营养不良的肿瘤患者对放疗、化疗药物的降解和排泄功能常有障碍,更易发生伤口愈合不良、术后胃肠功能恢复延迟及住院时间延长等不良结果。

4.营养状态的评定与监测

(1)临床指标

1)体重:体重是营养评定中最简单直接而又可靠的指标,是历史上沿用已久目前仍采用的最主要的营养评定指标。体重的改变是与机体能量与蛋白质的平衡改变相平行的,故体重可从总体上反映人体营养状况。

2)机体脂肪储存:皮下脂肪含量约占全身脂肪总量的50%,通过皮下脂肪含量的测定可推算体脂总量,并间接反映热能的变化。测量时,被测者上臂自然下垂,取左(或右)上臂背侧肩胛骨骨肩峰至尺骨鹰嘴连线中点;于该点上方 2 cm 处,测定者以左手拇指与示指将皮肤连同皮下脂肪捏起呈皱褶,捏起处两边的皮肤须对称,然后用压力为0.098 kPa的皮皱厚度计测定。应在夹住后 3s 内读数,测定时间延长可使被测点皮下脂肪被压缩,引起人为误差。连续测定 3 次后取其平均值。为减少误差,应固定测定者和皮皱计。结果判定:正常参考值男性为 8.3 mm,女性为 15.3 mm;较正常减少 35%~40%为重度空虚,25%～34%为中度空虚,24%以下为轻度空虚。

3)机体肌肉储存:上臂肌围值可间接反映体内蛋白质储存水平,它与血清白蛋白水平相关。有研究发现,当血清白蛋白值小于 28 g/L 时,87% 的患者出现上臂肌围值减小。上臂肌围值(cm)= 臂围径(cm)−肱三头肌皮肤皱褶厚度(cm)×3.14。结果评定:上臂肌围值的正常参考值男性为 24.8 mm,女性为 21 mm,实测值在正常值 90% 以上为正常;占正常值 80%~90% 为轻度营养不良;60%~80% 为中度营养不良;60% 为重度营养不良。

(2)实验室检测

1)内脏蛋白质状况:是主要的营养指标之一。半衰期短的蛋白质能在营养支持的短期内发生改变,而半衰期长的蛋白质代表着体内较恒定的蛋白质情况。

• 血清白蛋白:白蛋白在肝细胞内合成后进入血流,并分布于血管的内、外空间。在正常情况下,体内总白蛋白的 30%~40% 分布于血管内。血管外的白蛋白储存于机体组织中,分布于皮肤、肌肉和内脏等。白蛋白的合成受很多因素的影响,在甲状腺功能减退、血浆皮质醇水平过高、出现实质性病变及生理上的应激状态下,白蛋白的合成率下降。白蛋白的半衰期为 14~20 d,每日代谢量为总量的 6%~10%。白蛋白的主要代谢部位是肠道和血管内皮。影响血浆白蛋白浓度的因素主要包括:白蛋白的合成速度;白蛋白的容量及分布空间的大小;白蛋白分解代谢的速率;是否存在大量白蛋白丢失;是否出现体液分布状态的改变等。很多疾病可影响上述几个因素,处在持续性半饥饿状态的患者,白蛋白的合成迅速减少,并出现血管外向血管内转移,这是保存白蛋白的一种保护性措施。若蛋白质摄入持续减少,则分解代谢亦会减慢,使白蛋白的血浆浓度不致下降过快。如果机体蛋白质极度消耗或肝功能严重受损,血浆白蛋白会迅速降低。在癌症等高度应激状态下,白蛋白的合成代谢降低,而分解代谢增加等。烧伤、肾病及其他可引起蛋白质丢失的疾病均可造成白蛋白丢失。血浆白蛋白水平与外科患者术后并发症及病死率相关。血浆白蛋白作为判定预后的一个指示物,其作用在很多条件下已被认可。

• 血清转铁蛋白:转铁蛋白具有半衰期短(8 d)、细胞外储存量仅 4 mg 的特点,被认为是评估蛋白质量有变化时的一项较敏感的指标,能够比白蛋白更好、更快地反映蛋白和能量水平的变化。然而,转铁蛋白的代谢复杂,影响因素较多,缺铁、肝功能损害及蛋白质丧失等均可影响转铁蛋白的值。

• 血清前清蛋白:前清蛋白在肝内合成,因在 pH 值 8.6 的条件下电泳转移速度较白蛋白快而得名。又因为前清蛋白可与甲状腺素结合球蛋白及维生素 A 结合蛋白结合,而转运甲状腺素及维生素 A,故又名甲状腺素结合前清蛋白。前清蛋白的分子量为 54 980 Da,含氮量为 16.7%。每日全身代谢分解率为 33.1%~39.5%,其生物半衰期短,约为 3.9 d,与转铁蛋白和维生素 A 结合蛋白共称为快速转换蛋白。与白蛋白相比,前清蛋白的生物半衰期短,血清含量少,故在判断蛋白质急性改变方面较白蛋白更为敏感。

2)免疫功能测定:免疫功能与营养状况有密切关系。周围血管中总淋巴细胞计数,正常值为 $1.5×10^9/L$,营养不良时有下降。延迟型超敏皮肤试验,营养不良或免疫功能低下时,机体对皮内注入的抗原如腮腺病毒、结核菌素、白念珠菌、双链酶、植物血细胞凝集素等将无反应。

3）氮平衡测定：是估算营养支持效果的一种方法，当然，也可用以了解机体分解代谢的情况。简单的方法是留 24 h 尿，测定其中尿素氮量，再按下列公式计算，即氮平衡 = 氮摄入量［口服蛋白质量(g)/6.25 或静脉滴注氮量］-氮排出量(尿中尿素氮×1.2+2.0)。

4）体质测定分析：测定患者身体组织各部分组成的比例是否正常，能较精确地判断患者的营养状况是否正常。现有的方法有同位素稀释法、生物阻抗分析、双能源 X 射线吸收测量法、全身计算/中子活性、计算机扫描与磁共振成像。主要测定身体的脂肪组织中水分、细胞内水分、组织蛋白质的含量，但由于需要特定的设备，在一般医院中难以完成。

（3）营养不良的诊断　严格来说，任何一种营养素的失衡均可称营养不良，包括营养过剩和营养不足。外科住院患者的营养不良一般指的是蛋白质-能量营养不良。

1）蛋白质营养不良：原有营养良好的患者患严重疾病时，因应激将出现分解代谢增强与营养素摄取量不足，血清白蛋白、转铁蛋白降低，细胞免疫与总淋巴细胞计数也不正常，但人体测量的数值往往正常。临床上易忽视这种类型。只有通过内脏蛋白与免疫功能的测定才能诊断。

2）蛋白质-能量营养不良：由于蛋白质-能量摄入不足而逐渐消耗肌组织与皮下脂肪，表现为体重下降，肱三头肌皮肤皱褶厚度及上臂中点肌周径等人体其他测量值均较低，但血清-蛋白维持正常。这是临床上易于诊断的一种营养不良。

5. 营养支持的时机

（1）手术前营养支持　胰腺癌早期诊断困难，确诊时大多数均为进展期患者，表现为消瘦、营养不良，且通常合并梗阻性黄疸、糖尿病等，患者处于高消耗、低摄入状态，此类型患者通常表现为蛋白质-能量型营养不良，同时伴贫血、低蛋白血症、免疫功能下降、凝血功能障碍等。根据胰腺癌营养代谢紊乱的特点，围手术期营养支持总热量宜控制在 20 ~ 30 kcal/(kg·d)，氮量 0.15 ~ 0.20 g/(kg·d)，糖脂比以(1 ~ 2)∶1 为宜，同时应注意补充微量元素及脂溶性维生素。南方医科大学附属南方医院对于黄疸程度较重(> 256 μmol/L)、时间较长(>4 周)、血清白蛋白较低(<30 g/L)、凝血酶原活动度<60%，尤其是可能行大范围切除术的患者，通常行 2 周充分有效的术前准备，包括术前减黄、肠内外营养支持，对于降低手术风险、改善患者的预后起到了重要作用。

胰腺癌术前营养支持的方式应根据患者的具体情况进行选择，对于胃肠道功能正常的患者，应首选肠内营养。肠内营养符合生理，同时具有增加肠道蠕动、促进胆汁排泄、增加肠道血流、维护肠黏膜屏障、减少肠道内细菌过度生长、防止细菌移位、费用低廉等优点。肠内营养可以通过口服、鼻胃管、鼻空肠营养管的途径给予，应根据患者的具体情况进行选择。应当注意的是对于口服难以耐受放置鼻饲管的患者，鼻饲管远端最好放置于十二指肠以下，同时应给予胰酶制剂以提高患者对于肠内营养的耐受程度。肠内营养制剂可根据患者的具体情况进行选择，对于一般患者可选用含膳食纤维的整蛋白营养制剂，具有刺激结肠黏膜增殖、保护肠黏膜屏障、改善糖耐量、双向调节肠道运动功能的作用。对于肝功能良好、脂肪耐受良好的患者，可试选用低糖类(32%)、高脂肪(50%)、含膳食纤维、ω-3 脂肪酸、核苷酸、中链氨基酸的肿瘤专用营养制剂。对于合并糖尿病患者,可选用含有低糖类、支链淀粉、果糖、膳食纤维的糖尿病专用制剂。对于消化道功能障碍或存在机械性梗阻、无法耐受肠内营养的患者应进行肠外营养。应根据营养液的渗透压、应用时间及患者的全身情况选择输注途径。目前,我院通常采用经外周中心静脉置管(PICC)及中心静脉置管的方法进行肠外营养。葡萄糖是肠外营养的主要能量来源,由于胰腺癌、胰腺炎、梗阻性黄疸、感染等造成患者糖代谢紊乱,因此,在肠外营养中应该注意适当降低葡萄糖的供给,注意血糖波动,适时、适量使用胰岛素控制血糖在正常范围,减少肠外营养相关并发症发生。脂肪乳可提供较高的热量及必需脂肪酸,在营养治疗中非常重要。中链三酰甘油(MCT)为含 8 ~ 12 个碳原子的饱和脂肪酸,对肝功能无不良影响,无干扰胆红素的代谢过程,氧化迅速、完全,以乙酰辅酶 A 和酮体两种形式供能,具有显著的节氮效应,因此,中(长)链脂肪乳剂更有利于改善患者的肝功能和营养状况。对于肝功能受损的黄疸患者,氨基酸代谢受到影响,过量输注普通氨基酸,会加重肝损害,可选择高支链氨基酸减轻肝负荷,是黄疸患者较好的氮源。此外,维生素(尤其是脂溶性维生素)、微量元素等的补充对于胰腺癌患者也非常重要。应当注意的是对于胰腺癌患者的术前营养支持,肠内与肠外营养的协同应用是密不可分、相辅相成的,我们必须根据患者的具体情况进行适时调整。

(2)手术后营养支持  对于胰腺癌切除术,无论是胰头癌或者是胰体尾癌,手术创伤均较大。随着人们对胰腺癌患者术后围手术期营养支持的重视和技术方法的不断改进,营养支持对于患者术后康复的作用已得到共识。过去术后早期通常采用全肠外营养(TPN)支持的方法,以减少胰液、胆汁、胃肠道消化液的分泌,降低术后胰瘘、胆瘘、胃肠道吻合口瘘的发生概率。目前,随着手术技巧、吻合技术以及对疾病认识的提高,我们提倡术后早期肠内营养配合肠外营养的支持方案。对于高危患者,可通过在术中预置空肠造口管或留置鼻饲空肠营养管的方法,对患者进行早期肠内营养,尤其是对于高龄、合并糖尿病、消化道梗阻等胃瘫高危因素的胰腺癌患者。可采用空肠穿刺造口术,具有创伤小、操作简便、疗效可靠的优点。根据患者情况,于术后第 2 天即可通过空肠穿刺造口管,采用输液泵以 20 mL/h 开始,匀速泵入,根据患者的耐受状况,每日逐渐提高泵入速度,于术后第 5 天或第 6 天即可达到全量肠内营养。肠内营养输注应遵守由少到多、由慢到快、由稀到稠的渐进原则,可以大大减少肠内营养不良反应的发生。术后早期肠内营养配合肠外营养可以早期改善患者的营养状况;促进胃肠道功能恢复,保护肠道黏膜屏障,防止细菌移位;促进胃肠道激素分泌,避免 TPN 相关严重并发症;降低医疗费用。研究证实,早期肠内营养可以促进胃动素、胆囊收缩素的分泌,减少术后胃瘫的发生。Valerio 研究证实,胰腺癌术后采用含有免疫增强药精氨酸、核糖核酸、ω-3 脂肪酸的肠内营养制剂进行肠内营养支持,可以明显降低患者术后并发症发病率及住院医疗费用。

(3)胰腺癌患者围手术期营养支持相关问题  对于肿瘤患者,理论上营养支持可能会促进肿瘤的生长和转移,但目前该观点仅得到一些实验室证明,尚缺乏相关临床研究证实。胰腺癌患者中约 85% 伴有不同程度的营养不良,对于伴中、重度营养不良的胰腺癌患者,进行 7 ~ 14 d 的围手术期营养支持十分必要。早期营养干预可预防癌性恶病质综合征的加重,改善患者的营养状况,为手术创造条件。术后早期营养干预可能有助于降低患者术后并发症发生率及病死率。同时应指出的是,术前首先要对患者进行综合营养评价,确定治疗策略,要注意避免无原则的围手术期营养支持,贻误手术时机。对于胰腺癌患者采用含有精氨酸、核苷酸、ω-3脂肪酸、核糖核酸、二十二碳五烯酸(EPA)、二十碳四烯酸(DHA)等的免疫增强肠内营养药,可能有益于患者免疫功能和氮平衡的恢复,但对于患者临床结局的影响目前尚不确定。

6. 营养物质的需要量　根据营养测定的结果,可以计划患者的营养需要量,临床应用中,常按 Harris-Benedict 公式计算,从年龄、性别、身高与体重等方面计算基础能量的消耗量(basel energy expenditure,BEE),较单纯以体重作为参数计算准确。近年,经过调查健康人的 BEE,发现按 HB 公式估计的结果,较间接能量测量法测得的能量需要量高达 10%~15%。成年人每日需要的热量与氮量也可粗略地按体重计算。在正常状态下,热量为 84~105 kJ(20~25 kcal)/(kg·d),蛋白质为 1 g/(kg·d)。非蛋白质热量与氮的比例为(523~628 kJ)(125~150 kcal):1(1 g 氮)。在手术(创伤)或感染时,糖耐量下降,蛋白质与脂肪分解增加,清除率增加,尿素生成率亦随之增加。因此,应增加氮量、减少热量、降低热氮比,不能给予高热量,以免增加肺、肝的负担。一般可按以下原则:热量 125~146 kJ(30~35 kcal)/(kg·d),其中40%由脂肪供给,蛋白质 1.5~2.0 g/(kg·d),热氮比418:1。这种营养支持量是为了保证应激患者的最低营养需要量而又不增加机体的负担,称之代谢支持。然而,在应激的情况下,分解代谢激素明显增加,抗体处于一高分解代谢状况,即使降低了能量的给予,但仍不能为机体所利用。为此,1988 年 Shaw 等提出代谢调理的方法,试图用药物或激素类如生长抑素、胰岛素、生长抑素等以促进合成代谢或降低分解代谢。虽然有此设想,但临床应用未能达到预期目的,只能有部分效果。应激患者的营养支持的策略仍是一个有待深入研究的课题。

7. 营养支持的方法　营养支持可分为肠外营养(parenteral nutrition,PN)与肠内营养(enteral nutrition. EN)两大类,亦即从胃肠道外或经胃肠道供给营养。如所供给的能量、氮量与其他营养要素的量完全达到患者的需要量,则称之为完全肠外营养(total parenteral nutrition,TPN)与完全肠内营养(total enteral nutrition,TEN)。

(1)肠外营养　肠外营养是指经静脉、动静脉导管(肾衰竭病人透析用)、肌内、皮下等途径补充全部或部分营养。输注的营养液应含有患者所需要的全部营养物质及其合适的量,其中包括糖类、脂肪、蛋白质、电解质、微量元素、维生素与水等。糖类与脂肪可供给热量,蛋白质系氮源。当前,这些营养底物均可从胃肠外给予。

1)肠外用的营养物质:①糖类。葡萄糖为最常用的糖类,其他有果糖、木糖醇、山梨醇、乙醇、麦芽糖等,每克葡萄糖供热量为 17 kJ(4 kcal)。②脂肪。以大豆油、红花油等加卵磷脂及甘油制成乳剂,乳滴直径比人乳糜粒小(<1 μg)。可供给比葡萄糖更多的热量(每克供热量为 39 kJ 或 9.3 kcal),其中含有必需脂肪酸(亚油酸、亚麻酸),能防止后者缺乏症的发生。脂肪乳剂具有 pH 值与渗透分子浓度适宜的特点,可经周围静脉滴注而不致发生静脉炎,也可与葡萄糖或氨基酸液混合输入,无高渗利尿及高糖引起代谢紊乱的作用。故严重创伤或脓毒症患者,应用脂肪乳剂加糖作为能源较单用糖有更多益处。常用的脂肪乳剂是以大豆油等长链脂肪酸为主要原料,它需要借助肉毒碱的转运进

入线粒体后产能,而中链三酰甘油酯可明显减轻对网状内皮细胞的阻抑以及肝的脂肪浸润,且进入线粒体后即进行氧化供能。因此,在应激的情况下,中链脂肪酸的代谢能量较长链脂肪酸为佳,但它缺乏亚油酸、亚麻酸等必需脂肪酸,故临床上多应用中长链脂肪酸的混合制剂。③氨基酸。氨基酸为蛋白质的组成部分,也是合成人体蛋白质和其他组织的氮源系维持生命的基本物质。机体含有 18 ～ 20 种氨基酸,其中包括 8 种必需氨基酸(essential amino acids),即异亮氨酸、亮氨酸、赖氨酸、缬氨酸、苏氨酸、色氨酸、蛋氨酸、苯丙氨酸;2 种半必需氨基酸(精氨酸、组氨酸)以及 8 ～ 10 种非必需氨基酸(nonessential amino acids)。必需氨基酸是指在机体内不能合成的氨基酸,半必需氨基酸是机体内能合成一部分的氨基酸。谷氨酰胺(glutamine)是一种非必需氨基酸,在体内含量甚多,且对生长迅速的细胞如肠黏膜细胞,免疫功能均有重要的作用。但它的溶解度低,水溶液易水解,不能耐受高温度。因此,氨基酸制剂中不含谷氨酰胺。丙氨酸-谷氨酰胺或丙氨酸-谷氨酰胺二肽制剂输入体内后可水解释出谷氨酰胺,现用此以补充谷氨酰胺。④维生素。目前已有静脉用的多种维生素制剂,包括水溶性与脂溶维生素 12 种,有些如维生素 K、维生素 $B_{12}$ 等可以定期肌内注射。成年人每日需要量:维生素 A 3 000U,维生素 D 200 U,维生素 E 10 U,维生素 C 100 mg,叶酸 400 μg,烟酸 400 mg,维生素 $B_2$ 3.6 mg,维生素 $B_1$ 3 mg,维生素 $B_6$ 40 mg,泛酸 15 mg,生物素 60 μg。⑤电解质和微量元素。钾、钠、氯、钙、镁、磷及锌、铜、碘、铁、锰等均可制成注射液,按需要量加在营养液内,如无额外丧失,成年人的常用量为,钾(30 ～ 40)mmol/4 180 kJ,磷酸盐($HPO_4$)20 mmol/4 180 kJ,钠150 mmol/d,钙 2.5 ～ 5.0 mmol/d,镁 4 ～ 5 mmol/d。

2)营养液配方:肠外营养可经周围静脉给予,为使输注的营养液中有足够的热量与氮,可应用"脂肪乳剂+葡萄糖+氨基酸",亦可仅输注"葡萄糖+氨基酸",但后者所能供给的热量有限。在这些营养液中加入电解质、微量元素、维生素等,适用于那些中等营养不良、需要营养支持时间不长、需要的热量又不很高或需在胃肠营养的基础上加强营养支持的患者。如需要较长时间的肠外营养支持或以高渗糖作为主要能源,则可应用中心静脉置管进行营养支持。由于高浓度的葡萄糖与氨基酸液为高渗透浓度溶液,尤其是高浓度葡萄糖的高渗透浓度与低 pH 值为血管内膜所不能承受,难以用于周围静脉滴注,而在中心(腔)静脉置管滴注时,速度缓慢,每进入一滴溶液即为数百倍的血液所稀释,高渗透浓度与低 pH 值的问题已不存在。脂肪乳剂中的脂肪不具有渗透浓度,其中的稳定剂甘油,虽产生渗透量浓度但含量甚少,故 10%、20%、30% 的脂肪乳剂具有血浆相似的渗透浓度,可用于周围静脉注射。

3)中心静脉置管:中心静脉置管可分为经皮穿刺置管与切开置管两类。①经皮穿刺置管。经皮穿刺颈外、颈内或锁骨下静脉,将静脉导管置入上腔静脉是常用的方法。现有特制的腔静脉导管商品,使用较方便。颈内静脉与锁骨下静脉较为常用,选用何者,依术者的经验而定。经皮穿刺置管的优点是操作过程较简单,需时短,同一静脉可反复穿刺置管。缺点是在经验不足的情况下,可因穿刺而发生一些并发症。为减少穿刺中心静脉而引起的并发症,亦可采用经周围静脉穿刺置管至腔静脉的方法,即 PICC(peripherally inserted central venous catheter)。②切开置管。切开一周围静脉,经此静脉置管至腔静脉。常选颈外静脉与高位头静脉作为上腔静脉置管的进路;也可选高位大隐静脉作为下腔静脉置管的入口,但下腔静脉置管易有血栓形成,故常不作为首选静脉。切开置管的优点是较安全,操作方法如同常用的周围静脉切开置管,为外科医师所熟悉。缺点是切开的静脉不能反复使用。

4)肠外营养的并发症:肠外营养已被广泛应用于临床,确有许多优点,但其并发症也渐被认识,为临床医师所重视。这些并发症轻则影响疗程的完成,重则危及患者的生命。负责应用肠外营养的医务人员对此应有全面的了解,掌握预防与处理的方法。肠外营养的并发症可分为与导管有关和与代谢紊乱有关的两大类。现时,对与导管有关的并发症了解较多,在认真操作与护理的情况下,发生率大大降低。但与代谢紊乱有关的并发症尚处于逐步认识的过程,需要进一步研究。在应用肠外营养的过程中,应定期观察肝、肾功能,血糖,电解质与酸碱平衡状况,判断营养支持的效果。

与导管有关的并发症:①静脉穿刺、插管引起的并发症,如气胸、血胸、胸腔积液、血管或神经损伤;②败血症;③空气栓塞;④导管栓子,导管穿破大血管、心脏;⑤静脉栓塞、栓子与静脉炎。

与代谢紊乱有关的并发症:①糖代谢紊乱,如高血糖症、低血糖症;②氨基酸代谢紊乱,如高氯性代谢性酸中毒、高氨血症、肾前氮质血症;③脂肪代谢紊乱,如必需脂肪酸缺乏、高脂血症;④电解质紊乱,如钾、钙、磷、镁等缺乏或过多;⑤微量元素缺乏;⑥其他如贫血、出血、肝损害、胆汁淤滞、胆结石等。

5)应用肠外营养时的监测:为了解肠外营养的效果,预防发生代谢紊乱,在应用肠外营养的过程中,应进行系列监测。这些监测包括体温、脉搏、呼吸与血压;尿糖与尿酮;液体的出入量并使之保持平衡;体重;血清电解质、尿素氮与葡萄糖,以及肝功能等。在应用高糖溶液时,要注意防止发生高渗性利尿与高糖非酮性昏迷,血糖应保持在 $6 \sim 10 \, mmol/L$ 或以下,如超过这些限值时,则需增加外源性胰岛素量或减少糖的输注量,经过处理后仍有高血糖,除患者原有糖尿病外,则提示有感染存在,应加寻找并给予治疗。

(2)肠内营养　肠内营养是指从胃肠道给予营养,包括口服、鼻胃管、胃造口等。在围手术期,主要是应用除口服以外的肠内输注营养法。经管道灌注的饮食可以是流质的天然饮食如牛奶、肉汤等,也可是捣碎的天然食物如匀浆饮食。

1)临床应用的肠内营养分为两大类:一类是要素膳(elemental diet),要素型肠内营养制剂是氨基酸或多肽类、葡萄糖、脂肪、矿物质和维生素的混合物。由于人小肠除具有游离氨基酸运输体系外,其黏膜细胞的刷状缘还存在二肽和三肽的转运系统,多肽经刷状缘的肽酶水解为氨基酸后吸收入血液。故要素型肠内营养制剂既能为人体提供必需的能量及营养素,又无须消化即可直接或间接吸收和利用。因此,要素型肠内营养制剂主要适合于胃肠道消化和吸收功能部分受损的患者,如短肠综合征、胰腺炎等患者。一般说来,要素型肠内营养制剂的基本构成包括:①氮源,以 $2 \sim 3$ 个氨基酸残基的短肽构成的蛋白水解物为主,$2\% \sim 28\%$ 为游离氨基酸;②糖类能源,以淀粉水解而成的麦芽糖糊精为主,约 $50\%$ 葡萄糖聚合物形式;③脂肪,主要是以长链脂肪酸形式为主,部分产品含中链脂肪酸。另一类为配方膳(formulated diet)或称非要素膳(nonrelemental diet)。非要素膳(配方膳)与要素膳的主要不同点是其氮源物为整蛋白如酪蛋白、大豆蛋白等。因此,适宜用于那些胃肠消化功能较好的患者,其他的组成与要素膳相似,仅因制造厂或特定的用途而不同。

2)输注途径与方法:肠内营养的输注途径有口服、咽造口、胃造口、鼻胃管、空肠造口、经内镜胃肠造口等多种,临床上应用最多的是鼻胃管和空肠造口两种途径。①鼻胃管喂养途径。鼻胃管喂养的优点在于胃的大容量,对营养液的渗透分子浓度不敏感,适用于应用要素饮食、均浆饮食、混合奶的肠内营养支持。但缺点是有反流和吸入气管的危险,对容易产生这种情况的病例,宜用鼻肠管喂养。对预期管饲时间较长的患者,最好选用手术造口的喂养途径。②空肠造口喂养途径。临床胃肠营养支持最普遍应用的是空肠造口喂养途径,其优点有:较少发生液体饮食反流而引起的呕吐和误吸,这是肠内营养支持最易发生的严重并发症之一;肠内营养支持与胃十二指肠减压可同时进行,对胃十二指肠外瘘及胰腺疾病患者尤为合适;喂养管可长时间放置,适用于需长期营养支持的患者;患者能同时经口摄食,无明显不适,机体和心理负担小,活动方便。

3)肠内营养的投给方式:①一次性投给。将配好的液体饮食用注射器缓慢地注入胃内,每次 200 mL 左右,每日 6 ~ 8 次。多数患者难以耐受此种方式,因易引起腹胀、腹痛、腹泻、恶心与呕吐,部分患者经过几天的适应亦可耐受。此投给方式适用于鼻饲法注入均浆饮食。对于肠插管造口的患者,不应用一次性投给,因其可导致肠管扩张明显的症状,患者难以耐受。②间歇重力滴注。将配好的液体饮食,经输液管及莫菲滴管与肠内营养喂养管相连,缓慢滴注,每次 250 ~ 500 mL,速率 30 mL/min,每次持续 30 ~ 60 min,每日滴注 4 ~ 6 次。此投给方式适用于鼻饲法输注要素饮食和混合奶。如患者胃肠道正常或病情不严重时,多可耐受。此种方式较为常用,其优点较连续输注有更多的活动时间,此类似正常膳食的间隔时间。③连续输注。与间歇重力滴注的装置相同,通过重力滴注或输注泵连续 12 ~ 24 h 滴注。除输注匀浆饮食者,目前多主张用此种投给方式,特别适用于危重患者及空肠造口喂养的患者。如果胃内连线滴注,注入的体积、浓度与速率必须从低值逐渐调节至患者能耐受的程度,速率和浓度不可同时增加。如系小肠内连续滴注,饮食的浓度不宜过高,速率由 40 ~ 60 mL/h 开始,以后增加至 80 mL/h,待 3 ~ 5 d 后可达 100 ~ 125 mL/h,再逐渐增加浓度,直至达到能耐受并满足营养素需要的浓度、速率及体积,通常需 7 ~ 10 d。

(3)营养支持方案的选择　在选择营养支持的方法时,应考虑下列条件。①是否可应用胃肠道营养,包括经鼻胃管、胃造口、肠造口注食等。②需要进行营养支持时间的长短。③是否能经周围静脉滴注营养物质。

一般按下述原则选择营养支持方法:①胃肠内营养与胃肠外营养之间应优先选用胃肠内营养,包括经鼻胃管、胃造口、肠造口注食等;②周围静脉与中心静脉二者间应优先选用周围静脉;③胃肠营养不足时,可用肠外营养加强;④需要的营养量较高或期望在较短时间内改善营养状况时,可用胃肠外营养。术前营养不良的患者多有胃肠功能障碍,故常用肠外营养加强或全依赖肠外营养支持,术后短期内胃肠功能尚未恢复正常时,可用肠外营养。胃肠功能恢复后,则需营养支持的时间又较长时,可设法应用胃肠营养。

实际上,从临床患者的需要来说,肠内与肠外两条营养支持的途径缺一不可,具有相辅相成的作用。

8. 胰腺癌手术治疗的并发症　随着手术技术的进步,诊断、介入治疗、重症监护水平的提高,并发症的处理水平的提高,胰腺癌手术死亡率已明显下降为 3% ~ 8%,慢性胰腺炎的手术死亡率已低于 5%。胰腺癌患者由于常合并阻塞性黄疸、糖尿病、十二指肠梗阻或肿瘤性消耗等,术前的一般情况变差,包括低体重、低蛋白血症、贫血、腹水、肝功能不良等,使胰腺癌总体并发症发生率还是很高,达 20% ~ 70%。有医师认为胰十二指肠切除术后出现并发症属于正常现象,这有点偏颇。近 20 年外科技术的进步,新的治疗胰腺的药物的开发,总体并发症的发生率应控制在 10% 左右,死亡率降至 5% 以下。胰腺癌手术目前仍是普外科最大的手术,对机体内外环境的干扰很大,普外科手术的并发症几乎都可以出现,本文就只对有相对特殊性的并发症做如下简述。

(1)胰瘘或漏　胰瘘是胰十二指肠切除术最常见和最严重的并发症,一般是指胰空肠吻合口瘘,发生率较高,以往的文献报道胰瘘发生率平均约 25%,有的高达 45%,尤以早年采用结扎胰管、关闭胰腺断端的手术方法,几乎毫无例外地发生胰瘘。胰瘘致死率很高,文献报道达 20% ~ 50%。瘘与漏的划分仍以瘘管是否形成作为标准,瘘管形成前为漏,瘘管一旦形成则为瘘。一般认为,胰瘘是指术后 3 ~ 10 d 或以上手术放置的腹腔引流管引出富含淀粉酶的液体(>正常血清淀粉酶上限 2.5 倍)引流量>50 mL/d,或经放射检查证实。最近有人将胰瘘分类为临床瘘和生化瘘,临床瘘系富含淀粉酶的腹腔引流(>正常血清淀粉酶上限的 5 倍),伴发热(>38℃),血白细胞增高(>10×10$^9$/L)和脓毒症,或需经皮引流富含淀粉酶的积液;而生化瘘则系术后 3 d 以后引流液淀粉酶增高(>正常血清淀粉酶上限 2.5 倍),但无症状者。

1)胰瘘发生的原因:胰腺残端与空肠吻合针距过大,胰液从缝线间漏出。吻合时,缝针太粗,刺伤了胰管,以致手术后胰液溢出而腐蚀吻合口;术中缝扎了胰管,或胰管与空肠黏膜吻合时,由于空肠黏膜壁肥厚,加之吻合后空肠黏膜水肿,堵塞胰管。吻合口处张力过大,致吻合口裂开或空肠残端血运障碍而发生坏死穿破。肠吻合口发生吻合口瘘以后,从瘘口流出的胆汁激活胰肠吻合口外渗的胰液,侵蚀胰肠吻合口而发生胰瘘。桥接空肠襻的梗阻,例如胰肠扭曲吻合,使胰液排出受阻,吻合口张力增大,容易受胰液的腐蚀。贫血或低蛋白血症影响吻合口的愈合。胰腺空肠吻合口处感染。胰液内胰酶被激活,腐蚀吻合口组织而致胰瘘。

2)胰瘘的处理:胰十二指肠切除术后的胰瘘,因食物已经改道,残留的胰腺体积较小,经非手术治疗,大约 80% 的胰瘘患者经保守治疗后自行闭合。约 15% 的患者需经皮穿刺引流治疗,少于 5% 的患者发展为严重的腹腔内并发症,如败血症或出血,后者则需再次手术。长期不愈者需再行手术治疗。

非手术治疗:①保持胰液引流通畅,可采用持续低负压吸引,以防止胰液积存于腹膜腔内或外溢于切口及接口周围皮肤,引起组织的消化及腐烂,甚至发生大出血。引流管应经常用庆大霉素盐水、甲硝唑溶液、过氧化氢等进行冲洗,防止阻塞。最好另插入一根细导尿管或输液管,缓慢滴注进行冲洗,还可以稀释渗出液的浓度,效果更好。②抑制胰液分泌。患者应禁食,以避免食物刺激引起的胰液分泌;使用抑制胰腺分泌的药物如加贝酯、乌斯他丁、生长抑素等。③补充营养及维持水及电解质平衡在治疗中占有很重要的地位。临床上最常用的是全肠外营养(total parential nutrition,TPN),随着穿刺置管技术和护理水平高,患者的锁骨下静脉置管绝大多数能保留8周以上。除提供正常人体的每天需要量外,每日损失的胰液中所含的钠、钾、碳酸氢根及蛋白质等,能及时予以补充。当引流液减少时,如加用生长激素有促进愈合的作用。④黏堵瘘管。如引流液减少到20 mL/d以下,瘘管可用生物蛋白胶,或使用氯丁二烯乳液和醋酸黏堵。先在瘘管内插入细导管冲洗干净,后注入生物蛋白胶,边注入边退管;或注入高纯度的氯丁二烯乳液3~6 mL,再注入12.5%醋酸0.5~1.5 mL。⑤管周围的皮肤应保持干燥或涂凡士林,以防止皮肤糜烂。经过上述处理3~4周,大部分病例可以愈合。

手术治疗:经过4~6周积极的非手术治疗后,约10%的患者引流量持续不减,需要手术,一般认为胰瘘2个月,最好6个月到1年为最佳手术时机。主要手术方法如下:①胰瘘管切除术。常在黏堵瘘管法失败之后,用于瘘管细小、胰液无明显外溢、胰管近端梗阻者。手术时将瘘管游离,于靠近胰腺处切除瘘管,瘘管残端结扎或缝扎,大网膜覆盖。②管空肠吻合术。用于瘘管较粗、胰液引流量较多(>200 mL/d)者,瘘管切除后将管残端与空肠做Roux-en-Y吻合。③胰腺部分切除术。用于胰体尾部的胰瘘,切除范围包括胰瘘管在内。

3)胰瘘的预防:预防胰瘘的发生主要依靠完善的外科技术,做好胰腺残端与空肠吻合,可显著降低胰瘘的发生。文献报道吻合方式与瘘的发生有密切联系,彭淑牖教授设计的捆绑式胰肠吻合术(binding panerearaieiunostomy),报道的病例已超过1 000例,从未出现胰瘘/漏;又如胰管内置入支撑管的胰管空肠黏膜吻合术后胰瘘的发生率低,且动物实验和临床研究也证实术后胰管的远期通畅率明显高于其他术式。还有一些胰腺空肠吻合术后胰瘘发生率也较低,如用纤维蛋白凝胶涂抹于胰腺断面及吻合口区;用线型闭合器闭合胰腺、空肠断端后,于胰腺断端上主胰管开口处,及空肠断端上的相应部位各拆除2~3枚闭合钉,将胰管送入空肠后完成套入吻合。在临床上,不同的医师都尝试过上述不同的吻合方式,仍无法避免胰瘘/漏的发生。人工合成的生长抑素可强有力地抑制胃肠分泌,包括胰腺的外分泌,预防性应用能降低胰腺手术后胰吻合口瘘的发生率;通常为首剂必须于术前1~2 h给药,术后1周继续100~250 μ,每日3次,皮下注射;或持续静脉给药均可。该方案可明显降低胰瘘或漏发生的危险性。需要说明的是,当有胰瘘发生时应警惕继发性胆瘘形成,此时,胆瘘的处理与胰瘘相同。

(2)胆瘘 胆瘘较胰瘘发生率低,一般在10%以下,胰十二指肠切除术后患者如有不明原因的腹胀应考虑到胆瘘的可能,及时做腹腔穿刺可明确诊断。引起胆肠吻合口瘘的原因如下:吻合技术因素,如缝合间距太大、漏针或缝合过密,均影响愈合。若应用肠线缝合吻合口,线结于术后容易被肠液消化而失去作用。胆总管游离过长,引起管壁缺血而影响吻合口愈合。与胆胰相吻合的空肠段内压力过高,如空肠段受压、扭曲等。由于缝合间距太大、漏针引起的胆瘘在术后第1天即可见腹腔引流管有胆汁引出;而其他原因所致的胆瘘往往发生于术后第5~7天,表现为大量胆汁自引流管引出,每日可达数百毫升至 1 000 mL 不等。

1)胆瘘的处理:①非手术治疗,胆肠吻合口瘘发生后就保持引流通畅,及时进行负压吸引,应用抗生素和积极营养支持,注意维持水和电解质平衡,促进瘘口愈合,胆瘘常可自愈。②术后早期发生胆瘘并为高流量者应及时再手术并放工管引流,胆瘘常可自愈。③若胆瘘发生于胆管空肠吻合处的引流管拔除后,患者可表现有腹胀和肠麻痹,诊断明确后应立即做腹腔引流和负压吸引。④手术后期出现的胆瘘多属低流量瘘,只要远端流出道能保持引流通畅,待局部粘连形成即可治愈。

2)胆瘘的预防:与预防胰瘘一样,正确的胆肠吻合是第一保障;供吻合的胆管不要游离太长,长度以 1 cm 为限,以保证其血液供应;除胆管直径过细以外,若一层吻合不甚理想,外层应间断加固,或给予双层吻合;在吻合口附近放置橡皮引流管,最好为双腔引流管。近年来,我科还放弃了胆管插管引流的方法,而致力于吻合技术提高,也未出现胆瘘病例的增加。

(3)术后胃排空延迟  胃排空延迟(delayed gastric emptying,DGE)是由于术后 2～4 周胃瘫时间延长导致的,发生率为 27.1%～50.0%,占胰十二指肠切除术术后并发症发生率的 50%,胃排空延迟的发生率与胰腺疾病的性质无关;保留幽门的胰十二指肠切除术此症发生率比经典的胰十二指肠切除术明显要高,但亦有人认为两者无显著差异。原因可能是切除十二指肠起搏点、破坏胃十二指肠神经连接,或损伤了 Lataret 神经及其分支,从而导致胃张力缺乏;胃窦和幽门肌缺血;腹腔内并发症,如吻合口肿胀,使胃发生节律障碍;循环血液中胃动素缺乏。此外,胃排空延迟还可能是胰肠吻合口瘘或胆肠吻合口瘘的前兆。

1)处理要点:①禁食、持续胃肠减压 3～4 周。②营养支持,维持酸碱、水、电解质平衡。③使用胃肠动力药物如新斯的明、吗丁啉、西沙必利等或利用某些药物的不良反应如红霉素、甲硝唑静脉注射等。④还可用 5% $NaHCO_3$ 溶液 250～500 mL 洗胃,1～2/d。⑤应用中医中药、针灸也能收到不错的效果。

2)预防措施:除延长胃肠减压时间外,术中可做预防性胃造口或空肠造口。亦有人经胃窦置入细营养管至空肠上段用于术后营养支持并具有将胃液引流至空肠的作用。为了避免对每个患者都进行造口手术,有人术前做胃电图,对异常者做预防性胃造口。

(4)术后糖尿病  术后早期的血糖水平升高,不应考虑为术后糖尿病,此时多为患者的应激性血糖升高,但随着病情的逐步好转,一般情况稳定,1～2 周后,患者逐渐过渡到半流食或普食,血糖仍然升高并出现糖尿则应考虑为术后糖尿病。一般认为保留正常胰腺的 30% 即可维持内分泌功能,但在胰腺有慢性疾病(如慢性胰腺炎等)的基础上做胰头部切除(切除 30%～40% 的胰腺),即可引起胰岛素分泌不足而出现糖尿病。血糖升高及尿糖更为明显。由于手术所致的应激而更易发生酮症酸中毒。治疗上,应给予饮食控制,由于胰岛细胞的绝对数量减少,口服降糖药往往效果不佳,需使用胰岛素作替代治疗。病情严重、条件许可时亦可考虑胰腺移植。预防方面,术中尽量保留正常胰腺组织,但必须保证胰腺切缘肿瘤细胞阴性。

(5)术后出血  术后出血包括腹腔内出血及胃肠道出血,不包括术中损伤血管而造成腹腔内出血。胰十二指肠切除术后腹腔出血发生率约 10%。手术后大出血是胰十二指肠切除术后的一种严重并发症，可发生于手术后早期或数周以后，术后早期腹腔出血常见原因为凝血功能障碍，多见于合并梗阻性黄疸、肝功能受损的患者；血管结扎线脱落：多见胃十二指肠动脉残端、胃右动脉残端、胰十二指肠下动脉残端或肝门静脉分支断端的线结脱落，常引起大出血。术后晚期腹腔出血指手术 1 周以后的出血，出血可能由于胰液消化腐蚀手术区血管、凝血功能改变、消化道应激性溃疡或胃肠菌群失调，有时原因不明。胃十二指肠动脉残端破裂所形成的假性动脉瘤，穿破入肠道可引起胃肠道大出血。继发于胰瘘、胆瘘、胃空肠吻合口瘘者，漏出的消化液侵蚀血管引起出血，受侵蚀血管多为胃十二指肠动脉残端、脾动脉、肝动脉、肠系膜上动脉等。

1）处理要点：术后早期腹腔出血应输血、输液补充血容量，并给予止血药物，亦可通过引流管向腹腔注射去甲肾上腺素和凝血酶。若出血量大或能排除凝血功能障碍，应再次手术探查。亦可介入治疗，经选择性动脉插管造影确诊后进行出血动脉栓塞。术后晚期腹腔出血多为大血管出血，应急诊手术探查，结扎及缝扎出血动脉，清除坏死组织，并妥善处理消化道瘘。由于吻合口瘘或吻合口渗出性溃疡引起的出血常于术后 1 周内出现。

2）预防措施：手术中对胃十二指肠动脉的处理应予以极大的重视，胃十二指肠动脉的断端必须保留稍长一些，勿过分紧靠肝动脉，以丝线双重结扎，并用大网膜将其覆盖。遇有手术后大量出血再次手术止血时，应首先探查胃十二指肠动脉残端处。对有肝功能障碍及凝血功能改变者，应输新鲜血液，使血纤维蛋白达正常水平，补充维生素 K。术后，特别是有重度黄疸的患者，使用药物乌斯他丁、生长抑素、抑制胃酸分泌的药物等将有助于预防上消化道出血的发生。

## （二）化学治疗

胰腺癌对化疗不敏感，多数抗瘤药物的有效率不超过 10%，其中疗效较好的药物如 5-氟尿嘧啶、丝裂霉素、表柔比星、异环磷酰胺等，其有效率不超过 10%。泰素帝及健择有较好的疗效，分别可达 17% 和 20%，尤其是健择上市后，有学者提出在使用客观疗效评价标准外，同时使用包括生活质量在内的"临床受益反应"（CBR）作为评价胰腺癌疗效的标准，即对疼痛、体力状况及体重改变做出综合评估，疼痛程度减轻 ≥50%，止痛药用量减少 ≥50%，体力状况改善（KPS）提高 20 分以上，上述指标好转持续 4 周以上，无一指标恶化，这样才能客观地反映抗癌药物对胰腺癌的疗效。

1. 化疗适应证　已行根治性切除术，术后 2 周可行辅助化疗；经手术探查不能切除或已行姑息性手术；病变广泛不能手术切除。

2. 辅助化疗方案

（1）吉西他滨（GEM）单药方案　GEM 1 000 mg/m$^2$，静脉滴注超过 30 min，d1 qw×7，休 1 周，此后 qw×3，休 1 周，给药至 6 个月。

（2）可调整 GEM 单药方案　GEM 1 000 mg/m$^2$，静脉滴注超过 30 min，d1、d8，每 3 周重复，给药至 6 个月。

（3）替吉奥单药方案　替吉奥 80 mg/d,口服,d1—d28,每 6 周重复,给药至 6 个月。

（4）可调整替吉奥单药方案　替吉奥 60 ~ 120 mg/d,口服,d1—d14,每 3 周重复,给药至 6 个月。

（5）氟尿嘧啶单药方案　5-FU 425 mg/m$^2$,静脉滴注,d1—d5,LV20 mg/m$^2$,静脉滴注,d1—d5,每 4 周重复给药,至 6 个周期。

（6）可调整氟尿嘧啶单药方案　LV 400 mg/m$^2$,静脉滴注,d1,5-FU 400 mg/m$^2$,静脉滴注,d1,然后 2 400 mg/m$^2$,持续静脉滴注 46 h,每 2 周重复,给药至 6 个月。

（7）GEM 联合卡铂（CAP）方案　GEM 1 000 mg/m$^2$,静脉滴注,超过 30 min,d1、d8、d15,每 4 周重复,共 6 个周期;CAP 1 660 mg/(m$^2$×d),口服,d1—d21,每四周重复,共 6 个周期。

（8）可调整 GEM 联合 CAP 方案　GEM 1 000 mg/m$^2$,静脉滴注,超过 30 min,d1、d8,每 3 周重复,共 6 ~ 8 个周期;CAP 825 ~ 1 000 mg/m$^2$,口服,每日 2 次,d1—d14,每 3 周重复,共 6 ~ 8 个周期。

（9）mFOLFIRINOX 方案　奥沙利铂 85 mg/m$^2$,静脉滴注,2 h,d1;伊立替康 150 mg/m$^2$,静脉滴注,大于 30 ~ 90 min,d1;LV400 mg/m$^2$,静脉滴注,2 h,d1;5-FU 2 400 mg/m$^2$,持续静脉滴注,46 h,每 2 周重复,给药至 24 周。

3. 区域性灌注化疗　胰腺癌化疗效果较差主要有两个方面的原因:①胰腺癌是分化程度较差的肿瘤,化疗药物不易进入癌肿的中心部位;②胰腺癌细胞对多种药物有耐药性。较高的化疗药物浓度有利于克服这种耐药性,区域灌注化疗的原理就在于它能增加局部药物浓度。区域灌注的途径和方式为经腋动脉、股动脉或切开腹腔后进行动脉置管,插入导管至胃十二指肠动脉、脾动脉入口处或肝总动脉、腹腔动脉及胰十二指肠动脉,在体外经输液泵灌注化疗药物。目前皮下植入式给药系统(drug deliver system,DDS)已用于胰腺癌的治疗,与其他化疗方案一样,区域灌注化疗效果亦不确切。

（三）放射治疗

近年来胰腺癌的发病率在全世界范围内有逐年增高的趋势。绝大多数患者在就诊时已达局部晚期或发生远处转移,5 年生存率仅 3%,中位生存期仅 2 ~ 3 个月。同步放化疗作为一种新的综合治疗手段,无论是在无法切除胰腺癌的治疗上,还是在可切除胰腺癌的辅助和新辅助治疗上均取得了较好的疗效,与传统治疗方案相比,同步放化疗作为胰腺癌的一种综合治疗模式显示出良好的前景。近年来,在胰腺癌治疗中放射治疗的应用逐渐增多,已成为主要的治疗手段之一,但它的作用主要是姑息性的。

（1）放射治疗的适应证　淋巴结转移,尤其是淋巴结包膜外浸润;切缘阳性(R1);局部有病灶残留(R2)。

（2）术后放疗照射范围　包括瘤床、吻合口及临近淋巴引流区。

（3）放疗前准备　①应争取做剖腹探查,对胰腺病变部位做活检,取得病理诊断;做胆道和胃肠道短路手术,缓解黄疸等梗阻症状,为放疗的进行创造必要的条件;在肿瘤周围做标志,供术后放疗时定位用。②加强全身支持疗法,以备放疗。

（4）照射技术　①体外照射；②术中放疗；③术后组织间插管近距离治疗。

（5）预后　文献报道胰腺癌放疗后随访观察发现肿瘤先有不同程度缩小，后成为大小稳定的肿块，但是很少有完全消失者。

（6）放射治疗并发症　体外照射的急性反应有恶心、腹泻、胰腺炎等；后期并发症有胰腺假性囊肿形成、消化道出血（胃窦部和横结肠为主）、小肠梗阻、幽门梗阻、胆囊炎和胰腺功能不全等。

（7）放疗剂量　对于术后辅助放射治疗，推荐常规分割剂量，SBRT 目前仅用于临床试验。放射治疗总剂量推荐（45～46）Gy/（23～25 次，5 周），适当地给予瘤床、吻合口局部加量 5～9 Gy，同步化疗（首选卡培他滨口服，或者持续静脉滴注氟尿嘧啶，其次是吉西他滨）。如果术前未行新辅助治疗，术后无肿瘤复发及转移证据，建议先行化疗，然后同步放化疗以及序贯化疗。

1. 与手术联合的同步放化疗

（1）术前放疗　目前尚没有标准的术前放化疗方案，对大多数患者，术前放化疗作用有限，但对少数患者确有益处，可将其由不能切除转为可以切除。对可能切除的胰腺癌 Evans 认为术前放化疗有下列作用。①对因手术而延迟的术后辅助治疗起代偿作用；②对放化疗后患者重新评价，有可能避免不必要的手术；③有可能降低肿瘤分级，便于手术；④有助于术中、术后肿瘤播散。Sandy 对 68 例术前估计不能切除胰腺癌患者进行术前放化疗，随后 30 例进行剖腹探查，20 例（29%）进行了切除手术，无围手术期死亡，中位生存期为 23.6 个月，同期 91 例常规切除术组中位生存期为 14 个月，二者相比差异明显（$P=0.006$），而且术前放化疗病理分期较差。

（2）术中放疗　术中放疗（intraoperative radiotherapy，IORT）包括术中放射性粒子植入和术中电子束放射治疗（intraoperative electron radiation therapy，IOERT），IOERT 是术中在直视条件下，避开正常组织，对瘤床及周边组织进行一次大剂量的放射治疗。对于已手术切除的胰腺癌，可有预防局部复发的作用；对于无法切除的患者，IOERT 可发挥局部治疗作用且对周围正常组织损害较轻。Nishimua 等对 157 例行 IOERT 并切除肿瘤患者观察发现，IOERT 延长可切除肿瘤患者中位生存期不明显，但对延长非根治性切除或不能切除的患者的长期（>2 年）生存率是有益的。Furuse 提出不同意见，他们对 30 例术中探查不能切除胰腺癌的患者，IOERT 为 25 Gy，2～4 周后开始 EBRT，总剂量为25 Gy；同期应用5-FU治疗，总有效率为23.3%，平均中位生存期为5.8 个月。

（3）术后放化疗　术后辅助同步放化疗是否能够提高胰腺癌患者的生存率，改善生活质量，现在仍然存在争议。早在 1999 年，Klinkenbiji JH 等学者进行的Ⅲ期临床试验表明术后同步放化疗方案与对照组相比将生存时间由 19 个月延长至 24.5 个月。但在 2004 年，一项Ⅲ期临床试验表明含 5-FU 的术后化疗与术后同步放化疗相比，明显提高了接受手术者的生存率，改善了这些患者的生活质量，而含 5-FU 的术后同步放化疗缩短了患者的生存时间。欧洲胰腺癌研究组（European Study Group For Pancreatic Cancer，ESPAC）对 541 例胰腺癌患者进行了一项随机对照研究，术后放化疗方案为 EBRT+5-FU，结果发现，术后放化疗组 175 例中位生存期 15.5 个月，术后未放化疗组为 16.1 个月,辅助放化疗无明显治疗效果。

（4）新辅助同步放化疗　　胰腺肿瘤中富含乏氧细胞,而术前化疗比术后化疗能更好地诱导细胞氧化。Valerie Magnin 等对 32 例胰腺癌患者进行了新辅助同步放化疗,其中胰头癌 28 例,胰体癌有 4 例。放疗计划分为 2 组进行,1 组 10 例患者接受放疗 2 周期总量为 30 Gy,1.5 Gy/次,2 周期间隔 2 周进行。另 1 组 22 例患者接受放疗常规分割计划 1.8 Gy/d,5 次/周直到总量 45 Gy,持续 5 周进行。化疗计划 5-FU 650 mg/m²,持续静脉注射在第 1 ~ 5 天和第 21 ~ 25 天进行,同时联合顺铂（DDP）80 mg。2 组在生存率及不良反应方面未见统计学差异。2 组中有 19 例患者在同步放化疗后接受了胰腺癌切除术,术中随访 17 个月后有 8 例死亡,2 年生存率为 59.3%,中位生存时间为 30 个月,2 年无病生存率为 43.7%。对于那些就诊时不能切除的胰腺癌患者应用新辅助放疗、化疗可降低分期,争取手术机会。

2. 不与手术联合的同步放化疗　　有近 2/3 的胰腺癌患者在确诊时已达局部晚期或发生远处转移,这些患者大多数都无法接受手术,所以近年来对于这些Ⅲb 或Ⅳ期的患者多采用同步放化疗。

（1）含 5-FU 的同步放化疗方案　　由于 5-FU 可增加胰腺癌细胞对放射线的敏感性,含 5-FU 的同步放化疗相对于单用放疗或化疗能明显提高无法切除胰腺癌患者的生存率及生活质量。有学者对放疗剂量与预后的关系进行了研究,Alessio G 在对 50 例无法手术切除的胰腺癌病例进行同步放化疗研究认为,高剂量的照射剂量会引起严重的不良反应,而高剂量照射组生存时间与低剂量照射组无统计学差异。

（2）含健择的同步放化疗方案　　健择治疗胰腺癌的疗效优于 5-FU,而且是有效的放疗增敏药。Li CP 对 34 例患者进行了健择与 5-FU 分别合并放疗之间疗效的前瞻性研究,结果显示健择合并放疗组要优于 5-FU 合并放疗组,但毒性反应均能耐受,两组未见统计学差异。

3. 不同情况下的放疗选择

（1）可切除胰腺癌　　对于临界可切除或部分局部晚期胰腺癌,一般在新辅助化疗（推荐 2 ~ 6 个周期）后行同步放化疗。同步放化疗推荐剂量:(45 ~ 54)Gy/(25 ~ 30 次,5 ~ 6 周),也有采用 36 Gy/(15 次,3 周)。对于部分不适合全身化疗的局部晚期患者,可以单独进行 SBRT。推荐新辅助放化疗后 4 ~ 8 周进行手术,但放射治疗所致的纤维化可使手术难度增加。放射治疗期间推荐预防性应用止吐药物以减少恶心、呕吐的发生。

（2）局部晚期胰腺癌　　如不能通过降期达到手术切除的患者,推荐全身化疗+常规分割同步放化疗或 SBRT。靶区包括原发肿瘤和转移的淋巴结。同步放化疗推荐剂量为(45 ~ 54)Gy/(25 ~ 30 次,5 ~ 6 周),如果选择做 SBRT,放射治疗剂量及分割次数尚未达成统一意见。文献报道一般是(25 ~ 45)Gy/(3 ~ 5 次,1 周)。如果在 CT、MRI 和（或）内窥镜检查中发现肠道或胃的直接侵犯,则不能进行 SBRT 治疗。总体而言,SBRT 严重不良事件的发生率<10%。现阶段国产放射治疗设备尚无法在不增加正常组织照射剂量的前提下有效提高胰腺肿瘤照射剂量,只能进行常规分割剂量放射治疗,故不推荐采用国产直线加速器进行胰腺癌 SBRT 治疗。目前尚缺乏使用伽马刀进行胰腺癌 SBRT 治疗的

高级别循证医学证据。

（3）胰腺癌的姑息治疗　姑息放射治疗可应用于胰腺癌原发灶或转移灶的减症治疗。

对于非转移性或转移性胰腺癌,姑息放射治疗的目的是缓解疼痛和出血或改善患者局部梗阻性症状。建议对于以姑息止痛、缓解梗阻等为治疗目的的胰腺癌患者,放射治疗剂量为 18～45 Gy。对治疗效果较好,出现肿瘤明显缩小而又无严重放射性损伤的患者,可给予>50 Gy 的照射剂量。

4.RTOG 胰腺癌术后靶区勾画共识　①腹腔干动脉自腹主动脉发出的 1.5 cm 部分,并三维外扩 1 cm;②肠系膜上动脉自腹主动脉发出的 2.5～3.0 cm 部分,并三维外扩 1 cm;③门静脉(自肠系膜下静脉汇入处至肝门部分分叉为左右门静脉处,包括胆肠吻合和肝管空肠吻合部以及肝门淋巴结),并三维外扩 1 cm;④部分腹主动脉自上述腹腔动脉、门静脉或胰腺空肠吻合部区域的最上层,至腰 2 椎体下缘,如术前肿瘤下缘超过腰 2 椎体下缘,则下界需要延伸至腰 3 椎体下缘。左侧外扩 2.5～3.0 cm,右侧外扩 1 cm,前方外扩 2.5～3.0 cm,后方至椎体前缘或前缘后 0.5 cm。

已行根治术的胰腺尾部或体部肿瘤,术后辅助放射治疗靶区应包括术后切缘+区域淋巴结,不需要包括门静脉周围或肝门区域淋巴结见表 3-1。

### 表 3-1　胰腺癌在不同治疗方式下的靶区范围

| 项目 | 新辅助 CRT | LAPC／复发灶 CRT | SBRT |
|---|---|---|---|
| GTV（初始 CTV） | 肿瘤体积<br>根据大小和位置确定 CTV 边缘 | 肿瘤体积<br>根据大小和位置确定 CTV 边缘 | 肿瘤体积 |
| ITV | 肿瘤体积(或原发 CTV),包含所有呼吸时相 | 肿瘤体积(或原发 CTV),包含所有呼吸时相 | 肿瘤体积,包含所有呼吸时相 |
| 选择性淋巴结 CTV | 若使用的话,可选:胰头为肝总动脉淋巴结,腹腔干淋巴结,肝十二指肠韧带淋巴结,胰十二指肠前、后淋巴结,肠系膜上动脉淋巴结,主动脉旁淋巴结,胰头上、下淋巴结<br>胰体为肝总动脉淋巴结、腹腔干淋巴结、肝十二指肠韧带淋巴结、肠系膜上动脉淋巴结、主动脉旁淋巴结、胰腺下淋巴结、脾动脉淋巴结 | 不做选择性淋巴结照射 | 不做选择性淋巴结照射 |

续表 3-1

| 项目 | 新辅助 CRT | LAPC/复发灶 CRT | SBRT |
|------|-----------|----------------|------|
| PTV | 若 4D-CT 可用：<br>ITV+(0.5~1.0)cm<br>若 4D-CT 不可用：<br>GTV(或初始 CTV)及选择性淋巴结照射 CTV(若应用)+1.5 cm(上下及两侧)，上下>2 cm | 若 4D-CT 可用：<br>ITV+(0.5~1.0)cm<br>若 4D-CT 不可用：<br>GTV(或初始 CTV)+1.5 cm(上下及两侧)，上下>2 cm | ITV+(0.5~1.0)cm |

5.胰腺癌高功率聚焦超声治疗 20 世纪 70 年代后期,在超声的实验研究基础上,开展大剂量即损伤性剂量的治疗方法,取得了突破性进展。应用超声聚焦技术,不仅可治疗体表肿瘤,也可加热治疗体内深层的癌组织,被称为最佳的加热治疗肿瘤的方法。国内从 1953 年开始用 800 kHz 频率的超声治疗机治疗多种疾病,各种小型治疗机在 20 世纪 70 年代得到了广泛使用。目前,高强度聚焦超声技术(high intensity focused ultrasound technique,HIFV)是一种潜力巨大的、无损的、有效的局部治疗手段,其治疗肿瘤的机制是通过一定聚焦方式,将超声源发出的声能易聚焦于组织内,在组织内形成一个声强较高的区域——焦区,经过一定时间细胞与超声相互作用,位于焦区内的组织细胞被破坏,而焦区处组织细胞基本不受损伤。HIFV 损伤的病理学特点为团块凝固性坏死。文献报道,晚期胰腺癌患者给予 HIFV 治疗后,不仅疼痛显著减轻,饮食、睡眠等明显改善,而且 NK 细胞计数显著升高,免疫水平明显上升,肿瘤病灶超声检查回声增强。

（四）生物治疗

1.细胞因子和免疫效应细胞治疗

（1）细胞因子治疗 肿瘤的生物治疗是通过生物反应调节剂(BRMs)来增强机体自然防御机制而发挥抗肿瘤效应的一种肿瘤治疗方法。其作用机制不外乎两大方面:一是通过干扰细胞生长、转化或转移的直接抗肿瘤作用。二是通过激活免疫系统的效应细胞及其所分泌的因子来达到对肿瘤进行抑制的目的。BRMs 种类繁多,细胞因子(cytokine)是应用最广泛、疗效最明确的一类生物反应调节剂,它是由免疫系统的单个核细胞(通常是淋巴细胞和单核细胞)分泌的可溶性蛋白质,在免疫反应过程中对其他细胞或靶细胞起作用。

1)白介素-2(IL-2):IL-2 应用于肿瘤的治疗最早是作为一种免疫调节药,能有效地恢复机体的免疫功能。近来研究表明,它可以增强机体对不同免疫原、病原体及肿瘤的免疫反应性,促进 T 细胞的增殖及 B 细胞的增殖和分化,诱导生成淋巴因子激活的杀伤细胞(LAK),促进 NK 细胞增殖,加强 NK 细胞的杀伤能力。Basse 等通过 IL-2 激活 NK 细胞进行肿瘤免疫治疗的研究发现,NK 细胞具有杀伤肿瘤靶细胞而不伤害大多数正常细胞的能力,被公认为清除血液中恶性细胞的抗肿瘤免疫反应的主要成分。IL-2、IFN 等细胞因子可与 NK 细胞反应,增强抗肿瘤作用。Vamada 等通过对白鼠的研究发现,重组 BCG 分泌的IL-2 能持续激活巨噬细胞、T 细胞和 NK 细胞,进一步诱导 IL-2、TNF、IFN 的产生,并通过直接的细胞接触增强细胞毒活性。IL-2 对某些肿瘤包括胰腺癌的治疗有一定疗效。Angelini 等新近报道,术前给予胰腺癌患者皮下注射 IL-2,每次 $9 \times 10^6$ U,1 次/d,连用3 d,36 d 行胰十二指肠切除术,结果显示治疗组的术后并发症明显少于对照组,而 2 年生存率明显高手对照组。但由于 IL-2 用至有效剂量时往往会引起多系统毒性,几乎所有器官均会不同程度受到影响,从而使其临床应用受到一定限制。

2)白介素-12(IL-12):IL-12 由巨噬细胞、B 淋巴细胞和其他抗原呈递细胞产生,能够通过增强 NK 细胞和 LAK 细胞的细胞毒活性、促进特异性细胞毒淋巴细胞反应、诱导 NK 细胞和 T 淋巴细胞分泌 IFN-γ 发挥抗肿瘤作用。动物模型研究证明,IL-12 单独应用在局部治疗和全身治疗中均有显著疗效。O'donnell 等通过 IL-12 对小鼠膀胱移行细胞癌的免疫治疗发现,小鼠膀胱癌对 IL-12 的免疫治疗有高度反应,且膀胱内用药比皮下用药更有效,肿瘤完全消退。Sangro 等利用编码 IL-12 基因的腺病毒瘤内注射治疗晚期消化道肿瘤(7 例胰腺癌),用药剂量为$(2.5 \sim 3.0) \times 10^{10}$个病毒颗粒,部分患者肿瘤部位效应性 T 细胞浸润明显增加,可以耐受治疗,没有观察到剂量限制性毒性及累积毒性。

3)γ-干扰素(IFN-γ):IFN-γ 是一种很强的免疫调节药,它主要通过调节机体的免疫功能来发挥作用。IFN-γ 可促进 MHC-Ⅱ类分子的表达,MHC-Ⅱ类分子与非自身抗原相结合并为 CD8+细胞毒性细胞所识别,这种复合体与 IFN 接触后增强了肿瘤靶细胞对 CTL 杀伤的敏感性。此外,IFN-γ 会增强 NK 细胞的活性,在应用 IFN-γ 进行治疗的患者中,可以观察到肿瘤杀伤作用的增强。近来发现,IFN-γ 可以通过诱导凋亡来发挥抗肿瘤作用。根据临床经验和实验研究获得的资料,胰腺癌细胞对常规化疗或放疗以及许多生物治疗有相对抵抗性,随着对凋亡了解的深入,已证实在细胞因子 IFN-γ 的参与下,能激活胰腺癌细胞的正凋亡。Rentenaar 等报道在肿瘤患者(包括胰腺癌)接受胰十二指肠切除术后,给予单次剂量的重组人 IFN-γ(100 mg/mL)皮下注射,可上调患者术后抗原特异性 CD4+T 细胞的下降,并上调抗原呈递细胞上 T 细胞受体的表达。

4)白介素-13(1L-13):IL-13 是由 P600 cDNA 编码的细胞因子,与哮喘病和肾病的关系甚为紧密。但近年来国外学者发现与肿瘤尤其是恶性肿瘤也有着密切的关系,如 IL-13 在恶性肿瘤的发生发展过程中起重要作用,其受体在许多恶性肿瘤细胞表面存在特异性高表达,因此可将 IL-13 及其受体应用于某些恶性肿瘤的诊断和免疫治疗。研究发现,IL-13 及假单胞菌外毒素构造的 IL-13 细胞毒素在多种肿瘤的研究中显示具有抗肿瘤活性,但由于各种肿瘤细胞表达 IL-13 受体(IL-13R)的类型不同,其抗瘤作用并不一致,表达Ⅰ型 IL-13R 的肿瘤细胞可能对 IL-13 细胞毒素更敏感。为了提高Ⅰ型 IL-13R 的表达,Kawakami 等利用编码 IL-13Rαt2 链基因的质粒转染小鼠人胰腺癌模型,然后用重组的 IL-13 细胞毒素治疗小鼠,结果显示,IL-13 细胞毒素在表达 IL-13Rαt2 链基因的肿瘤中显示了极高的抗瘤活性。

5)其他细胞因子:白介素-21(IL-21)及白介素-23(IL-23)是两种新近发现的细胞因子,复旦大学和日本的学者把鼠的 IL-21 及 IL-23 基因分别转染到人胰腺癌细胞As-

PC-1,然后将转染的细胞接种于裸鼠和重度联合免疫缺陷症小鼠,结果提示表达 IL-21 及 IL-23 基因可以产生 NK 细胞依赖性或非依赖性抗肿瘤效应。GM-CSF 在肿瘤治疗中的作用受到越来越多的重视,其诱导机体产生抗肿瘤免疫反应的能力可能较其他细胞因子都强。

(2)过继性免疫效应细胞治疗 所谓过继性免疫效应细胞治疗即通过体外操作使自体的免疫细胞对肿瘤抗原致敏而形成具有抗肿瘤活性的免疫效应细胞,然后加入高剂量的细胞因子如 IL-2 来扩增免疫效应细胞,再回输入患者体内,以达到治疗肿瘤的目的。在各种肿瘤免疫治疗方法中,过继性免疫效应细胞治疗因具有以下的优点而受到人们的重视,为近 10 年肿瘤免疫治疗中十分活跃的研究领域。

1)免疫细胞在体外处理,可绕过体内肿瘤免疫障碍的种种机制,从而选择性地操作抗肿瘤免疫反应。如新鲜分离的肿瘤浸润淋巴细胞(tumor infiltrating lymphocyte,TIL)往往缺乏抗肿瘤效应,而在体外一定条件下培养一段时间后可恢复特异性抗肿瘤作用;在体外培养条件下,肿瘤抗原特异性耐受的免疫细胞可被逆转。

2)免疫细胞的活化及效应过程往往由一些细胞因子介导,而目前基因工程可大量克隆不同的细胞因子,也可大量克隆肿瘤抗原或多肽,这使体外活化扩增大量的抗肿瘤免疫细胞更为可行、方便。

3)免疫细胞的体外活化扩增可避免一些制剂体内大量应用带来的严重不良反应。如:IL-2、TNF-$\alpha$、IL-4、IL-7、IL-12 等具有抗肿瘤作用,抗 CD3 单克隆抗体(MabCD3)的体内应用可激活 T 淋巴细胞,但这些制剂由于其复杂的多种作用,在体内大量应用可导致严重的甚至致死性不良反应,这也是这些因子难以被批准临床使用的重要原因,而在体外操作可避免这些不良反应。

4)目前已能在体外大量扩增自体或异基因的抗肿瘤免疫细胞,其数量大于肿瘤疫苗在体内激活的效应细胞数,一些体外培养的免疫细胞已进入临床试验。试验显示肿瘤疫苗在体内应用可增加体内的肿瘤特异性 CTL 数量,但到一定时候,体内的 CTL 到达平台期而不再增加,这主要由体内存在的特异性及非特异性免疫调节网络限制了 CTL 克隆的扩增。而在体外培养可突破此调节网络,大量扩增免疫效应细胞。理想的过继性免疫细胞治疗应具有以下特点:可大量获得,实验室研究及临床实践显示,临床治疗量的免疫细胞应在 $10^{10}$ 以上,甚至达 $10^{11}$;为肿瘤特异性;抗肿瘤活性强;体内应用可耐受;可聚集在肿瘤灶;可在体内存活、增殖。过继免疫疗法的效应细胞具有异质性,如 CTL、N 区细胞、巨噬细胞、淋巴因子激活的杀伤细胞和肿瘤浸润性淋巴细胞等都在杀伤肿瘤细胞中起作用。研究最多的是淋巴因子激活的杀伤细胞及肿瘤浸润性淋巴细胞。1985 年 Rosenberg 等报道,肿瘤患者自体的免疫细胞在体外经大剂量 IL-2 培养后回输可使肿瘤转移灶消退,称之 LAK 细胞。LAK 细胞是周围血淋巴细胞在体外经过 IL-2 培养后诱导产生的一类新型杀伤细胞,其杀伤肿瘤细胞不需要抗原致敏且无 MHC 限制性,有人认为 LAK 细胞主要成分是 NK 细胞。LAK 细胞在体外有广谱的抗自体及异基因肿瘤的活性,其主要效应细胞表达 CD56、CD16 标记。LAK 细胞的成功掀起了过继性免疫效应细胞治疗研究的热潮。LAK/IL-2 进行临床治疗试验,结果显示 LAK 细胞治疗效果较好的肿瘤为黑色素瘤、肾癌、恶性淋巴瘤、卵巢癌、结肠癌。LAK 对其他肿瘤的疗效差。在最近的一项研究中,将致敏的淋巴因子激活的杀伤细胞(LAK)和 IL-22 一起输入根治性切除加术中放疗(IORT)的胰腺癌患者中,虽然与对照组相比,治疗组的总体生存期没有显著性差异,但是肝转移的发生率却显著降低。在另一项对晚期胰腺癌患者进行的 I 期临床研究中,在体外将患者自体的外周血单个核细胞(PBMC)与来自同种异体的 PEMC 混合培养,然后在超声内镜(EUS)引导下通过细针注射(FNI)直接注入患者的胰腺癌中,部分患者出现了抗肿瘤免疫效应。中位生存期延长,而且其不良反应轻微,可被接受。这种方法现在正在与健择对比,进行 II 和 III 期临床研究。Chang 等在 8 例晚期胰腺癌患者的 I 期临床试验中,收集患者及健康供者周围血淋巴细胞并进行混合培养,在超声内镜引导下通过细针将其注射于肿瘤局部,结果发现不良反应轻,2 例患者部分缓解,中位生存期能有效延长 13.2 个月。TIL 细胞是肿瘤组织分离出的淋巴细胞经 IL-2 培养产生,其肿瘤杀伤活性为 MHC 限制性,即为自体肿瘤特异性杀伤细胞;TIL 表达 CD3+CD8 或 CD3+CD4 标记。在体外,同样数量 TIL 细胞的抗肿瘤作用比 LAK 细胞增加 100 倍,但在人体内的抗肿瘤作用并未比之明显增加。TIL 的制备困难,如要制备出临床治疗量的细胞数需要在体外培养 3 ~ 6 周,耗时费力,容易污染;而且一些患者的肿瘤难以切除,多数患者甚至不能分离培养出有效数量的 TIL,因此 TIL 难以广泛应用。其他一些过继性免疫细胞治疗也已进入临床试验,如激活的巨噬细胞、激活的自然杀伤细胞、抗 CD3 单抗(MabCD3)激活的杀伤细胞(CD3AK)、MabCD3 培养上清刺激的周围血淋巴细胞(T3CSPBL)、细胞因子诱导的杀伤(CIK)细胞等。其中 CIK 细胞治疗是新一代过继性 T 细胞免疫治疗的一种。CIK 细胞是在经过选用细胞因子和培养条件优化后的新一代治疗方法,数十倍的扩增活化肿瘤特异性工淋巴细胞,能有效攻击肿瘤,称之为细胞因子诱导的杀伤细胞(cytokine-induced killer 细胞,即 CIK 细胞)。1991 年 Schmidt-Wolf IGH 等报道,采用 MabCD3、IL-2、IFN-Q、IL-1α 培养正常人周围血淋巴细胞后,细胞的抗肿瘤活性比 CD3AK 明显增加。新近 Nagarai 将包含人 IL-2 基因片段的重组质粒用电穿孔法导入 CIK 细胞,并与细胞 DC 共同孵育后治疗胰腺癌,体外检测发现转染后 CIK 细胞在增殖率和细胞杀伤活性上均高于未转染细胞。Schmidt 等利用胰腺癌患者 PBMC 培养获得 CIK,然后再与患者的 DC 共同培养,结果发现 Treg 的含量和功能明显下降,CIK 对胰腺癌细胞的细胞毒性增强,提示 CIK 与 DC 共同培养后用于胰腺癌免疫治疗是更好的策略。

2. 干细胞治疗

干细胞(stem cell,SC)是一种具有多种分化潜能、自我更新和高度增殖能力的细胞,能产生出与自身完全相同的子细胞,同时又可以进一步分化成为各种不同的组织细胞,从而构成机体各种复杂的组织器官。因此干细胞具有以下特征:自我更新和永生性;具有多向分化潜能,在体内能重建结构和功能正常的相应组织。根据干细胞来源,干细胞可分为胚胎干细胞和成体干细胞。

胚胎干细胞具有全能性,可以向 3 个胚层组织和细胞分化,在体内能够形成所有的成体组织和器官,在体外还可以诱导分化为特定的细胞,可以用来修复受损的组织和作为单细胞退行性疾病的替代治疗,可以作为组织移植、细胞治疗和基因治疗的细胞源。

利用人胚胎干细胞可以研究人类疾病的发病机制和转归,用于新药的发现和筛选,但胚胎干细胞研究存在一系列伦理问题。成体干细胞存在于多种人体组织中,负责相应组织的更新和修复。目前已发现多种组织存在相应的干细胞,如造血干细胞、间质干细胞、神经干细胞、上皮干细胞及胰腺、肝脏卵圆干细胞等。一些干细胞还具有多向分化的潜能,和祖细胞相似。如肝卵圆干细胞,可以分化为肝细胞和胆管上皮细胞;造血干细胞除了分化为造血细胞外,还可以分化为骨骼肌细胞、干细胞、心肌细胞等。间质干细胞可以分化为成纤维细胞、成骨细胞和软骨细胞等。成体干细胞在创伤修复、细胞替代治疗、组织工程、基因治疗、免疫治疗和肿瘤的靶向治疗等方面具有广阔的应用前景。

肿瘤干细胞是近年提出的概念,指肿瘤中比例极小的,但具有形成肿瘤能力的细胞。随着肿瘤干细胞概念的提出,我们在肿瘤的生物学特性及其发生、发展和转归方面有了新的认识,并且对新一代抗肿瘤药物及肿瘤的靶向治疗具有深远影响。应用特异性的杀灭肿瘤干细胞,最低程度损伤正常干细胞的药物才是未来治疗肿瘤的最佳原则。

(1)胰腺干细胞

1)胰腺干细胞的特征:受损伤或病变的胰腺如何进行自我修复,参与胰腺内分泌细胞更新的细胞来源于何处是我们讨论的重点。有学者从胰腺导管上皮、腺泡细胞和胰岛组织中分离得到了具有分化为胰腺多种细胞类型的胰腺干细胞。美国哈佛大学医学院Bonner-Weir等报道,90%胰腺切除的大鼠,残存的胰外分泌组织可见明显的增殖,能够形成新的胰岛和胰腺外分泌组织,提示胰腺存在干细胞,在特定隐身的诱导下,能够分化成具有特异功能的细胞。在胰腺的发生中,外分泌细胞和内分泌细胞来源于具有导管细胞特征的未分化上皮细胞,说明胰腺导管细胞有干细胞的功能。Alison等从尚未发病的成年非肥胖糖尿病模型小鼠(NOD鼠)胰腺导管上皮细胞诱导分化得到"产生胰岛的干细胞"(islet producing stem cells,IP-SCs)。由这些IPSCs可诱导分化得到有功能的胰岛组织。Peck成功地从人和小鼠的胰岛管上皮细胞分离了干细胞,在体外培养条件下能快速增殖,该细胞在合适的条件下可分化形成胰岛的各种内分泌细胞,具有多向分化潜能,被称为胰腺干细胞。他们是一种嗜碱性的单核细胞,直径约为$8\mu m$,呈圆形,细胞核为圆形或肾形,较大,多含有2个核仁,染色质细腻而分散,胞质中不含颗粒,在形态上与小淋巴细胞极为相似,但小淋巴细胞体积较小,染色质浓集,核仁不明显且有细胞器。哺乳动物的资料显示,胰腺外分泌组织(包括腺泡和导管)经体外培养可形成与直接分离导管上皮单独培养相似的结果,提示腺泡细胞可能通过逆分化形成导管上皮细胞。大鼠的Langerhans胰岛细胞,包括产生胰岛素的B细胞及位于胰腺导管的内分泌细胞前体分化成新的胰岛细胞,通过胰岛营养因子如葡萄糖和胰高血糖素样肽作用,能使胰岛细胞倍增。

2)胰腺干细胞的分子标志:胰腺干细胞对于治疗各种胰腺损伤、胰腺炎、胰腺癌,特别是糖尿病具有划时代的意义,所以对胰腺干细胞分子标志的鉴定则是临床研究的基础。通过识别胰腺干细胞表明特异性的分子标志,可以从众多其他细胞中鉴定、分离甚至纯化出胰腺干细胞;同时随着对胰腺干细胞分子标志不断深入研究,对于研究胰腺干细胞膜内外信号转导机制、信号因子与膜受体之间的相互作用机制,均有重要意义。

●胰十二指肠同源异型基因(PDX-1):PDX-1即为胰十二指肠同源异型基因,它是胰腺干细胞的发育过程中表达的第一个分子标记,是一个同源区蛋白,也就是胰岛素增强因子-1(insulin promoter factor 1,IPF-1)。它通过同胰芽共生培养的鼠ES细胞能被诱生,但频率较低。虽然只有很小比例的细胞能变成PDX-1阳性,但当一个结构编码的早期内胚层转录因子Mixer通过转染"轻触"时亦可发生类似变化,但显示了胰腺干细胞作为B细胞来源的可能性。转录中最早出现的因子是PDX-1,表达PDX-1的细胞能够产生包括内外分泌细胞和导管上皮细胞在内的各种胰腺细胞,如果缺失PDX-1,胰腺不能正常发育并无法与其他器官分界。PDX-1对于胰腺发育的各期都有重要作用,胎儿期对于胰腺B细胞的定向分化有重要意义,在成人胰腺中局限于胰腺B细胞及十二指肠上皮中,是胰岛素基因表达的关键因子。还有研究发现,成体胰腺中PDX-1与胰腺的再生关系密切。Bonner weirs发现胰腺切除90%后,24 h即可出现PDX-1阳性的细胞,72 h后合成过程虽然停滞,但大量上皮细胞丧失了胰腺成体细胞的特征,表现为PDX-1阳性细胞。文献报道,急性坏死性胰腺炎胰腺细胞再生过程中也发现大量PDX-1阳性的细胞。

●角蛋白-20:在发育过程中,胰腺的内分泌细胞来自角蛋白阳性的内胚层上皮细胞,而胰腺的内分泌细胞又有高水平的角蛋白表达,故认为其可作为胰腺干细胞的表面标志物。Bouwen Luc等对鼠的胰腺干细胞通过免疫组织化学方法分析,认为角蛋白-20(CK20)和Bcl-2可作为胰腺干细胞的特异性表面标志物。Sobkow ska等亦通过免疫组化测定了不同时期胎胰的角蛋白-19(CK19)和突触素,发现在妊娠12~14周时,CK19呈阳性反应,当胎儿出生后则消失,故认为CK19可作为人胰腺干细胞的标志。但另有学者报道,在成年人的导管内皮细胞上角蛋白亦可出现阳性反应,所以角蛋白的可靠性尚需进一步证实。

●MSX-2:MSX-2也是含同源异型盒转录因子保守家族中的一个成员,对胰腺发育过程中组织模型和器官发生有关键作用,作为胰腺发育和再生过程中内分泌干细胞的一个标记物,MSX-2在胰腺胚胎发育过程有显著的表达,主要表达于导管上皮细胞和内分泌细胞起始处。通过免疫组化染色显示MSX-2主要存在胞核中,在细胞质中发现有MSX-2少量存在。研究表明,MSX-2可通过与转化生长因子α(TGF-α)、白介素-18和肿瘤坏死因子相互作用而增加,这可能是通过诱导MSX-2从而调节胰腺发育。

●巢素蛋白(nestin):由于nestin是神经干细胞的标记物,而在胰腺与神经系统具有相似的发育控制机制,胰腺干细胞可能来源于神经前体细胞,最近有学者已经证明在不成熟的激素阴性胰腺细胞亚群有nestin表达。Lumlsky等利用PT-PCR技术和免疫细胞化学方法证明,在体外从有nestin表达的胚胎干细胞,可以培育出大量的胰岛素表达的细胞集合,说明nestin阳性的胚胎内分泌细胞前体与胰腺干细胞有密切联系,但尚未确立与胰岛细胞和导管细胞相联系的细胞标记物。

●神经源性因子3(Ngn3):Ngn3属于bHLH转录因子家族,最早呈点状分布于胰腺萌芽,即内分泌细胞起始发育的部位。表达于PDX-1+原分化上皮细胞的一个亚群,有其表达的细胞通过一系列分化途径逐渐分化,首先激活BHLH家族的另一个转录因子NerOoD和配对盒因子(PAX6),二者分别调节内分泌细胞的分子标志胰岛素因子-1(ISL

-1）的上游和下游序列，通过 ISL-1 最终诱导分化为成熟的内分泌细胞，至此，Ngn3 的表达消失。所以我们认为 Ngn3 是干细胞标志之一。由于干细胞的特性是在定向分化的同时亦可自我分裂以维持干细胞自身数量的恒定，通过检测 Ngn3 表达细胞中代表细胞增殖或有丝分裂后标记的 Ki-67 的表达，进一步证明其符合干细胞特性。

● 波形蛋白：Schmied 等通过将胰岛细胞长期培养并退分化为未分化导管样上皮胞，发现波形蛋白限制性表达于这些未分化的具有向胰腺内外分泌细胞分化潜能的干样细胞中，从而认为波形蛋白亦可作为胰腺干细胞的一个标志。波形蛋白通常只以间质细胞的中间丝形式表达，但在诱导动物肝胰腺损伤的模型中，可见其表达于再生的导管上皮细胞。在胰岛形态发生过程中波形蛋白可与 CK20 短暂联合表达于胚胎导管上皮细胞。由于其在肝细胞再生过程中表达于肝胆小管和卵圆细胞，所以还可以作为肝干细胞的一个标志，给予胰腺和肝细胞的同源性，波形蛋白也可以作为上皮内胰腺干细胞活性的标记物。

● β-半乳糖苷酶：有研究认为在人胚胎胰腺中 β-半乳糖苷酶（β-gal），酪氨酸羟化酶（TH）可作为胰岛干细胞表面分子标记。TH 是经儿茶酚胺生物合成途径的第一个酶，Gu 等证实在胰岛新生和 B 细胞新生过程中有短暂的 TH 表达，并且 TH 高表达于妊娠 12~18 周胎胰导管上皮细胞，由此证明 TH 是胰腺干细胞的一个分子标志。而 Beattie 等通过体内人胰岛样细胞簇移植和体外与 TH 阳性细胞共区域化证明，在人胎胰腺导管上皮细胞中高水平表达的内源性酸性 β-gal 也可作为胰腺干细胞的分子标志，并证实 β-gal 活性随未分化细胞数量的增加而增高，而且只在胚胎胰腺导管上皮细胞中具有活性，在成熟胰腺导管上皮细胞中并不具有活性。进一步通过 5 溴-2-脱氧尿苷标记显示已分化的内分泌细胞无增生活性，而在 β-gal 阳性未分化细胞中则具有高水平的增殖活性或有丝分裂指数，充分表明符合干细胞可无限分裂增殖和分化的特征。

3）胰腺成体干细胞的体外培养和扩增：由于胰腺干细胞主要来源于导管上皮，少量来源于胰岛，因而成功地分离胰腺导管上皮细胞就可获得大量的具有分化潜能的干细胞，但干细胞与其他细胞相比，在培养方面有其特殊性。胰腺导管上皮是具有干细胞潜能的一类细胞，其在胰腺中所占比例甚少。目前成年人、动物胰腺导管上皮细胞的分离多采用胶原酶消化法，按供者器官切取原则和技术获取胰腺后，于导管内注入胶原酶消化。由于内、外分泌组织密度不同，可用密度梯度离心法将其纯化。离心后，绝大多数胰岛即与外分泌组织（腺泡细胞和导管上皮细胞）分开而得到纯化，胰岛可用于移植等方面的研究，而外分泌组织则需进一步处理以便获取导管上皮细胞。在外分泌细胞中绝大多数为腺泡细胞，少量为导管上皮细胞。根据这两种细胞的不同生物学特征，几乎可将所有的腺泡细胞在换液时丢弃，仅留有少量的贴壁细胞即导管上皮细胞生长。早期加入微量霍乱毒素于培养液中，则可有效地消除成纤维细胞的生长。加入少量抗真菌的两性毒素 B 可比较有效地预防真菌的污染。将 nestin+细胞培养在含有表皮生长因子和碱性成纤维生长因子的无血清培养基中，成功地使其在体外培养增生达 8 mol 以上，而使用含有角质细胞生长因子的无血清培养基也成功地大量扩增了胰腺导管细胞，但寻找更经济、培养方法简单及稳定的干细胞是我们研究的目标。

4)胰腺成体干细胞的可塑性:胚胎发育中肝和胰腺有着相似的结构组成和共同的胚胎来源,即位于胚胎内胚层的同一细胞团。有人推测肝和胰腺的上皮细胞可能是其共同的成体干细胞来源,而胰腺导管上皮细胞可以横向分化为肝细胞。Dabeva 等将鼠胰腺导管上皮分化成了肝细胞,表达肝特异性蛋白,并已完全整合进入肝的实质性结构,这进一步证实了成鼠胰腺存在着多潜能性的祖细胞,在适当环境中能定向分化,这也是首次使用不同来源上皮细胞获得移植成功的报道。相反,肝的干细胞也可以横向分化为分泌胰岛素的胰岛细胞。肝卵圆细胞(oval cell,OvC)通常认为就是肝干细胞。Yang 等运用流式细胞分析仪进行细胞分选后得到高纯度的鼠成体卵圆干细胞,在特定的高糖培养基中,横向分化成了分泌内分泌腺激素的细胞。这些细胞能自行聚集形成三维的胰岛样细胞团,并能表达与胰岛细胞分化相关的转录因子以及胰岛特有的激素。当受到葡萄糖刺激时,这些细胞在烟酰胺作用下能合成并分泌胰岛素。在一个先导实验中,这些肝 OvC 来源的胰岛样细胞团具有治疗非肥胖型糖尿病(NOD)鼠的作用。

(2)造血干细胞　造血干细胞(hematopoietic stem cells,HSCs)是造血系统的起源细胞,在体内分化产生各种存在于血液、骨髓、脾和胸腺的成熟髓系细胞及淋巴细胞,并终身维持造血和免疫功能。和所有的干细胞相同,HSCs 具有自我更新和多向分化潜能,并具有高度的增殖能力。HSCs 是目前肿瘤治疗方面临床应用最广泛的干细胞。其来源主要是外周血、骨髓及脐血。

1)造血干细胞的生物学特性:造血干/祖细胞没有明确的形态学特征,都表现为单个核的淋巴细胞样细胞。早期对造血干细胞的鉴定主要通过造血细胞在体内重建造血和体外长期培养及形成集落的方法来检测。随着对造血干细胞体外培养,并通过单克隆抗体识别细胞表面抗原的方法,HSCs 表型特征的鉴定也得到了很大的发展,为 HSCs 的识别和分离提供了条件。人骨髓造血细胞是一群异质性的细胞,表达不同的细胞表面标志。从造血干细胞向其他分化的各个阶段,伴随着一些细胞表面分子的消失和新的分子表达,这些细胞表面标志也是称为识别和分离阶段造血细胞的依据。人造血干细胞表达 CD34、CD133、含激酶插入区的受体(KDR)、醛脱氢酶(ALDH),弱表达 FLT3、CKIT 和 THY-1。不表达 CD38、HILA-DR、CD45RA、CD71 和其他系特异抗原(LIN-),其中 KDR 为血管内皮生长因子受体,CKIT 为干细胞因子受体,FMS 样酪氨酸激酶 FLT3 为 FLT3 配体的受体,三者均为早期造血生长调节因子。早期造血祖细胞表达 CD38,不表达含激酶插入区的受体(KDR),这是鉴别造血干细胞和造血祖细胞的重要标志,随后的定向造血祖细胞则表达系特异性抗原,如淋巴系抗原 CD3、CD10、CD19、CD20,髓系抗原有 CD13、CD33、CD11b。

2)造血干细胞的动员和归巢:机体处于稳态造血状态下,由于骨髓与周围血及其他器官之间存在持续的 HSCs 迁移和交换,血液和骨髓中的 HSCs 处于动态平衡。促使 HSCs 从骨髓释放进入周围血液循环的过程称之为造血干细胞动员;相反,HSCs 从周围血或其他组织器官返回并定植于骨髓的过程称为造血干细胞归巢。HSCs 定植于微环境是两者相互作用的动态平衡,受黏附分子、趋化因子和蛋白酶等多种机制调节,并受多种细胞因子和药物的影响。HSCs 表达多种黏附分子,包括有 VLA4(晚期活化抗原-4)、Lselectin（白细胞选择素）和 CD44（白细胞分化抗原-44）等，分别于骨髓基质细胞表达的相应配体血管细胞黏附分子-1（vascular cell adhesion molecule，VCAM-1）、内皮细胞 E 选择素（E-selectin）和纤维结合素（fibronectin）结合。HSCs 的归巢和定植需要这些黏附分子的表达，高表达有助于 HSCs 的归巢，而黏附分子表达下调、信号阻断或被降解，则有助于 HSCs 动员。骨髓基质细胞产生的基质细胞衍生因子（stromal cell-derived factor-1，SDF-1）是造血干细胞的强趋化因子，与其唯一的受体 CXCR4 结合，产生 SDF-1/CXCR4 生物轴作用。利用 SDF-1/CXCR4 生物轴可以有效将骨髓干细胞募集到损伤脏器，通过降低骨髓内的 SDF-1 浓度或者提高髓外 SDF-1 的浓度，所产生的 SDF-1 浓度梯度可以令骨髓造血干细胞动员到周围循环。而蛋白酶通过影响骨髓微环境的改变对 HSCs 动员产生作用，一些干细胞动员因子如 G-CSF、IL-8 等并不直接影响黏附分子的表达，而是激活骨髓中的一些细胞如中性粒细胞、单核细胞等，激活的细胞释放多种蛋白酶，分解与 HSCs 连接的黏附分子，从而促进 HSCs 从骨髓释放。粒细胞释放的金属蛋白酶、弹性蛋白酶和组织蛋白酶 G 参与细胞外基质分子水解。在 IL-8 进行干细胞动员的动物实验中，预防性使用金属蛋白酶 9 的单抗可以完全抑制 IL-8 对猴的 HSCs 的动员作用。

目前最常用的造血干细胞动员方案为疾病特异性的化疗加造血生长因子或单独使用造血生长因子。单独使用达到骨髓抑制的化疗也能动员出足够数量的干细胞，但化疗和造血生长因子具有协同作用，两者联用是最高产的动员方案。对于自体造血干细胞移植患者，化疗除了达到干细胞动员目的外，也到达治疗肿瘤的作用。干细胞动员通常在诱导治疗或挽救治疗过程的最后一次化疗时进行，但如果移植候选者的常规治疗中包含骨髓毒性药物，可以提前动员干细胞以避免常规治疗后干细胞动员失败。常用的化疗药物有环磷酰胺、依托泊苷、紫杉醇、卡铂、顺铂等，骨髓抑制越强的化疗被认为动员效果越好，但大剂量化疗伴随着的毒性增高，感染和血小板的严重减低也增加了干细胞采集的困难。目前动员方案多为标准或增高剂量的肿瘤特异性化疗加 G-CSF，如淋巴瘤采用的动员化疗有环磷酰胺（CTX）、CHOP（环磷酰胺+多柔比星/表阿霉素+长春新碱+泼尼松）、DHAP（地塞米松+卡铂+依托泊苷）、ESHAP（依托泊苷+甲泼尼龙+阿糖胞苷+顺铂）等方案。另一种常用的动员方案为单用造血生长因子。由于化疗的毒性，拮抗供者技能采用造血生长因子。最常用的造血生长因子为 G-CSF 5 ～ 10 μg/（kg·d）或 GM-CSF 250 μg/（m²·d），皮下注射，连续使用，用药第 5 天开始每天采集 PBSC，采集结束后停用。文献表明，G-CSF 的动员效果优于 GM-CSF，GM-CSF 动员的树突状细胞多于 G-CSF，且两药联用具有协同作用。其他生物因子如 SCF、IL-3、生长激素与 G-CSF 联用可提高动员效果，但其临床效果有待确认。

3）造血干细胞移植方法如下。

• 自体造血干细胞移植：该法已广泛应用于治疗造血系统肿瘤和实体瘤。对于化疗敏感肿瘤，大剂量化疗可以克服肿瘤细胞耐药性达到根治肿瘤的目的，但严重的骨髓毒性限制了大剂量化疗的应用。采用自体造血干细胞移植可以克服大剂量化疗、放疗后的骨髓毒性，重建造血，使大剂量治疗得以应用于多种肿瘤治疗。自体造血干细胞移植的优点在于不需要 HLA 配型相合的供者，没有移植物抗宿主病（GVHD）的风险，造血和免疫系统恢复迅速,移植相关毒性和死亡低,而且临床上操作比较简单。移植后肿瘤复发是自体造血干细胞移植最大的缺陷,因为骨髓中肿瘤细胞的动员和归巢机制与造血干细胞相似,干细胞动员往往伴随着肿瘤细胞动员。尽管基因标记显示回输的肿瘤细胞可以导致复发,但没有资料证实这些细胞是导致复发的主要或是唯一的原因。

• 异基因造血干细胞移植:Allo-HSCT 是治疗造血系统疾病最有效的方法,对多种血液系统疾病具有治愈性作用,包括急慢性白血病、骨髓增生异常综合征、淋巴瘤和多发性骨髓瘤等。Allo-HSCT 的适应证取决于肿瘤类型、危险因素、疾病状态、疾病本身和全身状况等,最重要的是有无合适的 HSCs 供者。对于缺乏 HLA 相同供者的患者,可供选择的方法包括无关供者移植、HLA 不合移植和脐血移植。无关供者移植的植入率在 85% ~ 100%,Ⅱ度以上的急性移植物抗宿主病(aGVHD)发生率在 21% ~ 98%,慢性移植物抗宿主病(cGVHD)50% ~ 74%,无病生存率 1% ~ 74%。随着高精确度配型技术的应用及开展 HLA-A、HLA-B 和 DR 以外位点的配型,HLA 相合的无关供者移植的严重急慢性 GVHD 明显降低,移植成功率接近 HLA 相合同胞供者移植。

• 非清髓性异基因造血干细胞移植:Allo-HSCT 的毒性大,TRM 发生率高,使这一有效的治愈性的手段化仅局限在年轻和一般情况良好的患者。非清髓性异基因造血干细胞移植(NST)得以迅速发展,原因是 NST 采用低强度的非清髓性预处理的毒性,使 NST 可以在老年和一般情况差的患者中安全实施。NST 治疗老年和一般情况差的肿瘤患者的移植相关病死率(TRM)为 7% ~ 20%。Canals 等报道 NST 与去 T 细胞 Allo-HSCT(CD34 细胞阳选法)比较,6 个月的 TRM 分别是 7% 和 30%。

4)造血干细胞移植并发症:肿瘤患者在大剂量化疗、放疗时,对全身各组织器官都造成不同程度的损伤,供者受体之间的免疫反应以及移植后免疫抑制剂的使用,均导致各种并发症的发生,移植并发症可在预处理后立即出现或至数年后发生。

• HISCT 后近期并发症:预处理后早期出现的并发症有恶心、呕吐、食欲减退等。大剂量的环磷酰胺(CTX)可导致出血性膀胱炎、心力衰竭,大剂量白消安可导致癫痫大发作。预处理导致血管内皮受损可在移植后 30 ~ 60 d 出现相关并发症如肝静脉闭塞病、毛细血管渗漏综合征、植入综合征、弥漫性肺泡出血等。

• 感染:感染是造血干细胞移植的常见并发症。造成感染的主要因素有:①超大剂量化疗、放疗造成的黏膜炎和皮肤损伤,机体非特异性防御功能受损;②移植早期粒细胞缺乏;③淋巴细胞缺乏和低免疫球蛋白血症;④急慢性 GVHD;⑤中心静脉留置管的广泛使用等。尽管造血干细胞动员和移植前后采用全环境保护和抗生素预防用药,感染仍然无法避免。异基因造血干细胞移植由于免疫重建延迟,免疫抑制药的长期使用和慢性 GVHD 伴随的持久的低免疫球蛋白血症,合并各种类型的感染较自体移植更为多见和严重。

• 移植物抗宿主病:aGVHD 多在异基因移植后 20 ~ 40 d 发生,主要累及皮肤、肝、肠道、可伴有全血细胞的下降。主要的危险因素为 HLA 不合、移植物有无清除 T 细胞、患者年龄、感染、女性尤其是已婚女性供者、预处理强度。GVHD 的预防措施均影响 GVHD 的发病率和严重程度。aGVHD 常表现为红色斑丘疹,常累及手掌和足掌,以后累及耳后、面、颈部,严重时可出现皮肤坏死、水疱形成和皮肤脱落。aGVHD 的预防措施主要有预防性使用免疫抑制药和体内或体外去除 T 淋巴细胞移植两种方法。而 cGVHD 的临床表现广泛累及全身各组织器官。皮肤最常受累(80%),典型表现为苔藓样或硬皮病样损害、色素沉着、真皮纤维化和脱发。眼部受累(70%)表现为眼干、惧光和疼痛。还可以累及肝、肺及消化道。cGVHD 一线治疗方案为口服小剂量激素,如泼尼松 1 mg/(kg·d),也可联用 CSA 提高有效率。

● HSCT 后远期并发症:患者在 HSCT 后获得长期生存,远期并发症受到关注。远期非肿瘤并发症可累及全身多个组织器官,如眼部的白内障、干眼综合征与 TBI 和 cGVHD 有关。TBI 是内分泌功能衰竭最重要的危险因素,常表现为甲状腺功能减退。不孕是远期并发症。还可以累及其他脏器如肺、骨、心脏、皮肤等。

(3)肿瘤干细胞  恶性肿瘤具有无限增殖和侵袭性生长特点,传统的观点认为肿瘤形成是所有肿瘤细胞共同增殖的结果。然而在白血病的研究中发现,白血病的形成和发展与正常造血系统有极大的相似处,由此提出肿瘤形成的新模式——肿瘤干细胞学说(cancer stem cell,CSC)。肿瘤干细胞学说认为肿瘤中仅有极小的少数细胞具有形成肿瘤的能力,这些肿瘤细胞亚群在表型特征和功能上和正常干细胞有相似处被称为肿瘤干细胞。而肿瘤干细胞分化形成的大多数肿瘤细胞具有增殖的能力,但失去自我更新和形成新的肿瘤的能力,肿瘤干细胞与成体干细胞最大的不同就是具有自我更新能力。肿瘤干细胞是一类能够导致肿瘤发生的具有自我更新(self-renewal)能力的细胞。肿瘤干细胞学说可以追溯到 150 年前,Rudolph Virchow 发现肿瘤和胚胎组织在组织学有相似处,因此提出肿瘤由残留的胚胎细胞形成的假说。1950 年动物实验和体外培养研究证实仅有少数肿瘤细胞能形成肿瘤。随着 FACS 技术的发展和 NOD/SCID 小鼠模型的建立,1997 年 John Dick 等定义了第 1 个肿瘤干细胞,即白血病干细胞,2003 年第 1 个实体瘤干细胞乳腺癌干细胞被鉴定;2004 年 Dirks 界定了脑肿瘤干细胞。近年来有研究发现内源性 $K$-$ras$ 激活突变和 $Tp53$ 失活突变共同作用产生胰腺癌干细胞。

正常组织干细胞具有 3 个特征,即自我更新能力,能够终身维持干细胞池;干细胞数量受到严格调节和具有多向分化潜能,能够重建相应组织所有的细胞成分。但不同组织的干细胞自我更新能力和所分化的成熟细胞有差别。所谓自我更新能力是指干细胞不对称分裂或对称分裂生成特征和功能与原干细胞完全一致的 1 个或 2 个子代干细胞。与正常组织干细胞相似,肿瘤干细胞具有相似长期自我更新能力和多向分化能力,表型特征与正常干细胞部分相同。肿瘤干细胞能够形成缺乏自我更新能力但具有分裂能力的子代细胞,生理状态下这一过程称为"分化"。肿瘤缺乏分化为表型正常的成熟细胞,但能发生不同程度的有限分化,从而形成组织病理学各异的肿瘤。肿瘤干细胞的分化能力越高,形成的肿瘤分化程度越高,与相应正常组织的形态越接近。肿瘤干细胞由于细胞成分复杂,缺乏明确的表型标志和有效的检测方法,分离鉴定较困难。

1)肿瘤干细胞自我更新的调节机制:肿瘤干细胞与正常组织干细胞有相似的自我更新调节机制,参与调节干细胞生长分化的主要信号转导途径有 Notch、Wnt 和 Poly-comb 家族成员 Bmi-1 等分子途径。

● Notch 信号转导途径:Notch 信号转导途径参与造血、胰腺、神经和生殖系统的增殖分化,主要传递细胞分化抑制信号。有 4 个 Notch 基因编码跨膜蛋白受体(Notch1 ~ Notch4),当 Notch 与其相应配体结合后,胞内段(具有活性的 Notch)在蛋白酶作用下裂解释放并进入细胞核内,与转录 inzi 结合激活分化拮抗基因的表达,进而阻碍分化效应基因的表达。Notch 途径的活化可以从多个水平调节,包括配体的活化、受体的活化、Notch 受体的蛋白水解和泛素的 Notch 降解。对于不同细胞类型,Notch 途径的活化可以表现为致瘤性或抑瘤性,如对角化上皮表现为肿瘤抑制作用,而对乳腺上皮和前 T 细胞 Notch 异常活化可导致肿瘤形成。

● Wnt 信号转导途径:Wnt 是分泌型蛋白,调节多种细胞进程,Wnt 蛋白与受体 Frizzled 和 LRP-5/6 结合,激活 β 连环素(β-catenin),β-catenin 进入细胞核内,与转录因子淋巴细胞强化因子(lymphoid enhancer factor,LEF)/T 细胞因子(T cell factor,TCF)结合介导基因的转录。Wnt 信号转导途径涉及肠道、皮肤、中枢神经系统和造血系统的名种上皮干细胞的自我更新及多种组织的肿瘤形成。β-catenin 是 Wnt 信号转导途径中的关键成分,异常的 Wnt 信号转导通路是由于 β-catenin 的 N 末端的丝氨酸残基点突变或下调 β-catenin 的 APC 基因突变,使 B-catenin 在胞内积聚,继而进入核内,与转录因子 TCF/LEF 组成复合体,启动一系列新的基因转录而形成肿瘤。

● Bmi-1 信号转导途径:Bmi-1 是造血干细胞和白血病干细胞自我更新必需的调节机制之一。Bmi-1 调节与细胞生存和增殖的相关基因有 p19ARP,D1G Ⅳ KIA 及 p53 的靶基因等。多个研究现实 Bmi-1 在正常 HSC 和 LSC 的自我更新中起共同作用,Bmi-1 缺陷的 HSC 自我更新能力受损。

● Hodgehog 信号转导途径:Hodgehog(Hh)信号转导途经在胚胎干细胞的发育和多种组织的分化中起重要作用。Hh 与细胞表面受体 Patched-1 或 Patched-2(PTCH)结合,激活 Smoothened(SMo)后介导转录因子 Gli-1、Gli-2 和 Gli-3 活化,这些转录因子进而调节基因转录。正常 Hh 途径参与调节造血、生殖、神经等系统干细胞的自我更新,其异常激活与基底细胞癌、纤维肉瘤、髓母细胞瘤、乳腺癌、前列腺癌、胃肠癌和胰腺癌有关。相似的 Hh 高表达和 Hh-PTCH 途径的活化可以在食管、胃、胰腺和胆道肿瘤和相应细胞株检测到,cyclopamine 治疗可以使小鼠胰腺癌缩小。

● Hox 基因家族:Hox 基因家族也参与造血细胞和白血病的形成和自我更新。Hox 基因主要表达于造血祖细胞尤其是 HSC,抑制细胞分化。多个 Hox 基因与急性白血病有关,HoxB4 可以增加体外培养的 HSC 数量,在移植小鼠中自我更新能力增强,但接受高表达 HoxB4 骨髓细胞移植的小鼠并不发生白血病。接受高表达 HoxA9 骨髓细胞移植的小鼠最终发生白血病,所以小鼠模型中 Hox3、Hox8 和 Hox10 均与白血病的发生有关。

2)肿瘤干细胞的耐药机制与模式:正常组织干细胞相对处于静止期,具有 DNA 修复能力和抗凋亡能力,表达多药耐药基因,对化疗药物相对不敏感,可在化疗后存活并修复组织。肿瘤干细胞具有类似的机制,因此具有多重耐药的特征,成为化疗后肿瘤复发的根源。而 ABC 转运蛋白是一种 ATP 水解的膜转移蛋白,并含有 ATP 结合区。ABC 转运蛋白能将多种化疗药物排出细胞外,是细胞多重耐药的重要机制。与正常干细胞相似,肿瘤干细胞表达多种耐药基因如 $abcb1$、$adcg2$ 和 $abcc1$ 等,可以将多种化疗药物排出细胞外,所以对化疗不敏感。CD34+CD38-AMIL 细胞高表达多药耐药相关蛋白(MRP),具有外排米托蒽醌和柔红霉素的能力,与 CD34+CD38+AML 细胞比较,对这两种常用的抗白血病药物更加耐药。研究显示从白血病患者中分离的 SL-IC 细胞绝大多数处于 G 期,对作用与增殖细胞的周期特异性化疗药物不敏感。其他机制也参与肿瘤干细胞的耐药,CD34+CD38-AML 细胞低表达 FAS/FASL,表达较高水平的抗凋亡基因 $bcl-2$,$bcl-xl$ 和 $mcl-1$ 等,有更强的抗凋亡能力;CD34+CD38-AML 细胞低表达免疫识别分子如 MHC-Ⅰ类分子、LFA-3、B7-1 和 B7-2 等,混合淋巴细胞反应分析法显示 CD34+CD38-AML 细胞具有更低的免疫原性,可以逃避机体对此类细胞的识别和杀伤作用。传统的肿瘤耐药模式认为肿瘤细胞中 1 个或数个肿瘤细胞因为基因改变而获得耐药性,这些细胞具有选择性,有时在化疗后存活并增殖,形成了由耐药肿瘤克隆组成的复发肿瘤灶。而肿瘤干细胞耐药模式认为肿瘤由肿瘤干细胞和分化的异质性肿瘤细胞组成,肿瘤干细胞由于处于静止状态,具有 DNA 修复能力和表达 ABC 载体而具有天然的耐药性,化疗后肿瘤干细胞重新形成含有耐药的干细胞和对化疗敏感的多种肿瘤细胞成分的复发病灶。获得性肿瘤干细胞耐药模式中,与干细胞通过基因突变的累积使其所分化形成的子代肿瘤细胞获得耐药性,这些肿瘤干细胞在化疗后增殖并形成耐药的复发肿瘤灶。内在性肿瘤耐药模式中,包括肿瘤干细胞和不同的分化细胞都具有固有的耐药性,所有治疗基本无效,肿瘤继续生长,并造成对化疗耐受。

3)胰腺癌肿瘤干细胞的研究意义:肿瘤干细胞学说为肿瘤的研究提出新的思路,对肿瘤的生物学特征、发生、发展和转归的理论以及肿瘤的诊断、预防和治疗具有重大的意义。

肿瘤干细胞模式为肿瘤的根治提供新的方向。传统的肿瘤治疗主要是对快速增殖细胞的非特异性的杀伤作用,尽管可以使肿瘤负荷迅速降低甚至达到完全缓解的状态,但所占比例极小的肿瘤干细胞由于其具有自我更新和生存机制,可以在治疗后数月或数年长期保持静止状态,成为远期复发的根源。肿瘤干细胞学说对传统的疗效评价及药物筛选提出挑战。传统的疗效评价和药物筛选以肿瘤体积的缩小程度评价治疗的有效性。针对快速增殖的非致瘤性肿瘤细胞的药物可以使肿瘤体积迅速缩小,可能被评价为有效药物,但因对肿瘤干细胞没有作用,肿瘤干细胞可再次形成肿瘤,造成肿瘤复发。而仅作用于肿瘤干细胞的药物由于无法在短期内使肿瘤缩小,在筛选中可能被认为对肿瘤无效,但这些药物可使肿瘤最终退化灭亡。针对肿瘤干细胞的新的治疗策略包括以下几种。

• ABCG2 抑制药:化疗前或化疗期间使用 ABCG2 抑制药有助于清除肿瘤干细胞。可同时抑制 ABCG1 和 ABCG2 的药物 elacridar 和 tariquidar 已获准进入临床试验。

• ABCG2 抗体:ABCG2 或其他干细胞标志的抗体有助于杀灭肿瘤干细胞,这些抗体可以作为毒素或放射性核素的靶向治疗载体,还可以用于肿瘤及其转移灶的诊断疗效评价及检测复发。

• 干细胞抑制药:干细胞自我更新需要多种分子及细胞表面受体传导信号,如

cyclopamine 是有潜力的干细胞抑制药,抑制 Hh-PTCH 信号转导途径中的 SMO 蛋白,抑制这些受体和分子信号更倾向于抑制肿瘤干细胞。

●免疫治疗:多种临床方案通过激活患者的免疫细胞杀伤自体肿瘤细胞,或通过异基因移植利用 GVT 杀伤肿瘤细胞,分离纯化的肿瘤干细胞可制成疫苗用于激活患者或供者的免疫细胞从而杀伤肿瘤干细胞。

(4)间质干细胞与胰腺癌　间质干细胞(mesenchymal stem cell,MSCs)是具有自我更新能力和向多种中胚层来源间质干细胞分化能力的一种多能干细胞,最早是由 Frieden-stein 等于 1968 年发现的,并称其为成纤维样集落形成单位,它既可以分化为造血实质,支持造血干细胞的生长,还可以横向分化为造血以外的组织细胞如软骨细胞、脂肪细胞、成骨细胞、心肌细胞、神经细胞等。多种间质组织已发现含有能定向分化的间质祖细胞(mescenchymal precursor cell,MPCs),参与所在组织的更新和再生修复,如骨骼肌组织中的卫星细胞;同时也发现非定向间质祖细胞,除了能分化为所在组织的细胞外,还能分化为其他类型的间质细胞,如骨骼肌中的 MPCs 可以分化为肌细胞、骨细胞、软骨细胞和脂肪细胞等。真正意义上的 MSCs 定义模糊,缺乏人工特异性表面标志。MSC 是一类具有极强自我更新能力及多向分化潜能的干细胞,体外可横向分化为胰岛素分泌细胞,表达多种胰岛 B 细胞发育和功能相关的基因,但胰岛素分泌量低,远不能满足移植治疗糖尿病的需要。目前关于骨髓间质干细胞向胰腺内分泌细胞分化的调控机制还不十分清楚。

骨髓中 MSCs 含量非常少,大约每 $10^6$ 个骨髓单个核细胞中含有 $2 \sim 5$ 个 MSCs。MSCs 在体外具有很强的扩增潜能,$10 \sim 20$ mL 骨髓含有的 MSCs 经体外扩增后数量可达到 $10^8$ 以上。在目前含有牛血清的体外培养条件下,MSCs 可传代 $20 \sim 40$ 次。在适度传代后,MSCs 仍保持正常核型和端粒酶活性。但如果是过度传代后,MSCs 的功能将受损,开始出现衰老和凋亡现象,细胞进入生长停滞状态,不具有干细胞永生化特征。MSCs 的扩增和分化潜能受供者的年龄、状态、疾病以及 MSCs 的分离、培养、传代技术的影响。MSCs 培养过程的衰老现象可以通过反转录病毒将人端粒酶反转录酶(human telomerase reverse transcriptase,hTERT)基因导入 MSCs 克服。高表达 *hTERT* 的 MSCs 增殖能力明显提高,细胞群体倍增(population doubling,PD)数超过 260 次。同时细胞保持未分化状态和多向分化潜能。*hTERT* 基因转导有助于经体外培养获得足够数量的 MSCs 用于临床应用。Friedenstein 从骨髓中分离出具有多向分化能力的细胞,证实了 MSCs 的存在,这些来源骨髓的贴壁细胞在体外长期培养中能保持静止的未分化状态,经过 $20 \sim 30$ 次传代后仍保持其多向分化潜能。在不同的培养条件和细胞因子刺激下,由贴壁的单个细胞形成的集落可分化为各种间质细胞,如成骨细胞、成软骨细胞、脂肪细胞、网状细胞和血管内皮细胞等。Ianus 等报道采用将 *GFP* 基因置于胰岛素启动因子下游的转基因小鼠作为骨髓移植的供体,受体先做了清髓处理,之后进行骨髓移植,结果表明,骨髓来源的细胞出现在胰岛,还表达胰岛素及 B 细胞分化的相关转录因子 Glut-2 等,而且该细胞可对葡萄糖的浓度变化做出反应,并排除细胞融合是骨髓细胞分化为 B 细胞的机制,这是进行异体骨髓移植得到的结果。

目前对人 MSCs 的特征认识落后于对骨髓造血干细胞的认识。随着光激活细胞分选术(fluorescence activated sorting,FACS)和磁珠分类技术的应用,对骨髓来源的 MSCs 的表面抗原的认识已取得较大的进展。其特异性抗原有 STRO－1、SH2、SH3、SH4、MAB 1740 等,MSCs 缺少特异性的表面标志,表面抗原具有非专一性。MSCs 同时表达间质细胞、内皮细胞、上皮细胞和肌细胞的表面标志,但不表达典型的造血抗原如 CD45、CD34 和 CD14。骨髓 MSCs 分泌多种造血和非造血生长因子、白介素和细胞因子,表达多种生长因子和细胞因子受体,同时生成大量的基质分子,包括纤维连接蛋白、层粘连蛋白、胶原和蛋白聚糖等。这些特征与骨髓 MSCs 的功能相一致,其参与形成骨髓微环境,分泌因子调节造血干细胞和非造血干细胞的正常生长和功能。在体外不同的诱导分化培养条件下,MSCs 最终分化形成的细胞表达不同的表型细胞。

恶性肿瘤的侵袭性生长和转移的特征使正常组织器官受到破坏和功能损伤,传统的肿瘤治疗的三大手段(手术、放疗和化疗),为获得根治或由于缺乏治疗的选择性也不可避免地损伤人体正常组织器官,比如胰腺癌的手术治疗或者放射性碘粒子植入,许多胰腺组织受到破坏,其分泌功能受到影响。而 MSCs 具有高度的体外扩增和多向分化潜能,并且可以从自身获得,取材方便,不存在组织配型及免疫排异等问题,可成为临床组织再生治疗的理想细胞,MSCs 的可塑性使其可以有效地应用于多种组织修复和细胞替代治疗。另外 MSCs 易在外源性基因转染和表达,与其他体细胞相比,MSCs 具有高增殖能力和长期存活的特点,是基因治疗的理想靶细胞。病毒或非病毒载体均能将目标基因成功转导人 MSCs 并获得长期稳定的表达,如人端粒酶反转录酶、γ 因子、IL－2、IL－3、IFN－β 等。同时 MSCs 具有向肿瘤定向迁移并浸润肿瘤组织的特性,因此可以作为基因药物或其他抗肿瘤药物的载体实现对肿瘤的靶向治疗。研究表明,肿瘤组织对 MSCs 具有特异的趋化作用,正常组织则对 MSCs 不具有趋化性。

间质干细胞是一种理想的组织工程种子细胞,易于提取、分离及扩增,间质干细胞用于种子细胞的另一优势在于患者可以用自己的干细胞治疗疾病,从而克服了移植排斥反应。MSCs 能否分化为胰岛样细胞呢? 2000 年 Woodbury 等将 MSCs 诱导分化为神经细胞的实验结果表明,在诱导分化开始的 5 h 至 6 d 的时间段中,可检测到 nestin 这一神经干细胞特征性标志的表达。胰腺干细胞与神经干细胞都表达 nestin,这与胰腺与中枢神经系统具有相似的发育机制分不开。早期胚胎发育时期,胰岛细胞与神经细胞呈现许多相同的表型。Schudiner 等认为神经生长因子可能是胰腺发育的关键信号。在诱导 MSCs 向胰腺内分泌细胞分化的过程中首先将其诱导分化为胰腺干细胞,即 nestin 阳性细胞,然后进一步诱导其向胰腺内分泌细胞定向分化,并且检测到这两种激素的表达。这一实验结果表明 MSCs 具有分化为胰岛 P 细胞和 A 细胞的潜能。阐明胰岛细胞的分化过程及调节胰腺 B 细胞分化的信号机制对于体外胰腺干细胞的生长和分化是至关重要的。最近的研究表明,存在于啮齿和人类胰岛中的 nestin 阳性细胞是一种多能干细胞,一些体外研究结果表明 nestin 阳性的胰腺干细胞在特定的刺激因素作用下,能够分化为胰腺内分泌细胞或胰腺导管细胞表型。2001 年 zulewski 等报道从成年大鼠胰岛中分离得到了一种 nestin 阳性的多潜能干细胞,将其分离培养后,分化的细胞表达肝和胰腺细胞的标记物如 α-胎蛋白、胰酶和 CK-19,并能检测到胰岛素、胰高糖素和胰高血糖素样多肽-1 等。这些研究均提出 nestin 也是胰岛干细胞的一个分子标志,并且可能参与了胰腺内分泌细胞如 A 细胞、P 细胞、S 细胞和 pp 细胞的更新。

随着研究深入,我们对 MSCs 的生物学特性和潜在的临床应用的认识有显著提高。MSCs 具有广阔的应用前景,能够抑制成熟 T 细胞功能,可降低损伤组织的炎症反应,启动组织修复。文献报道,骨髓 MSCs 具有免疫原性较小的特性,因此骨髓 MSCs 同种异体移植后无排斥反应或反应较弱。MSCs 的免疫调节作用有利于造血干细胞的植入,预防移植物被排斥,可以应用在脐血移植和预处理强度较弱的非清髓性异基因造血干细胞移植,其免疫抑制作用可以用于治疗异基因抑制的 GVHD、异基因器官移植和自身免疫性疾病。另外带有正常基因的 MSCs 可与造血干细胞联合移植治疗先天性基因缺陷疾病,MSCs 的多向分化能力可用于多种组织修复,如骨质缺损、心肌梗死、皮肤溃疡、重症胰腺炎等。胚胎干细胞及胰腺干细胞可定向诱导分化为胰岛 B 细胞的研究,为糖尿病患者点燃了新的希望,也为研究人员及医师提供了治疗糖尿病的新突破口,干细胞无疑是治疗糖尿病的最佳种子细胞。尤其如 MSCs 来源广泛,取材方便,在不同的理化环境和细胞因子的诱导下具有多向分化潜能,因而成为组织工程、细胞移植及基因治疗领域的理想靶细胞,为糖尿病细胞治疗的开展提供了可能,因而临床应用前景十分广阔。但 MSCs 要应用在临床,还有很多问题需要解决。在基础方面,对 MSCs 的鉴定和识别尚未有明确的定义,MSCs 的特异性的表面标记和分子特征还有待明确;MSCs 在体内的起源、生理状态下的功能、分化机制、归巢机制等有待解决。

3. 单克隆抗体治疗　抗体(antibody,Ab)是机体在接受抗原刺激产生免疫应答的过程中,由 B 细胞产生的一类糖蛋白,它能与相应的抗原特异性结合,产生一系列免疫效应(生理效应)的免疫球蛋白。有关抗体的实验研究始于 19 世纪末,抗体技术的发展可分为 3 个阶段。第 1 代抗体是用抗原免疫动物后获得的,又称多克隆抗体(polyclonal antibody,PcAb)。1975 年,Kobler 和 Milstein 通过杂交瘤技术制备出只对一种抗原决定簇发生作用的抗体,称为单克隆抗体(monoclonal antibody,McAb),即第二代抗体,单克隆抗体的出现是生命科学或时代的进展之一。20 世纪 80 年代以来,随着 DNA 重组技术的进展和抗体基因结构的阐明,研究者制备出基因工程抗体(genetic engineering antibody,GEAb),即第三代抗体。

(1)抗体分子的基本结构　抗体分子是一个极不均一的分子群,不仅由多种不同的类和亚类组成,而且还表现出与各种不同的抗原呈特异性结合的生物学活性。尽管如此,所有的抗体分子都有相同的基本结构,即都是由 4 条肽链组成的多聚体,其中 2 条长链为重链(heavy chain,H 链),2 条短链为轻链(light chain,L 链),4 条链通过链间二硫键形成"Y"形结构。现以 IgG 为代表介绍免疫球蛋白的基本结构,其他各类免疫球蛋白与 IgG 结构相似。重链约含 440 个氨基酸残基,分子量为 50～70 kDa。Ig 的重链共有 5 类,即 μ 链、γ 链、α 链、δ 链和 ε 链,分别构成 5 类 Ig,即 IgM、IgG、IgA、IgD 和 IgE。轻链约由 214 个氨基酸残基构成,分子量约为 25 kDa。构成 Ig 轻链的有 2 型,分别是比型和入型。在同一 Ig 中的 2 条轻链是完全相同的,但在同一个体可同时存在 2 种轻链型的 Ig。重链和轻链中每 1 条肽链可分为 2 个区域,重链氨基端的 1/4 或 1/5 与轻链氨基端的 1/2 称为可变区(variable region,VR,V 区),其氨基酸序列在不同抗体分子之间变化较大;其余部分氨基酸的组成及序列相对比较稳定称为恒定区(constant region,CR,C 区)。VH 和 VL 结合成 V 区片段可识别并结合抗原,C 区构成 Ig 的骨架并介导抗体的效应功能,同时决定 Ig 的抗原性。

(2)抗体分子的功能区结构及功能 抗体分子的轻链和重链都由若干个结构类似的功能区组成,每个结构域含 70~100 个氨基酸残基,内有 2 个半胱氨酸,二者间隔约 60 个氨基酸残基,形成 1 个链内二硫键使功能区称为 1 个环状结构。不同功能区的中级酸序列具有非常类似的同源结构,有些未知的氨基酸有着高度的保守性,经遗传学分析和立体构型分析发现,构成抗体的这些序列来自 1 个早期的同源基因编码,通过复制和变异使这些片段连接成了抗体的轻链和重链,其中轻链含 2 个同源片段,重链为 4 个同源片段。轻链含有 2 个功能区,氨基端为可变区(VL),羧基端为恒定区(CL)。重链在不同类型或亚类中功能区的数目可有所不同,如在人类的 IgG、IgA 和 IgD 可以有 4 个功能区,在 IgM 和 IgE 中有 5 个功能区。其氨基端为可变区(VH),其余为恒定区,分别命名为 CH1、CH2、CH3 和 CH4。重链的 CH1 区与轻链的 CL 区相连,其余的 CH2、CH3 及 CH4 分别与另一条重链的相应部位相连,形成对称的"Y"形结构型。在重链的 CH1 和 CH2 之间有 1 个铰链区(hinge region,HR),铰链区的长度在 10~60 多个氨基酸不等。在 HR 中含有较多的脯氨酸残基,由脯氨酸残基可阻止肽链间形成。螺旋使肽链呈展开状,赋予 Fab 段较大的自由活动度,有利于抗体和抗原的结合,另外,其还含有数目不等的半胱氨酸,参与重链间二硫键的形成。由于 HR 具有较高的柔性且易伸展,极易被蛋白酶水解。如采用木瓜蛋白酶消化 IgG,经层析可得到 3 个片段,即 2 个抗原结合片段(fragment of antigen binding,Fab 段)和 1 个可结晶的片段(fragment of crystalline,Fc 段)。Fab 段具有抗原结合功能,Fc 段与抗体的效应功能有关。轻链和重链的可变区相互作用构成 Fv 段,形成抗原的结合部位。可变区氨基酸序列随抗体特异性的不同而变化。研究表明,氨基酸序列的这种变异并非随机均匀地分布在整个可变区,而是集中在几个较小的区段内,这些区域被称为高变区或超变区(hypervariable region,HVR)。轻链和重链各含 3 个高变区,形成环状结构,由于高变区的氨基酸序列与抗原表位互补,故又称互补决定区(complementarity-determining region,CDR)。此区域实际上是特异性抗原与抗体相结合的部位,也是 Ig 独特型抗原决定簇(idiotypic determinant)的位置,因此,该区域也称抗体的独特型标志。可变区的非 HVR 部位,其氨基酸组成与排列变化相对稳定,通过这些氨基酸残基,可变区的空间构象可形成较稳定的主体结构(即支架结构),夹持着 CDR,对稳定 CDR 的位置及构型起重要的作用,故称为支架区或骨架区(framework region,FR),可变区共有 4 个 FR,其中 3 个 CDR 分别被 FR1、FR2、FR3 和 FR4 间隔开。

抗体分子具有多种生物学效应,是体液免疫应答的基础,抗体分子的结构决定了抗体分子的功能,不同的抗体分子由于结构不同而具有不同的生物学活性。抗原与抗体结合后在少数情况下可对机体直接提供保护作用,如中和毒素或抑制病毒对宿主的感染等。但在大多数情况下还需要通过效应功能来灭活或清除外来抗原以保护机体,该效应功能可造成靶细胞的损伤,促进效应细胞的吞噬功能,诱发生物活性物质的释放及引起炎症反应等。引起效应功能的机制可分为两大类:一类通过补体的激活,另一类通过机体分子 Fc 段与各种细胞膜表面 Fc 受体相互作用。

1)抗原结合功能:能与数量众多的抗原发生特异性结合是抗体分子的主要特征,这是由抗体分子上的抗原结合部位(antigen binding site)与抗原表面的抗原决定簇(antigen determinant or epitope,亦称抗原表位)相互作用的结果。抗体与抗原结合的部位在抗体的 V 区,重链、轻链上高变区的氨基酸残基的种类和顺序决定着抗体与抗原结合的高度特异性和多样性。

2)活化补体作用:补体系统(complement system)是机体防御体系的重要组成部分之一,是体液免疫反应的效应放大系统,可产生多种生物学效应。补体激活有经典激活途径(classical pathway activation)和旁路激活途径(alternative pathway activation),经典激活途径由抗体和抗原复合物所激发,旁路激活途径则不涉及抗原抗体反应。抗体与其相应的抗原所形成的免疫复合物是体内补体活化的主要激活剂。未与抗原相结合的抗体并不能激活补体,原因可能是在天然条件下 IgG 分子的两臂(Fab 段)张开,遮盖 CH2 区上结合补体 C1q 结合点(IgM 的 C1q 结合点位于 CH3 功能区),从而阻止其与补体的结合。当形成抗原抗体复合物或处于多聚体形式时,抗体的构象会发生变化,暴露出原来被遮盖的补体结合位点,从而结合补体,激活补体的经典途径。补体激活后可产生多种生物学效应:①溶菌作用,当补体被激活后,$C_{5a}$ 会在靶细胞表面形成膜复合体,造成细胞膜穿孔、细胞裂解,补体可通过这一效应功能协助抗体裂解靶细胞,尤其是裂解进入机体的细菌;②调理作用(opsonization),补体激活后,其 $C_{3b}$ 等分子可与中性粒细胞、单核巨噬细胞等细胞的膜表面的补体受体(complement receptor,CR)相结合促进吞噬细胞的吞噬功能;③促进炎症反应,补体活化的过程中可产生多种促进炎症反应的补体成分片段,其中较为突出的是 C3a、C4a 和 C5a,被称为过敏毒素(anaphyla-toxin),可引起血管痉挛、血管通透性增加,并具有趋化作用,吸引中性粒细胞和单核巨噬细胞,引起炎症反应;④免疫调节作用,许多免疫细胞表面都表达各种不同的补体受体,如 B 细胞表达有 CR1 和 CR2,脾和淋巴结生发中心的 DC 表达 CR1、CR2 和 CR3 这 3 种补体受体,可能与其持久的呈递抗原有关。DC 较长期地保留抗原为记忆性 B 细胞的形成所必需,当补体系统缺陷时,记忆性 B 细胞及特异性免疫反应的产生受到明显的影响,目前其具体的作用方式和机制还有待进一步研究。

3)Fc 段介导的效应功能:Fc 受体(Fc receptor,FcR)是结合免疫球蛋白 Fc 段的分子结构,抗体的 Fc 段与免疫细胞的 FcR 相结合可介导执行多种重要的效应功能。FcR 根据其所结合的抗体类别的补体,可分为 FcγR(与 IgG 结合)、FcεR(与 IgE 结合)、FcαR(与 IgA 结合)、FcμR(与 IgM 结合)和 FcδR(与 IgD 结合)。FcR 具有很强的异质性,其功能也存在多样性;抗体的 Fc 段与免疫细胞的 FcR 结合后介导的效应功能如下。①FcR 介导的吞噬功能:中性粒细胞和单核巨噬细胞在 FcR 的介导下,对与抗体结合的抗原吞噬能力可大大增强,称为调理作用,其中 FcγR 尤其是 FcγRⅠ是介导这种效应功能的主要受体。②抗体依赖性细胞介导的细胞毒效应:抗体分子与靶细胞表面的抗原结合后,可通过其 Fc 段与杀伤细胞表面的 FcR 相结合,促进对靶细胞的杀伤作用,称为抗体依赖性细胞介导的细胞毒效应(ADCC),具有 ADCC 活性的效应细胞有单核巨噬细胞、中性粒细胞和 NK 细胞,其中以 NK 细胞为主。其介导的受体主要为 FcγR Ⅱ,NK 细胞表面的 FcγR Ⅱ可与靶细胞表面的 IgG 相结合后而被激活,激活后可释放穿孔素(perforins),造成靶细胞的细胞膜发生穿孔,引起靶细胞的凋亡。③激发细胞的代谢变化和生物活性物质的释放:FcγR 与抗原抗体复合物的相互作用可激发单核巨噬细胞和中性粒细胞,产生一系列活性氧中间物,包括过氧化氢、超氧阴离子、单肽氧及氢氧根等。另外,FcγR 还可激发单核巨噬细胞和中性粒细胞等释放多种生物活性物质,如蛋白水解酶类、炎症介质和一些补体成分等。④免疫调节:B 细胞表面的 FcγR Ⅰ B 可介导抗体的反馈性抑制,当 IgG 与抗原形成免疫复合物时,可通过其抗原部分与 B 细胞表面的抗原受体结合,并通过其抗体部分的 Fc 段与 FcγR Ⅰ B 相结合,形成 BCR 与 FcR 的交联,通过引起 FcγR Ⅱ B 胞内部分酪氨酸的磷酸化而引起 B 细胞的抑制。⑤IgE FcR 介导的效应功能:结合抗原的 IgE 可与细胞膜上的 FcγR 相互结合,诱发细胞发生托克里反应,释放出多种生物活性物质,如组胺、中性蛋白酶、缓激肽等;促进细胞合成并分泌多种细胞因子,如 IL-3、IL-4、IL-5 和 TNF-α 等。另外,嗜酸性粒细胞还可通过其表面的 FcεR Ⅰ 介导一种特殊的 ADCC,在抗某些寄生虫感染中起一定的作用。⑥Fc 受体介导的转运功能:Fc 受体能够介导多种转运功能,如母亲的 IgG 可通过胎盘和肠道转运到新生儿体内对其提供保护作用;成年人多种内皮细胞的表面可表达类似的 Fc 受体,作为一种保护性的受体,可与循环中的 IgG 结合进入细胞后保护 IgG 在细胞内不被降解,并可将其转运到细胞外重新回到血液循环中。另外,黏膜上皮细胞还可表达多聚 Ig 受体,与多聚 IgA 结合并将其转运到外分泌液中。

4)免疫调节功能:抗体对体液免疫具有正向和负向的调节作用。此外,抗独特型抗体可识别自身体内其他抗体或细胞克隆的独特型抗原决定簇(idiotype,Id)。这种"自我识别"是抗体分子参与免疫调节的重要机制之一,即独特型网络调节。独特型网络调节是指免疫系统内部的独特型抗原决定簇具有免疫原性,当抗原刺激机体产生抗体免疫应答时,体内独特型抗原决定簇的数量相应增加,作为抗原可诱导机体产生免疫应答,进而产生抗独特型抗体(Aid)。通过 Id 和 Aid 的相互识别、相互刺激和制约来调节机体的免疫应答。

(3)抗体的制备　根据抗体制备的过程和技术,可将其分为 3 类:多克隆抗体、单克隆抗体及基因工程类抗体。

1)多克隆抗体:用抗原免疫动物后获得的免疫血清为多克隆抗体(polyclonal antibody)。一般的抗原分子都具有多种抗原决定簇,免疫动物后可刺激多种具有抗原受体的 B 细胞发生免疫应答,因而可产生多种针对不同抗原决定簇的抗体。这些由不同 B 细胞克隆所产生的抗体称为多克隆抗体。事实上,即使采用具有单一抗原决定簇的抗原免疫动物,由于在一般条件下饲养的动物在用某种抗原免疫之前,体内已经存在一定数量的异质性抗体,所获得的抗体仍然是多克隆抗体。因此,正常动物血清中的抗体均为多克隆抗体。多克隆抗体的制备是一个复杂的过程,可分为以下几步。

●肿瘤抗原的准备:肿瘤抗原是指细胞癌变过程中所表达的新生物或过量表达的产

物。除完整的肿瘤组织或培养的肿瘤细胞可作为抗原外，肿瘤细胞膜上或胞内存在的各种物质也具有完全抗原或半抗原的性质，一般可分为肿瘤颗粒性抗原和可溶性抗原。

• 免疫动物的选择：免疫应答不仅取决于抗原本身的性质，而且还取决于动物的反应能力，即受动物的遗传性和生理状态等因素的影响。作为免疫用的动物主要是哺乳类和禽类。选择动物时应具体考虑以下因素：①抗原来源与动物的种属关系。抗原与免疫动物的种属差异越远越好。②动物个体的选择。适用于制备免疫血清的动物必须是适龄、健壮、无感染的正常动物，体重合乎要求。③抗原性质与动物种类。不同动物种类对同一免疫原具有不同的免疫应答表现，因此对不同性质的免疫原，选用的动物有所不同——蛋白类抗原对大部分动物均适合，甾体激素类抗原多用家兔，酶类抗原多用豚鼠。④免疫血清的需求量。需要大量制备免疫血清时，应选用马、骡、绵羊等大动物；若需要量不多，则可选用家兔、豚鼠等小动物。

• 免疫的途径：抗原注射的途径有多种，包括静脉、腹腔、皮下、皮内、肌内和淋巴结等。经静脉或腹腔注射的抗原很快就能进入血流，一般多用于颗粒性抗原的免疫和加强注射。皮下或皮内注射的抗原扩散很慢，在组织中的滞留时间较长，特别是与免疫佐剂混合注射时，有利于抗体的产生。此外，皮内注射容易引起细胞免疫反应，对提高抗体的产生很有利。纯化较好的肿瘤抗原可应用淋巴结注射途径，该途径可使抗原的用量减少并能产生较多的抗体。皮下注射时一般采用多点注射，包括足掌、腋窝淋巴结周围、背部两侧、颌下和耳后等处的皮内或皮下。

• 免疫佐剂：能够增强机体免疫应答或改变免疫应答类型的物质均可称为免疫佐剂（adjuvant）。免疫佐剂能增加抗原的表面积或改变抗原活性基团的构型，从而增强抗原的免疫原性。它能延缓抗原在局部的破坏和使抗原在被接种的动物体内缓慢释放至淋巴系统中，从而使抗原持久地和免疫系统相接触。某些佐剂附着抗原后，能促进 T 细胞增殖和增强活力，释放出一些可活化巨噬细胞和 B 细胞的淋巴因子，增强免疫应答能力。

• 免疫方法：当抗原初次进入具有应答能力的动物体内后，需经过一段较长的潜伏期才能出现抗体，经过一个抗体生成的高峰期后，抗体的量逐渐开始下降直至消失。初次免疫应答产生的抗体量较低，主要成分是 IgM。当抗原再次进入机体时，血清中相应抗体很快出现，含量也远高于初次免疫应答，其抗体成分主要是 IgG，称为再次免疫应答。因此要想获得高效价的抗体血清，不仅与免疫剂量和接种途径有关，还与免疫方法的间隔时间有关。

• 多克隆抗体的采集及质量测定：免疫动物在收获免疫血清前，各项指标经测定合格后即可放血。常用的放血法有颈动脉放血法、心脏采血法和静脉采血法。收获的免疫血清还要进行质量检测，判断免疫血清质量的优劣主要从抗体效价、抗体特异性和抗体亲和力这 3 个方面来综合评价。

2）鼠源性单克隆抗体：1975 年英国的 Kohler 和 Milstein 首次报道了应用仙台病毒使小鼠骨髓瘤细胞和经羊红细胞免疫的小鼠脾细胞融合后产生的杂交瘤细胞（hybridoma cell），杂交瘤细胞既具有脾细胞分泌抗羊红细胞抗体的能力，又具有小鼠骨髓瘤细胞永生化的特性。由于这种抗体是由单个 B 细胞克隆产生的，而且只与 1 个抗原决定簇相结合,故称单克隆抗体。这一划时代的开创性工作标志着单克隆抗体技术的问世,从此人类开始利用杂交瘤抗体技术制备各类不同的抗体,广泛应用于生命科学的研究及临床疾病的诊断与治疗。单克隆抗体杂交瘤的基本研制过程是将生化缺陷型骨髓瘤细胞与经抗原免疫的同种系 B 细胞进行融合,并从中筛选出既保持骨髓瘤细胞能无限增殖特性,又保持 B 细胞分泌抗体特性的杂交融合细胞,故融合及融合后的筛选是该过程的两个基本环节。诱导细胞融合的方法有病毒、化学试剂及电脉冲等,化学试剂以聚乙二醇(polyeth-ylene glycol,PEG)及 PEG 的衍生物为主,PEG 是目前最常用的细胞融合诱导剂。淋巴细胞杂交瘤技术主要包括 2 种:一是 B 细胞杂交瘤技术,即以骨髓瘤细胞与 B 细胞融合,其产物为抗体分子;二是 T 细胞杂交瘤技术,即用 T 细胞肿瘤细胞与 T 细胞进行融合,其产物为具有不同生物学活性的 T 细胞杂交瘤和各种细胞因子。一般所说的杂交瘤技术或 McAb 技术均指 B 细胞杂交瘤技术,下面将重点介绍 B 细胞杂交瘤技术。

融合制备小鼠 B 细胞杂交瘤,首先将免疫小鼠脾细胞中的 B 细胞与小鼠骨髓瘤细胞混合后进行融合,融合后可形成含 5 种细胞成分的细胞混合体。其中包括非融合的 2 种亲本细胞,2 种亲本细胞随机融合所产生的 3 种融合细胞,即 B 细胞与 B 细胞的融合、骨髓瘤细胞与骨髓瘤细胞的融合和 B 细胞与骨髓瘤细胞的融合。只有最后 1 种融合形式才可能形成分泌特异性抗体的杂交瘤细胞。B 细胞及 B 细胞与 B 细胞融合的细胞因不能在体外长期培养,故易于消除,但骨髓瘤细胞及骨髓瘤细胞与骨髓瘤细胞融合的细胞,其增殖能力较杂交融合细胞强得多,如何在融合后快速筛选杂交细胞是单克隆抗体技术的关键。目前常用 HAT 培养液进行选择性培养后可达到此目的。单克隆抗体的制备过程如下。

- 制备抗原:任何能引起免疫反应的物质都可以作为抗原。在 McAb 制备的过程中,免疫动物和筛选 McAb 均需要相关的抗原,这两种抗原的纯度可以相同也可以不同,就免疫动物而言,抗原的纯度并不是十分重要和绝对的,但是在检测中应使用纯度较高的抗原,以增强检测的可靠性和准确性。

- 动物的选择:采用何种品系的动物进行免疫,主要取决于用来融合的骨髓瘤细胞系,一般应采用与骨髓瘤供体品系一致的动物,这样才能保证所制备杂交瘤细胞的稳定性。

- 免疫途径:免疫效果除取决于抗原的性质和宿主的反应外,还与免疫的途径有关。常用的免疫途径有静脉、腹腔、皮下、皮内、肌内和淋巴结等。腹腔内注射是最常用的免疫途径,较其他位置能产生更多的抗体,而且抗原不会直接进入血液循环中,尤其适用于颗粒性抗原。

- 细胞的融合杂交:常用的融合技术有病毒融合、化学试剂融合和细胞电融合技术。用作促融合的病毒约有 10 余种,如副黏病毒、仙台病毒等,其融合机制主要靠病毒表面含有神经氨酸酶的一些突起发挥作用,当病毒位于两个细胞之间时,病毒突起上的神经氨酸酶即可降解细胞膜上的糖蛋白,使细胞膜局部凝集在病毒颗粒周围,在高 pH 值、钙离子浓度的条件下,局部细胞质膜即可发生融合。

- 杂交瘤细胞的选择性培养:用于细胞融合的骨髓瘤细胞是酶缺陷型细胞,常见的缺陷酶是 HGPRT,因此利用 HAT 选择培养基筛选融合细胞是最常用的杂交瘤细胞的筛选方法。此外还可利用荧光流式细胞仪(FACS)分离融合的细胞,在融合前分别利用罗丹明 B 和异硫氰酸荧光素(FTTC)标记 B 细胞和骨髓瘤细胞,融合后用 FACS 分离同时具有罗丹明 B 和 FTTC 的融合细胞,并直接克隆到含有饲养细胞的 96 孔板中。

● 筛选:筛选和融合同等重要,在融合之前必须建立可靠的筛选方法,而且应利用免疫动物的阳性血清来检测筛选方法的可靠性。目前常用的筛选方法有 3 种:抗原捕获抗体、抗体捕获抗原和功能筛选。一般而言,在免疫过程中所用的抗原越不纯,筛选就越困难。所以用抗体捕获法筛选抗原时,应尽量用纯化的抗原。抗体捕获法是最简便、最常用的筛选方法,基本过程如下:将抗原固化在基质上,加入含抗体的杂交瘤培养上清液,洗去未结合的抗体,然后再用标记的二抗(如用荧光素、放射性核素或酶标记二抗)鉴定结合于抗原上的抗体。

● 克隆:由单个细胞繁殖、扩增而形成形状均一的细胞集落的过程称为克隆。细胞融合后,在培养板上往往会出现多个克隆,它们相互竞争生长。一旦克隆成功,应对这一克隆细胞再连续克隆几次,同时还应该检测上清液中抗体的特性。常用的细胞克隆技术有两种——有限稀释技术和软琼脂克隆技术。克隆这一操作过程是为了保证所获得的细胞具有稳定的表型,然而由于杂交瘤细胞具有恶性生长习性,处于一种遗传不稳定状态,长期大量地培养会出现表型改变而不再具有分泌抗体的能力,因此在培养的过程中应定期进行再次克隆。

● 单克隆抗体的大量制备:单克隆抗体技术的最终目的就是制备大量的单克隆抗体。单克隆抗体的大量制备可分为体外及体内法。体外可利用发酵罐、中空纤维等大型装置进行工业化生产。体内生产单克隆抗体是将融合产生的杂交瘤细胞接种于 Balb/c 小鼠的腹腔中,诱导其产生腹水,同时会分泌大量的抗体进入腹水。从腹水中制备抗体是实验室常用的方法之一,其优点在于实验室可以在短时间内获得相当数量的单克隆抗体,一般而言每只小鼠产生的腹水量在 3~5 mL,抗体的含量在 1~5 mg/mL。但腹水中一般混有小鼠本身的抗体,给抗体的纯化带来一定的困难。

(4)单克隆抗体在胰腺癌治疗中的应用　针对恶性肿瘤的治疗是研究开发治疗型抗体最活跃的领域,目前已有多种治疗型的单克隆抗体进入恶性肿瘤的临床治疗。用于治疗的抗体可基本分为两大类:一类是非结合型抗体,即裸抗体分子;另一类是结合型抗体,即抗体结合了核素、化疗药物或细胞毒素等额外的成分。

1)非结合型抗体的抗肿瘤作用机制及应用:抗体能否产生治疗效果与多种因素有关,如靶分子的生物学功能,靶细胞及组织的分布和抗体的特异性、亲和力、分子量、类别、结合价等。一般而言,肿瘤相关抗原在正常组织的少量表达不是抗体治疗的障碍,只要在肿瘤细胞中表达较强并具有足够特异性,就可称为肿瘤治疗性抗体的靶抗原。随着受体介导的信号传导机制的研究进展和对细胞生长增殖规律的认识,出现了越来越多的靶向治疗相关抗原,抗体的治疗作用并不仅仅局限于通过补体和 Fc 受体的效应功能对靶细胞产生杀伤作用,与细胞结合后可干扰靶细胞的信号通路,诱导凋亡的膜分子已成为引人注目的靶向抗原候选者,CD20-和 HER-2 是其中典型的代表。非结合型抗体的治疗作用包括以下几种。

● 免疫效应：抗体与抗原结合后，可通过其 Fc 段介导多种生物效应功能而发挥其免疫保护作用。目前认为，这些效应机制在抗体对恶性肿瘤的治疗中具有重要的作用。当抗体与肿瘤细胞表面的抗原特异性结合后，可通过其 Fc 段与杀伤细胞表面的 Fc 受体相结合，通过抗体依赖性细胞介导的细胞毒效应（ADCC）促进效应细胞对靶细胞的杀伤作用。

● 阻断和中和作用：抗体分子与抗原结合后可阻断或中和靶分子的生物学活性，是抗体产生治疗效果的重要机制之一。在抑制同种免疫反应、治疗自身免疫性疾病及抗感染等方面均有成功的报道。如人/鼠嵌合的抗 TNF-α 抗体已批准用于治疗炎症肠病和类风湿关节炎。在肿瘤治疗方面，目前已上市的贝伐单抗可与人血管内皮生长因子（VEGF）特异性结合发挥中和作用从而抑制其生物学活性。

● 干预信号传导：尽管抗体 Fc 段介导的一系列生物学功能在抗体的免疫治疗中起着重要的作用，但仅以其效应机制的增强并不能解释一些单抗在临床应用中的良好效果。最近发现，抗体与细胞膜表面的抗原结合后所引起的信号传导的改变在肿瘤治疗中同样起着重要的作用。如在应用抗独特型抗体治疗非霍奇金淋巴瘤（NHL）时发现，NHL 的治疗效果与所应用的单抗亚类无关，却与抗体能否激发细胞内蛋白质酪氨酸的磷酸化密切相关。体外研究表明，抗体的结合引起细胞表面 B 细胞受体（BCR）的交联是导致正常和恶性 B 细胞生长阻滞和凋亡的重要原因。现已证明，在 B 细胞淋巴瘤的治疗过程中，抗体通过信号传导发挥作用的靶点并不仅限于 BCR，如 B 细胞表面的 CD20 与利妥昔单抗（rituximab）交联后同样可引起细胞的凋亡。

● 免疫调节：在抗肿瘤的治疗性抗体中，有一类抗体并不直接与肿瘤细胞相结合而发挥治疗作用，而是通过对免疫系统的调节来激发宿主的抗肿瘤免疫，从而发挥治疗效果。一些抗体可与免疫系统中的一些关键分子相互作用，通过激活或阻断这些分子的信号通路，使得原来一些较弱的、无效的抗肿瘤免疫反应得到提高，而达到增强机体抗肿瘤免疫应答的能力。如 CD40 是 DC 表面重要的分子，其配体与 CD40 之间的相互作用对启动 CTL 的免疫反应非常重要，决定 DC 是激发 CTL 反应还是引起其耐受。采用具有激活功能的抗 CD40 单抗可引起 APC 表面 CD40 分子的交联，使 DC 表面的 CD40 信号激活，提高其对肿瘤抗原的处理效率，回复或增强其激发细胞免疫的功能。应用抗 CD40 单抗治疗荷瘤小鼠，可增强宿主的抗肿瘤免疫，激活 CD8+T 细胞的杀伤活性，达到治疗效果。又如 CTLA-4 是抑制性共刺激分子，具有抑制功能的抗 CDLA-4 抗体通过与 CTLA-4 结合而阻断抑制性共刺激信号，降低 T 细胞激活的阈值，引起机体的抗肿瘤免疫应答。

Schulz 等报道鼠源性 McAb 治疗胰腺癌的 I/II 期临床观察，34 例的患者接受 5～14 d McAb BW494 治疗（最大单次剂量 100 mg，最大累积剂量 400 mg），3 例患者重复注射时发生严重过敏反应，首次注射 4 周后出现鼠抗人机体（HAMA）。在 16 例可评价的患者中，无 CR 及 PR，2 例患者在治疗后 32 周有肝转移灶和原发灶缩小，5 例患者病情稳定（SD）达 40 周，PD 9 例。Buchler 等应用 McAb BW494 治疗 150 例胰腺癌患者，无论是术后复发的，还是不能切除的胰腺癌患者，10 d 疗程，累积剂量 370 mg 的 McAb BW494 只能使 1/3～1/2 的患者病情稳定 3 个月,未发现明显的治疗效应,后来 Buchler 等前瞻性随机应用 McAb BW494/32 治疗 61 例 Whipple 术后胰腺癌患者,应用 10 d 疗法(第 1 天 100 mg 的负荷量,第 2～9 天 30 mg 维持量),治疗后 10 个月,McAb 治疗组和对照组的病死率分别为 65% 和 53%,生存者中分别有 60% 和 53% 患者病灶复发或发展。Weiner 等报道应用 McAb17-1A 治疗 28 例不能手术切除胰腺癌患者的多中心临床研究,500 mg,每周 3 次,共 8 周,在可评价的 22 例患者中,1 例 PR,5 例 SD,平均生存期 11.7 周。作者认为 McAb17-1A 长期治疗亦未显著延长患者生存期。

2)结合型单克隆抗体在治疗中的应用:结合型单克隆抗体是由裸抗体与导向药物结合而成,又称"魔弹"或"生物导弹"。由于现有抗肿瘤药物的选择性不高,在杀伤肿瘤细胞的同时,也损害了体内一些繁殖旺盛的细胞或某些特定类型的正常细胞,常可出现较明显的毒性反应,利用结合型单克隆抗体进行肿瘤导向治疗可把化疗药物或其他杀伤肿瘤细胞的活性物质选择性地输送到肿瘤部位,以期提高疗效、避免或减少有关的不良反应。细胞因子、免疫效应细胞与 McAb 的联合应用既能增强免疫细胞的表型表达及免疫活力,又能发挥抗体的导向能力,理论上能发挥协同作用。早期 Tempero 等应用 McAb 17-1A 与自体白细胞联合治疗胰腺癌患者获得了一定的疗效。43 例患者中 4 例 PR,9 例 SD。但联合应用 McAb 与 IF-γ 治疗 30 例胰腺癌患者,1 例 CR,9 例 SD,疗效并不明显。其后该作者又联合应用 M-Ab17-1A、IFN-γ 和 PBMC 治疗晚期胰腺癌患者,25 例可评价的患者中 1 例 CR,6 例患者 SD 为 4～48 个月,客观疗效仍不明显。利用特异性抗肿瘤 McAb 为载体,将与之耦联或结合的放射性核素、药物、毒素、酶或其他类型生物制剂(如抗生素)导向肿瘤细胞,可更有效地破坏肿瘤细胞。具体做法有以下几种。

● McAb 与放射性核素的耦联物:用放射性核素标记的 McAb 进行肿瘤导向治疗的基础在于 McAb 对肿瘤细胞表面相应抗原结合的高特异性和肿瘤细胞对电离辐射的高敏感性,这在肿瘤导向治疗中使用最广。

● McAb 与药物的耦联物:已在荷瘤裸鼠的杀伤实验中取得了满意的结果。耦联物的杀伤效应较游离药物明显提高,不良反应降低,肿瘤生长受到抑制,甚至完全消失。

● McAb 与毒素的耦联物:McAb 与蛋白质毒素之类生物制剂的耦联物称为免疫毒素(immununotoxin,IT),它们能导向靶细胞引起细胞凋亡,主要通过酶促反应抑制蛋白合成而发挥毒性治疗作用。

● McAb 与酶的耦联物:McAb 与酶的耦联物常用于预先导向以期增加肿瘤部位的细胞毒性药物浓度,提高杀瘤效益并降低全身毒性。采用 McAb 或将其与核素、药物、毒素、酶等耦联进行免疫导向治疗虽已有 20 多年的历史,但仍未获突破性的进展,抗体的异源性(HAMA 反应等)和肿瘤内部的"高压区"是单抗及其耦联物治疗效果不佳的两大障碍。威尔单抗技术的新进展则主要是针对单抗疗法存在的问题,设法使鼠抗体人源化以减少异源性反应甚至直接制备人源性抗体,以及使抗体小型化以增加其穿透力。主要表现在两方面:一是对杂交瘤基本技术的改进使小鼠产生具备人源化抗体片段的能力;二是新型抗体特别是基因工程抗体的不断推新,包括嵌合抗体、重构型抗体、单链抗体、单区抗体以及通过抗体库技术选择噬菌体抗体等,为人源单抗的生存开辟了一条快速简便的新途径。这些重组基因的人源化单抗可能具有较高的特异性和亲和力,用量小,产生HAMA 的机会少,较易进入实体瘤周围的微循环,从而产生较好的疗效。

4. 基因治疗    胰腺癌基因治疗的探索已经在多方面展开,如抑制癌基因、激活抑癌基因、诱导凋亡、采用基因导向的酶解药物前体治疗及以免疫疗法为基础的基因疗法等。

(1)抑制癌基因    胰腺癌中被激活的癌基因包括 ras、HER2/neu、ATK2 和 erB2 等。方法主要有 RNA 干扰技术等。RNA 干扰(RNAi)是生物体内由具有同源性双链 RNA(dsRNA)引发的序列特异性的转录后基因沉默,是 1998 年由 Fire 首次发现并命名的转录后基因沉默,Tuschl 等报道在哺乳动物中也存在 RNAi,只是导入的 RNA 是小分子干扰RNA(siRNA);2001 年 Berstein 提出,只有长度为 22 核苷酸的 RNA 才有特异性地阻断双链 RNA(dsRNA),同时还发现体内 1 个分解 dsRNA 为 siRNA 的 Dicer 酶。随着 RNA 干扰技术的应用和完善,使用该技术用于胰腺癌基因治疗研究取得了一些新的进展。目前,对于 RNAi 的发生机制普遍认为:外源性(如病毒)或者内源性的 dsRNA 在细胞内与一种具有 dsRNA 特异性的 RNA 酶Ⅲ内切核苷酸酶(RNAase Ⅲ endonuclease)Dicer 结合为酶-dsRNA 复合物,随即被切割成为 21~23 nt 的 RNA 片段,即 siRNA。siRNA 带有 3′端单链尾巴及磷酸化的 5′端,是 RNAi 的起始诱导物。siRNA 与 Dicer 形成沉默符合体(RNA induced silencing complex,RISC)。siRNA 作为引导序列,按照碱基互补原则识别靶基因转录出的 mRNA。随后 siRNA 与 mRNA 在复合体中换位,核苷酸 Dicer 将 mRNA 切割成 21~23 nt 的片段,从而可以破坏特定目的基因转录产生的 mRNA,使其功能沉默,即基因沉默(gene silencing)。新产生的 siRNA 片段可以再次与 Dicer 酶形成 RISC,介导新一轮的同源 mRNA 降解,从而产生级联放大效应,增强抑制基因表达的作用。RNAi 的特征主要表现在以下 4 个方面:第一,RNAi 是转录后水平的基因沉默机制,注射该基因的内含子或者启动子顺序的 dsRNA 不产生干扰效应。翻译抑制剂对 RNAi 不产生影响。第二,RNAi 具有较高的特异性,能够特异性地降解与之序列相应的单个内源基因的mRNA。第三,RNAi 抑制基因表达具有很高的效率,相对少量的 dsRNA 就可以使靶基因的表达达到其突变体的程度。但 dsRNA 需要 1 个一定的长度才能产生有效的干扰效果,如<21 nt,特异性将显著降低,不能保证不与细胞内非靶向基因相互作用,如果远远大于21 nt,互补序列可能延伸,超出抑制范围。第四,RNAi 有浓度、时间双重依赖性。干扰效应通常出现在注射 dsRNA 6 h 后,可持续 72 h 以上。

1)癌基因 K-ras:Ras 基因家族由 K-ras、H-ras 和 N-ras 组成,其中 K-ras 在胰腺癌中表达率高达 75%~100%,以 12 密码子突变最为常见,是胰腺癌的早期事件。K-ras 编码P21-ras 蛋白,该蛋白定位于细胞膜内表面,可与鸟苷酸结合,具有 GTP 酶活性,在几种生长因子受体的转导中起重要作用。K-ras 突变可导致 ras 蛋白的激活,促使细胞增殖。Wang 等通过脂质体转染针对 K-ras 的 siRNA 进入胰腺癌 MiaPaCa-2 细胞株,结果发现经转染的细胞凋亡数明显增加,且存在剂量效应关系。通过 RT-PCR 免疫荧光法检测发现 K-ras 的表达水平显著降低。Duxbury 等对荷瘤小鼠进行针对性的 siRNA 治疗,结果发现治疗组与对照组相比,生存时间明显延长,原发性肿瘤的生长指数减少了 68%,血管生成减少,凋亡细胞数增加,且治疗组无一例发生转移,而对照组的转移发生率为 60%。

2)癌基因 *HER2*:基因在正常以及胰腺炎组织中无改变,而在许多实体瘤中被检测到扩增和过度表达,利用 RNA 干扰技术可以有效降低 *HER2* 基因的表达。Hogrefe 利用 RNA 干扰技术,通过设计针对 *HER2* 的 1 个长度为 19 nt 的平末端短干扰杂交体(sihybrid)来转染胰腺癌细胞系,结果显示可以特异性地抑制癌细胞的增殖。

(2)激活抑癌基因　已知至少有 10 种抑癌基因与胰腺癌发生有关。约 90% 的人类胰腺癌存在染色体 18a 区域等位基因缺失。将具有正常功能的野生型抑癌基因通过各种途径转染至肿瘤细胞中,重建失活的抑瘤基因功能是基因治疗的一个方面。

1)*Smad4/DP4* 基因:*Smad4/DP4* 基因是近年来新发现的肿瘤抑制基因。定位于染色体 18q21,在胰腺癌中总突变率约为 50%,纯合子缺失 30%,突变 70%,所编码的蛋白在转化生长因子-β(TCF-β)信号通路中起重要的介导作用。TCF-β 可抑制多种细胞生长,所以 *DPC4* 丢失可促使细胞过度生长。国内已有学者报道应用脂质体法将 *DPC4* 基因导入野生型 *DPC4* 基因后,PC-3 细胞中 $G_1$ 期细胞增加而 S 期细胞相应减少,同时细胞生长也受到了抑制。

2)*p53* 基因:人类 *p53* 基因定位于 *17p13.1*,正常 *p53* 基因即野生型 *p53* 是一种抑癌基因。*p53* 基因最常见的突变为点突变,且大多是能引起蛋白功能改变的错意突变。突变后的 *p53* 基因,即突变型 *p53* 是一种抑癌基因,可引起 *p53* 抑癌活性的丧失,使编码产物调节紊乱,细胞分化障碍,生长失控乃至癌变。

3)*p16* 基因:约有 95% 胰腺癌存在 *p16* 抑癌基因失活现象。*p16* 为细胞周期依赖型蛋白激酶(cyclin-dependent kinase,CDK)抑制剂,其突变或缺失可致 Rb 蛋白磷酸化,加快细胞周期的循环速度。体外研究表明,表达 *p16* 基因的腺病毒可抑制 *p16* 基因缺失的胰腺癌细胞株生长。

(3)诱导凋亡

1)抗凋亡因子 Bcl-2:Bcl-2 蛋白具有抑制细胞凋亡的功能,其过度表达可引起细胞过度增生。Ocker 等通过设计针对 *bcl-2* 基因两个不同位点的 siRNA,在 2 种不同的胰腺癌细胞系中进行研究,结果显示该 siRNA 可以有效地减少蛋白的表达,从而抑制胰腺癌细胞系的增殖,并促进细胞凋亡,而对正常细胞无影响。

2)抗凋亡因子 XIAP:X 连锁凋亡抑制蛋白(X-linked inbibitor of apoptosis protein,XIAP)是新近发现的凋亡抑制蛋白(inhibitor of apoptosis protein,JAP)家族成员之一,能直接与 caspase-2,3,7,9 结合并抑制其活性,阻止细胞凋亡,与肿瘤的发生和发展密切相关。Shrikhande 利用合成的 XIAP siRNA 来转染 Capan-1 和 $T_3M_4$ 胰腺癌细胞系,结果显示转染后的细胞增殖能力下降,提示干扰抗凋亡因子可能是治疗胰腺癌的有效方法。Vogler 研究表明,通过 RNA 干扰方法降低抗凋亡因子 XIAP 的表达后,可以使胰腺癌细胞系减少增殖,增加其对肿瘤坏死因子相关性凋亡诱导配体(tumor necrosis factor-related apoptosis-inducing ligent,TRAIL)的敏感性,同时,XIAP 蛋白水平的下调可以增加 CD95 诱导的细胞凋亡,抑制胰腺癌细胞的克隆形成能力,表明通过 RNA 干扰降低抗凋亡因子 XIAP 的表达水平,可以提高胰腺癌细胞系对抗肿瘤因子 TRAIL 的敏感性,更有效地抑制肿瘤,具有重要的临床意义。

3)抗凋亡因子 survivin：survivin 是凋亡抑制蛋白家族的 1 个成员，具有抗凋亡和调节细胞周期的双重功能。survivin 的表达具有高度的特异性，在多数肿瘤组织中存在过度表达，而在大多数正常组织中不表达，是肿瘤基因治疗的理想靶位点。survivin 的表达与胰腺癌患者的生存呈负相关，因此抑制 survivin 蛋白可能是治疗胰腺癌的有效手段。

（4）采用基因导向的酶解药物前体治疗　基因导向的酶解药物前体治疗（gene directed enzyme prodrug therapy，GDEPT）是将非哺乳类的基因导入肿瘤细胞，当它表达时可将全身给药的非毒性药物前体转变成毒性代谢产物，其在肿瘤细胞内可产生高浓度毒性作用以杀伤肿瘤细胞，而全身反应轻。如单纯疱疹病毒胸腺嘧啶核苷激酶（HSK-TK）可使核苷类似物丙氧鸟苷（GCV）磷酸化，磷酸化的 GCV 在细胞内激酶的作用下进一步磷酸化成三磷酸化合物，后者可抑制 DNA 合成。反转录和腺病毒载体都可用来将 *TK* 基因转导至胰腺癌细胞株，增加其对 GCV 的敏感性。胞嘧啶脱氧氨酶（cytosine deaminase，CD）存在于细菌和真菌中，可将胞嘧啶脱氨为尿嘧啶。CD 能将无毒药物 5-氟胞嘧啶（5-FC）脱氨转化为有毒性的化疗药物 5-氟尿嘧啶（5-FU），并通过干扰 DNA 合成达到抑制肿瘤生长的作用。Makinen 的研究证实，HSK-TK/GCV 系统和 CD/5-FC 系统均对胰腺癌细胞有很好的杀伤作用和抑细胞生长作用。大肠埃希菌硝基还原酶（Ecoli nitroreductase，NTR）可将二硝基苯氮丙啶类化合物（CD1954）转变成可交联 DNA 的双功能烷化剂。使用逆转录病毒载体转入硝基比亲代细胞高 500 倍。也有报道转染细胞色素酶 *p450ZB1* 基因的胰腺癌细胞给予环磷酰胺或异环磷酰胺后，后者被转化为有细胞毒性的化合物形式，可以抑制肿瘤生长。

（5）以免疫疗法为基础的基因疗法　免疫基因治疗是将各类细胞因子基因转导入肿瘤或其他免疫效应细胞，使其在机体表达分泌细胞因子，或利用其他基因增强肿瘤细胞的免疫原性，从而加速肿瘤消退的方法。胰腺肿瘤细胞免疫原性较弱。机体免疫性主要依赖于 CD4+Th 细胞和 CD8+细胞毒 T 淋巴细胞（CTL）。主要包括应用肿瘤疫苗、转染某些细胞因子基因，如白细胞介素（IL-2）、肿瘤坏死因子（TNF）利用抗体等对肿瘤进行治疗。

1)白细胞介素（IL）：*IL-2* 基因修饰的胰腺癌细胞疫苗，可产生特异性主动免疫反应，联合 *IL-2* 基因和干扰素（IFN-γ）基因能诱导更强的抗肿瘤免疫反应，应用含有 *IL-2* 基因的重组痘苗病毒转染胰腺癌细胞，荷瘤鼠成瘤时间延长，肿瘤体积变小，肿瘤生长受到抑制。Motoi 等通过以复制缺陷腺病毒为载体，将 *IL-2* 与 *IL-12* 基因转染 *p53* 缺乏的胰腺癌细胞。Gilly 等将 Adv-IL-2 直接注入患者的肿瘤部位进行 Ⅰ、Ⅱ期临床试验，共选择 6 个实验对象分为两组，共注射剂量分别为 107 pfu/mg 和 108 pfu/mg，在治疗过程中未发现有急性毒性反应，表明了此种方法的安全性和可靠性。

2)肿瘤坏死因子（TNF）：肿瘤坏死因子（TNF）具有多种生物学效应，将 TNF 受体基因导入肿瘤细胞内，转染细胞受体的表达，比母系细胞对 TNF 表现出更强的敏感性。Sato 等在胰腺癌细胞系 AsPCL、PANd 中转染 TNF 受体 *R55* 基因，表现出显著高于其母代细胞系的 TNF 敏感性，联合应用突变型 TNF471 具有更强的抗肿瘤作用。

3)肿瘤疫苗：目前有关胰腺癌疫苗的研究取得了一定的进展。对胰腺癌疫苗研究较多的主要是基于抗原呈递细胞及肿瘤细胞的疫苗,有些已进入临床试验阶段。目前采用的将编码抗原的基因转染到树突状细胞(DC),制备抗肿瘤疫苗,避免了单一抗原的局限性且不受 MHC 类型限制,结果表明此种疫苗可以诱导较强的 T 细胞抗肿瘤免疫反应。DC 是最强的一类抗原递呈细胞(antigen presenting cell,APC),其最大特点是能有效地刺激原始 T 细胞(native T lymphocyte),诱发初次免疫应答,而其他 APC 则不具此特性,因此,DC 被认为是联系天然防御功能和获得性免疫的关键,近年来受到越来越多的重视。

DC 是一个细胞群体,可因为来源于不同阶段的前体细胞,并且处于在成熟过程的不同阶段而具有不同的功能。研究表明,由人类脐血或周围血中分离出来的 DC,至少有 2 种来源,3 种表型。一种为淋巴系统来源(DC2),不表达 CD Ⅱ c;另一种为髓系来源(DC1),为 CD Ⅱ c+;后者又根据 CD Ⅱ c、BDCA(blood dentritic cells antigen)-3 的表达与否分两类。骨髓中的 DC 前体细胞在炎症因子的趋化下,从血液循环中迁徙至外周非淋巴组织,成为未成熟的 DC,此时 DC 具有很强的抗原摄取能力,能有效地俘获入侵的病原体,在摄取抗原之后,DC 摄取抗原的能力下降,处理和递呈抗原的能力提高,高表达共刺激分子(costimulation molecular),表现为树突状的形态,成为成熟的 DC。在次级淋巴器官的 T 细胞区,DC 将抗原呈递给抗原特异性的 T 淋巴细胞,从而激活静止状态的 T 细胞。已经证实,人体肿瘤微环境中的 DC 即肿瘤浸润性 DC(tumor infiltrating dendritic cell,TIDC)的数量、功能与肿瘤的预后正相关。但是,DC 的免疫学有两重性,在一定条件下,能处理呈递抗原,表达共刺激分子,分泌细胞因子,活化 T 淋巴细胞,产生免疫应答,但在另一条件下却可使 T 细胞产生耐受,即介导免疫耐受。目前公认的是,在免疫耐受形成过程中,DC 起枢纽作用。DC 能对来自外界的各种信息进行有效整合,产生恰当的 T 细胞应答,这种整合作用的任何环节都可能影响机体的免疫功能,导致机体的免疫耐受。以前认为,在某些抑制信号作用下,DCs 能下调其表面共刺激分子如 CD80 或 CD86 的表达,使 T 细胞的活化缺乏"第二信号",而使之无能或凋亡。但是新近的研究发现,DCs 还可通过以下两种途径参与耐受的形成:一是上调免疫球蛋白样转录物 ILT-3 和 ILT-4 的表达,抑制 T 细胞的功能;二是上调吲哚胺 2,3-双加氧酶(indoleamine 2,3-dioxgamase,IDO)的表达,通过降解局部组织的色氨酸,抑制淋巴细胞的功能,从而导致耐受,富含 IDO 的 DC 有明显的免疫抑制潜能,因此亟待先研究清楚 DC 如何介导免疫耐受的发病机制,才能有效开展用 DC 疫苗治疗肿瘤的研究。

肿瘤疫苗主要是通过激活抗肿瘤抗原的免疫反应来达到治疗目的,但存在的问题是,肿瘤组织能引起机体对肿瘤相关抗原的免疫耐受,使肿瘤逃避宿主的免疫监视而快速生长。DC 疫苗制备目的主要是制成的疫苗既要发挥最高的抗原呈递能力、最高的抗肿瘤活性,又要尽量避免因肿瘤抗原引起的自身免疫性疾病的发生。目前应用肿瘤裂解物或肿瘤粗提抗原刺激 DC、肿瘤抗原负载 DC、肿瘤细胞与 DC 融合等多种方法,都因为抗原成分复杂,且包括自身正常抗原,所以这些抗原与 DC 结合回输人体时,DC 疫苗在免疫机体的同时具有诱发自身免疫性疾病的潜在危险,从而大大抵消了 DC 疫苗对肿瘤的治愈性价值。而使用肿瘤抗原基因、肿瘤抗原 mRNA、肿瘤凋亡小体来刺激 DC 或采用细胞因子修饰 DC 等方法来刺激 DC,则不存在此类危险。采用肿瘤凋亡小体来刺激 DC,凋亡细胞比使用裂解物更有效地产生自体 CD8+CTL，一方面，凋亡的肿瘤细胞可以提供抗原信号诱导特异性免疫反应，另一方面，DC 吞噬肿瘤坏死或凋亡细胞出现成熟反应，上调趋化因子和细胞因子及共刺激因子，DC 与凋亡细胞共孵育可产生肿瘤特异性 CTL。

2003 年以来的研究发现，IDO 与肿瘤免疫耐受的分子机制明确相关。以前一直认为，IDO 是一种含亚铁血红素的酶，仅仅是在肝以外唯一可催化色氨酸分子中吲哚双氧裂解从而沿犬尿氨酸途径分解代谢的限速酶。色氨酸是细胞维持活化和增殖的必需氨基酸，同时也是构成蛋白质不可缺少的主要成分，色氨酸的缺乏可使细胞功能受限，而色氨酸的代谢是受 IDO 调控的。IDO 在淋巴组织中和胎盘中也广泛表达，IDO 或某代谢物的表达细胞主要分布于胸腺髓质和次级淋巴器官的 T 细胞区，并散见于一些免疫耐受或免疫赦免区，且都特异表达在巨噬细胞或 DC 上，表达于 DC 上的 IDO 对调节免疫具有重要的作用。肿瘤细胞生长逃避免疫监视机制，传统的观点认为，缺少肿瘤抗原的肿瘤变质体的产生，MHC 表达缺失，抗原处理机制的下调，逃避免疫监视的抑制因子表达，包括 TGFB 和 Fas 配体，成熟 T 细胞的无反应性或物理缺失；T 细胞在无协调刺激信号的情况下，与肿瘤结合会导致 T 细胞不能发挥效应功能。最新的观点认为，肿瘤细胞自身表达 IDO；肿瘤细胞吸引富含 IDO 的宿主细胞，尤其是与肿瘤抗原的 APC 大量堆集在肿瘤组织周围。免疫细胞呈递肿瘤抗原给免疫系统，从而诱发机体的免疫反应可能是机体对肿瘤细胞进行免疫监视的主要方式。Tc 活化必需 APC，而 DC 主要分布在肿瘤排除的淋巴结。现已证实，表达 IDO 的宿主 APC 可能就是肿瘤衍生的 DC，许多恶性肿瘤组织中，表达 IDO 的 APC 大部分积蓄在肿瘤排除的淋巴结内。尽管这些细胞的功能分布仍需研究，但研究证实富含 IDO 的 DC 确有明显的免疫抑制潜能。在 T 细胞增殖的 $G_1$ 中期有一个对色氨酸缺失的敏感调控点，故在 IDO 存在时，T 细胞不能高效增殖，也无法进行克隆扩增。这种静息的 T 细胞对凋亡更加敏感，也会造成 T 细胞的缺乏，引起细胞免疫的障碍；此外，IDO 催化色氨酸降解产生代谢物对 T 细胞有毒性，这种毒性反应不同于缺失色氨酸产生的效应，同时宿主 Tc 对 IDO 的毒性反应对肿瘤细胞更加敏感。基于 IDO 在肿瘤免疫耐受的形成和维持中所发挥的主要作用，目前 IDO 已被认为可能是抑制恶性肿瘤免疫耐受形成和提高免疫治疗效果的新靶点。2006 年以来的研究发现，利用 siRNA 技术封闭黑色素瘤细胞系 P116F10 中 IDO 的表达可明显增强 T 细胞的免疫功能，从而明显抑制种植瘤的形成和生长。

（6）抗血管生成基因治疗　研究表明，肿瘤内的血管增生活性远高于正常组织内的血管增生活性，而肿瘤的生长依赖于肿瘤内血管为其提供必需的营养，因此可通过抑制肿瘤血管生成达到治疗肿瘤的目的。抑制肿瘤血管生成主要是通过刺激血管生成抑制因子，来抑制血管内皮生长因子（VEGF）及受体来实施的。血管生成抑制因子有血管抑制素、白细胞介素-12（IL-12）、血小板因子-4（PP-4）金属蛋白酶组织抑制剂、抗纤维蛋白白酶Ⅲ、干扰素（IFN）等。VEGF 及受体可能在胰腺肿瘤中联合表达。胰腺癌中 VEGF 的表达与其局部复发、远处转移及生存期有相关性。VEGF 信号传递通路是胰腺癌治疗的靶点。Kuo 等构建了表达血管内皮生长因子受体 FIkI、Fitl 的病毒载体，通过离体和在体外转染胰腺癌细胞，结果表明胰腺癌生长受到抑制，而转染血管抑素及内抑素进行基因治疗的效果不明显。

（7）受体基因治疗　研究表明,生长抑素及类似物不仅能抑制胰腺癌细胞的增殖,还能促进其凋亡。生长抑素是由 D 细胞分泌的一种环状多肽激素,广泛存在于人体的内分泌及外分泌系统中,并在调节人体多种激素的分泌过程中发挥重要作用。目前发现,人生长抑素受体(SSR)属于 G 蛋白耦联性受体,已克隆得到 5 种受体类型,即 SSR1 ~ SSR5。人类胰腺癌细胞失去了表达生长抑素受体 SSR2 能力,SSR2 可以介导生长抑素的抗增殖效应。把生长抑素受体表型 2($sst$-2)基因重新导入人类胰腺癌细胞,通过其稳定表达,可以唤起自主分泌负反馈而抑制肿瘤的发生。Rochalz 等将 $sst$-2 基因导入胰腺癌细胞株 Bxpc-3,与对照组细胞混合培养时,发现了旁观者效应,并诱导了生长抑素受体-1(SSR1)上调,SSR1 亦介导生长抑素的抗增殖效应。Guillermet 研究了 $sst$-2 基因对胰腺癌细胞的作用。$sst$-2 基因通过两个途径起作用:第一,上调肿瘤坏死因子相关凋亡配体(TRAIL)、TNF-α 受体、DR4 和 TNFR1 的表达使此类细胞对凋亡配体基因介导的起始 capses-8 的激活敏感;第二,下调抗凋亡的线粒体 Bcl-2 蛋白的表达。

### (五)中医治疗

胰腺癌属中医伏梁、积聚、腹痛、黄疸等病症范畴。有关对胰腺癌的描述与认识,中医很早就有记载,如《素问·六元正纪大论》中说:"木郁之发……民病胃脘当心而痛,上支两胁,隔咽不通,饮食不下"。《难经·五十六难》"心之积,名曰伏梁,起脐上,大如臂,上至心下,久不愈,令人病烦心。"《活人录汇编》"心之积为伏梁……乃胆中之气积累而成耳,苟因心境不畅,情志郁结,气逆胆中……久则形容憔悴,饮食日减,食亦无味,虚寒晨热。"现代中医学将胰腺癌统称为"胰癌",多认为是由于情志失调、食饮不节等因素导致肝郁脾虚、湿热蕴蒸、瘀毒内阻而成,晚期则肾气亏损,气血阴阳俱虚。胰腺癌病位在胰,其本则属肝胆,同时涉及脾胃等脏腑,总属本虚标实之证,辨证论治多以疏肝利胆、健脾利湿、解毒化瘀为主。目前,临床上多采用中西医综合治疗的方法,特别是中医药在配合肿瘤放、化疗减毒增效;治疗晚期肿瘤,减轻痛苦,提高生活质量,延长生存时间,促进肿瘤术后康复,控制复发转移等方面具有一定作用和优势。

1.病因病机　中医学对胰腺癌的病因病机的认识概括起来有下列几种观点。

（1）脏腑内虚　中医学认为:"邪之所凑,其气必虚"。人体正气亏虚,机体抗癌能力降低,六淫邪毒才能乘虚侵入人体,日久耗伤气血,导致正虚邪盛形成肿瘤。"正气存内,邪不可干",因此扶助正气,维护机体内环境的平衡与稳定,对于防治胰腺癌有着重要意义。

（2）气滞血瘀　气血是维持生命活动及生理功能的物质基础,气行则血行,气滞则血凝,气滞血瘀日久,则郁结成块,形成肿瘤。清代王清任说:"肚腹结块,必有有形之血"。气血失调容易引起血瘀,血瘀是胰腺癌发生的重要原因。

（3）痰湿邪毒　痰湿是脏腑功能失调和紊乱造成的病理产物。脾虚不能运化水谷,导致水湿不化,津液不布而成湿毒痰邪,或由于肾阳不足,水气上泛亦能化为痰邪。这些痰湿邪毒,内蕴脏腑,阻塞经络,郁而成结,日久形成胰腺癌。

(4)情志内伤　古代中医学家认为肿瘤的发生、发展与情志变化关系密切,人的七情(喜、怒、忧、思、悲、恐、惊)太过或不及,即过度兴奋与压抑均会引起气机的变化,影响肿瘤的发生、发展。

(5)六淫之邪　现代医学认为肿瘤发病与自然环境中致癌因素密切相关,中医学也认为六淫之邪(风、寒、暑、湿、燥、火六种邪毒)客于经络是治疗致病的因素之一,也就是肿瘤的发病与天时、地理、环境等外界因素有一定的关系。总之,胰腺癌的病因极其复杂,临床上中医主要通过审证求因的方法来寻找发病的内在原因用以指导实践。

2. 中药治疗

(1)辨证论治

1)肝郁脾虚

【主症】上腹或胁肋隐痛、胀痛,或上腹闷胀不适,倦急乏力,纳呆食少,时有恶心。有时上腹部触及肿块。舌质淡红,苔薄白,脉弦细。

【治法】舒肝健脾,软坚散结。

【方药】逍遥散加减。

柴胡 6 g,当归 12 g,茯苓 12 g,白术 10 g,枳壳 10 g,香附 10 g,生黄芪 18 g,莪术 10 g,姜半夏 10 g,陈皮 6 g,郁金 10 g,元胡 10 g,太子参 12 g。

2)湿热蕴阻

【主症】上腹胀满,深压可能触及包块,纳差,恶心,呕吐,消瘦,一身面目俱黄,全身瘙痒,大便秘结而呈白色,小便色黄而刺痛,舌苔黄腻,脉弦滑。

【治法】清热利湿,解毒和胃。

【方药】茵陈蒿汤加减。

茵陈 20 g(后下),栀子 10 g,生大黄 10 g,龙胆草 10 g,党参 12 g,香附 10 g,金钱草 15 g,龙葵 20 g,白英 15 g,半枝莲 30 g,丹参 30 g,车前草 10 g,黛蛤散 10 g,六一散 10 g。

3)瘀毒内结

【主症】上腹疼痛,累及腰背,呈持续钝痛,或阵发性剧痛,夜间尤甚,可伴呕吐不安,胁下肿块,恶心厌食,赢瘦无力,大便失调,腹泻,尿黄,苔白厚,脉弦数。

【治法】破瘀散结,舒肝清热。

【方药】膈下逐瘀汤合黄连解毒汤加减。

丹参 30 g,丹皮 10 g,桃仁 10 g,红花 10 g,莪术 15 g,三棱 10 g,郁金 10 g,蒲黄 10 g,胡黄连 110 g,黄柏 10 g,乌药 10 g,元胡 10 g,白屈菜 15 g,鸡内金 15 g,当归 10 g,穿山甲 15 g,徐长卿 10 g,白花蛇舌草 30 g。

4)气血两虚

【主症】消瘦倦急,面色苍白,腹胀疼痛,腹中包块,神疲乏力,动则汗出,心慌,舌质淡或有瘀斑、瘀点,苔薄白,脉沉细无力。

【治法】益气养血,化瘀散结。

【方药】八珍汤加减。

党参 15 g,黄武 30 g,白术 10 g,茯苓 15 g,猪苓 10 g,当归 123,白芍 10 g,鸡血藤

30 g,枸杞子 15 g,元胡 12 g,八月札 15 g,浙贝 10 g,炙鳖甲 30 g(先煎)。

5)肝肾阴虚型

【主症】面色无华,形体消瘦,腰膝酸软,头晕眼花,腹部肿块坚硬,或青筋暴露,纳差欲呕,口渴欲饮,或下肢浮肿,舌淡、苔黄少津,脉细无力。

【治法】滋补肝肾,扶正培本。

【方药】一贯煎加减。

生地 12 g,沙参 12 g,当归 12 g,麦冬 12 g,枸杞子 12 g,菟丝子 10 g,怀山药 15 g,猪茯苓(各)15 g,熟地 12 g,鸡血藤 15 g,续断 15 g,牛膝 10 g,玉竹 12 g,玄参 12 g,五味子 10 g,大腹皮 10 g,党参 12 g。

(2)常见症状的治疗

1)疼痛:胰腺癌多半有疼痛症状,严重影响患者的生活质量。中医药在癌痛治疗中可发挥多种效应。可作为癌症止痛三阶梯用药前的治疗或配合阿片类药物应用。中医药治疗疼痛主要采用清热、散寒、祛湿、理气、活血、化痰、补虚、安神等疗法。现代研究表明,乌头、马钱子、细辛、半夏、天南星、桂枝、元胡、刘寄奴、白芍、白屈菜及虫类药如水蛭、土元、蜈蚣、全蝎、鼠妇、僵蚕等能提高实验动物的痛阈值,显示较好的镇痛作用,临床配合三阶梯止痛用药亦有助于提高疗效。一些新型中药制剂如蟾酥止痛膏、桂参止痛合剂、榄香烯乳注射液、岩舒注射液亦可用于胰腺癌的止痛治疗。

2)发热:发热是肿瘤患者的常见症状,约有 2/3 的肿瘤患者在病程中伴有发热。引起发热的原因主要有细菌、病毒、真菌等病原微生物的感染,癌性发热,药源性发热,放疗引起的发热。中医治疗发热多采用辨证论治的方法,包括:①肝郁气滞者,治宜疏肝降火、理气解郁,方用丹栀逍遥散加减;②湿热胶结者,治宜清热利湿、宣壅开郁,方用三仁汤、甘露消毒丹或藿朴夏苓汤加减;③邪郁少阳者,治宜和解少阳、舒利肝胆,方用小柴胡汤加减;④热伤气阴者,治宜清热调营、益气养阴,方用竹叶石膏汤加减;⑤气血不足者,治宜调补气血、甘温除热,方用补中益气汤加减。另外中药也有一些效果好的退热药,如青万、银柴胡、地骨皮等,但需要结合中医辨证用药。

3)黄疸:黄疸是晚期胰腺癌的常见症状,中医认为黄疸与热蕴湿阻有关,根据临床表现可分为阳黄、阴黄两类。"阳黄"的特点是黄色鲜明,伴有发热、口渴、心烦、便干或黏滞不爽、舌苔黄而厚腻、脉弦滑或滑数,多属实证;"阴黄"的特点是黄色晦暗,伴有神疲肢倦、精神萎靡、低热不扬、大便溏薄、舌淡或肿大有齿痕、舌苔白或腻、脉濡缓或细,多为虚证。对于黄疸的治疗,祖国医学多有论及,临证关键在于对病机的把握。一般认为湿邪内阻或湿与热结是引起黄疸的主要原因,同时脾、胃、肝胆等脏腑功能失常在黄疸发病中亦发挥了一定作用。因此黄疸的施治中利湿为第一要旨。在利湿的基础上,可据其脏腑归属及寒、热、虚、实之证,随证化裁。

• 阳黄:多与湿热互结有关,治当清热利湿。属热多湿少者,以清热解毒为主,辅以利湿退黄,方用茵陈蒿汤加味,属湿多热少者,则予利湿化浊,兼以清热降火,方选沈氏黄疸丸合茵陈五苓散加减;属湿热并重、搏结难解者,则清热、利湿皆为必需,以使湿热分而消之,方用茵陈蒿汤合栀子柏皮汤加减。

● 阴黄:多责之于寒湿,治当健脾调中、温化寒湿,方用茵陈术附汤、茵陈附子干姜汤加减,亦可用理中汤合茵陈五苓散化裁。至于因瘀致黄,症见身目发黄而晦暗、面色青紫暗滞、皮肤朱纹赤缕、舌质青紫或有瘀斑者,宜化瘀消积利胆退黄,方用膈下逐瘀汤或桃红四物汤加减。临床在应用上述药物的基础上,同时配合清开灵注射液用于"阳黄"治疗有助于进一步提高疗效。

4) 腹水:腹水常见于胰腺癌的晚期阶段,中医治疗多采用行水消肿的方法。峻下逐水、污大便以去水气对治疗胰腺癌腹水,弊多利少,得不偿失,有时可能会导致更严重的并发症,加速疾病的恶化。因此,一些传统的利水方剂如十枣汤、舟车丸等临床应用的机会很少,所涉药物如牵牛子、巴豆、大戟、芫花、甘遂等亦多列为遣药之禁忌(但取其外用如敷脐以消水者,不在此属)。胰腺癌腹水辨治可分以下四型。

● 脾虚水泛:此为临床最常见者,除腹水外还可伴有乏力倦念、下肢水肿、大便稀薄、舌淡脉缓等症状,治宜健脾化湿、理气行水。方用实脾饮或参苓白术散加减,药如黄芪、贵参、白术茯苓、薏苡仁、猪苓、白扁豆、厚朴、木瓜、陈皮、泽泻等。

● 湿热蕴结:症见腹大坚满、小便不利、烦热口渴、舌红而苔黄腻,治宜清热除湿、利尿导浊,方用中满分消丸或八正散加减,药用黄芩、黄连、知母、芦根、木通、车前子、滑石、猪苓、茯苓山栀、生甘草、竹叶等。

● 脾肾阳虚:症见腹大腹胀、如囊裹水、畏寒神怯、四肢不温、舌体胖大有齿痕、脉沉迟,治宜温肾暖脾、化气行水,方用牛车肾气丸合五苓散及真武汤加减,药如附子、肉桂、干姜、牛膝、车前子、茯苓、薏苡仁、猪苓、黄芪、白术、丹皮、白芍等。

● 肝脾血瘀:症见腹大、腹壁脉络怒张,或有胁肋刺痛,或大便发黑、舌暗有瘀斑、脉涩,治宜活血化瘀、通络行水,方用桃红四物汤合苓桂术甘汤加减。药用桃仁、红花、益母草、泽兰、生地、当归、元胡、桂枝、白术、茯苓、猪苓、泽泻、生甘草等。

对于胰腺癌的腹水或水肿,利水药的应用要妥当,此时患者多为虚实夹杂,因此利水的同时万万不可忘记扶正,健脾益气中药应会增加疗效。

3. 中西医结合治疗　胰腺癌的综合治疗是根据患者病情进展与机体整体状况,将各种治疗手段(包括手术、化疗、放疗、中医药等)合理安排,有机结合以获得最佳的临床效果。中医中药治疗对于促进肿瘤患者术后康复,对放化疗减毒增效、肿瘤稳定期或缓解期控制复发转移,对晚期肿瘤患者减轻痛苦、改善生存质量、延长生命等方面均有一定作用和优势。

(1) 配合手术治疗

1) 术后恢复期:患者手术后由于正气受损造成免疫力下降,脏器功能紊乱,伤口难以愈合或发生术后并发症。中医常采用扶正培本、补益气血的方法,促进患者身体尽快康复。

【治法】补益气血。

【方药】十全大补汤加减。

党参 15 g,白术 10 g,茯苓 15 g,黄芪 15 g,当归 10 g,熟地 12 g,枸杞子 15 g,鸡血藤 15 g,川芎 10 g,女贞子 12 g 等。

2)术后稳定期:对于肿瘤处于稳定或缓解期的患者,常采用益气、解毒、活血的方法提高机体免疫监视功能,抑制残留癌细胞,预防肿瘤复发和转移。

【治法】益气,解毒,活血。

【方药】生黄芪30 g,党参12 g,白术10 g,云苓10 g,香附10 g,枳壳10 g,白花蛇舌草30 g,半枝莲15 g,龙葵15 g,白英15 g,莪术10 g,夏枯草15 g,赤芍15 g,鸡血藤30 g,八月札15 g,凌霄花15 g。

(2)配合化学治疗

1)治疗消化道反应:患者化疗初期常表现为食欲减退,腹胀,全身乏力,恶心呕吐,舌质淡白、苔薄白,脉细。

【治法】健脾和胃。

【方药】香砂六君子汤加减。

党参12 g,白术10 g,茯苓15 g,陈皮10 g,半夏10 g,木香6 g,砂仁5 g,焦三仙各15 g,旋覆花10 g,大腹皮10 g。

胃胀严重者加香附10 g,枳壳10 g,柴胡6 g,郁金10 g;恶心呕吐严重者加竹茹10 g,干姜10 g。

2)治疗骨髓抑制:患者化疗中后期常出现白细胞、血小板明显下降,神疲,乏力,头晕,睡眠欠佳或口腔溃疡,舌淡苔白,脉细无力。

【治法】补益气血,滋补肝肾。

【方药】健脾益肾方加减。

生黄芪30 g,当归15 g,太子参10 g,白术15 g,茯苓15 g,女贞子12 g,枸杞子12 g,菟丝子10 g,补骨脂12 g,鸡血藤30 g,石苇15 g,阿胶15 g。

头晕乏力严重者加升麻10 g,柴胡10 g,熟地12 g,气短心慌严重者加丹参10 g,酸枣仁12 g;麦冬12 g,炙甘草6 g。口腔溃疡严重者加黄连10 g,玄参12 g,丹皮10 g,白及10 g。

3)治疗全身反应:患者动脉插管化疗或全身化疗后常出现发热,疼痛,腹胀,较严重的恶心、呕吐或便秘,舌淡苔白,脉细。

【治法】调补气血,化湿解毒。

【方药】四君子汤加减。

党参20 g,白术15 g,茯苓15 g,元胡10 g,茵陈15 g,栀子10 g,黄连10 g,菊花10 g,蒲公英15 g,熟大黄5 g,焦三仙各10 g,山楂15 g。

(3)配合放射治疗

1)减轻放疗不良反应:中医认为放射线作用于人体会造成热毒耗气伤阴,损及津液脏腑多表现为局部红、肿、热、痛,倦怠乏力,纳呆食少,口干喜冷饮,心烦,小便黄赤,大便干结,舌红或暗红、苔黄,脉弦、滑、数。

【治法】益气养阴,清热解毒。

【方药】生地15 g,麦冬12 g,五味子10 g,玄参15 g,葛根10 g,地骨皮10 g,玉竹15 g,知母10 g,沙参10 g,芦根15 g。

2)提高放疗效果:大量临床与实验研究表明放射治疗时加用活血化瘀,清热解毒中药可以改善肿瘤病灶周围血液循环,增加血氧供应,调节结缔组织代谢,对放疗有一定的增敏作用,同时提高患者的耐受性。

【治法】活血化瘀,清热解毒。

【方药】桃红四物汤加减。

桃仁15 g,红花15 g,川芎15 g,丹皮15 g,生地30 g,赤芍15 g,蒲公英15 g,银花15 g,黄芩15 g。

3)治疗放疗并发症:胰腺癌放射治疗时除了一般的放疗反应,常发生比较严重的胃肠道充血水肿,局部组织肿胀,表现为剧烈的恶心、呕吐、局部疼痛等症状,中医多采用行气消胀,和胃止痛的方法治疗。

【治法】行气消胀,和胃止痛。

【方药】党参10 g,竹茹10 g,旋覆花10 g,柿蒂103,木香10 g,茯苓10 g,白术10 g,赤芍10 g,郁金10 g,焦三仙各10 g。

中西医结合治疗肿瘤是具有中国特色的综合治疗模式。"综合"治疗包括两层含义:一是要充分利用现有的各种治疗手段治疗肿瘤,二是要全面考虑患者病情进展与机体整体状况,合理安排治疗以获得最佳的效果,而不能将各种治疗手段简单地加减。中医药治疗是肿瘤综合治疗的重要组成部分。目前,医学界比较公认的中医药治疗胰腺癌的优势主要体现在以下几点:①减轻手术后不良反应及并发症;②对放化疗期间的减毒增效作用;③术后,放、化疗后长期坚持服用中药可稳定病情,提高远期效果,减少复发、转移可能;④对于晚期不能接受手术及放化疗的患者可以起到改善生存质量、延长生命的作用;⑤预防和治疗癌前病变等。由于胰腺癌的发现多为晚期,放化疗效果较差,随着医学模式的转变,医学工作者已逐渐认识到生存质量和生存期的延长对肿瘤患者有着决定性的意义,而肿瘤大小只是治疗评价中的次要结局指标。"带瘤生存"的理念也正为越来越多患者所接受,中医药的疗效特点正符合这一趋势。因此,合理的中西医结合治疗,特别是在综合治疗中适时地选择中医药可以明显减轻患者的症状,提高生存质量,延长生存时间。特别应该提出的是中西医结合治疗肿瘤,应根据患者病情进展、机体邪正消长状态,采取不同的阶段性的治疗策略:当初诊邪盛时,应尽可能利用各种方式打击和消灭肿瘤(攻邪为主),同时要注意保护正气(辅以扶正);待肿瘤负荷大大降低以后,即将治疗重点转以扶正为主,最大限度地促进造血功能和免疫功能的恢复(重建正气);经过免疫功能和骨骼功能的重建,必要时还可转入以打击肿瘤为主的第三阶段,巩固疗效,尽可能地清除潜在体内的残存癌细胞,以后再进入长期的扶正治疗(扶正为主,抑癌为辅的中医药治疗)。实践证明中西医结合的合理用药需要有丰富的经验和技巧,恰当的治疗能在一定程度上提高治疗的效果。

4.中医药治疗进展　胰腺癌是预后较差的消化道肿瘤之一,近年来其发病率呈上升趋势。中医药对胰腺癌有一定的治疗作用,现将近年来有关的临床与实验研究进展概述如下。

(1)病因病机　邱佳信等认为脾虚是胰腺癌患者患病的根本,尽管有时有毒热、湿阻、痰凝、气滞、血瘀等表现,但都是在脾虚基础上衍生而来。王沛等认为胰腺癌不外乎三种病因:一为脾胃湿热,乃气机不畅,脾湿郁困,郁久化热,湿热蕴结,日久成毒;二为肝脾郁结,乃情志郁怒,肝郁气滞,饮食不节,过食厚味,脾失运化,结胸膈痛所致;三为心脾实热,乃素宿毒热,耗阴伤血,阴虚内热,血热安行,心火上炎所致。周仲瑛等认为胰腺癌多为肝脾两伤,土败木贼,气不化水,湿热痰毒互结引起。尤建良等认为本病中脾胃功能失调是关键。只有在调理后天脾胃的基础上参以理气、化湿、消积之法,才能药中肯綮。王庆才认为该病多由七情郁结或饮食失调,久而肝脾受损,脏腑失和,脾运受阻,湿热内蕴,瘀毒内结所致。

(2)治疗进展　孙钰等报道采用中药榄香烯灌注和(或)经泵灌注治疗晚期胰腺癌11例,与化疗灌注胰腺癌11例对照,临床受益率(包括对疼痛、体力状况及体重改变综合评估):榄香烯组优于化疗组($P<0.05$);瘤体变化(PR+NC):榄香烯组8例,化疗组9例($P>0.05$);生存期、中位生存期:榄香烯组4.8~24.4个月、9.5个月,化疗组3.4~15.2个月、6.3个月($P<0.05$);毒副作用:榄香烯组明显低于化疗组($P<0.05$)。上述结果显示出,采用榄香烯介入治疗为晚期胰腺癌中医治疗开辟了新的有效途径。杨炳奎等报道,根据中医辨证论治将本病分为四型。①湿热毒邪型:方用黄连解毒汤和茵陈蒿汤加减;②淤积气滞型:方用莪术散加减;③脾虚湿热型:方用香砂六君子汤,排气饮加减;④正虚邪实型:方用参麦散,沙参麦冬汤加减。共治疗中晚期胰腺癌患者68例。结果有效率52.94%,3年生存率19.12%,临床症状明显缓解,治疗前后测定CA19-9、TNF、ERFR、PR、LTR的变化数据有统计学意义。杨金祖等报道以健脾理气为主,配合清热解毒、祛湿化痰、软坚散结、行气活血中药,由太子参、白术、茯苓、鸡内金、红藤、夏枯草、牡蛎等组成基本方,治疗胰腺癌患者16例。结果未能手术者4例,生存时间为6~15个月;行姑息改道术的9例,生存时间为9~32个月;行根治术3例,1例已生存57个月,有2例生存期超过5年,最长的现已生存74个月。尤建良等报道运用调脾抑胰方治疗晚期胰腺癌42例,药用潞党参、炒白术、苏梗、枳实、全瓜蒌各10 g,茯苓、茯神、姜半夏各12 g,陈皮6 g,怀山药15 g,薏苡仁、炒谷芽、炒麦芽各20 g,猪苓、徐长卿、八月札各30 g,42例患者,生存期0.5~1.0年17例,2年20例,2年以上5例,其中最长已生存5.5年,平均生存期1年4个月。王庆才等报道以疏肝理气、健脾利湿、解毒抗癌、散瘀止痛为主,药用柴胡、枳壳、郁金、干蟾皮、鸡内金各10 g,八月札、白术、猪茯苓、薏苡仁、半枝莲、白花蛇舌草各30 g,生山楂15 g,辨证加减治疗晚期胰腺癌13例,生存期均超过半年,平均生存期13个月。

# 七、研究前沿

## (一)流行病学及发病相关因素的研究

在全世界范围内,随着发病率和死亡率的逐年增加,癌症已经成为困扰世界的重大公共卫生问题。据估计,2015年中国约有2 814 000人死于癌症,平均每天癌症相关死亡人数超过7 500人。近年来,我国胰腺癌发病率呈现逐年升高的趋势,胰腺癌已成为癌症相关死亡前 10 位的肿瘤。在世界范围内,胰腺导管腺癌(pancreatic adenocarcinoma, PDAC)目前是癌症相关死亡的第四大肿瘤。在美国,预计到 2030 年,胰腺癌将超过乳腺癌成为第 2 大致死性肿瘤。据 2009 年上海流行病学研究统计,上海市男性和女性胰腺癌发病率分别为 17.28/100 000 和 14.04/100 000。而最近来自国家癌症中心的统计数据表明,2015 年中国胰腺癌发病率已经上升至第 9 位,死亡率位列第 6 位。发病率及死亡率的年变动百分比分别为 1.3 和 1.2,总体发病率和死亡率均呈增长的趋势。

以往认为,胰腺癌的发生、发展除受到个体遗传背景因素影响外,还受到环境因素、个人生活习惯和其他健康疾病(如糖尿病)因素的影响;但均缺乏相关的大样本高质量的临床研究支持,相关机制更是知之甚少。近两年,胰腺肿瘤相关病因学的研究取得了一定进展,关于吸烟、糖尿病、过敏性疾病和长期服用药物等因素对胰腺癌发生、发展影响的研究日益增多。有研究证实,吸烟作为 PDAC 的主要危险因素,其潜在机制可能是烟草中的关键成分尼古丁通过激活 AKT-ERK-MYC 信号通路导致 Gata6 受到抑制下调,从而诱导胰腺腺泡细胞脱分化,最终促进胰腺肿瘤的发生、发展。近期一项研究通过对欧洲 6 国(英国、德国、爱尔兰、意大利、西班牙和瑞典)发起的国际多中心研究中过敏相关资料数据分析发现,患哮喘和变应性鼻炎者胰腺癌患病风险更低。糖尿病与胰腺癌生存预后存在的密切关联也越来越多地引起人们的关注,一项来自美国的研究通过对 Nurses' Health Study、Health Professionals Follow-Up Study 和 Dana-Farber Cancer Institute 3 个数据库的分析发现,患有长期糖尿病的胰腺癌患者生存期更短,而新发糖尿病对生存预后的影响不显著。既往文献曾提示心血管疾病患者服用他汀类药物有抗肿瘤效果,但一直以来缺乏长期服用他汀类药物与胰腺癌预后风险的相关研究。美国一项研究发现,他汀类药物对于早期胰腺癌手术患者预后的影响具有"药物品种"和使用剂量依赖性,证实仅高剂量辛伐他汀对预后有利。

(二)基础研究热点

目前胰腺癌是恶性程度最高的实体肿瘤,其 5 年生存率仅约 6%。究其原因是胰腺癌相较于其他实体瘤具有特殊的肿瘤生物学特点:解剖结构特殊、富间质(复杂的肿瘤微环境)、乏血供、高度异质性、细胞恶性潜能大及肿瘤代谢模式异常等。近两年,围绕胰腺癌的基因组学、肿瘤微环境(间质、免疫)和代谢组学等方面的研究取得了长足进展。胰腺癌全基因组测序和外泌体的研究进展为我们更深层次了解胰腺癌生物学特征,推动胰腺癌的早期精准诊断、治疗和随访奠定了坚实基础。

1. 基因组学 在过去一年中,胰腺癌基因组学的研究获得了重大突破。根据染色体结构变化模式的不同,可将 PDAC 分为具有潜在临床应用价值的 4 个亚型:稳定型、局部重排型、零散型和不稳定型。而基于基因改变的生物标志物检测有助于预测化疗方法(铂类)的治疗效果,为未来胰腺癌精准治疗提供帮助。此外,一项美国的研究通过对 109 名 PDAC 患者进行全外显子测序,描述了 PDAC 相关的基因多样性,分析发现 PDAC 发生相关病因事件与肿瘤突变谱具有明显的相关性。多项研究通过基因组检测发现了多个新的胰腺癌相关易感性基因位点,为相关通路的探索和新药物的研发提供了新线索。胰腺癌发生、发展的重要分子研究也有了新发现，FBW7 是 SCF 泛素连接酶复合物识别底物的一种重要组分，在先前报道中发现与胰腺细胞分化调节密切相关，同时也可通过靶向多种癌蛋白促进其降解以发挥肿瘤抑制因子功能。FBW7 在基因组内的删除或突变常发生在多种人类癌症中，但并不会出现在 PDAC 中。本团队研究发现，*K-ras* 基因突变导致的磷酸激酶 ERK 的高度活化能够对 FBW7 进行磷酸化所依赖的泛素化降解，这一过程影响了 FBW7 发挥其肿瘤抑制因子功能，促进了胰腺癌的发生、发展。

2. 代谢组学　20 世纪 20 年代 Warburg 效应的发现开启了对于肿瘤生物学进程研究的新大门，肿瘤细胞糖酵解对于肿瘤恶性潜能激发和维持的相关研究帮助我们更深刻地了解肿瘤发生、发展的进程，以及检测和监视肿瘤。然而，随着代谢组学研究的不断深入，人们发现高度异质性的肿瘤细胞亚群具有多样化的代谢模式，在部分癌细胞亚群中，除了糖酵解外，线粒体功能调节及呼吸效应对于肿瘤细胞的发生、发展意义重大，其中原癌基因是代谢模式调节的关键性开关。有研究发现，在经过原癌基因 *K-ras* 敲除治疗后的小鼠残余肿瘤细胞中，细胞表现出了以线粒体呼吸代谢为特点的代谢模式，证实了原发肿瘤和复发肿瘤中不同类型"癌细胞亚群"的代谢模式有所不同，相对于原发肿瘤中糖酵解发挥重要作用，复发和（或）幸存肿瘤细胞的生存进展更依赖于线粒体的氧化磷酸化呼吸作用，这也提示未来胰腺癌治疗应在针对关键致癌通路的同时，还应兼顾并重视线粒体功能在经历首轮治疗后"幸存"的癌细胞中发挥的重要作用。在蛋白质代谢研究方面，一项针对蛋白质代谢产物的研究发现，受试者在最终诊断为胰腺癌几年前其血浆中循环支链氨基酸水平就显著升高。这反映了外周蛋白质的代谢分解现象早在胰腺肿瘤的早期阶段就已经悄然发生，蕴含了丰富的肿瘤发生学信息。此外，肿瘤脂质代谢的研究也逐步进入人们视线，细胞膜的重要成分脂肪酸酯化反应的合成产物磷脂质已被发现在癌细胞中过表达，而伴随细胞增殖、膜脂质合成过程的内源性甲羟戊酸途径也被发现与促癌蛋白的活化、合成密切关联，全身系统性的脂质过氧化过程更是与肿瘤的复发进展密切相关。

3. 胰腺肿瘤微环境

（1）肿瘤间质微环境　胰腺癌具有丰富的微环境组分。多项研究表明，胰腺癌的发生、发展是肿瘤细胞与微环境相互作用的结果，肿瘤间质和微环境不仅提供组织结构支持肿瘤发展，更重要的是其细胞成分如肿瘤相关成纤维细胞、胰腺星状细胞和免疫细胞等，通过复杂的旁分泌过程分泌活性因子调节癌症干细胞的自我更新和转移潜能。此外，最近的数据表明，肿瘤相关成纤维细胞可能抑制而不是促进肿瘤生长，提示我们需要对胰腺肿瘤间质的复杂性和异质性进行重新认识，以帮助更好地制定新的治疗策略和开展临床试验。

（2）肿瘤免疫微环境　胰腺肿瘤细胞的增殖转移与炎性反应改变、局部和全身免疫调节在疾病进展过程中相互联系。其中，T 淋巴细胞在抗肿瘤反应、胰腺癌细胞及间质改变中发挥重要作用，并且与化疗耐药性相关。有研究发现，工程 T 细胞能更多富集在 PDAC 中并诱导肿瘤细胞死亡和基质重塑，从而减弱微环境间质对化疗的"壁垒效应"（耐药性产生基础之一）。在小鼠实验中发现，巨噬细胞可产生小鼠胰腺再生所需的细胞特异性信号,在胰腺组织修复中发挥重要作用。同时,有研究发现,肿瘤局部微环境中的巨噬细胞[Ly6C(low)F4/80(+)]可以通过减少 T 细胞渗透到 PDAC 从而形成特殊的 T 细胞免疫豁免状态。抑制消除巨噬细胞[Ly6C(low)F4/80(+)]可改善 T 细胞相关的免疫治疗效果。此外,还有研究发现,化疗会对巨噬细胞的型别和功能的改变产生影响,这种影响很有可能成为未来化疗策略建立的重要参考因素,而肿瘤相关巨噬细胞的定量检测有望用来帮助更早、更准确地筛选对化疗敏感的患者。最近,B 淋巴细胞对于胰腺癌发生的影响同样受到关注。有研究发现,消除胰腺特异性的乏氧相关因子 HIF1-α 可大大加速 *K-ras* G12D 驱动的胰腺肿瘤发展进程,伴随其中的是一个罕见的"B1b"B 细胞亚型向肿瘤的大量浸润,而经过 B 细胞抗体处理后胰腺细胞上皮内癌变过程受到抑制减缓,揭示了 B 细胞在胰腺肿瘤上皮内癌变过程中发挥重要作用。

**4. 外泌体** 外泌体是包含有蛋白质和核酸等的脂质双层封闭细胞外囊泡,由多种细胞分泌并可进入血液循环中。MD 安德森癌症中心的研究发现,特异性检测分离胰腺癌细胞相关 glypican-1 特异性标记的外泌体(包含有特异的 *K-ras* 基因突变),可以帮助肿瘤早期诊断,外泌体本身所包含的生物学信息也为进一步研究打下基础。此外,Costa-Silva 等研究发现,肝库普弗细胞及肝星形细胞通过摄取 PDAC 外泌体中诱导因子,活化产生 TGF-β 并在肝脏局部形成纤维化和免疫细胞浸润微环境,从而形成有利于肿瘤细胞侵袭转移的"温床",提示外泌体还与胰腺癌侵袭转移密切相关。将来除 CA19-9 等常用生物标志物外,外泌体或许可以作为一种重要的非侵入性诊断和筛查工具,用于胰腺癌的早期诊断和早期癌生物学研究。

## (三)临床诊疗进展

### 1. 外科手术治疗

(1)围手术期诊疗 胰腺肿瘤围手术期的减黄、支架选择、血糖调整和内分泌功能辅助治疗等问题在近期多项研究中有所涉及。伴有黄疸的胰腺肿瘤患者选择合适的减黄方式一直是存在争议的临床问题,现在越来越多的证据表明,金属支架的临床疗效比塑料支架更好,相关不良事件更少并且可避免重复介入操作。有研究证实,全覆膜自膨式金属支架相比塑料支架具有更低的支架植入操作相关并发症发生风险。而另一项随机对照研究更从"医学经济学"的角度,讨论对比了不同类型金属及塑料支架的"花费收益比"的问题,结果发现,金属支架尽管最初花费高,但是其远期疗效收益和综合经济效益不劣于塑料支架且具有更长的功能周期。然而,是否金属支架相比塑料支架更易诱发肿瘤进展仍有争议,需要进一步的研究探索。除黄疸外,血糖异常也是困扰胰腺癌患者的另一大问题,糖尿病与胰腺癌发病存在双向联系,有文章指出尽管短期新发糖尿病与胰腺癌预后关系不显著,但长期糖尿病史却与胰腺癌预后密切相关。然而,近期一项回顾性研究发现,糖尿病状态尽管与较大的肿瘤体积有关,但并不会显著影响胰腺癌的临床预后,原因可能是糖尿病治疗相关优势效应被胰腺癌早期复发转移掩盖。由此可见,胰腺内分泌状态、糖尿病与胰腺肿瘤临床预后的关系仍有争议,需要未来进一步的研究探索。另外,国内一项多中心研究发现通过血清 miRNA 检测可以帮助鉴别胰腺癌与良性疾病。

(2)手术进展　近年来,胰腺外科手术方式有了长足进步。除传统术式的改进外,新的手术入路的尝试、吻合技术的创新改良、肿瘤切除及淋巴结清扫范围的探讨在提高手术安全性的同时,也改善了胰腺肿瘤患者的手术疗效和远期预后。目前,随着 NCCN 指南的不断更新,对胰腺肿瘤的手术指征的把握趋向规范。然而,针对胰腺肿瘤特别是具有较小瘤体积的胰腺癌外科手术切除范围仍存在争议。部分胰腺癌患者很可能因其特殊的遗传背景具有较高的胰腺癌二次发生的风险,因此有观点指出,根据患者基因突变类型的不同,有区别地选择手术范围(部分切除或全胰腺切除)是必要的。现有研究表明,全胰腺切除具有可以接受的手术相关并发症发生率及死亡率,且生活质量相比部分切除没有明显恶化。除肿瘤切除范围外,如何充分地认识和定义胰头癌根治术中淋巴结尤其是腹主动脉旁第 16 组淋巴结的处理一直以来备受争议。其主要原因是胰头癌极易发生第 16 组淋巴结转移,目前的淋巴结分站方法将第 16 组淋巴结归于第 3 站,有学者认为胰头癌患者发生第 16 组淋巴结转移即发生了远处转移,失去了根治手术的意义。但实际上,即使第 16 组淋巴结阳性的患者术后整体预后较差,但其中确实有一部分特殊人群能从手术中获益。近期,全国多家中心讨论制定了胰十二指肠切除术联合标准淋巴结清扫术及第 16 组淋巴结清扫专家共识。

手术入路的选择也直接影响手术安全性和效果。目前,采用何种手术入路和手术技术作为胰腺癌外科治疗的最佳选择一直存有争议。Hirota 等提出了不接触手术技术,尽管具备许多潜在的优势,但却有较高的门静脉和肠系膜上静脉受肿瘤侵犯压迫的风险。Weitz 等提出的动脉优先技术尽管另辟蹊径,但手术难度更大并且存在即使在门静脉和肠系膜上静脉不畸形的情况下仍要对肠系膜上血管进行不必要的过度解剖的问题。近年来,系统性胰腺中段切除概念的提出,以此为基础进行的不同水平划分能很好地帮助和指导手术策略的制定。Xu 等提出的线性全封闭型胰管空肠吻合技术,大大提高了手术安全性,使胰瘘发生率小于 10%,人工乳头吻合技术的使用更是极大提高了手术吻合质量(软胰和小胰管胰肠吻合),有效降低了术后因为吻合口问题引起的并发症发生率和死亡率。

近年来,新的微创手术技术的发展给外科手术的发展带来了革命性的变化,除传统腹腔镜手术外,以达·芬奇手术机器人为主的内镜型外科手术机器人的应用进一步拓宽了微创手术的范畴,引领"微创手术时代"进入新的阶段。然而,目前仍缺乏对微创手术与开腹手术适应范围及客观疗效比较的对照研究。近期来自杜克医学中心的多中心大样本研究就腹腔镜、机器人和传统开腹手术进行了对比,通过比较微创胰十二指肠切除术(包括使用腹腔镜和机器人)和开腹胰十二指肠手术,发现微创胰十二指肠切除术具有更高的 30 d 死亡率,且开展微创胰十二指肠切除术的多数为低患者流量的中心,结果说明完善的治疗指南和高患者流量的大中心是未来开展微创胰十二指肠切除术的重要前提。

2. 内科治疗　胰腺癌发病隐匿,进展迅速,具有极高的恶性潜能,诊断之初仅约 20% 的患者可获得手术根治切除。即使经过根治性手术切除的患者仍极易发生早期复发、转移。对胰腺癌患者进行内科化学治疗是获得长期生存的重要手段。

（1）辅助化疗　近年来，以吉西他滨为基础的化疗方案是胰腺癌化疗的标准方案。白蛋白结合紫杉醇于 2005 年在美国上市，2009 年进入中国。2013 年 Von Hoff 等开展的一项吉西他滨联合白蛋白结合紫杉醇一线治疗晚期胰腺癌的 I/II 期研究发现，其治疗有效率可达 48%，中位总生存期（overall survival, OS）为 12.2 个月，为胰腺癌化疗带来新希望，白蛋白结合紫杉醇目前也已经作为一线化疗方案推荐进入 NCCN 指南。此外，目前已公布结果的名为 PRODIGE 4/ACCORD 11 的临床研究发现，与吉西他滨治疗组相比，亚叶酸钙治疗组表现出生存优势，但不良反应也明显增加，对于转移性胰腺癌并且一般状态评分良好的患者来说，亚叶酸钙是一种治疗选择，目前亦作为胰腺癌可选化疗方案一类推荐纳入 NCCN 指南。胰腺癌的二线化疗方案相对缺乏，可供应用的包括以吉西他滨为基础的治疗方案和以氟尿嘧啶为基础的治疗方案。

近年来，一些新的辅助化疗药物、新方案的 II/III 期临床试验也相继披露结果，为未来胰腺癌一、二线化疗提供了新选择。一项围绕新药纳米脂质体伊立替康的 III 期临床试验结果显示，纳米脂质体伊立替康联合氟尿嘧啶及亚叶酸对比氟尿嘧啶联合亚叶酸 OS：6.1 个月 *vs.* 4.2 个月，氟尿嘧啶联合亚叶酸对比纳米脂质体伊立替康单药中位 OS：4.2 个月 *vs.* 4.3 个月，差异无统计学意义，表明新方案（纳米脂质体伊立替康联合氟尿嘧啶及亚叶酸）有希望作为使用过吉西他滨为主一线化疗后的转移性胰腺导管腺癌的新备选方案进入未来指南。另一项 III 期临床研究 CONKO-005 试验结果显示，尽管吉西他滨联合厄洛替尼治疗 24 周未能明显改善患者 DFS 或 OS，但在经吉西他滨联合厄洛替尼治疗的患者中总体呈现远期生存的趋势。另一项针对晚期或转移性胰腺癌的二线治疗的 II 期临床试验（AIO-PK0106）的最终结果显示，新方案多西他赛联合奥沙利铂相比于其他二线方案具有类似的疗效，将来可能成为新的二线化疗选择。然而，新方案的研究探索也有失败，一项对比 rigosertib 联合吉西他滨和单药吉西他滨的 II/III 期临床试验最终证实不能改善预后。另一项针对局部晚期或转移性胰腺癌二线治疗的研究（ruxolitinib 联合卡培他滨 *vs.* 安慰剂联合卡培他滨）也因中期效果不佳宣布试验终止。

（2）新辅助治疗　胰腺癌新辅助治疗一直以来备受争议。近期一项研究指出，亚叶酸钙新辅助化疗后，影像学评估不再具有确切的预测不可切除的相关价值，对于新辅助化疗后影像学仍然提示不可切除的局部进展期或临界可切除患者，其中 92% 最终仍可获得手术 R0 切除，传统生存相关预测因子效能会提升，手术相关死亡率也会下降，围手术期死亡率不劣于直接手术。同时，新的临床试验也在不断开展，如日本的吉西他滨联合 S1 用于胰腺癌新辅助化疗的前瞻性 II/III 临床试验有望在将来帮助我们更好地认识和把握新辅助化疗的临床价值和意义。

（3）靶向治疗与精准个体化治疗　癌症患者治疗方式的选择在过去的 10 年发生了巨大变化。在深刻地了解基因突变调节在肿瘤发生、发展中的作用基础上，针对突变开发有效的医药制剂引发了癌症治疗的一次革命，引领我们进入了精准医学的时代。精准医学的基础在于清楚认知每个肿瘤患者个体均包含不同类型的基因突变。而靶向治疗则是在清楚了解这些变异发生的类型、时间等信息的基础上，为每个患者精确设计针对靶点的药物和高度个性化的治疗方案。2015 年来自澳大利亚的一项最新研究通过对胰腺癌患者进行全基因组测序及 CNV 分析重新定义了胰腺癌突变图谱,最终根据染色体结构改变将胰腺癌分为稳定型、局部重排型、分散型和不稳定型,并且利用发现筛选出的基因突变信息作为特异性的胰腺癌生物标志,用以表征化疗方法的治疗效果。此外,来自欧洲、澳洲人群的基因组学研究发现了多个新的胰腺癌相关易感性基因位点,为相关通路的探索和新的靶向药物的研发提供了新线索。

(4) 免疫治疗　尽管目前临床实际应用的针对胰腺肿瘤的免疫治疗仍停留在以增强机体系统免疫状态为主的较为简单的模式,但肿瘤免疫作为肿瘤基础研究热点的同时也是未来肿瘤治疗的新方向。类似于靶向药物治疗的高速发展,肿瘤免疫治疗近年来也有了长足的进步,形成了一批颇具成效的肿瘤治疗新策略,其中就包括 T 细胞检查点抑制剂、溶瘤细胞病毒和嵌合抗原受体的工程 T 细胞等。近年来,在针对胰腺癌开展的免疫基础研究推动下,一些崭新的免疫治疗制剂逐渐走进临床应用视野。一些新兴的免疫药物如抗 CTLA4、抗 PD-1 及抗 PD-L1 抗体,尽管其单用在黑色素瘤中获得了显著疗效,对于胰腺癌的效果不佳,然而这些药物在与化疗、放疗等传统治疗结合后却显示出了不错的临床应用价值。其中,近期一项在转移性胰腺癌患者中展开的 II 期临床试验发现,使用 Cy/GVAX 胰腺肿瘤疫苗和免疫刺激剂 CRS-207 治疗可给胰腺癌患者带来显著的生存期改善,结果显示,与 Cy/GVAX 胰腺肿瘤疫苗组相比,Cy/GVAX 胰腺肿瘤疫苗和 CRS-207 联合疫苗组表现出显著的生存获益(平均 OS:6.1 个月 $vs.$ 3.9 个月,$P = 0.0172$)。目前美国 FDA 已授予胰腺癌 Cy/GVAX 胰腺肿瘤疫苗和 CRS-207 免疫组合疗法相关的认定。

胰腺癌严重威胁人类健康,尽管相关领域的研究报告层出不穷,但我们对于这一特殊类型肿瘤的认识还不够,相关治疗方法策略还远不够理想。相信随着新研究的不断推进,临床试验的不断开展,胰腺肿瘤的研究和诊治将逐渐走向更高水平,使更多的患者从中获益。

## 八、预后

在美国每年约有 28 000 人新发胰腺癌,总体说来预后不良。胰腺癌患者往往因发生转移而确诊,每年新发病例的 80%~85% 在发现时已经因为肿瘤过大或者转移而无法切除。这些无法行手术切除肿瘤的患者,其平均生存期小于 1 年。少数肿瘤局限,能手术切除的患者,其 5 年生存率也仅为 10%~15%。即使生存在 5 年以上者,仍有 50% 死于肿瘤复发。尽管如此,也有部分胰腺癌患者预后较好。例如,行根治性切除且淋巴结检查未发现转移的患者,其 5 年生存率为 20%;病理类型分化程度较高的患者其术后 5 年生存率高达 50%。关于预后的信息对于患者本人和他的家庭十分重要,并且可能有助于辅助治疗的选择。影响预后的因素可能会引导人们了解肿瘤的生物学特性及其强大的侵袭力。本部分主要探讨影响胰腺癌预后的因素,影响预后因素的信息来自术前评估、手术因素以及术后病理结果。

## (一)术前评估

胰腺癌最常见的症状包括腹痛(或背痛)、黄疸和不同程度的体重下降。当然,只有持续性的剧烈背痛才有预后意义,因为这通常意味着肿瘤长入后腹膜组织、腹腔干和肠系膜上动脉旁神经丛。黄疸的持续的时间和严重程度,体重下降程度和腹痛的性质、程度,和预后的关系较小。75%的胰腺癌发生在胰头,如果压迫阻塞了胆总管的胰腺部将引起黄疸,很快就会被医师发现并诊治。然而,此类病例85%已为进展期肿瘤,无法行手术切除。如果肿瘤发生于胰腺体部或尾部,则诊断较胰头癌更晚,预后更差。这是因为体重下降、食欲减退、非特异性腹痛、后背不适等症状都比较模糊,医生不容易很快想到胰腺癌的诊断。当然,胰体和胰尾部可切除肿瘤和同分期的胰头肿瘤的预后相同。如今,诊断技术和水平的提高,已经使得大部分胰腺癌患者在发生十二指肠及胃部梗阻之前就得到确诊。消化道梗阻是本病的晚期表现之一,说明预后较差、生存期短。通常肿瘤不仅侵犯十二指肠第一段,还侵犯附近的血管,使肿瘤不能切除。腹部可触及肿物和腹水也提示为进展期肿瘤,可能无法切除。能够在肿瘤很小、治愈机会较大时进行早期诊断的特异性肿瘤标记物的研究,目前尚未成功。但糖链抗原 CA19-9 在评价肿瘤的可切除性、对治疗的反应和肿瘤复发方面,有一定的价值。一般情况下,肿瘤完全切除后,CA19-9 浓度会降到正常水平。CA19-9 水平下降也是评价辅助治疗疗效的客观指标,如 CA19-9 浓度再度升高,应考虑肿瘤复发。人们也研究了 *K-ras* 基因突变与预后的关系。CT 是术前胰腺癌和壶腹周围癌患者都要做的检查。CT 不仅能提供高度可靠的诊断,还能提供重要的肿瘤分期和预后信息。它可以发现肝转移和血管受累(如腹腔干、肠系膜上动静脉、门静脉),这些情况使肿瘤无法切除。若薄层螺旋 CT 扫描检查认为可切除,那么实际切除率可高达 80%。腹腔镜能检测到某患者未被发现的肝脏和腹膜转移灶,能提供重要的预后信息,因为这往往说明肿瘤不能手术切除,预后很差。腹腔冲洗液检查也可以发现肿瘤细胞,也提示预后不良。但发现腹腔癌细胞而没有其他的肿瘤无法切除的指征时,是否一定不能进行肿瘤切除术尚无定论。一些患者需要术前使用胆管支架缓解黄疸。几项回顾性研究得出支架可能引入细菌而增加术后胆道感染并发症的发生率,但没有表明胆管支架的使用可以影响远期预后。

骨髓内的微灶转移可以作为胰腺癌的预后指征。在一项研究中,抽取 48 名胰腺导管癌患者和 33 名对照患者的骨髓,在 48% 的根治性治疗患者和 50% 的减状治疗患者骨髓内发现肿瘤细胞。在一项中位值为 23 个月的随访研究中发现,40% 行根治性手术的患者发现已有骨髓转移,47% 的患者有局部复发。所有 12 名骨髓检查阴性的患者,没有复发征象。但仍需要更大规模的研究来证实上述结论并明确其重要意义。Cubiella 等研究了 134 例不适合手术、平均生存期为 3 个月的患者的预后影响因素。他们用 Cox 回归分析 34 项参数,发现患者稳定的基本状况、无远处转移,分别与远期生存率相关。

## (二)手术因素

Millikan 等人回顾了从 1980 年到 1997 年的 75 位行手术切除的胰腺癌患者,总体

5 年生存率是 17%。在单因素分析中,生存率的负影响因子包括切缘残留癌细胞、术中输血、淋巴结转移。多因素分析中,只有术中未输血和切缘无癌细胞两项能改善生存率。Yeo 等人回顾了最大的独立研究,20 世纪 90 年代约翰·霍普金斯医院的 650 名胰十二指肠切除术患者的病理结果和并发症情况。其中,术中失血中位值为 625 mL,输血中位值为 0;平均手术时间为 7 h;手术死亡率为 1.4%。对于 443 名壶腹周围腺癌患者的多因素分析表明,肿瘤小于 3 cm、切缘净、淋巴结无转移、肿瘤高分化和未二次手术,是术后长期生存的正性因子。

为降低远期并发症(如体重下降和消化道症状),在标准的 Whipple 术式基础上,保留幽门的改良术式普遍开展起来。改良手术保留胃窦、幽门和十二指肠起始部数厘米,沿着胃大弯和小弯侧的淋巴结,胃窦前、后淋巴结也保留。几项回顾性研究比较了接受保留幽门的改良 Whipple 手术与接受标准 Whipple 手术的壶腹周围癌患者的远期生存率,没有发现明显差异。Takao 等比较了分别接受这两种手术的 113 例患者的远期生存率和肿瘤复发的情况,发现实际生存率和 5 年生存率没有差异。也就是说,这种“缩减版”手术并不能显著改善预后。大于标准的 Whipple 手术范围的扩大的淋巴结切除术能否改善胰腺癌的预后和生存率,尚无定论。不过,一些有经验的胰腺外科医生会对肿瘤局限入侵肠系膜上静脉和门静脉的个别患者采取更积极的手术方式。除了进行常规 Whipple 术式外,还要切除受累静脉并进行血管重建。患者其实并未手术治愈,不过一些医师认为这样能够改善患者生存质量和生存时间。这需要相应的研究来证实。由于 Whipple 手术已在世界范围内开展,且目前的术中死亡率已低于 5%,因此外科医生们已经在探讨它可否减轻症状、改善生存质量甚至延长生命。但并没有充分地对此进行研究,且姑息切除手术也不是常规进行的。偶尔我们会对个别有局部浸润(血管或临近软组织受累)的患者进行姑息切除,希望能够减轻症状,而对于有肝脏、腹膜和其他远处转移的患者不进行切除手术。

（三）术后病理结果

胰腺癌的术后病理结果能提供预后信息,有助于指导临床治疗。很多因素可能对肿瘤复发和生存期有重要影响,包括是否有淋巴结转移,切缘是否阴性,肿瘤的分化程度、大小和分子生物学特性等。

国际抗癌协会(IUAC)胰腺癌分期系统列出了很多对预后有重要影响的因素。与其他肿瘤类似,该系统包括 TMN(原发肿瘤、淋巴结、转移)分级和 R(术后残留)分级。R 分级需要病理学家对全部标本切缘进行评估,特别是胰头部的腹膜切缘。R0 级指切缘未见癌细胞,其 5 年生存率为 10.7%,中位生存时间为 13.1 个月。R1 和 R2 者(即微观癌残留和大体癌残留)中位生存时间 9 个月,5 年生存率为 0。R0 患者中,T 和 N 是独立风险因素:$R0T_1$ 者 5 年生存率为 20%;$R0T_3$ 者 5 年生存率 7%;$R0N_0$ 者 5 年生存率 21%,$R0N_1$ 者 5 年生存率 6%。Ⅰ期的 R0 患者 5 年生存率为 17%,Ⅳ期的 R0 患者 5 年生存率为 0。大多数胰腺癌的手术患者分期为 R0 级Ⅲ期(淋巴结受累),预期 5 年生存率为 6%。

胰腺癌组织分化程度也是影响预后的独立风险。在美国,15% 的胰腺癌分化程度较高,5 年生存率高达 50%。中度分化肿瘤占 23%,5 年生存率为 20%。其余病例为低分化癌,5 年生存率为仅为 10%。有意思的是,欧洲和日本的低分化癌比例(5%~10%)明显低于美国,这可能是造成世界各地胰腺癌治疗结果差异较大的原因。

肿瘤大小与生存率有关,小肿瘤比大肿瘤更容易切除,但肿瘤大小作为独立预后因子有其局限性。一项日本的广泛临床调查显示,生存率的不同,只在直径大于 2 cm 的肿瘤患者中体现。小于 2 cm 的肿瘤患者,5 年生存率可达 36%,明显高于其他患者。当然,大多数胰头癌患者诊断并手术时,肿瘤都大于 2 cm。德国 Erlangen 大学调查所有胰腺癌手术切除的肿物,1~2 cm 的占 15%,2~3 cm 的占 33.4%,3~4 cm 的占 23.3%,4 cm 以上的占 27.8%。

## 九、护理

1. 饮食护理　胰腺癌的危害不小,不得不防,日常饮食与胰腺癌护理密切相关,但是对于胰腺癌护理饮食,很多人存在误解,盲目地认为一些食物不能吃,或为了预防疾病自动避开了很多食物,这种不科学的认识,不仅不能起到作用,还可能造成饮食不均衡,影响人体健康。从专业的角度分析,胰腺癌护理饮食,没有绝对的不能吃、不能喝,日常饮食主要关注饮食禁忌,别的食物摄入适可而止即可。

饮食调理对患者具有一定的帮助,胰腺癌也不例外。日常饮食中要避免食用油腻及高动物脂肪食物,忌暴饮暴食、饮食过饱。忌辛辣刺激性食物,忌霉变、油煎、烟熏、腌制食物,忌坚硬、黏滞不易消化食物等,生活中常有被污染的食物,如被尘埃、药物污染,不要食用这类食物,做好这几方面禁忌,对胰腺癌预防和恢复有很大帮助。同时在饮食上,还可以多吃有增强免疫力、抗胰腺癌作用的食物,多吃具有抗癌止痛作用的食物,适当食用抗感染食物。增强免疫、抗胰腺癌作用的食物有鲟、鲥鱼、蛇、山药、香菇、大枣等,具有抗癌止痛作用的食物有海马、鲈鱼、核桃、麦芽、苦瓜等,具有抗感染功效的食物有刀鱼、牡蛎、野鸭肉、绿豆芽、乌梅、赤豆、苦瓜等。

2. 生活护理　日常工作、作息要有规律。胰腺癌患者要有一个好的生活习惯,每天保证充足的睡眠,避免熬夜,避免过度兴奋,作息要规律,什么时间应该做什么都要提前规划好。现在很多年轻人都处于亚健康状态,长期熬夜,没有正常的作息规律,长此以往,容易降低身体免疫力,加重体质酸化进程,影响机体器官的正常功能,从而诱发胰腺癌。无论哪个年龄阶段,不要觉得疾病离自己很遥远,存有某类疾病并非自己年龄段能患上的侥幸心理。所以无论在何种情况下,都应该保持一个规律的作息时间,使身体的器官功能保持正常,远离胰腺癌。

3. 改掉个人不良习惯　胰腺癌的发病与个人生活息息相关,良好的生活习惯有助于预防胰腺癌。首先要戒掉个人不良习惯,如戒烟、戒酒,烟雾中含有大量的疾病诱发因素,过多吸入会影响人体健康,容易诱发胰腺癌,尽早戒烟、戒酒能够预防疾病的发生,对身体有诸多好处。坚持每天体育锻炼,每天的体育运动要保持 30 min 左右,适当的体育运动,是预防胰腺癌发生的良方。日常生活中要不断增强机体免疫力,从而增加抵抗疾病能力。

4.控制个人情绪　作为一种态度,情绪不仅能够左右人们对所传播信息的认知,还会在一定程度上指导人们的行为。积极的情绪会促进人们积极地认识世界,消极的情绪则可能给他人甚至整个社会带来破坏性后果。人在情绪失控时,很容易不顾后果地做出异常举动,不仅如此,负面情绪还会引起很多疾病,胰腺癌也不例外。生活中要保持良好的心态,控制好自己的情绪,每个人都或多或少承受着自身年龄段不该承受的压力,长期受压力影响,很容易影响个人心态,进一步对身体产生损害,引起机体一系列不适。生活中还应该学会控制个人情绪,不要过分生气不忿、激动紧张等,要时刻保持心理平衡,不要让负面情绪长时间存在,找到调节的方式,释放掉负面情绪。

## 参考文献

[1] MUTGAN A C, BESIKCIOGLU H E, WANG S, et al. Insuin/IGF-driven cancer cell-stroma crosstalk as a novel therapeutic target in pancreatic cancer[J]. Mol Cancer, 2018, 17(1):66.

[2] RASANEN K, ITKONEN O, KOISTINEN H, et al. Emerging roles of SPINK1 in cancer [J]. ClinChem, 2016, 62(3):449-457.

[3] ROSSI R E, CIAFARDINI C, SCIOLA V, et al. Chromogranin A in the follow-up of gastro-enteropancreatic neuroendocrine neoplasms: is it really game over? A systematic review and meta-analysis[J]. Pancreas, 2018, 47(10):1249-1255.

[4] SLIWINSKA-MOSSON M, MAREK G, MILNEROWIEZ H. The role of pancreatic polypeptide in pancreatic diseases [J]. Adv Clin Exp Med, 2017, 26(9):1447-1455.

[5] SNNITH J P, WANG S, NADELLA S, et al. Cholecytoskinin receptor antagonist antibody therapy in mice [J]. Cancer Immunol Immun, 2018, 67(2):195-207.

[6] WU B U, CHANG J, JEON C Y, et al. Impact of statin use on survival in patients undergoing resection for early-stage pancreatic cancer[J]. Am J Gastroenterol, 2015, 110(8):1233-1239.

[7] SIEGEL R L, MILLER K D, JEMA L A. Cancer statistics, 2015[J]. CA Cancer J Clin, 2015, 65(1):5-29.

[8] WADDELL N, PAJIC M, PATCH A M, et al. Whole genomes redefine the mutational landscape of pancreatic cancer[J]. Nature, 2015, 518(7540):495-501.

[9] XIANG J, LIU L, WANG W, et al. Metabolic tumor burden: a new promising way to reach precise personalized therapy in PDAC[J]. Cancer Lett, 2015, 359(2):165-168.

[10] VIALE A, DRAETTA G F. Sugar? No thank you, just a deep breath of oxygen for cancer stem cells[J]. Cell Metab, 2015, 22(4):543-545.

[11] POTJER T P, BARTSCH D K, SLATER E P, et al. Limited resection of pancreatic cancer in high-risk patients can result in a second primary[J]. Gut, 2015, 64(8):1342-1344.

[12] EPELBOYM I, WINNER M, DINORCIA J, et al. Quality of life in patients after total pan-

createctomy is comparable with quality of life in patients who undergo a partial pancreatic resection[J]. J Surg Res,2014,187(1):189-196.

[13]LIU C,CHEN R,CHEN Y,et al. Should a standard lymphadenectomy during pancreatoduodenectomy exclude para-aortic lymph nodes for all cases of resectable pancreatic head cancer? A consensus statement by the Chinese Study Group for Pancreatic Cancer (CSPAC)[J]. Int J Oncol,2015,47(4):1512-1516.

[14]XU J,ZHANG B,SHI S,et al. Papillary-like main pancreatic duct invaginated pancreaticojejunostomy versus duct-to-mucosa pancreaticojejunostomy after pancreaticoduodenectomy:a prospective randomized trial[J]. Surgery,2015,158(5):1211-1218.

[15]HURWITZ H I,UPPAL N,WAGNER S A,et al. Randomized,double-blind,phase ii study of ruxolitinib or placebo in combination with capecitabine in patients with metastatic pancreatic cancer for whom therapy with gemcitabine has failed[J]. J Clin Oncol,2015,33(34):4039-4047.

[16]EVANS D B,RITCH P S,ERICKSON B A. Neoadjuvant therapy for localized pancreatic cancer:support is growing? [J]. Ann Surg,2015,261(1):18-20.

[17] FERRONE C R,MARCHEGIANI G,HONG T S,et al. Radiological and surgical implications of neoadjuvant treatment with FOLFIRINOX for locally advanced and borderline resectable pancreatic cancer[J]. Ann Surg,2015,261(1):12-17.

[18]HOLTER S,BORGIDA A,DODD A,et al. Germline BRCA mutations in a large clinic-based cohort of patients with pancreatic adenocarcinoma[J]. J Clin Oncol,2015,33(28):3124-3129.

[19]GRANT R C,SELANDER I,CONNOR A A,et al. Prevalence of germline mutations in cancer predisposition genes in patients with pancreatic cancer[J]. Gastroenterology,2015,148(3):556-564.

[20] KAUFMAN B,SHAPIRA-FROMMER R,SCHMUTZLERR K,et al. Olaparib monotherapy in patients with advanced cancer and a germline *BRCA1/2* mutation[J]. J Clin Oncol,2015,33(3):244-250.

[21]HUMPHRIS J,CHANG D K,BIANKIN A V. Inherited susceptibility to pancreatic cancer in the era of next generation sequencing[J]. Gastroenterology,2015,148(3):496-498.

[22]KAUFMAN H L. Precision immunology:the promise of immunotherapy for the treatment of cancer[J]. J Clin Oncol,2015,33(12):1315-1317.

[23]MAYOR S. Immunotherapy improves overall survival in pancreatic cancer[J]. Lancet Oncol,2015,16(2):e58.

[24]LE D T,WANG-GILLAM A,PICOZZI V,et al. Safety and survival with GVAX pancreas prime and listeria monocytogenes-expressing mesothelin(CRS-207)boost vaccines for metastatic pancreatic cancer[J]. J Clin Oncol,2015,33(12):1325-1333.

[25]吴秀琼.胰腺癌的日常护理措施[J].保健文汇,2020,9:47.

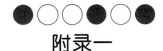

## 附录一

# 肝癌 MDT 会诊实例分享

## 【MDT 会诊申请】

由会诊科室人员提出 MDT 会诊申请。

请院 MDT 会诊中心协调各受邀专家并发出 MDT 会诊通知。MDT 会诊通知实例如下。

各位老师好！今天下午1例多学科会诊(MDT)病例,具体信息如下,请查看。

时间:××月××日××时。

地点:××××　××××。

患者:刘某,男,70 岁。

住院号:××××××。

科室:放疗科。

初步诊断:肝恶性肿瘤。

会诊目的:指导进一步治疗。

会诊专家:病理科专家、普外科专家、消化科专家、介入科专家、肿瘤内科专家、CT 室诊断专家、MRI 室诊断专家。

## 【病例介绍】

患者,刘某,男,年龄70 岁,以"上腹痛1月余,确诊原发性肝癌2 天。"为主诉入院。入院情况:1 个月前患者无明显诱因出现上腹部疼痛,遂于 2022 年 10 月 24 日就诊于信阳市肿瘤医院,行上腹部增强 CT 示:肝脏占位性病变,结合增强考虑肝癌可能;脾大。遂于 2022 年 11 月 4 日行肝占位穿刺活检术,术后病理结果回示:肝脏恶性肿瘤,形态似肝细胞癌,建议免疫组化协诊。住院期间患者因血小板低,予以升血小板治疗。为求进一步治疗于我院就诊,门诊以"肝恶性肿瘤"收入我科。患病以来,神志清,精神尚可,饮食尚可,睡眠可,大便正常,小便正常,体重未见明显减轻。

# 【辅助检查】

## （一）实验室检查

1. 乙肝病毒 DNA 定量（2022-10-25） 1.829E+02 mIU/mL。

2. 血常规（2022-11-10） 血小板计数 $88 \times 10^9$/L。

3. 粪常规（2022-11-10） 隐血试验弱阳性。

4. 丙肝病毒 RNA 定量（血清）（2022-11-10） 6.53E+06 IU/mL。

5. 消化肿瘤六项（2022-11-10） 甲胎蛋白 88.78 ng/mL；糖类抗原 CA-125 37.2 U/mL。

6. 其他 肝肾功、电解质、血糖凝血等未见明显异常。

## （二）影像学检查

1. 头部、胸部平扫+上腹部增强 CT（2022-10-24） 肝脏占位性病变,结合增强,考虑肝癌可能;脾大;左肺下叶小结节影;双侧基底节区及左侧半卵圆中心腔隙性梗死;脑白质脱髓鞘;老年性脑改变。

2. 上腹部 CT（2022-11-3） 肝脏占位性病变,考虑肝癌;脾大。

3. 肝、胆、脾、胰彩超（2022-11-10） 肝硬化;肝内实性占位;脾大;副脾;胆囊沉积物;前列腺体积大并钙化灶;节段性室壁运动异常;左心增大;升主动脉增宽;主动脉瓣反流（少-中量）;肺动脉高压（轻度）;左室舒张功能减低。

4. 肝脏特异性造影剂增强（2022-11-12） ①肝占位,考虑 HCC 可能,请结合临床及其他检查;②肝多发异常信号,考虑 HGDN 可能,请结合临床,建议密切随诊;③肝硬化,脾大,门静脉及脾静脉增宽;④肝囊肿,副脾;⑤左肾囊肿;⑥$L_1$ 椎体水平背部皮下囊肿可能,随诊。

## （三）病理检查

1. 肝穿刺活检（2022-11-4） 肝恶性肿瘤,形态似肝细胞癌,建议免疫组化协诊。

2. 胃镜（2022-11-8） 慢性萎缩性胃炎伴胆汁反流。

3. 病理会诊 （肝穿刺）肝细胞性肝癌,低分化。免疫组化结果:CK7（灶+）,CK19（部分+）,CK（+）,Arg-1（部分弱+）,Hepatocyte（-）,Ki-67（+70%）,GPC3（+）,CDX-2（部分+）,SATB-2（+）,AFP（-）。

# 【讨论要点及内容】

## （一）本次多学科会诊的目的

（1）明确下一步治疗:患者乙肝、丙肝病史,目前均处于病毒复制期,服用恩替卡韦治疗,是否需要联合抗丙肝病毒药物?

(2)因患者肝癌,且乙肝及丙肝病史多年,初诊患者请予以多学科会诊,指导制定适宜的综合诊疗方案。

(二)各专家观点及发言记录

1.病理科专家　病理对于肝细胞型肝癌和胆管细胞型肝癌比较难鉴别,结合患者长期乙肝、丙肝病史,考虑肝细胞型肝癌。

2.CT 室诊断专家　阅片后发现肝动脉期强化不明显,静脉期比较明显,未做肝三期扫描,目前支持肝癌诊断,肝内多发结节不排除。胸部 CT 无明显阳性病变。

3.MRI 室诊断专家　患者特异性造影加强扫描,动脉期有血供,比较明显,支持癌变诊断;弥散 DWI 期:受限明显,肝门部有大于 10 个左右小淋巴结,左叶有一个病灶,不排除高级别病变。

4.消化科专家　患者诊断无问题,乙肝小三阳,建议继续口服恩替卡韦抗病毒治疗,丙肝病毒复制较高,丙肝可以直接损伤肝细胞,有抗病毒指征,建议"丙通沙"治疗 3 个月后复查丙肝-DNA,抗乙肝、丙肝治疗并不冲突。

5.介入科专家　诊断明确,肝部病灶有一定强化,可以外科手术+TACE,或者射频以及粒子植入治疗。也可以先行 TACE 再行消融治疗。

6.普外科专家　肝细胞癌可明确诊断,根据临床分期ⅡA 期可能性大,手术可以做,但难度大,也可以行腹腔镜下超声消融,即术中消融,术后联合 TACE 治疗。

7.肿瘤科专家　同意各位专家意见,支持肝癌诊断,分期中期偏晚,局部治疗联合综合治疗是标准,首选靶向及免疫治疗联合:贝伐单抗+信迪利单抗。

## 【内容扩展】

见书中相关的指南、治疗方案等介绍。

## 【最终治疗方案】

超选择性肝动脉造影及灌注化疗栓塞术(TACE)。

手术简要经过:患者仰卧于 DSA 床上,维持静脉通路,心电监护,常规消毒、铺巾,局麻下行右侧股动脉穿刺插管,置入 4F 动脉鞘。将 4F Rh 导管插至腹腔干造影,可见肝内动脉血管分支显示清晰,可见团块状肿瘤染色影。将导管选择性插至肝动脉内,导管位置良好,将地塞米松 10 mg、氟尿嘧啶 1.0 g、奥沙利铂 150 mg、表柔比星 10 mg 行灌注化疗。而后引入微导丝、微导管,二者配合将微导管超选择性插至肿瘤供血动脉内造影,可见肿瘤染色影,将碘化油 10 mL、表柔比星 20 mg 充分混合后行栓塞术,透视下可见碘化油沉积良好,复查造影,肿瘤染色绝大部分消失。术毕,拔出动脉鞘,加压包扎穿刺点。手术顺利,术中及术后患者生命体征平稳,患者在主管医师陪同下安返病房。

## 【疗效评价时间】

手术结束后 1 个月复查,观察病情变化。

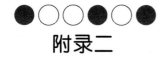

# 附录二

# 缩略词英汉对照表

| 英文缩写 | 英文全称 | 中文全称 |
|---|---|---|
| Ab | antibody | 抗体 |
| ADM | adriamycin | 阿霉素 |
| AFP | alpha – fetoprotein | 血清甲胎蛋白 |
| AJCC | American Joint Committeeon Cancer | 美国肿瘤联合会 |
| ALPPS | associating liver partition and portal vein ligation for staged hepatectomy | 联合肝脏分隔和门静脉结扎的二步肝切除术 |
| APC | antigen presenting cell | 抗原递呈细胞 |
| BED | biological effective dose | 放射治疗生物等效剂量 |
| BEE | basel energy expenditure | 基础能量的消耗量 |
| CD | cytosine deaminase | 胞嘧啶脱氧氨酶 |
| CDDP | cisplatin | 顺铂 |
| CEA | carcinoembryonicantigen | 癌胚抗原 |
| CgA | chromogranin A | 嗜铬粒蛋白 A |
| cHCC-CCA | comnoned hepatocellular-cholangiocarcinoma | 混合型肝细胞癌-胆管癌 |
| CHPP | continous hyperthemic peritoneal perfusion | 持续性腹腔热灌注化疗 |
| CI | confidence interval | 置信区间 |
| CNLC | China liver cancer staging | 中国肝癌分期方案 |
| CRA | cryoablation | 冷冻消融 |
| CR | complement receptor | 受体补体 |
| CR | completeresponse | 完全缓解 |
| CTV | clinical target volume | 临床靶区 |
| CVN | copy number variation | 基因拷贝数变异 |

| 英文缩写 | 英文全称 | 中文全称 |
|---|---|---|
| DGE | delay of gastric empty | 胃排空延迟 |
| DP | distal pancreatectomy | 远端胰腺癌切除术 |
| DSA | digital subtraction angiography | 数字减影血管造影 |
| DVH | dose and volume histogram | 量体积直方图 |
| EADM | epirubicin | 表柔比星 |
| EBV | Epstein-Barr virus | EB 病毒 |
| eC-CD | Ecoli cytosine deaminase | 大肠埃希菌胞嘧啶脱氨酶 |
| ECF | epirubicin+cisplatin +fluorouracil | 表柔比星+顺铂+氟尿嘧啶 |
| EMR | endoscopic mucosal resection | 内镜下黏膜切除术 |
| EPD | extended pancreaticoduodenectomy | 扩大的胰十二指肠切除 |
| EPI | epirubicin | 表柔比星 |
| ERCP | endoscopic retrograde cholangio-pancreatography | 内镜下逆行胰胆管造影 |
| ESD | endoscopic submucosal dissection | 内镜黏膜下剥离术 |
| ESPAC | European Study Group For Pancreatic Cancer | 欧洲胰腺癌研究组 |
| EUS | endoscopic ultrasonography | 超声内镜 |
| FAP | familial adenomatous polyposis | 家族性腺瘤性息肉病 |
| FARF | functional acute renal failure | 功能性急性肾功能衰竭 |
| FCLL | fibrolamellar carcinoma of liver | 纤维板层型肝癌纤维板层型肝癌 |
| FDG | fludeoxyglucose | 氟脱氧葡萄糖 |
| FISH | fluorescence in situ hybridization | 荧光原位杂交 |
| FLOT | fluorouracil+leucovorin+ oxaliplatin + docetaxel | 氟尿嘧啶+亚叶酸钙+奥沙利铂+多西他赛 |
| FOLFOX | leucovorin+ fluorouracil+ oxaliplatin | 亚叶酸钙+5-氟尿嘧啶+奥沙利铂 |
| FSCs | hematopoietic stem cells | 造血干细胞 |
| G-CSF | granulocyte colony stimulating factor | 粒细胞集落刺激因子 |
| GDEPT | gene directed enzyme prodrug therapy | 基因导向的酶解药物前体治疗 |
| GEAb | genetic engineering antibody | 基因工程抗体 |
| GEM | gemcitabine | 吉西他滨 |
| HA | hepaloeellular adenoma | 肝细胞腺瘤 |
| HAIC | hepatic arterial infusion chemotherapy | 肝动脉置管持续化疗灌注 |
| HBV | hepatitis B virus | 乙型肝炎病毒 |
| HCC | hepatocellular carcinoma | 肝细胞癌 |

| 英文缩写 | 英文全称 | 中文全称 |
|---|---|---|
| HCPT | hydroxycamptothecin | 羟基喜树碱 |
| HCV | hepatitis C virus | 丙型肝炎病毒 |
| HE | hepatic encephalopath | 肝性脑病 |
| HIFU | high intensity focused ultrasound ablation | 高强度超声聚焦消融 |
| HIPEC | hyperthermic intraperitoneal chemotherapy | 腹腔热灌注化疗 |
| HpD-PDT | hematoporphyrin derivative-photodynamic therapy | 血卟啉衍生物光动力治疗 |
| HP | helicobacter pylori | 幽门螺杆菌 |
| HPNCC | hereditary nonpolyposis colorectal cancer | 遗传性非息肉性结直肠癌 |
| HR | hazard ratio | 风险比 |
| HRS | hepatorenal syndrome | 肝肾综合征 |
| hSV | herpessimplex virus | 单纯疱疹病毒 |
| hTERT | human telomerase reverse transcriptase | 人端粒酶反转录酶 |
| ICC | intrahepatic cholangiocarcinoma | 肝内胆管癌 |
| ICG | indocyanine green | 吲哚菁绿 |
| IGRT | image guided radiation therapy | 具有图像引导放射治疗 |
| IHC | immunohistochemistry | 免疫组织化 |
| IHCP | intraperitoneal hyperthermia chemoperfusion | 腹腔内温热灌注疗 |
| IMRT | intensity modulated radiotherapy | 调强放射治疗 |
| IOERT | intraoperative electron radiation therapy | 术中电子束放射治疗 |
| IORT | intraoperative radiotherapy | 术中放疗 |
| IP-SCs | islet producing stem cells | 产生胰岛干细胞 |
| iRECIST | immune RECIST | 实体瘤免疫疗效评价标准 |
| IRE | irreversible electroporation | 不可逆电穿孔 |
| IT | immununotoxin | 免疫毒素 |
| ITV | internal target volume | 内靶区体积 |
| JCC | Japanese Cancer Association | 日本肿瘤协会 |
| JRSGC | Japanses Research Society for Gastric | 日本胃癌研究会 |
| LAK | lymphokine activated killer | 淋巴因子激活的杀伤细胞 |
| LA | laser ablation | 激光消融 |
| MALT | mucosa-associated lymphoid tissue type | 黏膜相关性淋巴组织淋巴瘤 |
| McAb | monoclonal antibody | 单克隆抗体 |
| MELD | model for end-stage liver disease | 终末期肝病模型 |

| 英文缩写 | 英文全称 | 中文全称 |
|---|---|---|
| MGC | micro-gastric carcinoma | 微小胃癌 |
| MMC | mitomycin | 丝裂霉素 |
| MPCs | mescenchymal precursor cell | 间质祖细胞 |
| MPR | major pathologic response | 明显病理缓解 |
| MRCP | magnetic resonance cholangiopancreatography | 磁共振胰导管造影术 |
| MSC | mesenchymal stem cell | 间质干细胞 |
| MSI | microsatellite instability | 微卫星不稳定 |
| mTOR | mammalian target of rapamycin | 哺乳动物雷帕霉素靶蛋白 |
| MWA | microwave ablation | 微波消融 |
| NEN | neuroendocrine neoplasm | 胃神经内分泌肿瘤 |
| NPYR | nitrosopyrrolidine | 亚硝基吡咯烷 |
| NSCLC | non-small cell lung cancer | 非小细胞肺癌 |
| NTR | Ecoli nitroreductase | 大肠埃希菌硝基还原酶 |
| ORR | objective response rate | 客观缓解率 |
| OS | overall survival | 总生存率 |
| PCE | perito-neal cavity expander | 腹腔扩容器 |
| PD | pancreatoduodenectomy | 胰十二指肠切除术 |
| PD | progressive disease | 疾病进展 |
| PEI | percutaneous ethanol injection | 经皮乙醇注射 |
| PET-CT | positron emission tomography-computed tomography | 正电子发射计算机体层成像 |
| PFS | progression-free survival | 无进展生存期 |
| PG | pepsinogen | 胃蛋白酶原 |
| PPPD | pylorus-preserving pancreatoduodenectomy | 保留幽门的胰十二指肠切除术 |
| PR | partial response | 部分缓解 |
| PS | performance status | 体力活动状态 |
| PT | pancreas transplantation | 胰腺移植 |
| PTV | planning target volume | 计划靶区 |
| PVE | portal vein embolization | 经门静脉栓塞 |
| RECIST | response evaluation criteria insolid tumor | 实体瘤临床疗效评价标准 |
| RFA | radiofrequency ablation | 射频消融术 |
| RILD | radiation - induced liver disease | 放射性肝病 |
| RP | regional pancreatectomy | 区域性扩大切除术 |

| 英文缩写 | 英文全称 | 中文全称 |
|---|---|---|
| SBRT | stereotactic body radiation therapy | 立体定向放射治疗 |
| SDF-1 | stromal cell-derived factor-1 | 基质细胞衍生因子 |
| SD | stable disease | 疾病稳定 |
| SGC | small gastric carcinoma | 小胃癌 |
| SPECT - CT | single photon emission computed tomography - CT | 单光子发射计算机断层成像 |
| SP | stress protein | 应激蛋白 |
| Syn | synaptophysin | 突触素蛋白 |
| tK | thymidinekinase | 胸苷激酶 |
| TPN | total parenteral nutrition | 完全胃肠外营养 |
| TP | total pancreatectomy | 全胰切除术 |
| TRAIL | tumor necrosis factor-related apoptosis-inducing ligent | 肿瘤坏死因子相关性凋亡诱导配体 |
| UICC | Union for International Cancer Control | 国际抗癌联盟 |
| VCAM-1 | vascular cell adhesion molecule-1 | 血管细胞黏附分子-1 |
| VEGF | vascular endothelial growth factor receptor | 血管内皮生长因子 |
| XIAP | X-linked inbibitor of apoptosis protein | X连锁凋亡抑制蛋白 |

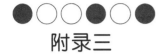

## 附录三

# 靶区实例分享

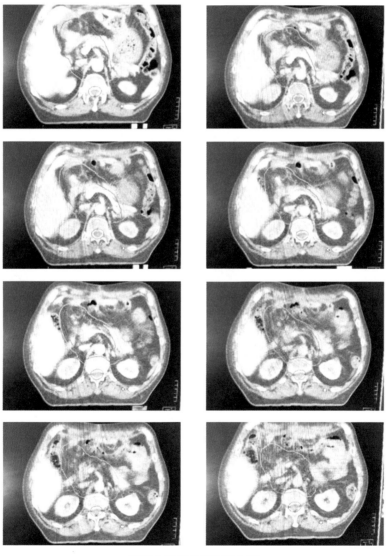

附图 1 胃癌术后靶区勾画